DICTIONNAIRE

DE MÉDECINE.

DE L'IMPRIMERIE DE T.-F. RIGNOUX,
Imprimeur de l'Académie royale de Médecine,
rue des Francs-Bourgeois-Saint-Michel, n° 8.

DICTIONNAIRE

DE MÉDECINE,

PAR MM. ADELON, BÉCLARD, BIETT, BRESCHET, CHOMEL, H. CLOQUET, J. CLOQUET, COUTANCEAU, DESORMEAUX, FERRUS, GEORGET, GUERSENT, LAGNEAU, LANDRÉ-BEAUVAIS, MARC, MARJOLIN, MURAT, ORFILA, PELLETIER, RAIGE-DELORME, RAYER, RICHARD, ROCHOUX, ROSTAN, ROUX ET RULLIER.

TOME TREIZIÈME.

LANC–MARU.

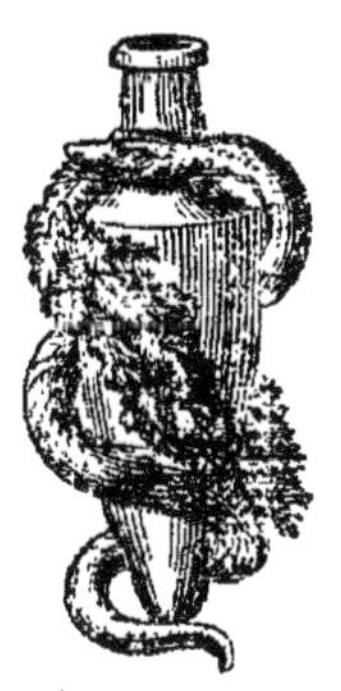

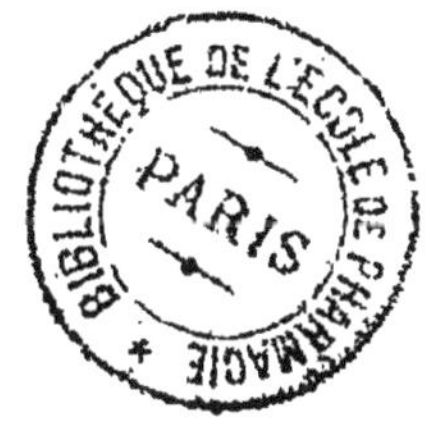

A PARIS,

CHEZ BÉCHET JEUNE,

LIBRAIRE DE L'ACADÉMIE ROYALE DE MÉDECINE,
place de l'École de Médecine, n° 4.

NOVEMBRE 1825.

DICTIONNAIRE

DE MÉDECINE.

LAN.

LANCE DE MAURICEAU. Nom que l'on a donné à un instrument inventé par Mauriceau pour ouvrir le crâne du fœtus mort dans le sein de sa mère. *Voyez* PERCE-CRANE. ___ (D.)

LANCETTE, s. f., *lanceola, phlebotomum.* On donne ce nom, qui est un diminutif de lance, à un petit instrument de chirurgie destiné spécialement à l'ouverture des veines (*Voyez* PHLÉBOTOMIE) et de quelques abcès. Il paraît qu'on ne s'est pas servi de la lancette avant le treizième siècle ; les historiens ne nous ont pas transmis le nom du chirurgien qui l'a proposée le premier. Au rapport de Scultet, on l'adopta d'abord en France et en Italie ; les Allemands, qui saignent habituellement avec une flamme à ressort, n'emploient guère la lancette que pour remédier aux imperforations de l'anus et de la verge.

Cet instrument est composé de deux parties : d'une lame et d'une châsse.

La lame, qui doit être confectionnée avec un acier bien trempé, a une forme pyramidale ; elle est mince, plate, parfaitement droite, très-unie, et tranchante sur ses bords : sa pointe ou sommet est plus ou moins aiguë, et se continue avec les tranchans, qui sont égaux et vont en s'amincissant à mesure qu'ils s'approchent de cette extrémité de la lame. La base ou le talon de la lancette s'engage dans les châsses et y est retenue au moyen d'un clou et d'une rosette autour desquels elle tourne avec assez de facilité. La portion de la lame qui avoisine sa base est moins polie, et ne coupe point sur les côtés ; il n'en est pas de même de la partie qui est située au-dessus ; elle présente une surface polie, très-nette, terminée par des bords très-tranchans jusqu'à la pointe. La lancette a quatre lignes de largeur vers son talon ; sa longueur est d'un pouce et quelques lignes. Ces dimensions ne sont pas rigoureuses; car on fait des lancettes de différentes grandeurs.

Cette petite lame est enfermée ou contenue entre deux petites plaques très-minces de corne, d'écaille ou de nacre de perle. On donne à ces deux plaques le nom de *châsses;* elles ont ordinairement deux pouces et demi de longueur.

Les couteliers confectionnent quatre sortes ou variétés de lancettes, que l'on désigne sous les noms de lancettes à grain d'orge, à grain d'avoine, à langue de serpent, et enfin de lancette à abcès. La première est caractérisée par un tranchant large et par une pointe médiocrement acérée et de forme presque ovalaire; la pointe de la seconde variété est plus déliée que celle de la lancette à grain d'orge. La troisième présente une extrémité très-aiguë et d'une finesse extrême. La lancette à abcès est plus longue, plus large et plus forte que les autres; sa pointe ressemble à celle de la première variété.

On dit que la lancette a grain d'orge convient aux personnes peu exercées, parce qu'elle dispense d'élever la main après la ponction de la veine pour agrandir la plaie des tégumens et du vaisseau. (*Voy.* PHLÉBOTOMIE.) On en a recommandé l'usage pour l'ouverture des veines très-grosses et superficielles; mais on reproche à sa pointe, qui est courte et large, de faire une solution de continuité trop grande à la peau, et de ne pas pénétrer toujours jusqu'à la veine. La lancette à grain d'avoine n'a pas les mêmes inconvéniens : en effet, elle fait à la veine une plaie dont les dimensions se trouvent en rapport avec celle des tégumens : aussi se sert-on le plus ordinairement de cette sorte de lancette. En employant la lancette à langue de serpent, on ouvre les veines situées profondément; mais cette ouverture n'a pas toujours la largeur convenable, et on s'expose, vu la grande ténuité de cette lancette, à percer les deux parois opposées du vaisseau, accident fort redoutable lorsqu'une artère est placée immédiatement sous la veine. Au reste, l'habitude et une certaine adresse atténuent les avantages et les inconvéniens de ces trois sortes d'instrumens. En effet, ne voyons-nous pas tous les jours tel chirurgien saigner très-bien avec une lancette à pointe très-aiguë, et tel autre employer avec non moins d'avantage une lancette à grain d'orge.

On ne doit jamais se servir que d'une lancette bien affilée : cette opération de coutellerie demande beaucoup de soin. Pour s'assurer si une lancette est bonne, on recommande de l'essayer sur le cannepin, espèce de peau blanche et très-fine dont la résistance se rapproche de celle des parois veineuses. On peut saigner avec sécurité, si sa pointe entre sans résistance, et sans faire fléchir le cannepin, qu'on a la précaution de tendre entre le pouce et l'index. Quoique les lancettes de bonne trempe soient encore susceptibles de servir même après avoir été employées souvent, on ne peut pas se dissimuler cependant que chaque fois qu'on pratique une saignée l'instrument doit s'émousser plus ou moins : aussi le chirurgien devrait s'imposer l'obligation de ne pas ouvrir plusieurs fois la veine avec la même lancette sans la faire repasser. Ce petit instrument doit être manié avec beaucoup de précaution, et on ne saurait l'entretenir dans un trop grand état de propreté.

La lancette ne sert pas seulement pour l'opération de la saignée et pour l'ouverture de quelques abcès ; on l'emploie aussi pour faire des mouchetures, des scarifications sur la peau, sur les gencives, sur la conjonctive. Je me sers habituellement d'une lancette pour ouvrir les petites tumeurs cystiques qui se développent dans l'épaisseur des paupières. Ce petit instrument est très-commode pour détruire la membrane mince qui recouvre quelquefois l'extrémité antérieure du canal de l'urètre, de l'anus, etc. (*Voy.* IMPERFORATION.) On s'était servi habituellement d'une lancette pour inoculer la petite vérole ; il était tout naturel d'adopter le même instrument pour l'inoculation du virus vaccin. Presque toutes les personnes vaccinent avec une lancette ordinaire. M. Husson se sert le plus ordinairement d'une petite lance très-plate vers sa pointe, et assez large, à l'endroit où elle est fixé aux châsses qui la recouvrent, pour que les doigts puissent la tenir aisément.

Lorsqu'on a chargé une lancette avec du vaccin, et qu'on a l'intention de la conserver pour l'employer plus tard, il est bien important que la matière de ce virus ne s'attache pas aux châsses. Tout le monde sait que, pour obtenir ce résultat, on tourne autour de la portion brute de la lame une petite bande de papier, que ce papier forme une sorte de bourrelet qui met le fer de la lancette dans un isolément complet, quoiqu'on rapproche les deux châsses sur lui. Les Anglais ont fait construire, dans le même but, des lancettes dont les deux châsses sont réunies par le bas au moyen d'un morceau d'écaille ou d'ivoire, de l'épaisseur d'une ligne, et dont la lame est surmontée d'un petit bouton qui en facilite le mouvement. La lame est mobile entre les deux châsses, et l'écartement produit par le morceau d'écaille les empêche de s'appliquer l'une contre l'autre.

Les lancettes d'acier le plus poli s'oxydent assez promptement par l'action du vaccin. Pour obvier à cet inconvénient, M. Carro en a fait construire en or, en argent, en écaille et en ivoire : toutes ces lancettes, lorsqu'elles sont chargées de vaccin sec, ont une épaisseur qui s'oppose à leur introduction facile dans la peau ; et souvent elles éprouvent de la part de cet organe une telle résistance, que celles d'écaille et d'ivoire se cassent en pratiquant l'inoculation. On pourrait éviter cet accident en faisant la piqûre horizontalement avec une lancette d'acier ordinaire, et en introduisant ensuite celle qui est chargée du fluide vaccin dans la petite plaie faite par la première. (*Voyez* vaccination.) (murat.)

LANCINANT, adj., *lancinans*, de *lancea*, lance. On caractérise ainsi la douleur dans laquelle on ressent des élancemens comparables à ceux que ferait éprouver un instrument acéré introduit dans les parties. Cette espèce de douleur s'observe particulièrement dans les affections cancéreuses. *Voyez* douleur.

LANGAGE, s. m. Les physiologistes, prenant ce mot dans son acception la plus générale, désignent par lui l'ensemble des phénomènes divers par lesquels les animaux expriment leurs désirs, leurs sentimens et leurs idées; réunissant dans un seul et même groupe tous les phénomènes d'expression, ils en font une fonction qu'ils appellent *fonction des expressions* ou des *langages*, et de laquelle nous allons donner ici une notion abrégée.

D'abord nous ferons remarquer que, par cela seul que la nature a fait les animaux sensibles et capables de se mouvoir à leur gré, elle a du forcément leur donner un langage. Ces êtres en effet, par leur double faculté de sentir et de se mouvoir à volonté, sont une puissance dans l'univers; ils sont les uns pour les autres des sujets ou de crainte, ou d'appui; et il importait conséquemment à l'harmonie générale du monde qu'ils eussent des moyens de se deviner réciproquement, de transmettre au dehors d'eux leurs désirs, leurs intentions secrètes.

Cela était surtout nécessaire : 1° à ceux d'entre eux qui ont beaucoup de puissance ; car, étant par là plus aptes à agir sur tout ce qui les entoure, il y avait plus d'intérêt à ce que leurs moindres désirs fussent devinés, leurs diverses volontés reconnues ; 2° à ceux qui ont les sexes séparés, pour que les deux individus puissent se communiquer leurs besoins respectifs et leurs vœux pour l'accomplissement d'une fonction qu'ils ne peuvent pas effectuer l'un sans l'autre ; 3° à ceux dont la première enfance est longue, et qui entretiennent des liens de famille ; 4° à ceux qui vivent en société, et qui associent leurs travaux et leurs efforts ; 5° enfin, à ceux dont l'intelligence s'élève à des abstractions, et qui conséquemment ont besoin de créer des signes pour servir d'appui à ces abstractions.

Ainsi un langage existe en tout animal : chacun a le sien, qui est entendu des animaux de son espèce, de ceux qui ont avec lui des rapports, de ceux dont l'organisation se rapproche de la sienne, ou qui ont une intelligence supérieure. Seulement, ce langage est, pour sa richesse, en proportion du degré de sensibilité de chacun, des rapports divers qu'il entretient avec les autres animaux, de l'influence que sa sensibilité et son organisation le mettent dans le cas d'exercer sur toute la nature. À tous ces titres, l'homme est au premier rang ; n'est-il pas en effet un être éminemment social, l'être le plus puissant de l'univers ? son esprit ne crée-t-il pas continuellement des abstractions, qui rendent nécessaire pour lui un système de signes ? Mais recherchons d'abord de quels phénomènes organiques se composent les langages.

Dans beaucoup d'animaux, les phénomènes d'expression se réduisent à des changemens qui surviennent dans l'habitude extérieure de leur corps et que les autres animaux peuvent voir, et à des attouchemens. Dans quelques autres, et ce sont les plus élevés dans l'échelle, l'être a de plus la faculté de proférer des sons. Les premiers ne peuvent communiquer qu'autant qu'ils sont rapprochés et à portée de se voir et de se toucher ; les seconds ont ce pouvoir, même quand ils sont éloignés et non visibles les uns pour les autres.

Remarquons, en effet, que, les phénomènes d'expression, étant destinés à éclairer les autres animaux sur l'état moral de celui dans lequel ils se produisent, il y avait nécessité qu'ils affectassent les sens. Or, des cinq sens, il n'y en a que trois, la vue, le toucher et l'ouïe, qui recueillent des phénomènes expressifs : la vue, qui saisit tous les changemens survenus dans l'habitude

extérieure du corps; le toucher, qui recueille les attouchemens,
des modifications de la chaleur et de l'état de sécheresse ou d'humidité de la peau; et l'ouïe, à laquelle s'adressent les sons.
Le goût et l'odorat ne sont ici d'aucun secours, à moins qu'à
l'égard de ce dernier, on n'aille jusqu'à considérer comme
moyens d'expression les émanations odorantes par lesquelles les
divers animaux sont avertis de leur présence respective, soit
dans leurs chasses, soit dans leurs amours.

On pourrait dès lors partager en trois classes les phénomènes
expressifs dont se composent les langages, d'après le sens auquel ils se rapportent. Mais, frappés plus particulièrement du
contraste qui existe entre ceux de ces phénomènes qui consistent
en des sons proférés et que recueille l'oreille, et ceux qui, ne
s'adressant qu'à la vue et au toucher, fondent, comme on le
dit, un langage muet, on a seulement fait des premiers un ordre
particulier sous le nom de *phonation* ou de *voix*, et on a réuni
les autres dans un second ordre sous le nom de *gestes* ou de
mutéose.

Nous ne voulons présenter dans cet article que des généralités
sur les langages, et nous renvoyons aux mots PHONATION et VOIX,
et au mot MUTÉOSE, tous les détails relatifs à ces deux ordres
de phénomènes expressifs. Nous ferons seulement trois remarques. La première est que l'homme, dont l'histoire est l'objet
spécial de notre Dictionnaire, présente la réunion de ces deux
genres de moyens d'expression. La seconde est que la mutéose,
comprenant tous changemens quelconques survenant à l'occasion d'un sentiment intérieur dans le corps et appréciables à sa
périphérie, se compose elle-même de beaucoup de phénomènes
divers, comme changemens dans la pose, l'attitude, le main-
tien de l'animal, la manière dont il effectue sa marche; changemens dans la couleur de la peau, sa chaleur, l'état des poils
qui la recouvrent, ses sécrétions, etc. La troisième enfin est que,
chez l'homme particulièrement, il y a une partie du corps qui
est plus disposée que toute autre à se modifier par l'état moral
intérieur, et qu'à cause de cela on a coutume de considérer séparément de la mutéose, bien qu'elle en soit une dépendance;
cette partie est la face, dont l'expression particulière est appelée *physionomie* ou *prosopose*. *Voyez* ces mots.

Mais il est encore d'autres distinctions à établir parmi les
phénomènes expressifs. Ces divers phénomènes, tant ceux de la

voix, que ceux des gestes et de la physionomie, sont susceptibles de présenter cette notable différence : tantôt ils succèdent ir-résistiblement au sentiment intérieur dont ils sont la représen-tation, par suite des connexions préalablement établies entre les diverses parties du corps et les centres nerveux : tantôt tout-à-fait volontaires, ils sont produits par les facultés de notre es-prit qui ont pour but de fonder des expressions, et dont les principales sont les facultés dites de *langage artificiel* et de *mu-sique*. Dans le premier cas, ils fondent ce qu'on a appelé le *lan-gage affectif* ou *instinctif*; et dans le second, ils constituent les langages *conventionnel* et *musical*, selon la faculté intellectuelle qui les inspire. Présentons quelques généralités sur chacune de ces trois espèces de langages.

1° On sait que toute sensation, tout sentiment, toute affec-tion, s'accompagnent irrésistiblement d'un certain nombre de phénomènes expressifs qui trahissent l'état intérieur de l'être : on voit, par exemple, à chaque passion que l'homme développe, la face revêtir une expression particulière, la peau rougir ou pâlir, l'attitude se modifier, des cris, des exclamations être pro-férés, etc. C'est là ce qu'on appelle le *langage affectif*. Sa source est dans l'union des différens systèmes nerveux, et dans la grande influence qu'exerce sur tous, et par conséquent sur toutes les fonctions, le cerveau ; qui est l'aboutissant de toutes les sensa-tions et le siége de toutes les facultés intellectuelles. A ce titre, il n'est qu'indirectement un langage, et tient aux connexions, aux sympathies qui lient le cerveau aux autres organes. Cependant, comme il accuse aux autres animaux l'état moral de celui dans lequel il se produit, on peut le considérer comme tel; et dès lors voici quelques généralités qu'on peut dire de lui. En pre-mier lieu, il existe en tout animal que ce soit; seulement dans, chacun d'eux, il est en raison de leur degré de sensibilité, et il a un caractère spécial qui dépend de leur organisation. D'un côté, il est d'autant plus riche et varié dans un animal, que cet ani-mal a une sensibilité plus étendue, est susceptible d'éprouver un plus grand nombre de sentimens intérieurs. D'un autre côté, chaque espèce exprime à sa manière ses passions, sa joie et son chagrin, par exemple. En second lieu, ce langage est essentiel-lement le même pour toute une espèce animale; par exemple, il constitue dans l'espèce humaine une langue qui est entendue de tous les peuples. En effet, produit irrésistible de l'organisation, ne doit-il pas être constant comme celle-ci? et sans cela, y aurait-il quelque chose de fixe dans les divers arts dont le but est d'en imiter ou d'en conserver les expressions, comme les arts de la pantomime, de la peinture, de la sculpture, du dessin, de la musique? En troisième lieu, résultat obligé des connexions qui existent entre les centres nerveux et les diverses parties du corps, il est produit irrésistiblement et sans intention, tellement qu'un animal, un homme isolé ne le manifesteraient pas moins, bien qu'alors il ne leur serait d'aucune utilité; il ne réclame ni éducation, ni apprentissage, et éclate dès que l'organisation dont il est le produit irrésistible a acquis assez de développement. Enfin il est involontaire; pour le faire taire, il faut toujours de grands efforts de notre part, et souvent nous ne pouvons y parvenir. D'abord, plusieurs des phénomènes qui le constituent sont hors la dépendance de la volonté, comme la rougeur ou pâleur de la face, le pleurer, etc. Ensuite ceux de ses phénomènes qui, dans l'état ordinaire, appartiennent à des fonctions volontaires, comme la voix, les attitudes, les mouvemens divers des membres, se produisent alors d'une manière irrésistible. Cependant ce dernier caractère du langage affectif, son irrésistibilité, n'est pas absolument vrai de tous les animaux : un animal a d'autant plus de pouvoir sur lui, qu'il appartient à une espèce plus élevée; l'homme, par exemple, peut le réprimer jusqu'à un certain point, et même lui faire dire le contraire de ce qu'il devrait exprimer. En effet, parmi les phénomènes expressifs qui composent ce langage, quelques-uns appartiennent à des fonctions volontaires, les mouvemens, par exemple; et l'on conçoit dès lors que l'influence nerveuse exercée sur eux par la volonté peut croiser et même dominer celle qui est exercée par la passion. Néanmoins faisons, à l'égard du pouvoir qu'a l'homme sur le langage affectif, la remarque suivante : avec des efforts, il peut bien parvenir à réprimer tous phénomènes expressifs quelconques, et les cris, et les mouvemens du corps, et le jeu de la physionomie; il arrive, par exemple, à se faire un front qui ne rougit plus; mais il ne lui est pas aussi facile de simuler l'expression d'un sentiment qu'il n'éprouve pas. D'une part, il est plusieurs des phénomènes expressifs qui ne sont en aucun temps dépendans de la volonté, et que conséquemment on ne peut produire, la coloration de la face, par exemple; aussi faut-il que l'acteur ôte son rouge pour peindre la pâleur de la crainte et du désespoir. D'autre part, si l'on peut plus sur les phénomènes expressifs qui sont volontaires, trop souvent ils sont privés alors de ce caractère indicible que leur imprime le sentiment, et ne sont, comme on le dit, que des *grimaces*.

Tel est le langage affectif. Quant aux nombreux phénomènes expressifs qui le composent, ils se rapportent à la fois et à la *voix* et à la *mutéose*. Les premiers cependant y ont moins de part que les gestes proprement dits ; ils fondent ce qu'on appelle les *cris*, dont il a été traité à ce mot, et qui ne sont guère proférés que quand le sentiment intérieur est extrême. La mutéose, au contraire, fournit beaucoup à ce langage, et surtout, parmi les nombreux phénomènes qu'elle embrasse, le jeu de la face et les mouvemens de la respiration ; le moindre acte moral se peint dans les traits de l'une, et excite du trouble dans l'ordre successif des autres.

2° Il est de toute nécessité qu'un signe soit attaché à chacune des créations de l'esprit, à chacune des idées, non-seulement pour pouvoir faire connaître ces idées aux autres, mais pour les conserver pour soi-même. Dès long-temps Condillac a prouvé qu'une langue était nécessaire, non-seulement pour communiquer ses idées, mais pour pouvoir en former sans cesse de nouvelles. Or, ce sont ces signes, pris tantôt dans un geste, tantôt dans une figure, tantôt dans un son, qui constituent le *langage conventionnel*. Sa source est dans une faculté intellectuelle, celle du langage artificiel, que tous les philosophes ont reconnu dans la psychologie de l'homme. L'esprit seul en effet peut faire d'un son, d'un geste, d'une figure, l'expression convenue et déterminée d'une idée, en un mot, un signe. Les caractères distinctifs de ce langage sont contraires de ceux du précédent. D'abord il n'existe pas dans tous les animaux, et ne se montre que dans ceux qui possèdent la faculté intellectuelle sous les inspirations de laquelle il se forme. A cet égard, plusieurs naturalistes en ont fait le privilége exclusif de l'homme, et n'ont admis dans les animaux que le langage affectif, reconnaissant bien en eux des cris, mais leur contestant la parole. Il est probable que cette assertion est trop absolue, et que certains animaux ont, en proportion de leurs besoins, de leur puissance intellectuelle, de leur vie plus ou moins sociale, un langage conventionnel fondé sur des attouchemens, et peut-être sur des sons articulés et changés en parole. En second lieu, ce langage conventionnel, au lieu d'être constant comme le langage affectif, est arbitraire, souvent inspiré par le hasard, et varie dans les divers hommes et dans les divers peuples : c'est un fait qu'on ne peut mettre en doute ; et qui peut méconnaître d'ailleurs qu'il n'est rien que les hommes ne puissent employer comme signes ? En troisième lieu, ce langage, à la différence du précédent, réclame une éducation, un apprentissage ; il faut, ou que les hommes le forment eux-mêmes, à mesure que les créations continuelles de leur esprit leur en font sentir le besoin, ou qu'ils reçoivent celui que d'autres hommes ont fait. Il y a plus même ; il n'eût pas suffi pour les besoins de l'esprit d'imaginer un système de signes quelconques, soit en sons, comme est notre parole, soit en gestes, comme l'est la langue des sourds et muets ; il y a eu nécessité de traduire par des figures durables ces systèmes de signes, afin d'en conserver le souvenir ; il y a eu nécessité de *l'écrire* ; sans cela, la faculté du langage n'eût elle-même amené aucun résultat, les signes étant aussitôt oubliés que formés, et les idées qu'ils représentent n'étant pas conservées présentes à l'esprit. Or, la connaissance des langues, et celle des écritures par lesquelles on les traduit, exigent des études préalables ; et c'est là une grande différence d'avec le langage affectif, qui, comme nous l'avons dit, ne s'apprend pas plus qu'on n'apprend à sentir. Enfin le langage conventionnel est toujours volontaire ; et en effet, l'esprit ne pouvait fonder un système de signes qu'avec des actes qu'il pouvait produire, modifier, combiner à son gré. Cependant, bien que, sous ce dernier rapport, ce langage comprenne un nombre de phénomènes expressifs moindre que le langage affectif, néanmoins ceux qui le composent sont aussi pris tour à tour dans la *phonation* et dans la *mutéose* : mais à la différence de ce qui était pour le langage affectif, les premiers sont les plus importans et fondent ce qu'on appelle la *parole*. (*Voyez* ce mot.) Du reste, non-seulement, dans chacun de ces deux langages, les phénomènes expressifs de la phonation et de la mutéose s'associent souvent, mais encore souvent aussi se combinent les langages affectif et conventionnel. Ainsi, sous le premier rapport, de même que dans le langage instinctif, une passion fait

pousser des cris en même temps qu'elle modifie l'habitude extérieure du corps, de même dans le langage conventionnel le plus
souvent aussi on parle et on gesticule tout à la fois. Sous le second rapport, la parole d'une part, et le langage conventionnel
en gestes de l'autre, reçoivent également une influence irrésistible
des pensées et des sentimens qu'ils ont à exprimer; et l'une et
l'autre peuvent être ce qu'on appelle *déclamer*.

3° Enfin on ne peut méconnaître que certains animaux, et
particulièrement l'homme, ne possèdent dans leur psychologie
une faculté dite de *musique*, à laquelle ils doivent d'associer les
sons vocaux, et même ceux que produisent différens corps sonores, de manière à ce qu'ils soient dans des rapports que l'o-
reille puisse apprécier. Il est certain aussi que cette faculté n'a
pas d'autre résultat que de fonder des phénomènes d'expression.
Or, ce sont les phénomènes expressifs de cet ordre qui fondent
le *langage musical*. Ce langage n'existe pas dans tous les animaux, mais seulement dans ceux qui possèdent la faculté intellectuelle qui l'inspire. Dans ceux qui en jouissent, il est en raison du degré de puissance de l'instinct intellectuel qui lui sert
de base. Chez l'homme, dont l'esprit a découvert les vrais rapports des sons, il fonde un des arts les plus délicieux. De
même que le langage conventionnel, il exige de la culture pour
être étendu; il va, comme les langues, en s'agrandissant
chaque jour de plus en plus; et, comme elles, il a nécessité
un système de signes pour être conservé, et une écriture appropriée. Du reste, les phénomènes expressifs qu'il emploie
sont encore pris tour à tour dans la phonation et dans la mutéose; selon que l'instinct musical s'applique à la coordination
des sons de la voix, ou à celle des mouvemens du corps, il en-
gendre ou le *chant*, ou la *danse*... (ADELON.)

LANGUE, s. f., *lingua*; organe symétrique, très-mobile,
presque entièrement charnu, renfermé dans la bouche, dont il
remplit la cavité, quand les mâchoires sont rapprochées l'une de
l'autre; de forme allongée, aplatie, arrondie sur ses bords et
à sa pointe, épais à son milieu et surtout à sa base; il présente
dans son volume et ses dimensions des différences qui sont en
rapport avec la longueur et la largeur des arcades dentaires,
et s'étend de l'hyoïde et de l'épiglotte jusque derrière les dents
incisives.

Sa face supérieure, qui répond à la voûte palatine, présente, dans son milieu, un léger sillon, communément appelé *ligne mé-diane* de la langue. Sur ce sillon et en arrière près la base de la langue, on remarque un enfoncement de forme variable, orifice commun à plusieurs follicules muqueux : on le nomme trou borgne, *cæcum foramen linguæ* de Morgagni ; chez certains sujets il est à peine visible, et manque chez quelques-uns. Toute cette face est hérissée d'une multitude d'aspérités ou d'éminences formées par les papilles qu'on distingue d'après leur configuration extérieure en trois classes différentes. Les premières, nommées *coniques* ou *filiformes*, sont petites, très-nombreuses, triangulaires, et se terminent par un sommet mousse ou pointu : elles occupent spécialement le milieu, la pointe et les bords de la langue. Les secondes, qu'on appelle *fungiformes*, sont moins nombreuses, plus isolées, plus volumineuses, ressemblent assez bien à un champignon, et ont un sommet tuberculeux soutenu par un pédicule plus étroit, implanté dans un enfoncement superficiel. Elles sont situées principalement sur la partie moyenne de la langue derrière les précédentes ; quelques-unes sont plus petites. Les troisièmes, qu'on désigne sous les noms de *lenticulaires*, *muqueuses*, se trouvent à la base de l'organe : leur grosseur est variable ainsi que leur nombre, qui est de trois à vingt, suivant Meckel. Elles sont disposées symétriquement sur les deux moitiés de la langue de manière à laisser entre les saillies qu'elles forment deux sillons obliques d'avant en arrière et de dehors en dedans, qui se réunissent en arrière sur la ligne médiane, en formant ainsi un V dont l'écartement est en avant, et dans lequel sont comprises les papilles de la deuxième classe. Les papilles muqueuses ont en général une forme irrégulière ; elles sont arrondies, ovales, et font une saillie analogue au-dessous de la membrane muqueuse. Elles offrent à leur sommet une ouverture qui n'est autre chose que l'orifice d'un conduit excréteur creusé dans leur intérieur : ces papilles ne sont, en effet, que des follicules muqueux, dont quelques-uns sont entourés par un repli de la membrane muqueuse qui forme un cul-de-sac au fond duquel ils sont situés. L'orifice excréteur est visible dans le plus grand nombre. Le reste de la base de la langue offre une surface lisse qui laisse apercevoir un grand nombre de glandes mucipares.

Toutes les papilles que nous venons de décrire, irrégulièrement groupées les unes auprès des autres, sont séparées par des

intervalles ou sillons irréguliers qu'on observe quelquefois d'une
manière très-marquée dans quelques maladies, et qui sont toujours assez apparens dans l'état de santé. Les papilles proprement dites appartiennent au corion de la membrane muqueuse,
qui présente dans ces endroits une innombrable quantité de filets
nerveux et de ramuscules de vaisseaux sanguins parmi lesquels
les veinules offrent une disposition érectile. Toutes ces papilles
sont recouvertes d'un épiderme très-distinct, qu'on peut enlever assez facilement, et qui présente à sa face adhérente une
multitude de petites alvéoles qui répondent aux saillies des papilles qu'il recouvre.

La face inférieure de la langue a beaucoup moins d'étendue
que la face dorsale ou supérieure. On observe également à sa
partie moyenne un sillon qui sépare deux saillies latérales correspondant aux muscles linguaux, et sur lesquelles on voit un repli
muqueux, oblique et frangé, au niveau duquel existe une ligne
bleuâtre qui indique le trajet de la veine ranine. En arrière, ce
sillon médian donne attache à un repli triangulaire de la membrane muqueuse qu'on nomme le *frein* ou le *filet* de la langue.
Il est aplati transversalement; ses deux faces sont libres ainsi
que son bord antérieur, tandis que son bord supérieur s'attache
à la langue et l'inférieur à la paroi inférieure de la bouche, avec
laquelle le reste de la face inférieure de la langue est confondu.

Les bords de la langue sont épais en arrière et minces en devant : ils présentent de petites saillies qui se continuent en haut
avec les papilles, et sont séparées par de légers sillons : ces bords
répondent à la face interne des arcades dentaires. La base de la
langue, qui est formée en arrière par l'hyoïde, se continue dans
le milieu avec l'épiglotte, et sur les côtés avec les piliers antérieurs du voile du palais. Sa pointe est arrondie et ne présente
rien de particulier.

La langue est formée principalement de muscles recouverts
par l'enveloppe muqueuse dont nous venons de décrire une
partie en parlant des papilles, et dont le corion offre une épaisseur remarquable surtout à la face dorsale de la langue : il est
est très-résistant, vasculaire, et paraît formé de fibres cellulo-
fibreuses qui s'entrecroisent obliquement, et qui adhèrent intimement au tissu propre de la langue. Sur la partie moyenne de
la langue, au milieu de son corps charnu, on observe une cloison fibro-cartilagineuse verticale, plus épaisse en arrière qu'en

avant, dont le bord supérieur est caché dans le tissu de la langue sans pénétrer jusqu'au corion, tandis que son bord inférieur est libre dans l'intervalle qui sépare les génio-glosses. En avant elle s'amincit, et disparaît insensiblement, et en arrière elle se continue avec un tissu fibro-cartilagineux qui contient beaucoup de follicules dans son intérieur, et qui réunit la langue au corps de l'hyoïde ; ses deux faces latérales donnent attache à des fibres transversales. Cette cloison est évidemment l'analogue du prolongement osseux ou cartilagineux de l'hyoïde qu'on trouve dans la langue de quelques vertébrés, et entre autres des oiseaux.

Les muscles qui entrent dans la composition de la langue sont divisés en extrinsèques et en intrinsèques. Les premiers sont les stylo-glosses, hyo-glosses, génio-glosses, glosso-staphylins et constricteurs supérieurs des pharynx (*voyez* ces mots) : tous pénètrent dans la langue par la base de cet organe qu'ils contribuent à fixer. Les seconds comprennent les muscles linguaux proprement dits, et ces fibres nombreuses que les anatomistes ont mal à propos considérées comme formant un tissu *inextricable*, mais qui ne l'est plus aujourd'hui depuis les recherches de MM. Gerdy, Baur et Blandin. Ces fibres sont transversales, et forment un plan très-visible chez l'homme : elles existent dans toute la longueur de la langue, et sont moins nombreuses vers sa base qu'à sa pointe, où le resserrement transversal est aussi bien plus prononcé. Quelquefois ces fibres forment des couches qui sont croisées ou traversées par des plans longitudinaux et perpendiculaires; le plus grand nombre de ces fibres transversales se porte des côtés de la langue à la cloison fibro-cartilagineuse sur laquelle elles s'implantent, n'ayant ainsi en longueur que la moitié de la largeur de la langue ; quelques-unes passent au-dessus de la cloison, et s'étendent ainsi dans toute la largeur de la langue en s'implantant sur ses bords par leurs deux extrémités : elles laisssent entre elles des intervalles dans lesquels pénètrent les filets du nerf lingual et les fibres antérieures des génio-glosses.

Les muscles linguaux proprement dits sont formés par un plan de fibres longitudinales un peu obliques, qui se fixent sur le dessous de la membrane muqueuse, après être nées dans différens points du tissu de la langue, et surtout en arrière de la membrane fibro-cartilagineuse qui réunit la langue au corps de l'hyoïde. Ces fibres croisent la direction du plan transversal en se portant en devant, et se rassemblent en un faisceau situé entre le génio-glosse et l'hyo-glosse, et qui se porte vers la pointe de la langue en se rapprochant de celui du côté opposé ; enfin il existe aussi des fibres linguales verticales qui s'étendent de la membrane linguale supérieure à l'inférieure, en traversant toute l'épaisseur de la langue et les couches transversales avec lesquelles elles s'entrecroisent. Elles se courbent et deviennent de plus en plus obliques vers la base de la langue : elles paraissent fournies par les muscles génio-glosses. Il faut nécessairement avoir plusieurs langues pour préparer d'une manière distincte ces différens plans musculeux. Telle est la disposition des fibres qui constituent le corps charnu, et si l'on a pensé qu'elle ne pouvait être déterminée, c'est qu'elles sont toutes très-serrées les unes contre les autres, qu'elles se décolorent à mesure qu'elles se rapprochent de la superficie de la langue, et que leur cohésion est très-faible, parce qu'elles sont dépourvues de gaîne cellulaire.

Il existe beaucoup de tissu adipeux à la base de la langue, entre les muscles extrinsèques. Mais dans le tissu même de l'organe, on ne trouve qu'une graisse très-fine, placée spécialement en arrière et entre les fibres transversales : elle y est très-peu abondante. En outre, on voit, au-dessous de chacun des replis muqueux situés sur les parties latérales de la face inférieure de la langue, un corps oblong du volume d'une petite amande, ayant la longueur du pli qui le recouvre, ainsi que la couleur et l'aspect granulé des glandes salivaires : il reçoit beaucoup de vaisseaux sanguins et des nerfs de la branche linguale de la cinquième paire. Ce corps, d'apparence glanduleuse, auquel on n'a pu découvrir de conduits excréteurs, est bien distinct des glandes sublinguales.

Les artères de la langue viennent principalement de la carotide externe sous le nom de *linguales*. Ce sont elles qui se divisent à l'infini et se répandent dans le tissu papillaire de la langue, en y formant souvent des houppes très-visibles par l'injection. On trouve, en outre, à sa base plusieurs rameaux palatins et tonsillaires de l'artère labiale. Ses veines sont la ranine, la linguale, la veine superficielle de la langue, la submentale, et plusieurs autres veinules qui toutes vont s'ouvrir dans les veines pharyngiennes et laryngées, et médiatement ou immédiatement dans la veine jugulaire interne. Les vaisseaux lymphatiques se rendent dans les ganglions lymphatiques jugulaires supérieurs.

La langue reçoit ses nerfs de la neuvième paire, du rameau glosso-pharyngien de la huitième, et de la branche linguale du nerf maxillaire inférieur; les premiers se distribuent principalement à ses muscles, tandis que le rameau lingual de la cinquième paire, qui se divise en un nombre infini de filets qui se répandent dans la membrane muqueuse et concourent à la formation des papilles, est le principal agent de la perception des saveurs. Chez tous les mammifères, les nerfs de la langue paraissent se distribuer à peu près comme chez l'homme.

Chez le fœtus, la langue offre un volume considérable proportionnellement aux os maxillaires. Son épaisseur est alors très-grande; les papilles antérieures ou filiformes sont bien développées, les lenticulaires le sont moins. Cet accroissement est d'ailleurs en rapport avec celui des organes digestifs.

La langue existe, à peu d'exceptions près, dans tous les vertébrés; on la trouve aussi dans un grand nombre de mollusques et dans plusieurs genres d'insectes; on conçoit qu'elle ne présente pas dans tous ces animaux une structure et une forme analogues à celles que nous avons décrites.

La langue est le principal organe du goût, et cette faculté gustative réside spécialement à sa pointe et à la partie antérieure de sa face supérieure. Elle sert à l'articulation des mots concurremment avec les autres parties de la bouche : elle agit aussi dans la préhension des alimens, dans la succion, dans la mastication, en portant les alimens entre les arcades dentaires ; dans la déglutition des liquides et dans celle des solides, en formant le bol alimentaire ; dans l'expuition des crachats. Les mouvemens de la langue sont d'ailleurs très-variés ; ils peuvent se réduire à ceux de prépulsion, de rétropulsion, de resserrement transversal, d'inclinaison latérale, de circumduction, ainsi qu'à ceux dans lesquels sa pointe se recourbe en haut ou en bas, et dans lesquels cet organe se creuse en gouttière sur sa face dorsale.

La langue est sujette à plusieurs vices primitifs de conformation : ainsi elle peut offrir un très-grand excès de longueur ou un raccourcissement considérable, et quelquefois même ne pas exister; elle est alors remplacée par un mamelon irrégulièrement arrondi. On la trouve quelquefois bifurquée à sa pointe : on l'a vue aussi fort large et plus mince que celle du chat. Il existe quelquefois un prolapsus de la langue causé par une hyper-trophie congénitale de cet organe, et qui augmente avec l'âge. Il n'est pas rare de la voir adhérer plus ou moins complète-ment à la paroi inférieure de la bouche. Cette adhérence peut résulter simplement d'un excès de longueur du frein ou filet. Ce repli peut aussi ne pas exister et permettre un renversement considérable de la langue en arrière. Cet organe peut être entiè-rement détruit par un ulcère vénérien ou cancéreux. On a ob-servé l'atrophie de sa totalité ou d'une de ses moitiés à la suite de paralysies prolongées. On a vu sa surface hérissée de poils longs et rudes. *Voyez* d'ailleurs les articles ANCYLOGLOSSE, CHUTE DE LA LANGUE, GLOSSITE, STOMATITE, APHTHES, MU-GUET, etc. (MARJOLIN.)

LANGUE (séméiotique). L'état de la langue, dans le cours des maladies, a de tous temps et à juste titre appelé l'attention des médecins; l'importance des signes qu'elle fournit a été, il est vrai, singulièrement exagérée; mais, en les réduisant à leur juste valeur, la langue est encore, sous le rapport du *pronostic* sur-tout, un des organes dont l'examen offre à la séméiotique un plus grand nombre de faits intéressans. Les signes qu'elle fournit re-lativement au *diagnostic* et au *traitement* des maladies, bien que moins nombreux et moins certains, ne doivent pas être négli-gés. Nous examinerons successivement sous ces trois rapports la séméiotique de la langue.

§ I. *Des signes pronostiques fournis par la langue.* — Dans l'état de santé, la langue offre généralement une couleur rosée, une surface unie, légèrement grenue vers sa pointe, et parsemée de villosités pointues et de glandules hémisphériques vers sa base; elle est humide dans toute sa surface, libre dans ses mouvemens, qui ont une grande part aux actes de la parole, de la mastica-tion et de la déglutition. Chez l'homme malade, la langue con-serve quelquefois son état naturel, et c'est généralement un signe favorable; néanmoins ce signe ne devrait pas rassurer, si tous les autres étaient fâcheux; quelques auteurs même ont considéré cet état de la langue dans quelques affections aiguës, telles que les fièvres ataxiques, comme indiquant un plus grand péril. Si ce phénomène n'ajoute pas au danger, du moins ne di-minue-t-il en rien, dans ce cas, la gravité du pronostic.

La langue offre dans l'état de maladie un nombre presque infini de modifications, qui toutes n'ont pas, à beaucoup près, une importance égale sous le point de vue qui nous occupe. Ces modifications sont relatives au volume, à la forme, aux mouvemens, à la couleur, à l'humidité de cet organe, aux enduits et aux éruptions qui s'y montrent quelquefois.

Le *volume* de la langue augmente rarement dans les affections dont elle n'est pas le siége spécial; toutefois, dans quelques maladies aiguës, la langue devient assez volumineuse pour que, resserrée dans l'arcade dentaire inférieure, elle soit à toute sa périphérie comprimée entre les dents, et en offre l'impression et pour ainsi dire le *moule*. Ce phénomène n'est au reste d'aucune valeur pour le pronostic; il conduit seulement le médecin à s'informer si le malade n'a pas récemment fait usage de mercure, remède qui, comme on le sait, donne souvent lieu à la tuméfaction de la membrane buccale, et par suite au phénomène qui nous occupe. Il en est autrement dans les cas où le gonflement de la langue est le résultat de la stagnation du sang dans cet organe, dans l'angine, par exemple; il est toujours alors l'indice d'un grand danger.

Le rapetissement de la langue est un symptôme fréquent dans le typhus et dans les fièvres de mauvais caractère : c'est un signe toujours grave. Lorsque la langue est ainsi diminuée de volume, elle est presque toujours en même temps tremblante et sèche, deux conditions également fâcheuses.

La *forme* de la langue offre chez l'homme malade quelques variétés assez remarquables; elle devient, dans quelques cas, conique, dans d'autres pointue. Cette dernière modification a été dans ces derniers temps signalée comme propre à déceler l'inflammation de l'estomac; mais cette opinion, émise par quelques auteurs systématiques, est loin d'être d'accord avec les résultats de l'expérience. Les formes conique et pointue de la langue n'indiquent rien de précis sur la nature et le siége de la maladie, non plus que sur son danger.

C'est toujours un signe favorable dans les maladies aiguës, que la langue conserve la liberté de ses *mouvemens*. Dans la plupart des maladies chroniques, au contraire, ce phénomène n'est presque d'aucune valeur. La difficulté des mouvemens de la langue, soit dans l'articulation des sons, soit dans l'action de la pousser hors de la bouche pour la montrer au médecin, est toujours un signe grave dans les maladies fébriles.

La *couleur* de la langue peut être altérée, soit immédiatement et par un changement opéré dans la couleur de la langue elle-même, soit médiatement et par un enduit qui la couvre. La pâleur et la décoloration de la langue n'ont guère lieu que dans les cas où la quantité du sang est considérablement diminuée, ou son cours momentanément suspendu. La lividité de cet organe, quand elle a lieu dans d'autres affections que celles du cœur, indique un danger imminent. La couleur noire de cet organe est aussi, dans tous les cas, de nature à inspirer de justes craintes sur l'issue de la maladie. Les *enduits* qui se forment sur la langue sont toujours bornés à sa surface supérieure; ils peuvent offrir des nuances très-variées. Ceux qu'on observe le plus communément sont les enduits blancs, jaunes, verdâtres, fuligineux et noirs; ces enduits peuvent être minces ou épais, tenaces ou faciles à enlever, secs ou humides, uniformes ou inégalement étendus, quelquefois disposés en plaques ou offrant des ondulations. L'enduit blanc ou jaune n'indique point en lui-même une maladie grave, bien qu'il ait quelquefois lieu dans des maladies mortelles; l'enduit fuligineux ou noir est toujours l'indice d'une maladie sérieuse, bien que la mort n'en soit pas la conséquence nécessaire. Quelle que soit la couleur de l'enduit qui couvre la langue, c'est un signe fâcheux qu'il ait une grande épaisseur et qu'il soit difficile à détacher; la terminaison de la maladie est alors souvent incertaine, et presque toujours éloignée. C'est au contraire un signe favorable que l'épaisseur et la ténacité de cet enduit diminuent peu à peu; c'est également un signe avantageux que cet enduit, après avoir été sec, s'humecte et se détache; néanmoins, si de sec qu'il était, il devient épais et filant, de manière à former des stries opaques entre la langue et le voile du palais, ce changement qu'on n'observe guère que chez les sujets parvenus à la dernière période d'une maladie aiguë ou chronique, annonce une mort très-prochaine. L'aspect de la langue n'est pas toujours parfaitement semblable à droite et à gauche, sous le double rapport de l'enduit qui la couvre et de son degré de sécheresse ou d'humidité. Quelques médecins ont supposé que, dans ce cas, il existait toujours dans un des viscères placés sur la même moitié du corps, et spécialement dans un des poumons, une maladie qui pouvait expliquer cette différence; mais cette assertion n'est pas démontrée. Il est un autre phénomène dont les auteurs n'ont rien dit ou n'ont parlé que d'une manière fort obscure, et qui est cependant d'une grande importance en séméiotique, c'est la formation de *plaques* ou de *grains* blancs ou jaunâtres plus ou moins nombreux, souvent confluens, et disposés en membranes épaisses et opaques, ou minces et réticulées, qui se détachent et se reproduisent alternativement et occupent presque toujours à la fois ou successivement la face supérieure et les côtés de la langue, la face interne des joues, le voile du palais et ses piliers, et chez quelques sujets toute la membrane interne de la bouche. Les malades chez lesquels nous avons observé cette éruption, et leur nombre s'est élevé au moins à cinquante depuis trois à quatre ans, ont presque tous succombé dans un espace de temps variable depuis quelques jours jusqu'à un ou deux mois au plus, aux affections très-variées dont ils étaient atteints. Le plus grand nombre était affecté de maladies organiques, telles que tubercules pulmonaires, cancer de l'estomac ou de l'utérus, dont la terminaison était inévitablement fâcheuse ; mais quelques-uns avaient une inflammation chronique de la plèvre ou du péritoine, une maladie des voies urinaires, affections dont l'issue n'est pas nécessairement funeste : dans ces derniers cas, l'apparition de ces plaques ôte presque tout espoir d'une heureuse terminaison, et permet par conséquent au médecin de porter son pronostic d'une manière à peu près certaine, lorsque toutefois l'éruption s'est montrée pendant quelques jours ou s'est reproduite plusieurs fois. J'ai vu guérir d'une affection rhumatismale une femme chez laquelle une éruption de ce genre s'était montrée pendant trente-six ou quarante-huit heures. Une éruption de ce genre s'est aussi manifestée momentanément chez des sujets, et particulièrement chez des vieillards dont la santé n'offrait aucun autre dérangement ; elle n'a pas alors la même valeur séméiotique que quand elle survient chez un sujet sérieusement malade. Je n'ai vu qu'un seul cas dans lequel ces plaques aient persisté pendant plusieurs semaines, et où la terminaison de la maladie ait été heureuse.

La langue devient souvent *sèche* dans le cours des maladies, et surtout des maladies aiguës ; cette sécheresse est avec raison considérée comme un signe assez grave pour donner de l'inquiétude sur la manière dont la maladie se terminera. Ce phénomène se présente à des degrés très-variables d'intensité, et en général le pronostic est plus ou moins sérieux, selon que la sécheressse est plus ou moins considérable, qu'elle s'étend à une plus grande partie de la surface de la langue, et qu'elle dure plus long-temps. A son degré le plus faible, elle est seulement marquée par la sensation qu'accuse le malade, par une sorte de bruit qui accompagne les mouvemens de la langue, et qui est dû au contact de cet organe avec les autres points de la bouche, et notamment avec la membrane muqueuse du palais ; c'est une simple diminution d'humidité plutôt qu'un véritable état de sécheresse. A un degré plus avancé, le doigt du médecin, mis sur la langue du malade, semble être légèrement retenu par une matière collante. Enfin, quand ce phénomène est plus prononcé, la langue est complétement privée d'humidité dans quelques points ou dans toute l'étendue de sa surface. La sécheresse est quelquefois *bornée* à la pointe ou à la base de cet organe ; quelquefois elle occupe la ligne médiane et les deux bords, tandis que les espaces intermédiaires restent humides. Tantôt cette sécheresse n'a lieu que pendant le sommeil ; elle se dissipe un peu à près le réveil, ou lorsque le malade a bu ; tantôt elle persiste pendant une partie de journée, ou même pendant plusieurs jours de suite. Dans ces derniers cas, non-seulement la langue est sèche, mais elle devient lisse, luisante et rouge, ou âpre, rugueuse, gercée et noirâtre. Cet état de la langue dans les maladies aiguës indique un grand danger ; dans les maladies chroniques, où il a lieu beaucoup plus rarement, il annonce presque toujours une mort très-prochaine.

Il est rare que la langue offre dans sa *température* des changemens assez remarquables pour appeler l'attention. Néanmoins, dans la dernière période de quelques maladies aiguës ou chroniques, en portant le doigt sur la langue pour juger de son humidité, il est quelquefois arrivé de la trouver très-froide : les malades succombent ordinairement dans l'espace de vingt-quatre heures.

§ II. *Des signes diagnostiques fournis par la langue.* — Il est beaucoup de cas dans lesquels l'examen de la langue suffit pour juger qu'un individu est malade. Toutes les fois que la langue est couverte d'un enduit blanc ou jaune, d'une certaine épaisseur ; toutes les fois, à plus forte raison, que sa surface est noire ou sèche, il est à peu près constant qu'il existe un état morbide quelconque. Je dis *à peu près* constant, parce qu'il est beaucoup de personnes chez lesquelles la seule abstinence donne lieu à un enduit blanc ; il en est d'autres qui, par suite de l'étroitesse natu-

relle ou accidentelle des fosses nasales, étant obligées de dormir
la bouche ouverte, ont le matin à leur réveil la langue sèche, il
en est d'autres enfin chez lesquelles la face supérieure de la langue reçoit et conserve la couleur des alimens ou des boissons,
devient d'un noir livide par le contact du vin rouge, ou seulement de l'eau rougie. A ces exceptions près, il est hors de
doute que telle couleur ou tel enduit de la langue dénotent un
état de maladie; mais telle couleur, tel enduit, sont-ils des
signes certains de telle affection en particulier? c'est ce qu'il
convient de discuter avec soin.

Les médecins des siècles précédens pensaient, et cette opinion
remonte à la plus haute antiquité, que l'état de la langue était
un indice fidèle de l'état de l'estomac. Ils supposaient que, quand
la langue était couverte d'un enduit jaune ou vert et amer, l'estomac était rempli de bile; que ce viscère contenait des mucosités
abondantes quand la langue était blanche! La couleur noire de
cet organe faisait craindre l'existence d'une matière putride dans
les voies digestives; cette dernière couleur a été considérée par
quelques modernes comme un signe certain de la présence de
vers dans les intestins. Enfin M. Broussais a, comme on sait,
présenté la rougeur de la langue comme un signe pathognomo-
nique de la gastrite.

La plupart de ces assertions sont loin d'être parfaitement
d'accord avec les faits; mais quelques-unes d'entre elles ne sont
pas non plus dénuées de toute espèce de fondement. Il est très-
rare qu'un vomitif ne fasse pas rendre une certaine quantité de
bile verte, chez les sujets dont la langue offre un enduit verdâtre. Ceux dont la langue est très-jaune rejettent souvent aussi
par le vomissement une matière analogue; et l'on voit quelques
malades dont la langue est blanche vomir du mucus en abondance. Mais ces divers états de la langue sont loin d'être liés aussi
intimement qu'on l'a prétendu à ces diverses conditions de l'estomac; et il n'est aucun praticien qui n'ait rencontré des exceptions nombreuses à ces axiomes tant de fois répétés. Tout le
monde en est aujourd'hui convaincu; mais beaucoup de personnes regardent encore la rougeur de la langue comme un
signe certain de gastrite. Cette opinion, que la foule inexpéri-
mentée avait accueillie avec une confiance aveugle, mais que
les hommes sages avaient appréciée à sa juste valeur, vient d'être
méthodiquement réfutée dans une thèse soutenue à la Faculté

de Médecine de Paris, par M. Reignère (1824, nᵒ 234). Ce
jeune médecin réunit dans trois séries les faits nombreux qu'il
rapporte. Il place dans la première série les cas dans lesquels
l'estomac a été trouvé sain à l'ouverture du cadavre, bien que
la langue fût rouge, ou autrement altérée pendant la vie ; dans
la seconde, ceux où l'estomac a offert des traces manifestes d'inflammation, bien que la langue eût conservé pendant toute la
maladie son aspect naturel. Il range dans une troisième série
les cas dans lesquels l'estomac et la langue étaient dans un état
morbide, mais à des degrés très-différens. Chacune de ces séries
comprend quinze observations, dont quelques-unes seulement
sont propres à l'auteur ; les autres ont été empruntées à des auteurs qui ne peuvent être considérés comme suspects : la plupart sont extraites des ouvrages de MM. Rostan et Andral, et
neuf sont fournies par M. Broussais lui-même. A ces faits j'a-
jouterai une remarque que tous les médecins ont pu faire ;
c'est que la langue n'est jamais plus rouge que dans la scarlatine, et que, dans la plupart des cas, la scarlatine n'est accompagnée d'aucun signe qui puisse faire croire à l'existence simultanée d'une gastrite ; et que, dans le cancer de l'estomac, que
les partisans de l'irritation regardent comme une inflammation
chronique, la langue conserve presque toujours pendant toute
la durée de la maladie son aspect naturel.

Des travaux récens sur les maladies de l'estomac ayant fait
connaître une lésion presque inaperçue auparavant, le ramollissement avec amincissement de la membrane muqueuse, et cette
lésion pouvant être, jusqu'à un certain point, rapprochée des
phlegmasies, on pourrait objecter qu'elle existait peut-être dans
les cas où l'estomac a paru sain à l'ouverture du cadavre, bien
que la langue eût été rouge pendant la vie. Peut être objectera-
tion encore que les faits rassemblés à dessein par M. Reignère,
quelque nombreux qu'ils soient, sont des exceptions à la règle
générale. Ces deux objections sont facilement détruites par des
faits plus nombreux encore observés à l'hôpital de la Charité,
et recueillis dans un tout autre but par M. Louis, qui va incessamment les publier dans ses Recherches sur la phthisie pulmonaire. Sur quatre-vingt-seize individus chez lesquels l'estomac
a été examiné après la mort avec une attention scrupuleuse, ce
viscère a paru sain dans dix-neuf cas ; il a offert dans les soixante-
dix-sept autres des lésions variées. Des dix-neuf sujets chez

lesquels l'estomac était sain , neuf avaient eu pendant la vie la langue plus ou moins rouge : chez un de ces derniers la rougeur et la sécheresse de la langue avaient été portés au plus haut degré, et avaient persisté depuis son admission à l'hôpital jusqu'à sa mort, qui eut lieu trente-deux jours après ; l'estomac fut trouvé parfaitement sain sous tous les rapports. Parmi les soixante-dix-sept autres, chez lesquels l'estomac offrit, soit un simple ramollissement avec amincissement de la membrane muqueuse, soit une rougeur uniforme avec ou sans épaississement et mamelons, trente-cinq seulement avaient eu la langue rouge pendant la vie ; encore ne l'avait-elle été que très-passagèrement chez cinq d'entre eux. Il résulte de ces faits que la rougeur de la langue a été observée un nombre de fois proportionnellement égal chez les sujets dont l'estomac fut trouvé sain, et chez ceux qui offrirent une lésion grave de ce viscère.

Après un argument de ce genre, je me crois dispensé de prouver par le raisonnement que les rapports de fonctions , de continuité et de structure qui unissent la langue à l'estomac, ne sont pas plus étroits que ceux qui l'unissent au poumon, et même au cerveau.

Si la couleur de la langue n'est pas d'une aussi grande utilité qu'on l'a cru autrefois pour le diagnostic ; si elle est bien loin d'avoir l'importance qu'on lui a faussement attribuée dans ces derniers temps, il est quelques autres signes fournis par cet organe qui sont très-propres à éclairer dans la distinction des maladies. Tels sont en particulier la paralysie et le tremblement de cet organe, les ulcères et les végétations qui s'y montrent, et les cicatrices dont elle est quelquefois le siége.

La paralysie de la langue est ordinairement partielle ; elle est bornée soit à une de ses moitiés latérales, soit à quelques-uns de ses muscles. Dans le premier cas, elle donne lieu à la déviation de sa pointe, qui est poussée du côté malade ; dans le second, elle s'annonce seulement par de la gêne dans la prononciation de certaines lettres, dans la mastication et la déglutition. Cette paralysie de la langue est un signe d'une grande valeur, surtout dans quelques cas où il existe seul : il est l'indice presque certain d'une lésion dans le cerveau, et particulièrement dans l'hémisphère opposé au côté de la langue atteint de paralysie. Le tremblement convulsif de la langue , qu'on observe fréquemment dans les maladies aiguës, est un signe beaucoup moins certain d'une lésion de l'encéphale; toutefois il est assez rare qu'on ne rencontre pas, à l'ouverture du cadavre de ceux qui ont offert ce symptôme, une altération notable du cerveau, et spécialement un épanchement de sérosité dans ses ventricules, ou tout au moins une injection remarquable de ses vaisseaux.

La face supérieure de la langue présente quelquefois, vers sa pointe surtout, de très-petites taches rouges, que M. le professeur Roux considère comme un signe propre à déceler l'existence incertaine du virus syphilitique. Nous ne faisons qu'appeler l'attention des observateurs sur ce signe, dont nous n'avons pu jusqu'ici apprécier exactement la valeur. Il en est autrement des ulcérations grisâtres que présentent quelquefois les bords ou la pointe de la langue; leur ressemblance avec les ulcères beaucoup plus fréquens de l'isthme du gosier fait aisément reconnaître leur nature syphilitique. La langue présente encore assez communément des tumeurs plates, dures, exactement circonscrites, à peu près arrondies, ordinairement rouges ou grises, d'une largeur de deux à cinq lignes; elles dénotent clairement, ainsi que les ulcères dont il vient d'être question, l'existence du virus syphilitique auquel elles sont dues.

Enfin les cicatrices souvent irrégulières que présente quelquefois la langue, et qui semblent avoir succédé à une plaie transversale de cet organe, doivent faire soupçonner que le malade est sujet à l'épilepie, affection que l'on cache quelquefois au médecin, et qui d'ailleurs peut être ignorée de celui même qui en est atteint. Ce signe peut par conséquent, dans quelques cas, être d'une grande utilité.

§ III. *Des signes thérapeutiques, ou des indications que peut fournir l'examen de la langue.* — Ces indications devant être en général déduites de la connaissance des maladies, cet article semblerait devoir rentrer dans celui qui précède. Toutefois il n'en est pas ainsi dans la pratique; le genre de la maladie fournit, il est vrai, les premières, les principales indications; mais il en est d'autres qui, bien que secondaires, ne sauraient être négligées sans de graves inconvéniens. La langue en fournit plusieurs que nous allons indiquer.

La couleur très-rouge de la langue est généralement considérée comme un signe qui indique l'emploi des moyens antiphlogistiques, et particulièrement de la saignée. La couleur noire a suffi long - temps pour justifier l'indication des antiseptiques et des toniques, comme la couleur jaune celle des vomitifs et des purgatifs. Le temps a fait ou fera justice de cette importance attachée à un seul signe; ce n'est qu'après les avoir tous réunis et scrupuleusement examinés que le médecin peut déduire de leur ensemble et de leur comparaison des indications précises.

La sécheresse de la langue est un phénomène assez incommode aux malades pour que les médecins aient de tout temps mis une attention spéciale à le prévenir et à le combattre. Divers moyens ont été proposés dans ce but. Le soin de faire prendre aux malades une petite quantité de boisson à des intervalles très-rapprochés est le premier moyen qui a dû se présenter à l'esprit, et c'est aussi un des plus propres à produire cet effet; toutefois, dans beaucoup de cas, les liquides glissent sur la langue desséchée sans l'humecter. On a proposé alors de faire tenir presque constamment dans la bouche un liquide ou une substance solide imbibée de liquide. Garder un liquide dans la bouche est chose fort difficile pour tous les malades, et surtout pour ceux dont la langue est sèche, et qui sont, en général, en même temps dans un état de délire ou de prostration. Il est moins difficile d'y tenir un corps imprégné de liquide, tel qu'une éponge, et mieux des tranches d'orange qu'on renouvelle à mesure que le malade en a exprimé le suc. Toutefois ces moyens étant encore, dans beaucoup de cas, insuffisans ou inadmissibles, on en a cherché d'autres. L'acétate d'ammoniaque, administré chaque jour à la dose d'une demi-once à une once, dans le cours des maladies aiguës et spécialement des fièvres graves, a été préconisé comme un moyen sûr de prévenir la sécheresse de la langue. Malheureusement l'expérience n'a pas confirmé cette vertu.

La sécheresse de la langue fournit aussi des signes qui contre-indiquent tel ou tel moyen thérapeutique. La plupart des praticiens pensent que les vomitifs, les purgatifs, et même les toniques, tels que le quinquina, ne doivent pas être prescrits aux malades dont la langue est sèche, quelle que soit d'ailleurs l'espèce d'affection dont ils sont atteints. Ce précepte est généralement juste pour les deux premiers genres de médicamens. Quant aux toniques, ils ne sont pas alors essentiellement contre-indiqués; il est peu de praticiens qui n'aient vu plusieurs fois l'emploi du quinquina être alors suivi très-promptement, non seulement d'une amélioration dans l'état général du sujet, mais encore d'un changement rapide dans la langue elle-même, qui de sèche et rude est devenue douce et humide.

Tels sont les principaux signes que fournit au pronostic, au diagnostic et à la thérapeutique l'état de la langue. Pour les apprécier convenablement, il faut tenir compte et des circonstances accidentelles qui pourraient produire sur cet organe des changemens analogues à ceux que détermine l'état de maladie, et des modifications avec lesquelles se présente la langue, dans l'état de santé, chez quelques sujets.   (CHOMEL.)

LANGUEUR, s. f., *languor*; état d'abattement, de faiblesse, qui est survenu lentement. Ce mot est fréquemment employé dans le langage vulgaire pour désigner l'état général qui accompagne un grand nombre d'affections chroniques des viscères. *Voyez* FIÈVRE HECTIQUE, PHTHISIE, etc.

LANIAIRE, adj., de *laniare*, déchirer. On désigne quelquefois ainsi les dents canines, à cause de l'usage qu'elles remplissent. *Voyez* DENTS.

LAQUE ou LACQUE, s. f.; substance résineuse que l'on recueille dans l'Inde sur plusieurs végétaux lactescens, et en particulier sur le *croton lacciferum*, de la famille naturelle des Euphorbiacées. Le *ficus religiosa* et quelques autres espèces en fournissent également, ainsi qu'une sorte de jujubier originaire du Bengale. C'est à la suite d'une piqûre qu'un petit insecte hémiptère, du genre *coccus*, fait aux jeunes branches de ces arbres pour y déposer ses œufs, que l'on voit en suinter une matière rougeâtre, d'abord liquide, poisseuse, mais qui ne tarde pas à se sécher et à devenir solide.

La laque, dont on distingue trois sortes, et sur laquelle nous ne pensons pas devoir nous étendre, était autrefois employée en médecine comme astringent et tonique. Mais aujourd'hui on n'en fait plus usage que pour la préparation de certains opiats dentifrices, de la teinture de karabé. On en prépare aussi de très-bons vernis, et elle entre dans la composition de la cire à cacheter.   (A. RICHARD.)

LARDACÉ, adj. On désigne ainsi les tissus organiques qui qui ont éprouvé la dégénérescence cancéreuse, et dont l'aspect est analogue à celui du lard. *Voyez* CANCER.

LARGE, adj., *latus*. Cette épithète sert à caractériser d'une manière générique certaines parties du corps humain dont l'étendue transversale est très-grande eu égard aux dimensions de longueur et d'épaisseur. C'est ainsi qu'on range parmi les *os larges* la plupart des os qui forment le crâne, l'os des îles. Les parois des cavités, celles de l'abdomen et de la poitrine surtout, sont recouvertes de *muscles larges*. Quelques autres parties sont quelquefois spécialement désignées sous la dénomination de *large*. Telles sont : la *bande large* ou FASCIA-LATA ; le *muscle très-large du cou*, ou PEAUSSIER ; le *muscle très-large du dos*, ou DORSAL (grand); les *ligamens larges de la matrice*, replis transversaux du péritoine qui sont situés sur les parties latérale de l'utérus. *Voyez* PÉRITOINE, UTÉRUS.

LARMES, s. f. pl. On appelle ainsi le fluide que sécrète et que verse à la surface de l'œil la glande lacrymale, et qui sert à absterger cet organe, à entretenir sa lucidité et sa transparence, et à faciliter ses mouvemens et ceux des paupières. Au mot *lacrymal*, nous avons décrit les organes sécréteurs et excréteurs de cette humeur, le mécanisme de sa sécrétion et de son excrétion, et indiqué ses usages. Ici, nous n'avons à la considérer qu'en elle-même, sous le rapport de ses propriétés physiques, de sa nature chimique et de sa quantité. Les larmes sont un liquide aussi limpide que l'eau, doux, transparent et inodore. Fourcroi et M. Vauquelin, qui en ont fait l'analyse, les ont trouvées composées de beaucoup d'eau, de quelques centièmes de mucus, et d'une très-petite quantité de soude, de muriate de soude, et de phosphate de soude et de chaux. Quant à la quantité des larmes, on ne peut l'évaluer ; très-peu considérable dans l'état ordinaire, et quand l'œil n'est pas irrité, mais suffisante néanmoins pour maintenir humide cet organe, elle augmente beaucoup lors de l'irritation de l'œil, et surtout dans certaines affections de l'âme.   (ADELON.)

LARMOIEMENT, s. m., *lacrymatio*. *Voyez* ÉPIPHORA.

LARVÉ, adj., *larvatus*, de *larva*, masque. On désigne ainsi diverses affections qu'on rapporte aux fièvres intermittentes, quoique les caractères essentiels de celles-ci ne s'observent pas ; d'où vient le nom de fièvres *larvées*, *masquées*, qu'on leur donne pour indiquer que leurs caractères sont cachés, et qu'on soupçonne seulement leur nature d'après diverses circonstances. *Voyez* INTERMITTENTES (fièvres).

LARYNGÉ, adj., *laryngeus* ; épithète que l'on donne aux parties qui appartiennent au larynx.

ʟᴀʀʏɴɢᴇ́ᴇꜱ (artères et veines); rameaux de l'artère thyroï-dienne supérieure et de la veine du même nom, qui se distri-buent au larynx.

ʟᴀʀʏɴɢᴇ́ꜱ (nerfs). On les distingue en supérieur et inférieur; ils sont fournis l'un et l'autre par le nerf ᴘɴᴇᴜᴍᴏ-ɢᴀꜱᴛʀɪQᴜᴇ. *Voyez* ce mot, et ʟᴀʀʏɴx.　　　　　　　　　　　(ᴍᴀʀᴊᴏʟɪɴ.)

LARYNGOTOMIE, s. f., *laryngotomia*, de λάρυγξ, larynx, et de τέμνω, couper; opération qui consiste à faire une ouverture au larynx pour en extraire un corps étranger, ou pour donner passage à l'air qui ne peut pas y être introduit par la glotte. (*Voyez* ʙʀᴏɴᴄʜᴏᴛᴏᴍɪᴇ), mot auquel on a parlé des opérations par lesquelles on pratique une ouverture à un point quelconque du conduit aérien.

LARYNX, s. m., *larynx*. On donne ce nom à un organe creux formé par la réunion de plusieurs cartilages mobiles, si-tué à la partie supérieure et antérieure du cou, au-dessus de la trachée-artère, au-dessous de l'hyoïde et de la base de la langue, et à la partie inférieure et antérieure du pharynx.

Le larynx, dont les dimensions ne varient pas, en général, d'après la stature des individus, présente dans ses proportions des différences notables suivant les sexes; sa grandeur est bien plus considérable chez l'homme que chez la femme. Quant à sa forme, elle est assez analogue à celle d'un cône creux et tron-qué, dont la base est tournée en haut et le sommet en bas. Les parois de ce canal sont essentiellement formées par des carti-lages désignés sous les noms de *thyroïde*, *cricoïde*, *aryténoïdes*, *corniculés*, et par l'*épiglotte*, nom dérivé de la situation de ce dernier.

Le *thyroïde* ou *scutiforme* est le plus grand des cartilages du larynx dont il forme les parois antérieure et latérales. Il est symétrique, quadrilatère, plus étendu transversalement que de haut en bas, aplati d'avant en arrière, et recourbé dans le même sens, de sorte qu'il présente dans son milieu et sui-vant sa hauteur, une saillie angulaire et verticale, qui est plus prononcée chez l'homme que chez la femme; il règne sur ses faces latérales qui sont légèrement concaves, une ligne oblique de haut en bas et d'arrière en avant, qui donne attache su-périeurement au muscle thyro-hyoïdien, et inférieurement au sterno-thyroïdien. Sa face postérieure présente à sa partie moyenne un angle rentrant correspondant à la saillie verticale

extérieure, et dans lequel se fixent les muscles thyro-aryténoïdiens et le ligament de la glotte; latéralement le reste de
cette face est incliné en arrière et en dedans. Son bord supérieur offre trois échancrures, une moyenne plus profonde,
et deux latérales : il donne attache au ligament thyro-hyoïdien. Le bord inférieur est concave et présente latéralement
deux échancrures superficielles : les muscles crico-thyroïdien
s'insèrent sur ses parties latérales, et le ligament crico-thyroïdien sur le reste de son étendue. Ses bords latéraux ou
postérieurs sont épais, donnent attache à quelques fibres des
muscles stylo-pharyngiens et palato-pharyngiens, et se terminent en haut et en bas par deux prolongemens qu'on nomme
cornes du cartilage thyroïde. Les cornes supérieures sont plus
longues et plus grêles que les cornes inférieures : les premières
donnent insertion à un ligament qui se rend à l'extrémité des
grandes cornes de l'os hyoïde : les secondes présentent intérieurement une facette arrondie qui s'articule avec une facette
analogue du cartilage cricoïde.

Le cartilage *cricoïde*, circulaire comme son nom l'indique,
fort large en arrière et rétréci en devant, est situé à la partie inférieure du larynx, dont il forme principalement la paroi
postérieure. Antérieurement et un peu plus sur les côtés, il
donne attache aux deux muscles crico-thyroïdiens. Latéralement et en haut, on observe une facette convexe et lisse qui
s'articule avec la facette correspondante des petites cornes du
cartilage thyroïde. Postérieurement, on rencontre deux enfoncemens légers séparés par une ligne verticale saillante, sur
lesquels s'insèrent les fibres des muscles crico-aryténoïdiens
postérieurs. Sa face interne, recouverte par la membrane muqueuse, n'offre rien de remarquable. Son bord supérieur donne
attache antérieurement à la membrane crico-thyroïdienne; sur
les côtés, aux muscles crico-aryténoïdiens latéraux : en arrière,
on y voit une petite échancrure bornée par deux facettes convexes, qui s'articulent avec la base des cartilages aryténoïdes.
Son bord inférieur est horizontal; il correspond au premier
cerceau de la trachée, auquel il est uni par un ligament qui
se fixe à l'un et à l'autre; en arrière, il donne attache aux
fibres charnues de l'œsophage.

Les cartilages *aryténoïdes*, au nombre de deux, ont la
forme d'une pyramide triangulaire, légèrement recourbée en

arrière. Leur face antérieure, concave près de sa base où s'insère le muscle thyro-aryténoïdien, est convexe dans son milieu, et présente des sillons légers dans lesquels s'engagent des portions des glandes aryténoïdes. Leur face postérieure est concave et recouverte par le muscle aryténoïdien qui s'y attache. L'interne, plus étroite que les deux autres, est légèrement convexe, et correspond à celle du cartilage aryténoïde opposé : leur base est concave, et s'articule avec les deux petites facettes du bord supérieur du cartilage cricoïde ; les muscles crico-aryténoïdiens latéraux s'insèrent à sa partie antérieure et externe, et les muscles crico-aryténoïdiens à sa partie postérieure et externe. Leur sommet est mince, recourbé en arrière et en dedans.

Les cartilages *corniculés*, nommés aussi *tubercules de Santorini*, ne sont autre chose que deux petits grains cartilagineux, unis médiatement au sommet des cartilages aryténoïdes par une membrane qui leur laisse beaucoup de mobilité. Ils sont triangulaires, et leur face inférieure, qui est concave, correspond au sommet convexe de l'aryténoïde. Enfin, Meckel décrit sous le nom de *cunéiformes* de petits cartilages situés dans l'expansion membraneuse tendue entre les cartilages aryténoïdes et l'épiglotte.

Les cartilages que nous venons de décrire ont une certaine épaisseur, et sont recouverts d'un périchondre au-dessous duquel ils offrent une surface lisse et dense. Par la macération, ils se divisent en filamens mous et courts : ils sont flexibles, élastiques, et s'ossifient dans un âge avancé, quelquefois même chez l'adulte.

Tous ces caractères n'appartiennent pas au dernier des cartilages du larynx, l'*épiglotte*, qui est situé à la partie supérieure du larynx, en arrière et un peu au-dessous de la base de la langue. Il est arrondi, aplati, large à sa base, rétréci à son sommet : on l'a comparé pour sa forme à la feuille du pourpier. Sa face supérieure, concave de haut en bas, convexe transversalement, est lisse et recouverte par un prolongement de la membrane muqueuse de la bouche, qui forme trois replis en abandonnant la langue : un moyen très-marqué se prolonge sur le milieu de cette face, et deux latéraux qui se terminent le long de ses bords. Sa face inférieure est convexe de haut en bas et concave transversalement : elle est tapissée par la membrane du larynx. Sa circonférence est fixée

inférieurement seulement par le repli de la membrane muqueuse, qui se porte de là sur les cartilages aryténoïdes. Dans
sa partie inférieure, l'épiglotte est séparée de la membrane
thyro-hyoïdienne par un tissu folliculaire qu'on nomme *glande
épiglottique*, et donne attache dans son milieu à un ligament
qui se fixe au cartilage thyroïde. Les deux faces de ce cartilage, et spécialement l'inférieure, offrent un grand nombre
de petits pertuis, qui sont autant d'orifices de follicules mucipares situés dans son épaisseur. L'épiglotte, qui par l'élasticité de son tissu conserve une direction presque verticale,
est encore maintenue davantage dans cette position par un
faisceau de tissu fibreux jaune qui occupe l'intérieur du repli
glosso-épiglottique formé par la membrane muqueuse, et qui
se fixe sur le milieu de sa face supérieure. Il est beaucoup plus
flexible que les cartilages précédens et ne s'ossifie jamais.

Les différens cartilages du larynx sont unis entre eux ainsi
qu'avec l'os hyoïde et le premier cerceau de la trachée-artère
par plusieurs ligamens fibreux et membraneux. Le cartilage cricoïde est uni au thyroïde en devant par la membrane crico-thyroïdienne, qui s'étend du bord supérieur du cricoïde au bord
inférieur du thyroïde : elle est évidemment fibreuse, surtout
dans son milieu, où elle offre l'aspect ligamenteux. Latéralement
elle est couverte par les muscles crico-thyroïdiens, au milieu
par la peau, et correspond en arrière à la membrane *muqueuse*
du larynx ; sur les côtés, le cricoïde est uni au thyroïde par
deux articulations arthrodiales formées par le rapprochement
des facettes dont nous avons parlé plus haut. Chaque articulation est entourée d'un ligament capsulaire très-mince, affermi
lui-même par deux autres ligamens fibreux, dont l'un est postérieur et supérieur, et l'autre antérieur et inférieur, et qui s'é-
tendent de l'extrémité de la corne du thyroïde au cartilage cricoïde. D'après la disposition de cette articulation mobile, les
deux cartilages peuvent se mouvoir l'un sur l'autre de telle
sorte, que le thyroïde glisse sur le cricoïde d'arrière en avant,
et de devant en arrière.

Les cartilages aryténoïdes sont articulés avec le bord supérieur et postérieur du cartilage cricoïde par les surfaces obliques
déjà décrites, et qui sont entourées d'une membrane capsulaire
assez lâche, recouverte par des fibres ligamenteuses plus résistantes, dont quelques-unes forment en dedans et en arrière un

faisceau triangulaire assez distinct ; en dehors, ces fibres sont peu apparentes. Ces différentes articulations sont tapisséés par une membrane synoviale.

Entre les cartilages aryténoïdes et le thyroïde, on trouve de chaque côté un ligament très-fort, qui s'étend de la saillie antérieure de la base de l'aryténoïde, se dirige en avant et en dedans, et se fixe immédiatement à côté de celui du côté opposé dans l'angle rentrant du cartilage thyroïde, au-dessus de l'échancrure de son bord inférieur. Ces deux ligamens, ordinairement plus développés chez l'homme que chez la femme, et qu'on nomme *thyro - aryténoïdiens*, sont aussi désignés sous le nom de *cordes vocales-inférieures* ou *ligamens inférieurs de la glotte*. Ces ligamens, recouverts par le muscle thyro-aryténoïdien, auquel ils adhèrent, et qu'ils séparent du muscle crico-aryténoïdien latéral, sont enveloppés par la membrane muqueuse du larynx dans le reste de leur étendue. Leur face supérieure, inclinée en dehors, forme la paroi inférieure d'un enfoncement nommé *ventricule du larynx*, dont la paroi supérieure èst formée par le ligament supérieur de la glotte, lequel est situé plus en dehors, entre le milieu de la face antérieure du cartilage aryténoïde et l'angle du cartilage thyroïde. Ce ligament, bien moins fibreux et élastique que l'inférieur, est en grande partie formé par une plicature de la membrane muqueuse laryngée.

Les cartilages aryténoïdiens sont unis entre eux par le muscle aryténoïdien qui s'étend de l'un à l'autre, et par la membrane muqueuse qui les tapisse. Indépendamment du repli glosso-épiglottique qui concourt à fixer l'épiglotte, ce cartilage est uni au bord supérieur du corps de l'os hyoïde par du tissu cellulaire condensé, qu'on désigne sous le nom de *ligament épiglotti-hyoïdien ;* et l'angle aigu et prolongé qu'on trouve au milieu de la base de l'épiglotte donne naissance à un faisceau fibreux et résistant, long d'un demi-pouce, recouvert en avant par le tissu nommé *glande épiglottique*, et qui s'attache à l'angle rentrant du cartilage thyroïde, près de l'échancrure de son bord supérieur. Enfin deux replis muqueux assez épais s'étendent des bords latéraux de l'épiglotte aux cartilages aryténoïdes. En bas, le cartilage cricoïde donne attache à une membrane fibreuse à fibres longitudinales, qui l'unit au premier cerceau cartilagineux de la trachée-artère, tandis qu'en haut le bord supérieur du cartilage thyroïde donne insertion à une membrane celluleuse assez dense qui s'attache à l'os hyoïde, et qui forme latéralement un ligament résistant, étendu des cornes supérieures du thyroïde à l'extrémité des grandes cornes de l'hyoïde, et dans lequel on trouve quelquefois des grains cartilagineux.

Les muscles du larynx sont divisés en extrinsèques et en intrinsèques. Les premiers sont les sterno-thyroïdiens, les thyro-hyoïdiens, le constricteur inférieur du pharynx (*voyez* ces mots), et ceux qui se fixent à l'os hyoïde. Les seconds sont les crico-thyroïdiens, crico-aryténoïdiens postérieurs et latéraux, thyro-aryténoïdiens et l'aryténoïdien.

Le muscle crico-thyroïdien est mince, quadrilatère, situé sur la partie latérale et un peu antérieure du cartilage cricoïde. Ses fibres, qui s'attachent sur les côtés et en avant de ce cartilage, se portent obliquement en haut et en arrière, et s'insèrent sur le bord inférieur du thyroïde, et un peu au devant de sa corne inférieure. Ces deux muscles, entièrement charnus, sont séparés en avant par un intervalle où l'on voit la membrane crico-thyroïdienne qu'ils recouvrent latéralement, ainsi qu'une partie du crico-aryténoïdien latéral ; ils correspondent en devant au sterno-thyroïdien et au constricteur inférieur du pharynx. Ils rapprochent le thyroïde du cricoïde, de sorte que les cartilages aryténoïdes se trouvent éloignés du premier, et que la glotte est ainsi agrandie d'avant en arrière.

Le muscle crico-aryténoïdien postérieur est situé en arrière du larynx. Il s'attache de chaque côté sur la moitié latérale du cricoïde ; ses fibres se portent obliquement en haut, en dehors, et se terminent par quelques fibres tendineuses au bord interne du cartilage aryténoïde, entre le muscle aryténoïdien et le crico-aryténoïdien latéral. Sa face postérieure est couverte par la membrane pharyngienne. Ce muscle tire un peu le cartilage aryténoïde en dehors, et, en le faisant tourner sur lui-même, il contribue ainsi à la dilatation de la glotte.

Le muscle crico-aryténoïdien latéral, mince, allongé et quadrilatère, s'attache sur les côtés du bord supérieur du cartilage cricoïde, et se fixe obliquement en arrière et en haut, en dehors et en devant de la base du cartilage aryténoïde. Il paraît confondu en haut avec le thyro-aryténoïdien : la membrane muqueuse laryngée le recouvre en dedans. Il élargit la glotte en portant le cartilage aryténoïde en devant et en dehors.

Le muscle thyro-aryténoïdien, situé horizontalement entre les cartilages thyroïde et aryténoïde, est aplati transversalement, large antérieurement, étroit postérieurement, et s'attache en avant à la partie moyenne inférieure de la face postérieure du cartilage thyroïde, et en arrière à la partie antérieure et inférieure du cartilage aryténoïde, immédiatement au-dessus de l'extrémité supérieure du muscle crico-aryténoïdien latéral, avec lequel il se confond. Ce muscle est entièrement charnu et recouvert en dedans par la membrane muqueuse. Il attire le cartilage aryténoïde en devant, et rétrécit la glotte d'avant en arrière.

Le muscle aryténoïdien, divisé en plusieurs muscles par quelques anatomistes à cause de la direction différente des fibres qui le composent, s'étend de l'un à l'autre des cartilages aryténoïdes : postérieurement, il est recouvert par la membrane pharyngienne, en avant par la membrane laryngée, et en outre il est appliqué sur ces cartilages, auxquels il s'attache. Latéralement, il se fixe à la partie postérieure externe des cartilages aryténoïdes. Ce muscle, qui est entièrement charnu, est composé de fibres obliques, dont les unes vont de la base du cartilage d'un côté au sommet de celui du côté opposé, et *vice versâ*, en s'entre-croisant, et de fibres qui sont directement transversales. Il rétrécit la glotte en approchant les cartilages aryténoïdes l'un de l'autre.

Enfin Meckel décrit, sous le nom de *thyro-épiglottique*, un dernier muscle qui naît de la partie moyenne de la face interne du cartilage thyroïde, et qui s'insère au bord latéral et à la partie inférieure de l'épiglotte. On en trouve quelquefois un plus petit, qui prend naissance plus en dedans et en haut. Ces deux muscles abaissent l'épiglotte.

La membrane muqueuse qui revêt tout l'intérieur du larynx se continue en haut avec celle du pharynx et de la bouche (*voy.* ce mot), et en bas avec celle des voies aériennes. Sa couleur est d'un rose pâle, elle n'est pas recouverte d'un épiderme distinct, et ses villosités sont peu apparentes. Elle contient beaucoup de follicules muqueux et en recouvre plusieurs assez volumineux, qu'on a désignés sous des noms particuliers : les uns, appelés *glandes aryténoïdes*, sont situés dans l'écartement du repli que forme la membrane muqueuse en se portant de l'épiglotte aux cartilages aryténoïdes. Ils consistent en un petit corps évidemment glanduleux, formé de grains distincts et d'une couleur grisâtre. Cette petite glande a la forme d'une équerre, dont la portion perpendiculaire est libre dans le repli qui la recouvre, et n'adhère au cartilage aryténoïde que dans sa partie inférieure. Sa portion horizontale côtoie le ligament supérieur de la glotte, dans l'écartement duquel elle est en partie contenue. L'angle de réunion de ces deux portions est situé au devant de la base du cartilage aryténoïde. Les conduits excréteurs de ces follicules agglomérés sont probablement situés sur les côtés de l'ouverture du larynx ; mais leur excessive ténuité empêche de les distinguer.

Une autre agglomération de glandes mucipares a reçu le nom de *glande épiglottique,* et occupe l'espace compris entre l'épiglotte, la langue, et l'hyoïde. Ces follicules, réunis par un tissu cellulaire adipeux, jaunâtre, sont au nombre de vingt à trente ; quelques-uns sont isolés. Ils paraissent s'ouvrir par des orifices distincts à la face inférieure de l'épiglotte, et envoient des prolongemens très-manifestes dans les trous dont ce cartilage est criblé, et qui le traversent perpendiculairement. On décrit assez généralement le corps thyroïde avec les glandes du larynx ; mais comme cet organe en est évidemment distinct, nous le décrirons séparément. *Voyez* THYROÏDE.

L'ensemble des différentes parties que nous venons d'examiner constitue le larynx proprement dit. Sa face externe présente, à sa partie moyenne et en avant, la saillie formée par l'angle du cartilage thyroïde ; au-dessous est un enfoncement rempli par la membrane crico-thyroïdienne, et formé par le rapprochement du bord inférieur du thyroïde et du bord supérieur du cricoïde ; et plus bas une surface convexe formée par ce dernier cartilage, et recouverte en partie par le corps thyroïde. En arrière, cette face externe présente dans le milieu une légère saillie verticale formée par le cartilage cricoïde, sur ses côtés des dépressions remplies par les muscles crico-aryténoïdiens postérieurs, plus en dehors deux dépressions bornées par la saillie des bords latéraux du cartilage thyroïde. Les parties latérales de cette même face sont larges, aplaties, tournées en avant, rétrécies inférieurement, et terminées par les prolongemens inférieurs du cartilage thyroïde. A l'intérieur, le larynx présente une cavité oblongue qui a plus de hauteur en avant qu'en arrière et sur les côtés : elle est large en haut et rétrécie en bas. Un peu au-dessus de son milieu, on remarque les deux replis membraneux dont nous avons déjà parlé ; ils sont obliques d'arrière en avant et de dedans en dehors, aplatis de haut en bas, et forment la paroi supérieure des *ventricules* du larynx. On nomme ainsi deux excavations situées l'une à droite et l'autre à gauche, et plus étendues d'arrière en avant que dans tout autre sens, ayant une ligne de profondeur et deux de longueur, répondant par leur fond au cartilage thyroïde. La paroi inférieure de ces ventricules est formée par les ligamens inférieurs de la glotte ou cordes vocales, qui se portent obliquement en avant et en dedans pour se réunir dans l'angle rentrant du cartilage thyroïde, ainsi que nous l'avons déjà dit en décrivant les ligamens thyro-aryténoïdiens. L'intervalle qui les sépare forme la partie essentielle de la glotte, dont l'écartement est mesuré en arrière par la distance qui sépare la saillie antérieure de la base d'un cartilage aryténoïde de celle du cartilage opposé. C'est la partie de la cavité du larynx comprise entre ces deux replis et les ventricules qu'on doit considérer comme la glotte proprement dite. Ses dimensions varient, comme nous l'avons dit, par l'action des différens muscles du larynx. Au-dessous des ligamens inférieurs, la cavité du larynx se rétrécit, s'arrondit et se continue avec celle de la trachée-artère. L'extrémité ou l'ouverture supérieure de cette cavité est formée en devant par l'épiglotte, sur les côtés par les deux replis muqueux nommés *aryténo-épiglottiques*, et en arrière par les cartilages aryténoïdes. Cette ouverture a, dans l'état ordinaire, la forme d'un triangle dont la base est en avant et le sommet en arrière, et une direction oblique en arrière et en bas, à cause de l'épiglotte qui est élevée au-dessus du larynx.

Le larynx présente quelques différences, suivant l'âge et les sexes : ainsi c'est à l'époque de la puberté qu'il prend tout son accroissement et que sa forme se prononce. Quant aux sexes, nous avons déjà dit que cet organe était plus grand chez l'homme que chez la femme : et chez elle, en effet, il n'a guère que les deux tiers ou même assez souvent la moitié du volume de celui de l'homme. En outre, chez le premier, l'angle rentrant du cartilage thyroïde est aigu, tandis qu'il est obtus chez la seconde ; l'échancrure moyenne du bord supérieur du cartilage thyroïde est aussi plus profonde chez lui, et l'épiglotte est plus large, plus épaisse et plus saillante que chez la femme. La glotte ne se distingue que par ses dimensions, qui sont plus petites chez cette dernière. Les ventricules du larynx sont plus profondément situés et plus éloignés de l'ouverture extérieure chez l'homme que chez la femme, parce que les cartilages aryténoïdes sont plus longs chez lui, et conséquemment plus élevés. Enfin le cercle formé par le cricoïde est plus rétréci chez la femme.

Les artères et les veines du larynx viennent des thyroïdiennes supérieures et inférieures. Deux branches assez considérables, nommées *laryngées*, pénètrent dans cet organe en traversant la membrane thyro-hyoïdienne, et sont accompagnées d'un nerf qui porte le même nom. Les vaisseaux lymphatiques se rendent aux glandes jugulaires inférieures. Les nerfs, qui sont au nombre de deux de chaque côté, sont fournis par la huitième paire, les uns supérieurs, nommés *laryngés*, ainsi que nous venons de le dire, les autres inférieurs, désignés sous le nom de *récurrens*. Les premiers, qui s'anastomosent avec les seconds, se distribuent à la membrane muqueuse, aux glandes mucipares, ainsi qu'aux muscles thyro-aryténoïdien, crico-aryténoïdien latéral, crico-aryténoïdien postérieur, et aryténoïdien. Les filets du récurrent se rendent également aux muscles crico-aryténoïdiens postérieur et latéral et à l'aryténoïdien. *Voyez* PNEUMO-GASTRIQUE.

Le tissu cellulaire est peu abondant dans le larynx. On en trouve spécialement dans l'épaisseur des replis aryténo-épiglottiques, et dans l'espace triangulaire occupé par l'agglomération des follicules nommés collectivement *glande épiglottique*.

Le larynx ne présente pas de différences appréciables chez le fœtus et l'enfant; seulement il est alors beaucoup moins développé proportionnellement dans l'un et l'autre sexes, et dans l'homme surtout, qu'il ne le sera plus tard. C'est principalement à l'époque de la puberté qu'il acquiert un développement rapide, qui est d'ailleurs en rapport avec celui des parties génitales; mais, pour arriver à cette époque, il ne suit point un accroissement régulièrement progressif, ainsi que les autres organes, et sous ce rapport il présente des différences très-grandes, suivant les individus. Chez les castrats il offre la petitesse de celui de la femme. Après la puberté, le larynx n'éprouve aucun changement notables; on voit seulement ses formes se prononcer d'une manière plus marquée. Enfin, chez le vieillard, les différens cartilages qui le composent s'ossifient en partie, à l'exception de l'épiglotte, dans laquelle on n'observe jamais le moindre rudiment d'ossification.

Le larynx n'existe que dans les animaux chez lesquels la respiration s'effectue par des poumons; ainsi on l'observe chez les mammifères, les oiseaux et les reptiles : il offre dans ces diverses classes des variétés de formes très-nombreuses que nous n'énumérerons pas ici.

La membrane muqueuse du larynx est excessivement sensible, et le contact du plus petit corps étranger détermine une irritation excessive ; elle diffère grandement sous ce rapport de celle qui tapisse la trachée-artère, avec laquelle elle se continue. Le larynx sert à la respiration, en livrant passage à l'air qui pénètre dans la trachée-artère : il est en même temps le principal organe de la voix. Indépendamment des mouvemens partiels qui font varier les rapports des différentes parties du larynx et les dimensions de la glotte, et que nous avons indiqués en décrivant ses muscles, on observe des mouvemens généraux de cet organe pendant la déglutition et la prononciation, qui sont produits par l'action de ses muscles extrinsèques, et dont le mécanisme est expliqué aux mots DÉGLUTITION, VOIX.

Les vices primitifs de conformation du larynx sont assez rares, et consistent spécialement dans une petitesse extrême qui peut coïncider quelquefois avec le développement incomplet des organes génitaux. On a vu le cartilage cricoïde et les aryténoïdes manquer, les prolongemens supérieurs du cartilage thyroïde ne pas exister, ainsi que l'épiglotte ; ce cartilage peut être bifide, très-oblique, ou présenter une incurvation vicieuse. Meckel a vu le larynx divisé incomplétement par un cordon dirigé de haut en bas. Cet organe est quelquefois plus ou moins altéré dans sa forme par la pression qu'exercent sur lui des tumeurs développées accidentellement dans son voisinage. Des excroissances verruqueuses, polypeuses, peuvent se développer à la surface de sa membrane muqueuse, et causer promptement la mort pas asphyxie. Desault, Petit, de Lyon, Béclard et M. Ferrus en ont cité des exemples. Le tissu cellulaire sous-muqueux de cet organe peut être aussi le siége d'une infiltration dont les suites sont souvent mortelles. *Voyez* OEDÈME DE LA GLOTTE.   (MARJOLIN.)

LATENT, adj., *latens*, qui se cache ; nom qu'on donne à toute maladie dont le diagnostic est difficile à établir, parce que ses symptômes sont peu marqués : pneumonie, phthisie latente.

LATRINES, s. f. pl. On fait dériver ce substantif de *lavatrina*, mot employé par Varron pour exprimer un lieu où l'on se baigne. Il est plus naturel de chercher son étymologie dans le mot *latrina* ou *latrinum*, qui a la même signification, et qui servait en outre chez les Romains à désigner positivement le lieu où l'on déposait les déjections alvines. Au reste, la question de savoir si les latrines des anciens ressemblaient plus ou moins à celles dont on se sert aujourd'hui constitue un point d'archéologie dont l'examen est tout-à-fait hors du plan de cet ouvrage.

La construction des latrines ou lieux d'aisance, leur emplacement, les précautions à prendre lorsqu'il s'agit de les vider, sont des objets importans sous le rapport de l'hygiène publique, surtout lorsque ces lieux sont destinés à des établissemens qui réunissent un grand nombre d'hommes, tels que les hopitaux, les prisons, les casernes, les salles de spectacles, les camps, etc. En effet, les dangers auxquels des latrines mal construites ou mal situées exposent, s'accroissent en raison même de la quantité d'individus auxquels elles servent.

Ces dangers sont trop connus pour que nous nous croyions obligés de les retracer ici; mais fussent-ils même moins graves, il faudrait encore prendre des précautions pour se garantir de l'incommodité que l'odeur fétide des latrines mal construites occasione.

Pour obvier aux inconvéniens qui résultent des latrines dont la construction ou la situation est vicieuse, on a eu recours à divers moyens qui tous ont pour but d'en empêcher les émanations de se répandre dans les habitations. A cet effet on a placé les lieux d'aisance à une certaine distance de l'habitation; mais on conçoit qu'il est très-peu de circonstances qui permettent de recourir à une semblable mesure, et que dans les hôpitaux, les prisons, par exemple, elle est complétement inexécutable. Dans quelques cas il est possible d'établir les latrines au-dessus d'une eau courante; cette disposition est sans contredit une des meilleures, lorsque le courant est suffisamment large et rapide; mais il est bien rare que les localités offrent des conditions aussi favorables, et l'on est alors obligé de chercher des expédiens pour s'opposer aux émanations fétides et insalubres. On a proposé et exécuté dans cette intention une infinité de moyens dont la description serait d'autant moins utile qu'aucun d'eux ne pourrait remplacer celui que M. Darcet a inventé, et qui est fondé sur ce qu'on nomme *le système d'appel*.

Ce système, qu'on peut d'ailleurs appliquer avec un égal succès dans toutes les occasions où il s'agit d'extraire d'un milieu quelconque les émanations fétides ou insalubres qui menacent de s'y introduire ou de s'y accumuler, consiste en une ventilation qui, pour ne parler que des latrines, force les fluides gazeux contenus dans la fosse de se diriger vers un tuyau d'évent dans lequel on a dilaté l'air au moyen de la chaleur produite, soit par un petit fourneau, par une lampe, ou encore par le feu provenant de la cheminée d'une cuisine. L'air extérieur, remplaçant alors le vide incomplet qui s'opère dans la fosse, est par cela même appelé de dehors en dedans; de sorte que, si l'appareil est bien calculé, c'est-à-dire si la surface de l'ouverture du tuyau est égale à la somme des surfaces des ouvertures des lunettes, le courant d'air devient assez énergique pour que la flamme d'une bougie présentée à une de ces ouvertures soit aussitôt attirée en dedans. Il est facile de se convaincre de cet effet, comme en général de l'excellence du procédé que nous venons d'indiquer, en examinant les latrines publiques établies dans plusieurs quartiers de la capitale, notamment rue des Filles Saint-Thomas, vis-à-vis la rue des Colonnes. On doit au zèle philanthropique de M. Péligot l'établissement de semblables latrines dans l'hôpital Saint-Louis, et l'on en reconnaît de plus en plus les grands avantages.

Les latrines construites d'après le système de M. Darcet peuvent être établies avec la même facilité dans les habitations particulières, pourvu que les architectes le veuillent, et que surtout dans la construction des maisons ils prennent des mesures pour que l'appel soit fait par une cheminée de cuisine. Il n'est même pas nécessaire de la chauffer continuellement, car on a reconnu qu'une cheminée bien chauffée pouvait faire l'appel pendant trois jours sans qu'on fût obligé d'y entretenir du feu.

Les hôpitaux exigent, outre les latrines communes, des lieux d'aisance pour chaque malade alité ou incapable de trop s'éloigner de son lit. Les *chaises percées* présentent des inconvéniens qu'il serait superflu d'indiquer, et l'on ne devrait tout au plus les permettre que par exception, et dans le cas seulement où il importerait d'examiner les évacuations des malades. Parmi les hôpitaux nombreux que nous avons eu l'occasion de visiter, il nous a semblé que celui de Bamberg laissait peu à désirer sous le rapport de la disposition des lieux d'aisance. Dans cet hôpital on trouve un cabinet à côté de chaque lit, et les siéges de ces cabinets se vident au dehors de la salle dans des latrines situées au bout d'un corridor qui la longe. Si à cette disposition on ajoutait un mécanisme particulier au moyen duquel la porte qui ouvre et ferme le cabinet ouvrirait et fermerait en même temps le couvercle du siége, ainsi que cela a lieu, nous a-t-on dit, dans certains hôpitaux d'Italie, elle serait des plus parfaites.

Il est indispensable de dire quelques mots des réduits qui, dans les établissemens habités par un grand nombre d'individus, tels que les prisons, les casernes, les colléges, etc., sont destinés à l'émission de l'urine, et que l'on nomme vulgairement *pissatières*. Nous ne nous arrêterons pas aux diverses manières de les disposer, et nous nous contenterons d'indiquer celle qui nous paraît être la meilleure. Les pissotières sont ordinairement des cabinets dont le sol, dallé et mastiqué, forme un plan incliné dont le point le plus déclive s'ouvre dans un tuyau par lequel l'urine s'écoule dans la fosse des latrines. Le peu d'urine qui reste à la surface des dalles ou contre les murs du cabinet suffit, dans la saison chaude surtout, pour répandre en se corrompant une très-mauvaise odeur ; mais si les dalles étaient en granit poli, et si les murailles étaient garnies, à la hauteur de trois pieds, d'un mastic bitumineux, on pourrait laver deux fois par jour le sol et les parois avec de l'eau légèrement acidulée par de l'acide sulfurique, et l'on se garantirait ainsi de toute émanation fétide, quelque élevée que serait d'ailleurs la température atmosphérique.

Nous nous croyons dispensé de parler de la manière de disposer et de construire les latrines dans les maisons particulières, les principes que nous venons d'exposer leur étant également applicables. Il serait donc à désirer que le procédé de M. Darcet fût généralement adopté, et que son exécution devînt même obligatoire ; car les autres moyens imaginés jusqu'à ce jour, tels que les lieux dits *à l'anglaise*, les fosses mobiles et inodores, etc., ne le valent pas, et manquent souvent leur effet par la négligence ou la malpropreté de ceux qui s'en servent ou qui sont chargés d'en avoir soin.

Les latrines dans les camps consistent en une excavation de plusieurs pieds de profondeur, au-devant et en travers de laquelle on place une barre de bois, soutenue par des supports, et qui sert de siége. Ces latrines doivent être placées à une distance convenable du camp, autant que possible au nord, et sous le vent dominant. Il faut les renouveler souvent, c'est-à-dire les

combler et en ouvrir des nouvelles, surtout lorsque des épidémies dysentériques se déclarent.

La construction des fosses d'aisance exige des précautions
particulières, et ne doit pas être livrée à l'arbitraire des cons-
tructeurs. La police de la capitale s'est spécialement occupée de
ce point d'hygiène publique, et les mesures qu'elle a prescrites
à cet effet se trouvent consignées dans plusieurs arrêtés et or-
donnances qui pourront être consultés avec fruit. (*Voyez surtout l'ordonnance du Roi du* 24 *septembre* 1819, *et l'ordon. du
préfet de police du* 23 *octobre* 1819.)

Les dangers qui résultent du méphitisme des fosses d'aisance,
et les précautions à prendre pour les vider, réclament également-
ment toute l'attention de l'autorité. Il en est question aux articles ASPHYXIE, MÉPHITISME. (MARC.)

LAUDANUM LIQUIDE DE SYDENHAM. Le mot *laudanum* est
probablement formé par corruption de *laudatum*, dérivé lui-
même de *laus*, louange, comme pour désigner que le médicament
qui porte ce nom était digne d'éloge. Le laudanum liquide de
Sydenham est un vin médicinal préparé avec deux onces d'o-
pium, une once de safran, un gros de cannelle et autant de girofle,
et une livre de vin de Malaga. On coupe menu l'opium et le safran; on concasse les girofles et la cannelle, et on ajoute le vin :
le vaisseau qui contient le mélange, après avoir été bouché avec
un morceau de vessie mouillée, est exposé au soleil, ou au bain
de sable à une douce chaleur; on agite plusieurs fois par jour.
Au bout de douze ou quinze jours on passe la liqueur avec expression, on la laisse déposer, et on la décante ou on la filtre.
Le laudanum ainsi obtenu doit être conservé dans un vase qui
bouche bien. Il offre une couleur rouge orangée foncée; sa saveur est extrêmement amère; son odeur, à la fois de safran, de
girofle et de vin, est très-forte; sa consistance est assez épaisse;
il rougit le papier de tournesol. L'eau distillée ne le trouble
point; il en est de même de l'ammoniaque; l'eau de chaux y fait
naître un précipité blanc jaunâtre, soluble dans un excès d'eau de
chaux. Le laudanum est souvent employé comme calmant; il est
vénéneux à une certaine dose. (*Voyez* OPIUM, POISON.) Vingt
gouttes de ce laudanum, pesant quinze grains, contiennent un
grain d'opium.

LAUDANUM OPIATUM. Extrait ordinaire d'opium. *Voyez* OPIUM.

LAUDANUM *de Rousseau. Voyez* OPIUM. (ORFILA.)

LAURÉOLE, s. m., *daphne laureola*, L., Rich., *Bot. méd.*, tome I, page 157; espèce du genre Daphné, de la famille naturelle des Thymélées; qui, par son port et son feuillage toujours vert, ressemble assez à un laurier; de là l'origine du nom de *lauréole* qui lui a été donné. Le lauréole peut s'élever à une hauteur de deux à trois pieds; ses rameaux, nus dans leur partie inférieure, portent vers leur sommet des feuilles alternes très-rapprochées, obovales, lancéolées, aiguës, très-entières, d'un vert sombre. Les fleurs, qui sont de couleur verte, forment des petits faisceaux à l'aisselle des feuilles supérieures. Il leur succède de petites baies ovoïdes, d'abord vertes, mais presque noires à l'époque de leur maturité.

L'écorce de cet arbuste possède absolument les mêmes propriétés que celle du garou officinal (*daphne gnidium*), autre espèce du même genre; c'est-à-dire qu'elle est irritante et épispastique. Elle peut lui être substituée dans les pays où le lauréole croît naturellement. *Voyez*, pour le mode d'action et l'emploi de cette substance, le mot GAROU. (A. RICHARD.)

LAURIER, s. m., *laurus*; genre de plantes de l'ennéandrie monogynie de Linné, et qui forme le type et le genre le plus considérable de la famille des Laurinées. Toutes les espèces de laurier sont remarquables par l'élégance de leur port et leur feuillage toujours vert. Leurs fleurs au contraire sont généralement petites, verdâtres, presque toujours incomplétement unisexuées, avec un calice à quatre ou à six divisions, des étamines dont le nombre varie de six à douze, et qui ont des filets appendiculés à la base et des anthères à deux loges, s'ouvrant par des espèces de valves ou de panneaux qui s'élèvent de la partie inférieure vers la supérieure. Leur fruit est toujours une drupe charnue, dont la grosseur varie beaucoup dans les diverses espèces, et qui renferme constamment un noyau à une seule loge et à une seule graine. Les lauriers sont tous des arbres ou des arbrisseaux essentiellement aromatiques. Une huile volatile, fluide ou concrète, existe dans toutes leurs parties, et leur communique l'odeur forte et la saveur chaude qui les distinguent. Un grand nombre de lauriers fournissent à la matière médicale des produits importans, tels que la cannelle, le camphre, le sassafras, le *malabathrum*, *etc.* Nous en avons parlé, ou nous en parlerons à ces différens mots. Dans cet article il ne sera question que du laurier ordinaire ou laurier officinal.

LAURIER OFFICINAL, *laurus nobilis*, L., Rich., *Bot. méd.*, tome 1, page 179. Le laurier, l'un des arbres les plus célèbres de l'antiquité, est originaire de la Grèce, de l'Asie mineure et des contrées méridionales de l'Europe, où il forme un arbre qui acquiert quelquefois une hauteur de quarante à cinquante pieds. Dans les départemens méridionaux de la France, il s'est naturalisé et croît parfaitement en plein air; tandis qu'à Paris, et à plus forte raison au nord de la France, il souffre de la gelée et demande à être abrité pendant les hivers un peu rigoureux. Les feuilles du laurier sont alternes, elliptiques, lancéolées, aiguës, sinueuses sur les bords, un peu fermes et luisantes. Les fleurs, qui sont dioïques, forment de petits faisceaux à l'aisselle des feuilles. Les fruits, connus dans les pharmacies sous le nom de *baies de laurier*, sont des drupes noirâtres de la grosseur d'une petite cerise, mais un peu allongées et renfermant un noyau dont le test est un peu solide, et contient une amande ou embryon qui se partage en deux lobes épais et arrondis.

Le laurier était beaucoup plus fréquemment employé autrefois en médecine que de nos jours. Ce sont principalement ses feuilles et ses fruits que l'on met en usage. Les premières ont une odeur aromatique et suave, surtout lorsqu'on les froisse entre les doigts; leur saveur est légèrement âcre et aromatique. Lorsqu'on les mâche pendant quelque temps, elles activent considérablement la sécrétion de la salive; leur infusion, en excitant les organes de la digestion, augmente et développe l'appétit, et agit comme toutes les autres substances stimulantes. Quelques médecins l'ont administrée sous forme de lavemens carminatifs. On l'a aussi prescrite pour provoquer la sueur ou faciliter l'écoulement du flux menstruel. Mais on n'emploie plus aujourd'hui en médecine les feuilles de laurier, qui, au contraire, sont un des condimens les plus fréquemment usités dans les préparations culinaires.

Les fruits de laurier, désignés en pharmacie sous le nom de *baies de laurier*, sont plus intéressans sous le rapport médical. Ces fruits, que l'on emploie à l'état sec, sont du volume d'un gros pois, d'une couleur noirâtre, et ridés à leur surface; ils se composent 1º d'une partie externe, d'abord charnue, mais qui dans cet état est mince, sèche et friable, d'une saveur aromatique piquante et légèrement amère; 2º d'une amande assez grosse ayant la même saveur, et qui se partage facilement en deux moitiés égales. On doit à M. Bonastre une analyse de ces fruits, publiée dans le numéro de janvier 1824 du *Bulletin de pharmacie*. Ce chimiste distingué y a trouvé entre autres substances : de l'huile volatile environ un centième du poids ; une matière cristalline particulière, qu'il nomme *laurine*, en même quantité que l'huile volatile ; à peu près la neuvième partie d'une huile grasse de couleur verte ; de la stéarine ; plus du quart en poids de fécule ; un sixième d'extrait gommeux, et plusieurs autres substances moins importantes.

On retire des amandes du laurier deux sortes d'huiles ; l'une volatile, que l'on obtient par la distillation ; l'autre fixe et concrète, d'une couleur verdâtre, qu'on se procure par l'expression ou l'ébullition dans l'eau. Les fruits de laurier jouissent des mêmes propriétés que les feuilles, mais à un plus haut degré d'énergie ; on les emploie fort rarement. Ils entrent dans la préparation de plusieurs médicamens composés, mais fort peu usités de nos jours ; tels sont, l'électuaire de baies de laurier, le baume de Fioraventi, l'eau thériacale, et l'esprit carminatif de Sylvius.

L'huile grasse de laurier des pharmacies, qui n'est que de l'axonge chargée par le moyen de la macération des deux huiles contenues dans les fruits de cette plante et de la matière verte, ainsi que du principe aromatique des feuilles, a été quelquefois employée sous forme d'embrocations sur l'abdomen, dans certaines coliques-flatulentes. Quelques médecins prescrivent d'en frotter les membres paralysés.

Plusieurs autres végétaux de genres et de familles très-différens sont aussi désignés sous le nom de *lauriers*, à cause de leurs feuilles persistantes et toujours vertes comme celles des véritables espèces de ce genre. Nous nous occuperons ici des deux espèces les plus remarquables, le laurier-cerise et le laurier-rose.

LAURIER-CERISE, s. m., *cerasus lauro-cerasus*, Willd., Rich., *Bot. méd.*, tome II, page 521. Arbrisseau de la famille naturelle des Rosacées et de l'Icosandrie monogynie, originaire d'Orient, des environs de Constantinople, où le naturaliste Belon le vit pour la première fois, en 1546, et le fit connaître sous le nom de *lauro-cerasus*. Depuis long-temps il est parfaitement acclimaté en Italie et en France, où il supporte le froid de nos hivers les plus rigoureux, sans en souffrir notablement. Il peut dans nos climats s'élever à une hauteur de quinze à dix-huit pieds ; ses feuilles sont grandes, alternes, distiques, ovales, allongées, aiguës, dentées vers leur partie inférieure, fermes, coriaces, très-glabres et luisantes. Ses fleurs sont blanches, disposées en grappes simples qui pendent de l'aisselle des feuilles supérieures. A ces fleurs succèdent des drupes ovoïdes noirâtres de la même forme que la variété de cerise connue sous le nom de *guignes*, mais généralement un peu plus petites. Leur chair est pleine d'un suc violacé, d'une saveur fade, sans être désagréable. Leur noyau et leur amande sont au contraire d'une saveur très-amère, et d'une odeur particulière qui est celle des amandes amères et de l'acide prussique.

Le laurier-cerise est abondamment cultivé dans nos jardins à cause de la beauté de son feuillage. C'est néanmoins un végétal très-dangereux, et qui renferme l'un des poisons les plus subtils et les plus violens du règne végétal, l'acide prussique ou hydrocyanique, auquel toutes ses parties doivent cette odeur forte désignée sous le nom d'*odeur d'amandes amères*. Les organes de cet arbrisseau dans lesquels ce principe délétère existe plus particulièrement, sont les feuilles et les noyaux. On prépare avec les premières une eau distillée fortement imprégnée d'acide hydrocyanique, et de plus, une huile volatile blanchâtre, presque concrète, d'une excessive âcreté, et qui presque toujours retient une certaine quantité d'acide.

L'action délétère du laurier-cerise a été connue presque dès l'époque de son introduction en Europe. Aussi trouve-t-on dans les auteurs un grand nombre de faits qui semblent ne laisser aucun doute à cet égard. *Voyez* POISONS.

Malgré l'action délétère des feuilles de laurier-cerise, elles sont cependant employées tous les jours pour aromatiser le laitage. Très-fréquemment on laisse infuser une et quelquefois deux feuilles dans une pinte de lait chaud, afin de lui communiquer cette saveur et cette odeur d'amandes amères qui en corrige le goût fade. Dans beaucoup de maisons même, on est dans l'habitude d'employer directement pour le même objet l'eau distillée, à la dose de quelques gouttes. Mais cet usage n'est pas sans inconvéniens, et on a vu des accidens graves en être la suite. On lit dans la dissertation de Vater sur ce végétal qu'un médecin et l'un de ses amis convalescent d'une fièvre grave burent, avec du thé, une certaine quantité de lait dans lequel on avait fait infuser trois ou quatre feuilles de laurier-cerise. L'ami éprouva bientôt une défaillance et tomba à terre ; le médecin ressentit des vertiges , et une forte anxiété précordiale. Il serait donc plus prudent de s'abstenir d'un condiment aussi dangereux que d'en faire usage, même à très-faible dose.

L'eau distillée de laurier-cerise a été employée et préconisée même comme un médicament extrêmement efficace dans un grand nombre de maladies. Ainsi on l'a considérée comme un excellent antispasmodique propre à calmer les diverses affections nerveuses revenant à des intervavalles plus ou moins éloignés. Les médecins italiens de l'école de Razori le placent parmi les médicamens contro-stimulans, c'est-à-dire qu'ils l'emploient dans des cas de fièvre et d'irritation. *Voy*. CONTRO-STIMULANS. En un mot, on a cherché à administrer cette préparation dans tous les cas où l'on avait fait usage de l'acide hydrocyanique. *Voyez* HYDROCYANIQUE.

Tout ce que nous avons dit précédemment semble établir d'une manière incontestable les propriétés énergiques et dangereuses de l'eau distillée de laurier-cérise. Néanmoins d'autres faits , et en assez grand nombre , paraîtraient prouver son peu d'action, et en quelque sorte son innocuité. Ainsi M. Robert, pharmacien de Rouen , auquel la science est redevable d'un grand nombre d'analyses, a fait sur l'eau distillée de laurier-cérise des expériences nombreuses , dont il a consigné le résultat dans le Recueil de l'académie de Rouen , et dans les Annales de chimie d'octobre 1814. M. Robert dit avoir pris deux cuillerées d'eau distillée de laurier-cérise très-odorante sans en avoir éprouvé aucun effet. Il a fait prendre à un chien et à des couleuvres une dose très forte d'huile volatile de la même plante , sans que ces animaux aient paru en souffrir en aucune manière. Le professeur Fouquier, dans sa clinique à l'hôpital de la Charité, a essayé l'eau distillée de laurier-cérise dans les différens cas où son usage avait été recommandé. L'ayant d'abord donnée à la dose de quelques gros étendus dans quatre à six onces de véhicule, il n'en a retiré aucun effet. Il l'a alors administrée pure à la dose de demi-once, puis d'une once, de deux onces, et ainsi en augmentant rapidement. J'ai vu ce praticien donner ce médicament à la dose de douze et même de seize onces dans les vingt-quatre heures, sans que les malades en éprouvassent d'autres accidens que quelques vomissemens ou parfois un léger embarras gastrique. Un résultat aussi contraire à celui obtenu par le plus grand nombre des autres praticiens, a dû éveiller l'attention de M. Fouquier. Il a d'abord pensé que le médicament dont il s'était servi pouvait avoir été mal préparé, ou avoir perdu son activité. Il a donc prié M. Henri, chef de la pharmacie centrale des hospices civils de Paris, de lui préparer une eau de laurier-cérise double, c'est-à-dire en employant une quantité double de feuilles pour une même dose de liquide. Ayant fait usage de cette nouvelle préparation, M. Fouquier en a obtenu de semblables résultats. Ces faits, dont j'ai été le témoin, sont de nature à changer les idées des médecins touchant l'action de l'eau distillée de laurier-cerise sur l'économie animale. Néanmoins, comme ils ne peuvent détruire les résultats diamétralement opposés, obtenus par une foule d'autres physiologistes et expérimentateurs habiles, il est nécessaire que de nouvelles expériences éclairent les praticiens sur ce point important de la science. Jusque-là, la prudence exige qu'on s'abstienne d'un médicament sur l'action duquel les opinions sont aussi contradictoires.

L'huile volatile retirée des feuilles ou des noyaux de laurier-cérise est d'une excessive âcreté ; il est très-difficile de la priver entièrement d'une certaine quantité d'acide hydrocyanique. Les expériences de Nichols, de Duhamel et de Fontana, ont prouvé qu'administrée même à de faibles doses, elle était promptement suivie de la mort.

Quant à l'extrait aqueux retiré des mêmes feuilles, Fontana et le professeur Orfila l'ont donné à doses assez élevées à l'intérieur, ou appliqué sur le tissu cellulaire des chiens, sans qu'il ait jamais déterminé aucun accident notable. (*Voyez* poisons.)

(A. RICHARD.)

LAURIER-ROSE, s. m., *nerium oleander*, L. Rich. *Bot. med.*, tome I, page 321. Arbrisseau de la pentandrie digynie et de la famille naturelle des Apocynées, qui croît dans les lieux stériles et sur les rochers des provinces méridionales de la France, en Italie, en Espagne, etc. Sa tige peut acquérir une hauteur de dix à douze pieds. Ses rameaux verts et effilés portent des feuilles verticillées par trois, lancéolées, aiguës, entières, dures, coriaces et glabres. Ses fleurs, grandes et d'un beau rose, forment une sorte de corymbe à l'extrémité des rameaux. Leur calice est petit et à cinq divisions linéaires ; leur corolle monopétale, régulière, infundibuliforme, à cinq lobes planes et très-obtus. Le fruit est un double follicule très-allongé, rempli de graines aigrettées.

Les feuilles et l'écorce de laurier-rose ont une odeur désagréable, une saveur âcre et amère; prises en très-petite quantité, elles déterminent dans la bouche et le gosier un sentiment de picotement et d'âcreté très-notable, et bientôt des vomissemens plus ou moins abondans. Son principe délétère est tellement subtil, qu'au rapport de quelques auteurs, ses émanations ont suffi pour déterminer des accidens très-graves, et même la mort, selon Libautius. Des individus ont succombé après avoir mangé de la viande rôtie, pour laquelle on s'était servi de broches faites avec le bois de cet arbrisseau. Les expériences du professeur Orfila, consignées dans sa Toxicologie générale, ont prouvé que le laurier-rose était un poison extrêmement violent, même sous le climat de Paris, où la culture lui fait perdre une partie de son activité. *Voyez* POISONS.

Quelques auteurs avaient recommandé l'usage interne et l'application à l'extérieur de l'extrait de laurier-rose, comme un excellent remède dans certaines espèces de dartres. Mais les essais tentés à cet égard, en particulier par M. le docteur Loiseleur-Deslongchamps, n'ont amené aucun résultat certain ; en sorte que cette substance a été entièrement abandonnée.   (A. RICHARD.)

LAURINÉES, s. f. pl., *laurineæ*. Ce groupe naturel de végétaux, qui tire son nom du laurier, qui en est le type et le genre le plus remarquable, doit aussi être compté parmi les familles de plantes où l'organisation et les propriétés médicales offrent beaucoup d'uniformité. Les laurinées sont des arbres ou des arbrisseaux d'un aspect agréable et d'un port élégant, conservant en général leurs feuilles dans toutes les saisons. Ces feuilles sont presque toujours alternes, entières et coriaces. Leurs fleurs sont incomplétement unisexuées, monoïques ou dioïques, ayant un périanthe simple à quatre ou six divisions ; six à neuf étamines, dont les anthères s'ouvrent au moyen de valves ou de panneaux pour l'émission du pollen, caractère qui ne se rencontre que dans un très-petit nombre d'autres familles. L'ovaire est libre, uniloculaire, contenant un seul ovule. Il devient un fruit charnu, environné à sa base par le calice qui est persistant et contenant une seule graine.

Toutes les parties des laurinées, la racine, l'écorce, le bois,

les feuilles, les graines, etc., contiennent un principe âcre aromatique qui leur donne une saveur forte et chaude, et des propriétés
éminemment excitantes. Aussi ce groupe présente-t-il beaucoup
d'intérêt par le grand nombre de médicamens énergiques qu'il
fournit à la thérapeutique. Ainsi le camphre, la cannelle, le sassafras, les baies de laurier, les fèves de Pichurim, etc., sont produits par diverses espèces de laurier. Mais il ne faut pas croire
que chacun de ces médicamens soit uniquement fourni par une
seule espèce; dans presque toutes les espèces de ce groupe, les
mêmes parties jouissent des mêmes propriétés. Ainsi, quoique
la cannelle soit spécialement retirée du *laurus cinnamomum*, L.,
l'écorce de presque toutes les autres espèces de laurier est généralement aromatique, chaude et âcre, comme celle du véritable cannelier; telles sont celle des *laurus cassia*, L., connue
sous le nom de *cannelle du Malabar*; celle du *laurus culilaban*, L.,
qu'on trouve souvent dans le commerce sous le nom de *cannelle
giroflée*. Il en est de même du camphre, qu'on retire du *laurus
camphora*, L., mais qui existe aussi dans le cannelier, et même
dans la plupart des autres lauriers, mais en bien moins grande
quantité. Les fruits des Laurinées participent également des
mêmes propriétés, c'est-à-dire qu'ils sont éminemment excitans. Le laurier avocatier (*laurus persea*, L.) forme néanmoins
une exception fort remarquable : son péricarpe, très-épais et
charnu, offre une saveur un peu fade, qui a beaucoup d'analogie
avec celle de l'artichaut. C'est un fruit qu'on sert sur table sous les
tropiques. Mais, malgré cette légère exception, cette famille n'en
reste pas moins remarquable par l'uniformité de sa composition
chimique et de ses propriétés médicales.　　　(A. RICHARD.)

LAVANDE, s. f., *lavandula*; genre de plantes de la famille
des Labiées et de la didynamie gymnospermie, caractérisé par
un calice tubuleux strié, denté au sommet, où il offre une petite bractée arrondie; une corolle à deux lèvres, la supérieure
émarginée, l'inférieure à trois lobes obtus; des étamines renfermées dans le tube de la corolle.

Trois espèces appartenant à ce genre sont plus particulièrement employées en médecine. Nous allons brièvement les faire
connaître.

LAVANDE VÉRITABLE, *lavandula vera*, DC., Fl. fr., suppl.
598, Rich., *Bot. méd.*, tome ı, page 256. C'est un petit arbuste d'un à deux pieds d'élévation, ayant sa tige frutescente à

la base divisée en rameaux effilés, blanchâtres et pubescens ; ses feuilles sont linéaires ou oblongues, entières, légèrement pubescentes. Les fleurs forment des épis allongés interrompus. Sous chaque verticille on compte deux bractées allongées, ovales à leur base, mucronées au sommet. Cette espèce croît dans les lieux stériles des provinces méridionales de la France. C'est elle que l'on cultive communément dans les jardins sous le nom de *lavande*.

LAVANDE SPIC, *lavandula spica*, DC., l. c. Cette espèce, que l'on a souvent confondue avec la précédente, est, comme elle, un petit arbuste commun en Provence et en Languedoc. Elle s'en distingue par ses feuilles linéaires oblongues, élargies vers le haut et comme spathulées, recouvertes d'un duvet blanchâtre et très-court. Ses épis sont simples ou quelquefois rameux ; les verticilles de fleurs sont accompagnés de bractées linéaires presque sétacées. On connaît cette plante sous le nom de *lavande spic*, de *faux nard*, etc.

Ces deux espèces, qui se ressemblent tellement par les caractères botaniques, ont entre elles une analogie non moins grande dans leur composition chimique et leur mode d'action sur l'économie animale. Les lavandes ont une odeur aromatique extrêmement prononcée, très-durable, et qui se conserve même avec une grande énergie après la dessiccation de la plante. Cette odeur est due à l'huile volatile qu'elles contiennent en abondance, et qui, selon M. Proust, renferme une certaine quantité de camphre. Leur saveur est âcre, chaude et un peu amère ; mais le principe volatil est prédominant sur le principe amer. Aussi les lavandes sont-elles comptées parmi les labiées les plus aromatiques et les plus excitantes. Néanmoins il est à remarquer que ces plantes sont fort rarement prescrites à l'intérieur, quoiqu'il soit impossible de révoquer en doute leurs propriétés énergiques et leur avantage dans tous les cas où l'usage des substances stimulantes est indiqué par l'état de faiblesse des organes avec lesquels on les met en contact. Mais en revanche la lavande entre dans une foule de préparations officinales, dont les principales sont l'orviétan, le baume tranquille, l'eau vulnéraire, le vinaigre aromatique, etc.

Par sa distillation avec l'alcohol, on retire de la lavande véritable un alcohol connu sous le nom d'*eau distillée de lavande*, qui est fort employée comme cosmétique. On en fait aussi un vinaigre usité dans le même cas.

C'est de la lavande spic que l'on retire, en Provence, l'huile essentielle connue sous le nom d'*huile* de *spic* ou d'*aspic*. Elle est jaunâtre, d'une odeur forte, et d'une saveur excessivement âcre et brûlante. Elle contient une grande proportion de camphre. M. Proust pense que celle d'Espagne en renferme environ le quart de son poids ; et qu'on pourrait même l'en extraire avec avantage pour remplacer le camphre de la Chine.

La troisième espèce est connue sous le nom de LAVANDE STOECHADE, *lavandula stœchas*, L. C'est un arbuste de deux à trois pieds d'élévation, commun dans la région des oliviers. Ses feuilles sessiles sont linéaires, à bords recourbés en dessous, blanches et cotonneuses. Ses fleurs forment un épi ovoïde, surmonté d'une couronne de bractées foliacées, grandes et de couleur violette. Cette espèce a, comme les deux précédentes, une odeur aromatique et camphrée. Plusieurs médecins la prescrivent encore dans les catarrhes chroniques, quand les symptômes inflammatoires ont cessé. M. le professeur Alibert, dans son *Traité de Thérapeutique*, dit l'avoir employée avec succès dans les vomissemens spasmodiques. Cette plante a donné son nom au sirop de stœchas, dont elle n'est pas l'ingrédient le plus actif, puisqu'on y fait entrer également le gingembre, la cannelle, la sauge, etc. Ce sirop est très-excitant. Sa dose varie depuis un gros jusqu'à une once.   (A. RICHARD.)

LAVEMENT. *Voyez* CLYSTÈRE.

LAXATIF, adj. pris substantivement, *laxativus*, *laxans*, qui relâche. On désigne ainsi les substances médicamenteuses qui déterminent des évacuations alvines sans causer aucune irritation dans le conduit intestinal. *Voyez* PURGATIF.

LÉGAL, adj., *legalis* ; qui est selon la loi, qui a rapport aux lois. Cette épithète, employée dans une acception un peu détournée de celle qu'elle a ordinairement, sert à caractériser une branche de la médecine qui consiste à faire l'application des connaissances médicales dans tous les cas où elles peuvent devenir la base de décisions juridiques. C'est ainsi qu'on dit, improprement peut-être, *médecine légale. Voyez* MÉDECINE.

LÉGITIME, adj., *legitimus* ; qui est conforme à la loi. On a désigné ainsi les affections qui parcourent leurs périodes avec régularité, qui ne sont accompagnées d'aucune complication qui entrave leur marche ou altère leur expression symptomatique. On a aussi donné ce nom à la fièvre simple, c'est-à-dire à la fièvre que l'on prétend n'avoir aucun des caractères attribués aux fièvres dites *inflammatoire, bilieuse, muqueuse, etc. Voyez* FIÈVRE.

LÉGUMINEUSES, *leguminosæ.* A ne considérer la famille des Légumineuses qu'en masse, ce grouppe paraît au premier aspect extrêmement naturel. Mais, si l'on descend aux détails, on y trouve alors beaucoup d'anomalies qu'on n'y avait pas aperçues. Ainsi cette famille se compose d'abord de cette foule de plantes connues sous le nom de *Papilionacées*, et dont la corolle est formée de cinq pétales inégaux et irréguliers, appelés, suivant leur position, *étendard, ailes* et *carène* : les étamines, au nombre de dix, sont réunies par leurs filets en deux faisceaux inégaux, c'est-à-dire qu'elles sont diadelphes. L'ovaire, ordinairement allongé et à une seule loge, se change en un fruit à deux valves qu'on nomme *gousse* ou *légume.* Tels sont les caractères qu'on rencontre dans le plus grand nombre des légumineuses. Mais beaucoup d'autres genres, qui appartiennent évidemment à cette famille, offrent dans la structure de quelques-uns de leurs organes des différences fort remarquables : ainsi la corolle, au lieu d'être papilionacée, est régulière dans les casses, le tamarin, etc.; les étamines, au lieu d'être diadelphes, sont monadelphes ou entièrement libres dans certains genres. Mais ce qui réunit tous ces genres entre eux, c'est l'organisation du fruit, qui, dans tous, est une gousse ou légume. Les plantes qui forment ce grouppe naturel sont de grands arbres, des arbrisseaux, des arbustes, ou même de simples plantes herbacées. Leurs feuilles, toujours alternes, munies de deux stipules à leur base, sont généralement articulées et composées, et plusieurs présentent ces mouvemens d'irritabilité qui paraissent être sous l'influence de la lumière, et que Linné a désignés sous le nom de *sommeil des plantes.*

Ce court exposé des caractères botaniques des légumineuses suffit pour faire apprécier les différences que présente leur organisation. On ne devra donc pas s'étonner de ne pas trouver dans cette famille une uniformité parfaite sous le point de vue des propriétés médicales. Ainsi les plantes de cette famille fournissent, 1° un grand nombre de substances alimentaires ; 2° des médicamens purgatifs; 3° des substances astringentes et toniques; 4° des résines et des baumes; 5° des agens aromatiques et excitans; 6° des principes colorans très-précieux ; 7° des matières sucrées; 8° des huiles grasses; 9° enfin des gommes. Jetons un coup d'œil sur chacun de ces groupes de substances. Les matières alimentaires fournies par les légumineuses sont en grand nombre. Ce sont surtout leurs graines qui les présentent. Dans toutes les espèces où les cotylédons sont épais et charnus, ces graines sont presque entièrement composées d'amidon, et servent utilement, non-seulement à la nourriture de l'homme, mais à faire des cataplasmes émolliens; c'est en effet aux légumineuses qu'appartiennent les fèves, les haricots, les pois, les gesses, les lupins, etc. La propriété purgative est celle qui est le plus généralement répandue dans cette famille. Elle existe dans les feuilles et les fruits de presque toutes les espèces du genre Cassia, et en particulier dans celles des *Cassia obovata* et *C. acutifolia* qui fournissent les sénés; elle se retrouve dans les feuilles de notre baguenaudier, dans la pulpe qui entoure les graines du canéficier et du tamarinier, dans la chair du fruit du caroubier, etc. Mais cette propriété purgative n'offre pas le même caractère dans ces divers médicamens. Ainsi, dans les sénés, elle est due à la présence d'un principe particulier, extractiforme, amer et nauséeux, découvert par MM. Chevallier et Lassaigne, et que ces jeunes chimistes ont nommé *cathartine*, pour rappeler ses propriétés éminemment purgatives. Dans la pulpe de casse, dans la chair du caroubier, c'est un principe gommoso-sucré. Aussi ces substances sont-elles simplement de légers laxatifs, qui peuvent, même lors qu'elles sont très-récentes, être facilement digérées par l'estomac. Outre ce principe gommoso-sucré, il y a de plus dans la pulpe de tamarins, de l'acide citrique, de l'acide tartarique et du tartrate acide de potasse, qui lui communiquent une saveur astringente fort prononcée.

Ces principes acides existent aussi en grande quantité dans plusieurs autres médicamens de cette famille, tels que le cachou, le sang-dragon, le suc d'acacia, le bois de Campêche, etc., rangés parmi les médicamens toniques et astringens. Cette propriété se remarque non-seulement dans les espèces qui fournissent ces médicamens, mais presque généralement dans toute la famille. Ainsi, dans toutes les nombreuses espèces d'acacia, les feuilles, les jeunes rameaux, et les fruits encore verts sont éminemment acides, et l'on peut en retirer un extrait analogue à celui qu'on nomme *cachou*, et qui s'obtient spécialement du *mimosa cathecu*. Il en est de même des espèces du genre Ptérocarpe. Quelques légumineuses sont remarquables par une odeur forte et pénétrante, indice certain d'un principe balsamique et résineux. De ce nombre sont le mélilot ordinaire et le mélilot bleu, le fenu-grec. Ces deux dernières plantes ont une odeur extrêmement forte et tellement tenace, qu'elle reste la même dans les individus desséchés pour les herbiers et qu'on y conserve depuis un très-grand nombre d'années. Dans le *Coumarouna odorata* d'Aublet, ce principe balsamique existe particulièrement dans la graine connue sous le nom de *fève de Tonka*. Enfin les baumes du Pérou et de Tolu sont produits par deux espèces du genre *Myroxylon*, qui fait partie de la même famille. C'est de l'*Hymenea courbaril* qu'on retire la *résine animée*.

Des substances d'une nature chimique tout-à-fait différente se présentent dans la famille qui nous occupe ici ; ce sont les gommes et les principes sucrés. Ces gommes, connues sous le nom de *gomme arabique*, de *gomme du Sénégal*, et de *gomme adragant*, exsudent naturellement les deux premières de quelques espèces de mimeuses, et en particulier du *Mimosa nilotica* et du *M. Senegalensis*, et la dernière de plusieurs espèces du genre Astragale, tels que les *Astragalus verus*, *Astr. gummifer*, *Astr. tragacantha*, etc. : ce qui prouve encore qu'en général les divers genres de produits de cette famille n'existent pas uniquement dans une seule espèce, mais au contraire qu'on les retrouve avec les mêmes caractères dans plusieurs espèces d'un même genre. Quant aux principes sucrés, ils offrent peu d'intérêt. Nous avons déjà parlé de ceux de la pulpe de casse et du caroubier. Dans la racine des espèces du genre Glycyrrhiza, cette matière est plus pure. Il en est de même aussi de la racine de l'*Abrus præcatorius*, qui porte le nom de *reglisse des Antilles*. Nous avons dit également que, dans quelques légumineuses, les graines contenaient une huile grasse d'une saveur douce et agréable; telles sont surtout les huiles qu'on extrait de l'*arachis* et du *Moringa oleifera*. Cette dernière est vulgairement appelée *huile de Ben*.

La famille des Légumineuses est riche en principes colorans. Le plus précieux de tous est sans contredit l'indigo, que l'on retire surtout des espèces du genre *Indigofera*, mais qui existe aussi dans d'autres plantes de la même famille, et même de familles différentes. Nous devons également mentionner ici les différens bois de teinture, tels que le brésillet et le bois de

Sapan, produits par deux espèces du genre *Cæsalpinia*; le bois de Campêche par l'*Hématoxylon*; le santal rouge par le *Pterocarpus sentalinus*. Ces divers bois fournissent un principe colorant rouge; tandis que les diverses espèces du genre Genêt donnent une belle teinte jaune.

En résumé, si l'on réfléchit à la diversité des produits que la thérapeutique, les arts et l'économie domestique retirent des plantes de la famille des Légumineuses; si l'on fait attention aux différences qu'ils présentent dans leur nature et dans leur mode d'action, il sera impossible de ne pas conclure que cette famille s'écarte sensiblement de la loi de l'analogie des propriétés médicales. Mais néanmoins, en considérant que les mêmes produits se retrouvent en général dans un nombre plus ou moins considérable d'espèces différentes, et que la diversité de leur nature dépend quelquefois de la diversité des organes dans lesquels ces principes existent, il sera impossible de ranger cette famille parmi celles où l'analogie des formes n'offre aucun accord avec l'analogie des propriétés. (A. RICHARD.)

LÉNITIF, adj., pris subst., *lenitivus, leniens*; qui adoucit. Nom donné aux médicamens émolliens et tempérans. On l'employait aussi autrefois comme synonyme de *laxatif*. Un électuaire purgatif est connu sous le nom spécial d'*électuaire lénitif*. *Voyez* ÉLECTUAIRE.

LENT, adj., *lentus*; qui est tardif, dont les mouvemens sont peu rapprochés. On se sert souvent de cette épithète pour désigner certain état du pouls, de la respiration; *pouls lent*, *respiration lente*. *Voyez* POULS et RESPIRATION. — La fièvre hectique est souvent désignée également sous le nom de *fièvre lente*. Une autre espèce de fièvre, rapportée au genre des ataxiques par les pyrétologistes modernes, est connue par la dénomination de *fièvre lente nerveuse d'Huxham*, du nom de l'auteur qui l'a décrite le premier avec quelque exactitude. Cette fièvre diffère peu de celle que l'on a indiquée sous le nom d'*ataxique*, si ce n'est par une apparente bénignité et une marche lente qui cache un danger imminent et prompt. *Voyez* ATAXIQUE, NERVEUX.

LENTICULAIRE, adj., *lenticularis*; qui a la forme d'une lentille. On désigne sous ce nom un des osselets de l'oreille qui est situé entre la longue branche de l'enclume et la tête de l'étrier. *Voyez* OREILLE.

Nous avons décrit aussi à l'article LANGUE des papilles qu'on observe à la face dorsale de cet organe, et qu'on nomme *lenticulaires*.

Les anatomistes indiquent encore sous ce nom le ganglion OPHTHALMIQUE. *Voyez* ce mot.

LENTICULAIRE (couteau); instrument dont on se sert dans l'opération du trépan. *Voyez* COUTEAU et TRÉPAN.

LENTILLE, *ervum lens*, L.; petite plante annuelle de la famille des Légumineuses et de la diadelphie décandrie, originaire du midi de l'Europe, mais abondamment cultivée dans le Nord. Sa tige faible, et haute d'environ un pied, porte des feuilles alternes pinnées, composées d'une douzaine de folioles oblongues et terminées par une vrille roulée. Ses fleurs sont de couleur gris de lin, réunies au nombre de deux à trois à l'aisselle des feuilles, et portées sur des pédoncules grêles. A ces fleurs succèdent de petites gousses planes, contenant généralement deux graines fauves et lenticulaires. Ce sont ces graines que l'on connaît sous le nom de *lentilles* et dont on fait une si grande consommation comme aliment. Elles sont farineuses, d'un goût agréable et faciles à digérer; mais, de même que les autres graines légumineuses, elles ont l'inconvénient d'être très-flatulentes.

C'est aux Arabes que l'on doit l'introduction de ces graines dans la médecine. Leur décoction était fréquemment employée par ces médecins pour faciliter l'éruption de la rougeole et de la variole; et de nos jours cet usage s'est encore conservé dans la médecine populaire. Cette décoction doit être rangée parmi les préparations adoucissantes; elle n'a pas la saveur astringente qu'un grand nombre d'auteurs lui attribuent. Quant à la farine de lentilles, on peut en faire des cataplasmes émolliens et résolutifs; mais elle est généralement peu usitée.   (A. RICHARD.)

LENTISQUE, s. m.; espèce du genre Pistachier dont on retire le mastic. *Voyez* MASTIC.   (A. R.)

LÉONTIASIS; mot grec, λεοντίασις, par lequel Aétius et Arétée désignent quelquefois l'éléphantiasis tuberculeux de la face. Ils emploient aussi, dans le même sens, les termes de λέων, et de λεόντιον. Ces noms ont été donnés à l'éléphantiasis, disent-ils, parce que l'état de relâchement et les rides profondes de la peau du front impriment à cette partie du visage une expression analogue à celle du front proéminent et mobile du lion. Les écrivains arabes assignent une autre origine à cette dénomination nosologique. La face, dit Haly-Abbas, a été appelée *léonine*, parce que le blanc des yeux devient livide dans l'éléphantiasis, et que ces organes prennent en même temps une forme arrondie; tandis que, suivant Avicenne, on a voulu indiquer par le mot *léontiasis* que la face devenait hideuse et terrible comme celle du lion. Quoi qu'il en soit de ces diverses interprétations, P. Forest a employé dans le même sens la dénomination de *lèpre léonine*; et M. Alibert celle de *lèpre léontine*. Enfin A. Cleyer a donné, dans les *Actes des curieux de la nature*, une gravure représentant la figure d'un homme atteint du léontiasis, ou de l'éléphantiasis tuberculeux de la face. (*Misc. nat. cur. dec.* 2, *ann.* 2, 1683, p. 7.)

En résumé, le mot *léontiasis* rappelle un rapprochement forcé que rien ne justifie; il est d'ailleurs tout-à-fait superflu, puisque la dénomination d'*éléphantiasis des Grecs* est plus généralement adoptée : c'est assez dire qu'il ne doit plus figurer désormais qu'au nombre des termes inutiles qui surchargent nos vocabulaires.   (P. RAYER.)

LÈPRE, s. f.; λεπρά, dérivé de λέπος, ou de λεπὶς, *squama*, écaille. Le mot *lèpre*, qu'on a appliqué à presque toutes les maladies chroniques de la peau, parvenues à un haut degré d'intensité, est employé ici dans un sens plus restreint et mieux déterminé pour désigner une phlegmasie chronique et *squameuse* de cette membrane. Les principaux caractères de cette maladie consistent, en effet, dans des plaques écailleuses, de différentes dimensions, presque toujours circulaires ou orbiculées, entourées d'un cercle rougeâtre, éparses à la surface des tégumens, et dont le développement n'a point été précédé de vésicules ou de pustules.

§ I. L'altération de la peau qui constitue la lèpre (*lepra vulgaris*, Willan) s'annonce par de petites élevures, solides, comme papuleuses, autour desquelles se dessinent de petites taches, d'une ligne de diamètre, unies, rougeâtres, luisantes, *circulaires*, et qui proéminent à la surface de la peau. Lorsqu'on promène la pulpe du doigt à la surface de ces élevures, elles paraissent fermes et solides. Elles simulent quelquefois alors une papule dure et volumineuse; et c'est pour cela sans doute que Willan avait pensé que la lèpre pouvait être produite par l'induration des papilles de la peau.

La surface de ces élevures solides, dont l'éruption est le plus ordinairement successive, unie, dans les premiers temps de leur formation, présente, quelques jours après leur apparition, et vers son centre, une petite *écaille* épidermique, blanche, sémi-transparente, lisse et polie. Bientôt cette petite écaille, qu'on peut comparer assez exactement à une *paillette*, se sépare, et sa chute est le plus souvent annoncée par un sentiment de picote-ment ou de démangeaison. La petite surface de la peau qu'elle recouvrait parait à peine altérée; mais elle est inégale au tou-cher. Au centre de la face interne de la petite écaille dont je viens de parler, on observe ordinairement une petite éminence moins consistante que ses autres parties. Cette éminence est quelquefois colorée en rouge par du sang, lorsque l'écaille a été détachée avec effort; et elle parait avoir été logée dans une lé-gère dépression correspondante de la peau.

Quoi qu'il en soit, la surface de ces petits points écailleux, après s'être ainsi dépouillée une première fois, s'élargit ensuite progressivement et quelquefois d'une manière assez rapide, jusqu'à ce qu'elle ait atteint un pouce de diamètre, mais *tou-jours en conservant une forme circulaire*. Elle se couvre alors de nouvelles écailles. Ces dernières sont sèches, minces, fermes, résistantes, luisantes, d'un gris de perle ou nuancé de jaune, et sont cernées par un bord rose ou pourpré, *légèrement élevé*; de sorte que le centre de ces plaques écailleuses paraît un peu *déprimé*. Plus rarement les écailles s'accumulent superposées, de manière à former des couches épaisses et proéminentes.

Ces écailles, presque toujours très-adhérentes à la peau, ne sont pas uniformément étendues sur la surface des plaques lé-preuses, qui d'ailleurs n'est jamais recouverte par une écaille unique. La face externe des écailles prend souvent une teinte blanchâtre. Elles se séparent partiellement et d'une manière irrégulière. Lorsqu'elles sont détachées, les petites surfaces or-biculées de la peau qu'elles recouvraient paraissent rouges et luisantes, et ne dépassent pas le niveau de la peau saine qui les entoure. Si les plaques lépreuses sont récentes, elles ne pré-sentent pas de lignes correspondantes à celles de l'épiderme; mais ces empreintes existent sur la peau des plaques anciennes. Dans ce dernier cas, elles présentent même quelquefois des es-peces de rides ou de sillons qui sont en rapport avec des enfon-cemens correspondans situés sur la surface profonde des écailles.

Après s'être ainsi détachées de la surface des larges plaques

lépreuses, ou après en avoir été arrachées avec effort, ces écailles
ne tardent pas à se reproduire. Elles peuvent offrir ainsi, dans
l'espace de quelques mois ou de plusieurs années, un nombre
plus ou moins considérable de desquamations successives.

La guérison spontanée, ou procurée par l'art, de ces plaques
orbiculées, commence par leur centre et s'étend vers leur circonférence. Elle est annoncée par la chute des écailles, que de
nouvelles ne remplacent plus.

2. On pense généralement que quelques nuances de cette
maladie, entrevues, par les médecins grecs, avaient anciennement reçu des noms particuliers. (*Voyez* ALPHOS, LEUCÉ,
MÉLAS.) Ces distinctions mieux précisées ont été reproduites par
Willan et par Bateman. Quelquefois, en effet, les dimensions
des plaques squameuses sont peu considérables ; elles s'accroissent avec lenteur et sont peu proéminentes (*lepra alphoïdes*,
Willan); leur diamètre ne s'étend pas au delà de quelques
lignes ; elles sont rarement très-rapprochées, se développent
presque exclusivement sur les membres, et diffèrent des plaques
de la *lèpre vulgaire* par la blancheur et la petite dimension des
écailles. Cette variété de la lèpre est plus commune chez les enfans que chez les adultes et les vieillards.

Enfin ces plaques écailleuses orbiculées peuvent présenter une
teinte brune et livide (*lepra nigricans*, Willan), plus marquée
vers leurs bords qui sont d'un rouge sale et violacé, et qu'on
aperçoit à travers l'épaisseur des écailles. Dans cette forme de
la lèpre, les écailles épidermiques se détachent plus facilement
que dans les autres variétés, et la surface de la peau affectée
demeure long-temps lisse et polie. Elle peut cependant s'excorier et donner issue à une sérosité sanguinolente, jusqu'à ce
qu'une nouvelle exsudation lamelleuse se soit formée. La teinte
noirâtre que présente l'aire des plaques est le résultat d'une altération du corps réticulaire de la peau, dont la circulation,
suivant Willan, a diminué d'énergie, dans les points affectés.
Il est très-rare que cette inflammation se termine par des ulcérations plus profondes et suivies, lors de leur guérison, de cicatrices déprimées.

En résumé, les plaques écailleuses et orbiculées de la lèpre
peuvent être pâles, blanches, rouges ou noirâtres, suivant l'état
et le degré d'injection du corps réticulaire dans les points de la
peau où elles ont apparu.

3. Ordinairement les plaques orbiculées de la lèpre se montrent d'abord sur les membres, et le plus souvent au dessous du coude et du genou. Dans le plus grand nombre des cas, elles se déclarent à la fois sur les deux bras et sur les deux jambes. De ces parties la lèpre peut s'étendre progressivement par la formation de nouvelles plaques écailleuses, le long des bras et des cuisses, sur la poitrine, les épaules, les lombes et les parties latérales de l'abdomen. Ces plaques sont quelquefois plus nombreuses et plus permanentes autour de la partie inférieure du ventre. Elles se déclarent plus rarement sur les mains et sur le cuir chevelu. Celles de la face sont ordinairement d'une petite dimension. Quelques-unes paraissent parfois autour des angles externes des orbites et s'étendent sur le front et sur les tempes. Enfin plusieurs plaques confluentes et pour ainsi dire agglomérées, peuvent se confondre ou se réunir par leurs bords correspondans ; mais alors même la forme *orbiculée* de chacune d'elles ne laisse pas d'être le plus ordinairement très-distincte.

Lorsque la lèpre a été long-temps abandonnée à elle-même, ou lorsque les plaques lépreuses envahissent les doigts, le mal peut se propager jusqu'au corps réticulaire situé sous les ongles. Ils deviennent alors épais, opaques, d'une couleur jaune-sale, et se recourbent à leur extrémité libre. Leur surface est inégale et irrégulière, et leur racine épaissie paraît formée par un assemblage de couches distinctes superposées. Plus rarement le derme qui sécrète l'ongle est enflammé, et fournit une sanie plus ou moins abondante.

4. Toutes les fois que le nombre des plaques écailleuses n'est pas très-considérable, et qu'elles sont peu enflammées, la lèpre n'est accompagnée d'aucune sensation morbide, à l'exception d'une légère démangeaison lorsque la température de la peau est augmentée par l'exercice du corps ou entretenue par la chaleur du lit. Cette sensation est occasionée, suivant M. S. Plumbe, par le soulèvement de la circonférence des écailles, que détermine la tuméfaction de l'auréole qui cerne ces plaques. Quoi qu'il en soit de cette explication, il est certain que, lorsque les plaques de la lèpre guérissent et que de nouvelles écailles ne se forment pas pour soulever et remplacer celles déjà existantes, ce sentiment de picotement ou de démangeaison n'est plus perçu par les malades.

Les plaques lépreuses sont-elles, au contraire, nombreuses,

enflammées et répandues sur toute la surface du corps, elles peuvent être accompagnées de douleurs excessives, d'anxiété, et de tension dans les membres. On a vu même cette inflammation portée à un degré tel, qu'elle rendait les mouvemens des articulations difficiles, et obligeait les malades à garder le lit : chaque mouvement du corps et des articulations étant singulièrement gêné par la roideur des écailles épidermiques qui produisaient alors une sorte de craquement très-remarquable.

Cependant la lèpre n'étend pas ordinairement son influence au delà des parties de la peau qu'elle attaque. Cette affection paraît être essentiellement locale. Si P. Frank, M. Alibert et plusieurs autres auteurs, font mention, dans la description symptomatique de cette maladie, de phénomènes morbides développés dans d'autres organes, et en particulier de l'*altération de la voix;* c'est qu'ils ont confondu la lèpre avec l'éléphantiasis des Grecs, et qu'ils ont regardé deux maladies aussi distinctes comme des variétés d'une même affection.

. 5. Tous les tissus élémentaires qui entrent dans l'organisation de la peau ne paraissent pas être également affectés dans la lèpre. M. S. Plumbe pense que les vaisseaux qui sécrètent l'épiderme sont atteints d'une inflammation chronique, qui rend la production de cette matière plus abondante et provoque la chute des écailles. Si tous les vaisseaux de la peau étaient également affectés et de la même manière, il serait difficile d'expliquer pourquoi le travail inflammatoire serait borné à une sécrétion morbide de l'épiderme sans être jamais accompagné du développement de vésicules ou de pustules. Toutefois cette hypothèse, comme plusieurs autres qu'on a émises sur le même sujet, ne rend pas raison de la forme *orbiculée* qu'affectent constamment les plaques lépreuses.

6. La lèpre est commune aux deux sexes et à tous les âges. Cependant je ne l'ai jamais observée sur les enfans à la mamelle; mais j'ai eu plusieurs fois l'occasion de l'étudier sur des enfans après la seconde dentition. M. J. Wilson assure qu'elle est plus fréquente aujourd'hui en Angleterre qu'elle n'y était autrefois. Mais il est possible qu'elle y ait été long-temps méconnue ou incomplétement décrite sous une autre dénomination. Heberden, en particulier, a pu se tromper lorsqu'il a dit que la lèpre était très-rare en Angleterre. « *De vero scorbuto et* leprâ *nihil habeo quod dicam, cùm alter rarissimus est*

in urbibus, altera in Angliâ penè ignota. » Ce soupçon me paraît d'autant plus fondé, que plusieurs médecins français, se faisant de la lèpre une idée confuse et différente de ce qu'elle est réellement, ont aussi avancé qu'on n'observait cette maladie que dans quelques-unes de nos provinces méridionales, tandis qu'il est constant que chaque année on reçoit, à Paris, à l'hôpital Saint-Louis et à l'hôpital des Enfans-malades un assez grand nombre d'individus atteints de cette phlegmasie squameuse de la peau, que j'ai moi-même observée dans d'autres classes dé la société. Je ferai même remarquer à cette occasion que tout ce que l'on a écrit en France, dans ces derniers temps, sur l'origine, la propagation et la disparition de la lèpre, dans les diverses parties du monde, contient une foule d'inexactitudes ; ces résultats géographiques ont été établis d'après de faux renseignemens empruntés à des auteurs qui ont confondu la lèpre avec l'éléphantiasis des Grecs, avec l'éléphantiasis des Arabes, ou d'autres maladies non moins distinctes.

7. L'étiologie de la lèpre est le plus souvent fort obscure. Cette maladie ne se propage point par contact médiat ou immédiat. Tout ce qu'on a écrit sur la prétendue contagion de la lèpre est inexact ; et sous ce rapport on a tiré les inductions les plus fausses de l'établissement des léproseries (*voy.* LÉPROSERIES), pendant les huitième, neuvième et dixième siècles. On ne peut également apporter aucune espèce de confiance à l'observation citée par Niebuhr, d'un lépreux qui, en envoyant à une femme du linge du Lazaret, lui communiquait la lèpre, et pouvait ainsi la faire admettre dans l'hospice (*Hist. nat. de la Guiane*).

Comme quelques autres maladies de la peau dont la durée est beaucoup plus courte (*voyez* ÉRYTHÈME, URTICAIRE, etc.), la lèpre paraît quelquefois être développée par l'abus et même par le simple usage des alimens stimulans et des boissons spiritueuses. Bateman a connu une personne chez laquelle l'ingestion des alimens épicés ou d'une petite quantité de liqueurs alcoholiques ne manquait jamais de la produire. De même on l'a vue survenir peu de temps après l'introduction dans les organes digestifs de quelques substances vénéneuses, des sels de cuivre, par exemple, ou à la suite de l'abus des acides.

D'un autre côté, Willan pense que le développement de la lèpre est dû pricipalement à l'impression du froid et de l'humidité sur la surface du corps, et à l'action de certaines substances sèches et pulvérulentes sur la peau. Bateman, au contraire, a vu peu d'exemples d'une semblable cause, et il ajoute, avec raison, que les boulangers et les personnes qui travaillent dans les laboratoires et les officines en sont rarement affectés, tandis qu'on l'observe souvent chez de jeunes femmes et dans des classes de la société où la propreté est l'objet d'une attention toute particulière.

Dans quelques cas, la lèpre s'est manifestée après un exercice violent et prolongé. Plusieurs exemples d'une prédisposition héréditaire à cette maladie ont été recueillis. Enfin on ne peut disconvenir qu'il ne reste encore beaucoup d'incertitude et d'obscurité sur le nombre et la nature des causes qui peuvent produire la lèpre ; et cela peut être, en grande partie, parce que les médecins sont rarement consultés au moment même de la première apparition de cette maladie.

8. Le diagnostic de la lèpre est encore aujourd'hui un des points les plus importans de son histoire : et cependant c'est sans contredit une des maladies de la peau dont les caractères sont le mieux tranchés. Elle diffère, sous plusieurs rapports, des autres inflammations chroniques des tégumens, et même de celles qui se développent, comme elle, sous la forme *squameuse*. Dans le psoriasis, par exemple, l'épiderme est bien, comme dans la lèpre, plus ou moins rude, plus ou moins écailleux, et paraît rouge à sa surface adhérente ; mais la forme des plaques épidermiques est *irrégulière* dans le psoriasis, et régulière et *orbiculée* dans la lèpre : dans le psoriasis, les bords des plaques ne sont ni élevés, ni enflammés ; leur contour n'est ni ovale, ni circulaire comme dans la lèpre ; dans le psoriasis enfin, la surface de la peau située sous les écailles, souvent divisée par des fissures plus ou moins profondes, est, en général, beaucoup plus sensible et plus irritable que dans la lèpre. Cependant il existe une variété du psoriasis (*psoriasis guttata*, Willan), qui a tant d'analogie avec la lèpre, qu'elle constitue, pour ainsi dire, une forme intermédiaire entre cette maladie et les autres espèces de psoriasis. En effet, les plaques écailleuses du psoriasis *guttata* sont distinctes et isolées comme celles de la lèpre ; mais elles sont petites, et ont rarement plus de deux ou trois lignes de diamètre, et leur circonférence est *irrégulière*. J'avoue toutefois que, dans quelques cas invétérés de lèpre et lorsque les plaques *orbiculées* sont confluentes et confondues par leurs bords

correspondans, il devient difficile de les distinguer de certains psoriasis.

Les syphilides *squameuses* (*lepra venerea*, Willan, — *psoriasis venerea*, Willan), qui se rapprochent de la lèpre par leur siége, s'en rapprochent encore davantage par la forme *circulaire* des plaques écailleuses qui caractérisent la lèpre vénérienne. Ces dernières, d'un aspect cuivreux, ou violacées, ressemblent assez bien à celles de la lèpre *noire* (*lepra nigricans*, Willan), par leur teinte et leurs dimensions. Les bords de ces plaques s'élèvent quelquefois, comme ceux de la lèpre, et leur partie centrale est plane et couverte d'une écaille blanche très-mince. Mais elles ont rarement plus de six à huit lignes de diamètre. D'ailleurs non-seulement la sécheresse et la rudesse de la peau, si remarquables dans la lèpre vulgaire et dans la lèpre alphoïde, ne s'observent pas dans la lèpre vénérienne, mais encore les plaques propres à cette dernière, lorsqu'elle est ancienne, sont presque aussi douces au toucher et aussi souples que les autres parties de la peau. Le psoriasis syphilitique diffère de la lèpre par sa cause et par les caractères communs aux autres espèces de psoriasis. Enfin les syphilides squameuses, survenues après une infection vénérienne, pâlissent et guérissent sous l'influence des préparations mercurielles ; et leur disparition offre, en outre, cette particularité, que la guérison des plaques commence ordinairement par leur circonférence, tandis que, dans les plaques orbiculées de la lèpre, elle procède en sens contraire, et s'étend de leur centre vers leur bord. *Voyez* SYPHILIDES, PSORIASIS.

Au premier aperçu il paraît difficile de confondre les *écailles* de la lèpre avec les *croûtes* formées par la dessiccation des humeurs que fournissent les phlegmasies vésiculeuses et pustuleuses de la peau. Cependant Willan observe que de semblables méprises ont souvent eu lieu. C'est ainsi qu'on a confondu avec la lèpre l'impetigo *figurata* de Willan, sorte de phlegmasie pustuleuse qui apparaît sous la forme de taches circonscrites, de dimensions variées, ordinairement petites et circulaires sur les membres supérieurs, larges, ovales et irrégulières sur les membres inférieurs, et sur lesquelles se dessinent de petites pustules qui fournissent une humeur dont la dessiccation produit des croûtes *lamelleuses*, faciles à prendre, au premier abord, pour les exfoliations de l'épiderme observées dans la lèpre.

Lorsque la lèpre se développe sur le cuir chevelu, on peut la distinguer du porrigo *furfurans* de Willan, en tenant compte de la marche particulière de ces deux maladies. Le développement de la lèpre n'est précédé ni accompagné de pustules ; elle ne détermine aucun écoulement, aucun suintement à la surface de la peau ; enfin elle n'altère pas ordinairement les cheveux, malgré l'assertion contraire émise par une foule d'auteurs. (*Voyez* PORRIGO.)

Enfin on a souvent confondu la lèpre avec deux maladies qui en sont on ne peut plus distinctes, avec l'éléphantiasis des Grecs et l'éléphantiasis des Arabes, dont nous avons exposé les caractères dans un autre article (*Voyez* ÉLÉPHANTIASIS.) Et je dois ajouter, à cette occasion, que, si la plupart des descriptions de la lèpre publiées jusqu'à ce jour sont inexactes, *fausses* ou inintelligibles, cela tient, en très-grande partie, à ce que ces trois maladies (*lèpre*, *éléphantiasis des Grecs*, *éléphantiasis des Arabes*) ; qui diffèrent entre elles à la fois par leur siége et leurs caractères extérieurs, ont été regardées comme de simples variétés d'une même affection, et confondues dans une même description symptomatique.

·9. La durée de la lèpre est indéterminée. Abandonnée à elle-même, elle ne guérit peut-être jamais spontanément, et elle résiste quelquefois aux traitemens les plus rationnels. Aussi voit-on souvent des plaques lépreuses se développer successivement, pendant plusieurs années, sur toutes les régions du corps, et disparaître sur quelques points pour se déclarer sur quelques autres. Une foule de moyens, les uns irritans, les autres jouissant de propriétés opposées, ont été tour à tour recommandés pour obtenir la guérison de la lèpre. Tous peuvent être utiles ; mais il faut savoir en diriger l'emploi, *d'après le degré d'inflammation de la peau.*

10. Lorsque les plaques lépreuses sont *à peine enflammées*, on a ordinairement recours à des applications topiques qui excitent plus ou moins la surface avec laquelle on les met en contact : mais il faut avoir soin de nettoyer préalablement la peau au moyen de lotions et de bains tièdes, et de légères frictions. Si les écailles sont fortement adhérentes ou disposées en couches épaisses, des lotions stimulantes, telles que celles faites avec une forte décoction de douce-amère, une solution de sublimé, de l'eau alcoholisée, une dissolution de sulfure de potasse, etc.,

peuvent favoriser la chute des écailles et modifier avantageusement la marche de cette maladie. La liqueur de potasse où l'acide muriatique suffisamment étendus d'eau conviennent surtout pour ramollir et détacher les couches épidermiques les plus épaisses. Lorsque les écailles sont ainsi détachées, on applique ordinairement sur les points affectés de la peau de légères couches d'onguent de poix blanche, d'onguent de goudron, ou d'onguent de nitrate de mercure, étendu ou mélangé avec du cérat de saturne. Ces topiques sont employés le soir, avant le coucher, et le lendemain matin on a soin de laver la peau avec de l'eau tiède ou une solution légèrement savonneuse. A l'aide de ces applications toniques, continuées pendant plusieurs semaines, on est quelquefois parvenu à rendre à la peau affectée sa texture naturelle, alors même qu'un traitement interne avait été administré sans succès.

C'est dans de semblables conditions qu'on a quelquefois employé avec avantage les bains et les lotions sulfureuses. En France, les eaux de Barèges, de Cauterets, de Bagnères, etc; En Angleterre, les eaux d'Harrowgate, de Laemington, Crofton, etc., ont été souvent recommandées. L'emploi des bains de vapeurs sulfureuses, après avoir déterminé la chute des écailles, a quelquefois été suivi d'une guérison complète. Plusieurs observations démontrent également que les bains de vapeurs acides, que les bains de mer naturels et artificiels peuvent être utilement conseillés.

En général, toutes ces médications stimulantes conviennent toutes les fois qu'il paraît avantageux d'exciter la peau, et cette indication se présente souvent dans le traitement de la lèpre; mais ce n'est quelquefois qu'après quelques tâtonnemens qu'on parvient à déterminer celle de ces médications qui est le mieux appropriée à un cas particulier.

11. La peau des plaques lépreuses est-elle, au contraire, fortement enflammée, épaissie, très-injectée; est-elle le siége d'une démangeaison incommode; les mouvemens des jointures sont-ils difficiles, il faut se garder d'employer les moyens stimulans dont je viens de parler. La maladie serait certainement aggravée par les bains de mer, par les frictions, les lotions sulfureuses, etc.; et l'inflammation de la peau exaspérée pourrait réagir sur d'autres organes, et en particulier sur ceux de la digestion. Dans ce cas, les onctions avec la crème, le lait,

le beurre frais, le saindoux bien lavé, procurent au contraire, un soulagement prompt et efficace. Les bains de va-
péurs humides, les bains tièdes émolliens ou gélatineux, la
saignée même chez les sujets jeunes et pléthoriques, peuvent
être employés comme moyens principaux ou accessoires, lorsque la peau des plaques est ainsi enflammée.

12. Les mêmes principes doivent diriger le thérapeutiste dans
l'administration des remèdes intérieurs. Lorsque les plaques lépreuses sont à peine enflammées et non douloureuses (§ 10),
on emploie souvent avec succès diverses préparations arsénicales qui, suivant Willan, Bateman et plusieurs autres auteurs, tendent à stimuler les vaisseaux de la peau. La solution
de Fowler est, de toutes ces préparations, la plus fréquemment
prescrite. On la donne à la dose de quatre à cinq gouttes par
jour. Cette dose peut être portée progressivement jusqu'à quinze
gouttes, et doit être continuée ordinairement pendant un mois
et plus. Quelques praticiens veulent qu'on la porte jusqu'à cinquante ou soixante gouttes ; mais une pratique aussi téméraire
détermine le plus ordinairement des inflammations aiguës ou
chroniques des organes de la digestion et de la respiration.
L'action salutaire de cette préparation, employée à doses modérées dans le traitement de la lèpre, a été plusieurs fois
constatée par Willan, Bateman, M. Samuel Plumbe, etc.; j'ai
été moi-même témoin de semblables résultats : mais je crois
devoir faire observer de nouveau que l'administration d'un
moyen aussi actif exige à la fois beaucoup de circonspection
et une surveillance active et non interrompue. Si, après quelques jours d'usage de cette liqueur, les malades se plaignent
d'un sentiment de tension, de roideur ou d'enflure de la face;
de chaleur ou de picotement au gosier; de chaleur dans la
bouche, ces phénomènes, alors même qu'il n'existerait aucun
dérangement appréciable des fonctions de l'estomac, indiquent
non-seulement que la dose de ce remède a été donnée aussi
forte que possible, mais encore qu'elle doit être diminuée. Si la
langue devient rouge à sa pointe ou sur ses bords; s'il survient
de la soif et un léger érythème à la face; si la sécrétion de
la salive devient abondante, l'usage de cette liqueur doit être
suspendu. Enfin il faut renoncer pour toujours à son usage, s'il
se déclare des nausées, des vomissemens, des vertiges, accompagnés de toux et d'épigastralgie. Ces accidens cessent au reste

ordinairement par le seul effet de la suspension du remède, sans qu'on soit obligé de les combattre par les émissions sanguines. La solution arsénicale du docteur de Valangin, celle du docteur Pearson, celle du docteur Lefebvre, les pilules d'arsenic de la pharmacopée d'Édimbourg ont les mêmes avantages et les mêmes inconvéniens ; et elles exigent la même surveillance et la même réserve dans leur emploi.

Les pilules de térébenthine, à la dose de quinze, vingt-quatre ou trente-six grains, s'emploient dans les mêmes conditions que la solution de Fowler et les autres préparations arsénicales. Mais, comme celles-ci, elles peuvent aggraver l'éruption, lorsqu'elle est accompagnée d'une grande irritabilité de la peau, et provoquer de nouveaux désordres dans les organes digestifs.

Le vin martial et le tartrite de fer ont été pris avec avantage par de jeunes personnes faibles et délicates, d'une complexion molle, et atteintes de la lèpre alphoïde.

13. La résistance déplorable que la lèpre offre trop souvent à la plupart de ces remèdes, l'espoir de parvenir à les remplacer par quelque autre moyen plus certain et moins dangereux, ont donné lieu à une foule d'essais et d'expériences dont je vais rappeler sommairement les principaux résultats.

Les purgatifs ont été autrefois beaucoup employés, et le sont rarement aujourd'hui.

L'utilité des préparations mercurielles a été exagérée par M. J. Wilson. De petites doses d'une solution aqueuse ou alcoholique de sublimé corrosif sont, de toutes ces préparations, celles dont les avantages sont le moins contestés.

La teinture de cantharides, administrée à l'intérieur, a été quelquefois utile dans le traitement de la lèpre. Mais on a eu tort d'invoquer à ce sujet les observations de Mead (*Medicina sacra*, cap. 2); la plupart sont relatives à l'éléphantiasis. D'ailleurs c'est un moyen dangereux qui peut déterminer sourdement des inflammations chroniques des organes digestifs ou des voies urinaires.

La décoction de *daphne mezereum*, employée, dans plusieurs cas de lèpre, par M. Pearson, a procuré un soulagement momentané, et jamais une guérison complète. Elle peut donner lieu à des vomissemens et à une superpurgation.

La liqueur de potasse de la pharmacopée de Londres, à la dose de vingt à trente gouttes; l'extrait aqueux d'ellébore blanc, à la dose de deux à quatre grains, ont parfois apporté une très grande amélioration dans l'état des plaques lépreuses lorsqu'elles étaient nombreuses et très-enflammées, et sans déranger notablement les fonctions des organes digestifs. Cependant l'usage intempestif et inconsidéré de semblables remèdes peut facilement les transformer en de véritables poisons.

Des expériences postérieures à celles du docteur Lettsom sont loin d'avoir confirmé les avantages qu'il dit avoir obtenus d'un remède beaucoup moins dangereux, de la décoction de l'écorce d'orme; elle est rarement conseillée aujourd'hui dans le traitement de la lèpre des Grecs, qu'il désigne sous le nom de *lèpre-ichthyose*.

Il reste donc beaucoup de recherches à faire sur le traitement de la lèpre. Elles devront surtout avoir pour objet d'étendre le domaine des médications extérieures, afin de restreindre l'usage des remèdes internes qui sont sans efficacité lorsqu'ils sont sans énergie, et qui, d'un autre côté, sont d'autant plus dangereux qu'ils sont plus actifs.

Ajoutons enfin qu'une vie sobre et régulière, qu'un régime alimentaire habituellement composé de viandes blanches, de légumes frais, de fruits aqueux et fondans, passent pour favoriser l'action des différens remèdes que nous avons énumérés, et qu'on est quelquefois réduit à les essayer tour à tour contre une maladie aussi opiniâtre.

§ II. J'ai renvoyé à dessein à la fin de cet article l'histoire assez embrouillée des diverses acceptions du mot *lèpre*. Il n'offre point de sens déterminé dans la collection hippocratique. « La lèpre (λέπρα), dit Hippocrate, dérive de la pituite. » (*De Affect.*, Vander Linden, tome II, page 182); les *lèpres* (λέπραι), les leuces, et les lichens ne se terminent point en abcès (*Prorrh.*, ed. Vand. Lind., tome II, page 521, 522); le fils de Théophorbe, dans Larisse, avait une lèpre dans la vessie (λέπρα τὴν κύστιν), (*Epid. lib.* V, ed. Vand. Lind., tome I, page 773.) Dans les ouvrages attribués à Galien, le mot *lèpre* ne se trouve employé que dans l'*Isagoge* et dans les livres *de Dynamidüs*, *de Medicinis expertis*, regardés comme apocryphes par plusieurs savans interprètes. Il offre au reste dans l'*Isagoge* un sens moins vague que dans la collection hippocratique. « *Lepra est cutis mutatio in habitum, qui præter naturam fit, cum asperitate et pruritibus, doloribusque, nonnunquàm et squamis decidentibus interim secùs; partes plures hæc etiam corporis depascitur* (*Isagoge*, p. 94.)

La définition de Paul d'Égine est plus précise et plus exacte : »
« λέπρα, *per profunditatem corporum cutem depascitur* orbiculatiori modo, *et squamas* piscium squamis similes dimittit. Il ajoute même le caractère qui la distingue du *psoriasis* : » ψώρα (*psoriasis*, Willan), *autem magis in superficie hæret*, et variè *figurata est.* (*Lib.* iv, *cap.* 2, *de leprâ et psorâ.*) D'autres médecins grecs, tels qu'Aétius, Actuarius, ont également désigné sous le nom de *lèpre* une affection squameuse de la peau, qui se manifestait sous la forme de plaques *circulaires* et produisait des écailles semblables à celles de poissons. (Actuarius, *de Meth. med., lib.* ii, *cap.* ii. Aétius, *tetrabil.* iv, *serm.* i, *cap.* 134.) Ils désignaient au contraire, sous le nom d'ἐλεφαντίασις, une autre maladie de la peau, principalement caractérisée par des *tubercules* qui se développent sur la face et les oreilles. (*Voyez* ÉLÉPHANTIASIS.) Comme on voit, chacune de ces deux dénominations représentait un état morbide très-distinct. Mais les médecins arabes ayant appliqué à la lèpre et à l'éléphantiasis d'autres noms tirés de leur langue nationale (*voyez* Avicenne, *lib.* iv, *fen.* 3, *tract.* 3. — Alsaharavius, *tract.* 31. Hali-Abbas, *Theorice, lib.* viii, *cap.* 15, *Pract. cap.* 14. Avenzoar, *lib.* ii), il est arrivé d'une part que le mot *juzam* ou *judam*, par lequel les Arabes ont indiqué l'éléphantiasis des Grecs, a été rendu par le mot *lepra*, dans les traductions latines des ouvrages des Arabes ; et de l'autre, que le mot barbare *morphæa*, et les dénominations latines *impetigo* et *scabies* ont été employés, dans les mêmes traductions, comme synonymes du mot par lequel les médecins arabes désignaient la lèpre des Grecs. Il est nécessairement résulté de cette erreur des traducteurs des médecins arabes une étrange confusion dans l'application des mots *éléphantiasis* et *lèpre*. Facilement propagée par des études superficielles, cette méprise se retrouve encore aujourd'hui dans plusieurs ouvrages estimés ; et je puis ajouter, ce me semble, comme une preuve incontestable de cette assertion, que Schilling a placé une mauvaise gravure représentant l'*éléphantiasis* tuberculeux de la face sur le frontispice d'un des ouvrages les plus savans qui aient été publiés sur la *lèpre*. (S. G. Schillingii, *de leprâ commentationes. — Recens. et Jud.* Dr Hahn.)

Les traductions latines des ouvrages des médecins grecs ont aussi malheureusement contribué à rendre le sens du mot *lèpre* obscur et indéterminé. Si quelques interprètes ont latinisé le mot λέπρα, *lepra*, d'autres l'ont rendu par les mots *impetigo, viti*

ligo, scabies, déjà employés dans des acceptions différentes. Cette
sorte d'anarchie dans l'application des mots techniques, rendue
plus complète par de fausses synonymies, était devenue, pour
ainsi dire, inextricable dans ces derniers temps, où l'on était
arrivé au point de donner le nom de *lèpre* à toutes les maladies
de la peau caractérisées par des formes hideuses ou dégoûtantes.
Cullen, dans sa définition de la lèpre, avait renfermé la *psoriasis*
et l'*impetigo*. P. Frank et Mr. Alibert ont compris sous ce nom
la *lèpre*, l'éléphantiasis des Grecs et l'éléphantiasis des Arabes.
De ce défaut d'exactitude dans le langage sont nées des descriptions générales, fausses ou inintelligibles, et une foule de dénominations au moins singulières, les unes offrant des pléonasmes
qu'il eût été facile d'éviter (lèpre *squameuse*), tandis que d'autres
semblent supposer, ce qui est inexact, qu'une affection *squameuse*
de la peau peut être tour à tour caractérisée par des écailles, par
des croûtes (lèpre *crustacée*, Alib.), et par des tubercules (lèpre
tuberculeuse, Alib.).

Willan et Bateman, en rendant au mot *lèpre* sa première acception, en donnant de bonnes figures et une description très-exacte
de l'affection de la peau qu'il avait primitivement désignée et qu'il
rappellera facilement désormais, en isolant la lèpre de deux maladies dont elle n'aurait jamais dû être rapprochée (éléphantiasis
des Grecs, éléphantiasis des Arabes), ont rendu un service important à la science, et qui est aujourd'hui généralement apprécié. Si
la description qu'ils ont tracée de la lèpre, si l'esquisse que nous
en avons nous-même présentée, n'offrent que quelques ressem-
blances difficiles à saisir avec la description qui en a été publiée
en France, dans un *précis sur les maladies de la peau*, c'est que
l'auteur de cet ouvrage a confusément rassemblé dans un même
groupe symptomatique les principaux caractères de trois ou
quatre maladies distinctes, de l'éléphantiasis des Grecs, de l'éléphantiasis des Arabes, et de quelques formes de l'*impetigo*.

§ III. S'il fallait en croire quelques pathologistes, la lèpre se com-
poserait d'une foule de variétés désignées dans différentes langues
sous les noms de, *agrion*, *albaras*, *alguada*, *alphos*, *baras*,
bohat, *bothor*, *cheres*, *cowrap*, *leucé*, *mal de rosa*, *melas*, *seeth*,
zaraah, *vitiligo*, *albicantes vitiligines*, etc.; on compterait des
lèpres *blanches*, *noires*, et *tyriennes*; des lèpres crustacées *vulgaire*, *scorbutique*, *syphilitique*, *mal-mort*; des lèpres tubercu-
leuses *léontine* et *éléphantine*; une lèpre *alopécique*, etc.; outre

cela, il y aurait une lèpre *du Nord*, une lèpre *d'Occident*, une lèpre *d'Orient*, une lèpre *des Juifs*, etc. Mais parmi les descriptions symptomatiques qu'on a rattachées à ces diverses dénominations, les unes sont fausses, c'est-à-dire nées du rapprochement de faits dissemblables ; les autres expriment confusément les principaux caractères, soit de la lèpre, soit de l'éléphantiasis des Grecs, soit de l'éléphantiasis des Arabes ; un assez grand nombre enfin sont inexactes et inintelligibles. Sous ce dernier rapport, j'en appelle aux ouvrages où ces descriptions sont consignées ; le lecteur est prié de les consulter. Je terminerai ce paragraphe par quelques observations sur la *lèpre des Juifs* : quelques articles de vocabulaire suppléeront à ce que j'aurais à dire ici sur les autres espèces. *Voyez* ALPHOS, LEUCÉ, MÉLAS, VITILIGO, etc.

§ IV. Le mot hébreu *zaraah*, qu'on a traduit en latin et en français par les mots *lepra*, lèpre, n'a pas de radical dans la langue hébraïque. Il signifie, d'après Aben-Esra, *plagam aliquam in corpore, quâ debilitantur vires corporis.* D'autres, et en particulier Syrus, Latinus Vetus, et Chaldæus, ont rendu la même expression hébraïque par les mots latins *vespæ* (guêpes) et *crabrones* (frelons), tandis que son véritable sens est, suivant d'autres, *angustia malorum.* Fort embarrassé de choisir entre ces diverses versions, je ne déduirai qu'une seule conséquence de ces remarques préliminaires ; c'est que le mot hébreu qu'on a traduit par le mot *lèpre* offre un sens indéterminé qui varie suivant les interprètes. Nous verrons bientôt que le caractère de la maladie que les Juifs désignent sous le nom de *zaraah*, et qu'on a ensuite appellée la *lèpre des Juifs*, est aussi très-obscur.

Lisez attentivement les traductions latines ou françaises du Lévitique, chapitre XIII et XIV, du livre des Nombres, x , et du livre des Rois, x, et après les avoir long-temps médités, dites si votre esprit a retenu autre chose, sous le point de vue médical, si ce n'est que Dieu frappa son peuple d'un fléau ; *qu'il y avait des plaies plus enfoncées que la peau de la chair* (beaucoup d'ulcères sont dans ce cas); *que le poil de la plaie devenait blanc;* (que faut-il entendre par *le poil de la plaie ?*); que la lèpre boutonnait dans la peau ; *qu'il y avait des lépreux aussi blancs que la neige et qui souffraient horriblement ; que les lévites seuls savaient guérir cette maladie ;* qu'ils isolaient ceux qui en étaient atteints ; *que Géhazi attaché au service d'Elisha, atteint de la*

lèpre, *n'en parlait pas moins avec le roi* ; que les lévites puri-
fiaient les corps des lépreux et faisaient des sacrifices expiatoires
pour lesquels ils choisissaient des oiseaux, des agneaux, et de
l'huile, etc ; qu'il y avait une *espèce de lèpre qui s'attachait aux
maisons et aux habits* ; que, lorsqu'on *voyait* une plaie dans la
maison, il fallait en prévenir le sacrificateur, *surtout si elle re-
poussait*, après avoir été raclée de la surface de la pierre, etc.
(S'agit-il, ici, du phénomène de la contagion ou de quelques
phénomènes physiques que présentent les parois des maisons sales
et mal tenues ?)

Que conclure de ces passages des livres sacrés, si ce n'est
qu'ils ne se prêtent à aucune interprétation, médicale qu'une
saine critique puisse avouer ? Et lorsqu'on voit plusieurs
savans, tels qu'Ouseel, Gaspard de los Reies, Wedel, Wetliof,
Rusmeyer, etc., s'évertuer à classer et à subdiviser cette prétendue lèpre qui comptait deux espèces distinctes suivant Mead,
et jusqu'à quatre d'après Lorry ; lorsque d'autres, tels qu'un auteur
anonyme dans les *Essais d'Edimbourg* et le docteur Hillary, avancent que la lèpre des Juifs n'est autre chose que le frambæsia de
l'Afrique, caractérisé, disent-ils, comme la maladie des Juifs,
par *l'état de la peau qui ressemble à de la chair crue*, et par la
blancheur des poils ; lorsque d'autres enfin aiment mieux supposer avec Bateman que la lèpre des Juifs correspond au *leucé* des
Grecs, au *baras* des Arabes, à la troisième espèce de *vitiligo* de
Celse (comme si l'existence et les caractères du *leucé*, du *baras*
et du *vitiligo*, étaient dégagés de toute incertitude et de toute
obscurité) ; cette divergence d'opinions ne prouve-t-elle pas de
nouveau qu'on ne peut suppléer, par des interprétations et des
hypothèses plus ou moins vraisemblables, aux détails indispensables dont les descriptions des maladies doivent être accompagnées avant de devenir la matière d'une discussion, et sans
lesquels leur véritable caractère reste à jamais indéterminé?
Voyez ALPHOS, LEUCÉ, MELAS, SIWEN, etc.   (P. RAYER.)

LÉPREUX., adj., *leprosus*, qui est atteint de la lèpre, qui a
rapport à la lèpre : un *lépreux*, une affection *lépreuse*.

On désignait autrefois, indistinctement sous le nom de *lépreux*
les individus attaqués de l'éléphantiasis des Grecs, de l'éléphantiasis des Arabes, de la lèpre ou de toute autre maladie chronique
de la peau. Aussi Lactance les nomme-t-il indifféremment *leprosi, elephantiaci*. On les a encore appelés *malandrosi*, par suite

d'une prétendue ressemblance qu'on avait cru trouver entre les affections lépreuses et les javarts des chevaux (*malandria.*) Après les croisades, on les désignait quelquefois encore sous les noms de *pauperes Christi*, de *morbi beati Lazari languentes*, etc.

Les lépreux, ou plutôt les individus attaqués des diverses maladies que nous avons indiquées plus haut, ont été tour à tour des objets d'horreur, de pitié, et de vénération. Ils ont été soumis à des mesures sanitaires dont l'utilité peut être d'autant plus difficilement appréciée aujourd'hui, que les maladies dont elles devaient prévenir la propagation ont été elles-mêmes plus inexactement décrites. Tout le monde connaît le texte de la loi mosaïque (Lévitique, chap. XIII.) On sait aussi que Rhataris, roi des Lombards, rendit en 630 une loi contre les lépreux ; qu'au huitième siècle, saint Ottomar et saint Nicolas fondèrent des léproseries, le premier, en Allemagne, et le second en France ; qu'à la même époque, on établit de semblables hôpitaux en Italie ; enfin que Pépin, en 757, et Charlemagne, en 789, réglèrent par leurs capitulaires les mariages des lépreux, (Delamarre, *traité de police*, tome II, page 527), et qu'ils devinrent aussi l'objet d'une disposition particulière en Angleterre. (*Decret. Gregor.*, *lib.* IV, *tit.* 8.) Depuis lors on s'est assez généralement attaché à séquestrer les lépreux de la société ; mesure qui ne saurait être justifiée, si elle ne s'appliquait réellement qu'à des individus atteints de la lèpre ou de l'éléphantiasis des Grecs, maladies qui ne sont pas contagieuses. On a même été, dans quelques pays, et à de certaines époques, jusqu'à frapper les lépreux de mort civile ; et pour que l'analogie fût plus complète, en les transférant dans les léproseries, on imitait les cérémonies extérieures des pompes funèbres. (Voyez *l'Histoire de Bretagne* qui précède le *Dictionnaire de Bretagne* d'Ogée.) D'un autre côté, l'historien Josephe nous apprend que, chez certains peuples, les lépreux, loin d'être exclus de la société, étaient au contraire l'objet d'une vénération toute particulière, et qu'on les revêtait des premières autorités civiles et militaires (*Antiq. judaïc*, III, 2.), ce qu'ignoraient probablement ceux qui depuis les ont condamnés à la réclusion. Tout annonce qu'ils ne seront plus désormais l'objet de tant d'honneurs et de tant d'injustices.

(P. RAYER.)

LÉPROSERIES. Pendant le long espace de temps qui s'est écoulé entre les neuvième et seizième siècles, on comptait dans chaque pays de l'Europe un grand nombre d'hospices, qui passent généralement pour avoir été exclusivement destinés au traitement des lépreux. Toutefois le nombre de ces *léproseries*, qu'on appelait aussi *misellaria*, *mézelleries*, *ladreries*, *maladreries*, *lazaretti*, parce que les lépreux s'appellaient *miselli* ou *lazari*, *mezeaux* (*mezel* au singulier), a été singulièrement exagéré par quelques auteurs, par suite d'une fausse interprétation d'un passage de Math. Paris. On a fait dire à cet historien qu'au treizième siècle il y avait dix-neuf mille lazarets, dans la chrétienté, tandis qu'il dit seulement que les chevaliers hospitaliers étaient en possession d'autant de manoirs ou de seigneuries : « *habent hospitalarii novemdecim maneriorum in christianitate* » (*Hist. angl.*, ad annum 1244. Ducange, *Gloss.* art. *lazaret*. Mézeray, *Histoire de France.*) Les chevaliers de Saint-Lazare, institués pour avoir soin des lépreux, avaient les lazarets sous leur dépendance. Ils amassèrent d'immenses richesses; mais ils nous ont légué peu d'ouvrages scientifiques. Aussi règne-t-il aujourd'hui la plus grande incertitude sur le caractère des maladies qui furent admises dans les léproseries, lors de leur création. Les uns ont soutenu que la prétendue *lèpre* d'alors n'était autre chose que la *syphilis*, dont l'apparition en France a coïncidé avec l'établissement de ces léproseries; d'autres que c'était une maladie particulière inconnue aujourd'hui; un plus grand nombre ont pensé qu'on donnait alors le nom de *lèpre* à l'éléphantiasis des Grecs, etc. Je ne puis qu'indiquer ces diverses opinions, dont l'examen exigerait de trop longs détails. Je ferai remarquer toutefois que plusieurs rapports qui nous ont été transmis par des médecins *attachés à des léproseries*, plusieurs siècles après leur première organisation, établissent que l'*éléphantiasis* des Grecs était la maladie que l'on désignait, à cette époque, le plus ordinairement sous le nom de *lèpre*, et que les léproseries étaient alors spécialement destinées à son traitement. Néanmoins les individus atteints de la *lèpre des Grecs* étaient également admis dans ces établissemens. Il paraît même que le sens du mot *lèpre* était devenu si vague et si indéterminé, qu'on recevait dans les lazarets, comme atteints de cette maladie, tous les individus atteints d'ulcères ou de maladies chroniques de la peau. Aussi Greg. Horst, qui était, à Ulm, un des inspecteurs de ces lazarets, vers la fin du seizième siècle, fait-il remarquer qu'on ne se bornait pas à admettre dans ces léproseries les individus atteints de l'éléphantiasis des Grecs, mais qu'on y recevait une foule de malades chez lesquels on n'observait ni les tubercules de la face, ni l'épaississement des lèvres, ni l'aplatissement du nez, ni l'état hideux des oreilles et des yeux, et qui est particulier à l'éléphantiasis. Horst ajoute qu'on y admettait des individus affectés de *gale sèche, d'éruptions pustuleuses*, de *gerçures* à la peau, et d'un état de *desquamation* semblable au *psora* des Grecs; qu'on y admettait même ceux qui n'éprouvaient qu'une vive démangeaison à la peau, ou qui présentaient des ulcérations ou une desquamation a la surface du corps; enfin qu'on recevait les *pauvres* dans ces léproseries, et qu'elles leur servaient d'asile. C'est pour cela, continue Horst, que dans ce lazaret, comme dans beaucoup d'autres, il y a très-peu de malades affectés du véritable éléphantiasis, tandis qu'on y voit un assez grand nombre d'individus atteints du *psora* invétéré ou de la lèpre des Grecs. (*Obs. med. lib.* VII, *obs.* XVIII, *epist.* J. H. Hofenero.) P. Forcest, qui à cette époque remplissait les mêmes fonctions à Alcmaer et à Delft, nous apprend aussi que les individus que l'on rassemblait dans les léproseries, soit comme mendians, soit comme lépreux, n'étaient point réellement atteints de la lèpre, mais de la gale ou de toute autre affection de la peau. Sur dix individus, dit P. Forcest (*Obs. chir., lib.* IV, *obs.* VII, *sch.*), on n'en trouvait pas un qui fût affecté de la lèpre ou de l'éléphantiasis des Grecs. Riedlin fait la même observation ralativement à l'hôpital de Vienne, destiné à recevoir les lépreux ou les malades atteints d'éléphantiasis. « *Sicuti verò non nisi rarissimè inveniuntur quibus leprosi nomen meritò et reverà attribui posset, utiquidem leprosi à plerisque auctoribus describuntur; sed plerumque hisce domibus illi includuntur, qui scabie siccâ fœdâ, et diù jam instante, laborant, etc.* » (D. V. Riedlin, *Lineæ med.*, vol. III, ann. 1797, mens. maio.)

Tout porte donc à croire que les *léproseries*, loin d'avoir été exclusivement consacrées au traitement de la *lèpre*, comme leur nom semble l'indiquer, furent d'abord spécialement destinées à recevoir les individus affectés de l'éléphantiasis des Grecs ou de la syphilis; qu'on y rassembla ensuite indistinctement tous les malades atteints de phlegmasies chroniques de la peau; enfin qu'elles servirent d'asile aux pauvres et aux mendians. L'existence d'un grand nombre de léproseries pendant le laps de temps qui s'est écoulé entre les neuvième et seizième siècles ne prouve donc pas rigoureusement que la lèpre et l'éléphantiasis des Grecs fussent alors beaucoup plus fréquens, en Europe qu'ils ne le sont aujourd'hui : car si ces établissemens ont disparu, ils ont été remplacés par de nombreux hôpitaux où les individus atteints de maladies de la peau sont reçus, et par des dépôts de mendicité pour les vagabonds et les mendians.   (P. RAYER.)

LÉSION, s. f., *læsio*, de *lædere*, blesser, endommager. Nous appelons *lésion* tout dérangement dans l'action des organes, ou toute affection de leur tissu constituant un état pathologique.

Après avoir ainsi reconnu des lésions d'action et des lésions organiques, ou, en d'autres termes, des lésions vitales et des lésions physiques, nous conviendrons que les lésions d'action doivent très-souvent entraîner des lésions organiques, et réciproquement ces dernières amener des lésions vitales, sans pour cela nous croire moins fondé à conserver une division médicale appuyée sur les observations les moins contestables. Voici, en supposant qu'on voulut la combattre, quelques-unes des raisons qui peuvent démontrer combien elle est vraie.

Il y aurait sans doute de l'absurdité à soutenir que, lorsque l'action d'un organe est accrue, diminuée, pervertie ou tout-à-fait détruite, il ne s'est opéré aucun changement matériel dans ce même organe. Mais il est bien facile de prouver que ce changement, quoique des plus réels, doit fort souvent échapper à nos sens. Quel est, je le demande, l'observateur assez confiant dans sa perspicacité pour se croire capable de reconnaître à la seule inspection du cerveau mis à nu si un homme est endormi ou éveillé ? et cependant, eu égard aux rapports que l'âme entretient avec le cerveau, il y a presque autant de différence du sommeil à la veille qu'entre la mort et la résurrection. Aussi le retour pendant la vie, et le remplacement successif des deux premiers états l'un par l'autre, nous plongeraient-ils dans une admiration mêlée d'effroi, si l'habitude ne nous avait, en quelque sorte, familiarisés avec ces phénomènes merveilleux, sans nous rendre plus habiles à les expliquer ? Contentons-nous d'ajouter que l'observation des maladies nous montre à chaque instant des cas analogues, c'est-à-dire dans lesquels l'examen le plus attentif des organes n'apprend absolument rien sur la cause qui a pu entraver leur action ; et nous croirons n'avoir pas laissé plus de doute sur l'existence des lésions vitales qu'il n'y en a par rapport aux lésions organiques. Nous allons donc successivement faire connaître ces deux ordres de lésions.

LÉSIONS VITALES OU D'ACTION. — Les lésions dont il s'agit actuellement ont aussi été appelées *lésions nerveuses*, dénomination que nous leur conserverions bien volontiers, si elle ne paraissait préjuger le siége et la nature du mal. Bien que leur nombre ait assurément été beaucoup exagéré, ces lésions, nous le répétons, se rencontrent fréquemment. Jusqu'à ce jour on doit considérer commme leur appartenant, au moins dans le principe, la plupart des espèces d'aliénation mentale, les fièvres essentielles, les typhus, les névroses, etc. Il convient pourtant de dire que, dans beaucoup de cas où l'on n'avait d'abord aperçu que des lésions vitales, des dissections faites avec plus de soin ont fait découvrir des lésions organiques souvent très graves. Tout porte à croire que le nombre des faits de ce genre doit nécessairement s'accroître encore; mais en même temps l'expérience, l'étude approfondie des fonctions, nous prouvent chaque jour davantage qu'un grand nombre de dérangemens de l'organisme sont de nature à toujours échapper à nos moyens d'investigation. Il y aura donc de tout temps une classe nombreuse de faits pour lesquels l'anatomie pathologique ne nous apprendra autre chose, sinon que la cause dont ils dépendent ne saurait frapper nos sens.

Si jamais cette science ne nous fournissait de plus grandes lumières, elle serait loin de mériter le rang éminent qu'elle occupe parmi les connaissances médicales. Cependant, alors même qu'elle ne nous découvre pas tout ce que nous cherchons, elle nous rend encore de véritables services; car c'est un très-grand avantage, quand on ne peut parvenir à la vérité, de se garantir au moins de l'erreur. Or l'anatomie morbide peut toujours nous en défendre, en nous empêchant d'attribuer à des causes imaginaires des phénomènes dont elle est inhabile à nous rendre raison. Mais, dans un nombre immense de cas, ses résultats sont bien autrement satisfaisans. Elle leur doit l'influence très-grande qu'elle exerce en médecine, influence sans cesse augmentée par l'accumulation des faits qui chaque jour enrichissent l'histoire des lésions organiques dont je vais immédiatement m'occuper, des détails plus circonstanciés sur les lésions vitales ne pouvant, à mon sens, être utilement séparés de la description des maladies qu'elles produisent.

LÉSIONS ORGANIQUES OU PHYSIQUES. — Fille des temps modernés, l'anatomie pathologique, que les mœurs des anciens n'auraient jamais laissé naître, s'est réduite, pendant les deux premiers siècles environ de son existence, aux faits épars consignés dans les ouvrages de Benivienus, Plater, T. Bartholin, Malpighi, Ruisch et de quelques autres observateurs. Bonnet, le premier, s'occupa de rassembler dans un seul recueil tous ces faits et une foule d'autres oubliés ou perdus dans des ouvrages ignorés pour la plupart. Son *Sepulchretum*, malgré de très-nombreuses imperfections, produisit, quand il parut, une très-grande sensation, et, parmi les éminens avantages qu'il procura à la science, il eut celui de stimuler l'émulation de Morgagni. En effet, on doit aux efforts de cet illustre anatomiste, pour rectifier le travail de Bonnet, la plus précieuse collection de faits qu'un seul homme ait encore rassemblée. A leur tour, les travaux du médecin italien contribuèrent puissamment à répandre le goût de l'anatomie pathologique en Allemagne, en Angleterre et en France, et ils ne furent sans influence sur aucune des productions de Walther, Bonn, Otto, Sandifort, Hunter, Corvisart, Bayle, etc. Mais, contens de suivre la carrière tracée par leurs prédécesseurs, ces savans se bornèrent à recueillir des faits la plupart du temps sans liaisons entre eux, ou bien à composer de simples monographies. L'idée, plutôt entrevue qu'exécutée par Bichat, d'embrasser d'une manière méthodique l'ensemble de faits si laborieusement acquis, fut fécondée par MM. Laënnec et Dupuytren, et chacun d'eux publia, à peu près dans le même temps, les bases d'une classification raisonnée d'anatomie pathologique. En reproduisant la sienne quelques années plus tard, le premier de ces professeurs déclara, avec raison, que la science n'était pas encore assez avancée pour se prêter à une division régulière et complète de tous les faits dont elle se compose. J'ajouterai que, malgré les efforts tentés depuis par MM. Cruveilher, Mérat, Meckel, et tout récemment par Heuzinger, pour surmonter les difficultés signalées par M. Laënnec, elles ne me semblent pas de beaucoup diminuées. Quoi qu'il en soit, j'ai dû chercher dans les idées de ces auteurs les bases d'une classification à quelques égards différente de la leur plutôt que nouvelle, non dans l'espoir de faire mieux, mais par la raison que des faits en assez grand nombre, ou nouveaux, ou mieux connus depuis peu, demandent, il me semble, à être présentés avec une apparence de nouveauté.

XIII.   6

Me proposant uniquement de parler des lésions organiques qui surviennent sous l'influence des forces vitales, je crois devoir exclure de ma classification celles qui, comme les plaies, les fractures, les luxations, sont ordinairement dues à l'action de causes étrangères à l'économie. J'agirai de même à l'égard des entozoaires; car, bien que le développement de certaines productions morbides présente, comme nous le verrons plus tard, une apparente analogie avec l'évolution de quelques-uns de ces êtres parasites, il suffit de considérer l'isolement réel où ils sont des parties qui les nourrissent, pour se déterminer à ne pas les comprendre parmi les lésions appartenant véritablement aux organes. Enfin je retrancherai encore du nombre de celles-là les simples transpositions et tous les déplacemens qui s'opèrent sans intéresser la texture de nos parties. Ainsi réduites, les altérations du domaine de l'anatomie pathologique forment deux ordres, dont le premier comprend les productions ou formations nouvelles développées dans la trame des organes, et néanmoins étrangères à leur texture; le second se compose des lésions qui intéressent le tissu même de l'organe affecté. Chacun de ces deux ordres se subdivise en genres et en espèces, que nous allons successivement examiner.

ORDRE PREMIER. — *Formations nouvelles.* — Bien que les produits anormaux dont il s'agit en ce moment ne fassent réellement pas corps avec l'organe qui les renferme, au moins dans leur premier développement, et autant que les dissections les mieux faites permettent d'en juger, il s'en faut de beaucoup que par leurs progrès ultérieurs ils laissent toujours sa texture intacte. Loin de là, ils finissent, pour la plupart, par l'altérer d'une manière plus ou moins profonde. Parmi ces produits, les uns, dépourvus d'organisation et entièrement séparés de la partie qui les fournit, sont le résultat de sécrétions analogues, sous plus d'un rapport, à celles qui s'opèrent dans l'état normal; les autres tiennent aux organes par des liens intimes, se développent et s'entretiennent en quelque sorte comme un végétal dans la terre. De là deux genres de formations nouvelles; savoir : les productions inorganisées, et les productions organisées.

Genre premier. — *Productions inorganisées.* — Ce genre nous présente comme principales espèces, 1° l'accumulation morbide, tant locale que générale, de sérosité ou de graisse dans les tissus ou les cavités naturelles; 2° les dépôts pigmentaires de couleur variée qu'on observe dans les *nævus*, les éphélides et autres colorations de la peau, des membranes muqueuses ou d'organes encore plus profondément situés, dépôts avec lesquels les mélanoses présentent une grande conformité de développement, comme l'ont prouvé les recherches de M. Laënnec et celles plus récentes de M. Breschet; 3° les concrétions osso-terreuses qu'on rencontre principalement entre les tuniques artérielles, dans l'épaisseur de certains cartilages, etc.; 4ᵘ les sécrétions gazeuses, observées depuis peu avec quelque attention; 5° l'exsudation de lymphe coagulable susceptible d'éprouver des transformations ultérieures fort importantes à bien connaître.

Genre deuxième. — Productions organisées. — Assez généralement désignées en France par le nom de *tissus accidentels*, les productions organisées ont été considérées par presque tous les anatomistes, comme des organes développés et végétant au milieu de nos tissus. J. Adams a été plus loin; il a cru reconnaître en elles de véritables animaux, à l'exemple de quelques anciens médecins, qui avaient pris le cancer pour un être vivant. La fausseté de son opinion saute aux yeux de tout le monde et n'a pas besoin d'être réfutée. Je ne m'arrêterai donc pas à la combattre; mais je ferai remarquer en passant que, si le nom d'*organe* doit être exclusivement réservé à des instrumens formés pour atteindre un but physiologique, on ne saurait sans abus l'appliquer à des productions morbides, quelle que soit d'ailleurs la régularité de leur organisation. Au reste, et nonobstant les objections d'Heuzinger contre la classification de M. Laënnec, je ne continuerai pas moins à diviser les productions organisées ou tissus accidentels en deux sous-genres; savoir : les tissus analogues à ceux dont se compose le corps humain, et les tissus hétérologues ou sans analogie avec les tissus naturels.

Premier sous-genre. — Tissus accidentels analogues. — La ressemblance que les productions dites analogues présentent avec les tissus normaux est telle, que les noms de ces derniers ont été jusqu'à présent à peu près les seuls qui aient servi à les désigner. Aussi, excepté le tissu nerveux, et peut-être aussi le tissu musculaire, qu'on n'a point encore vus accidentellement développés, tous les autres tissus ont tour à tour fourni leurs noms aux productions organisées, soit qu'elles parussent formées par le développement accidentel d'un seul ou de plusieurs des tissus ci-après, savoir : 1° le tissu cutané, 2° le tissu séreux, 3° le tissu muqueux, 4° le tissu ligamenteux et ses variétés, 5° le tissu cartilagineux, 6° le tissu osseux, 7° le tissu vasculaire, 8° le tissu cellulaire.

Le tissu vasculaire et le tissu cellulaire jouent un grand rôle dans le développement des productions accidentelles analogues, et beaucoup parmi elles ne sont formées que de l'un ou de l'autre de ces deux tissus. C'est ainsi que les productions dites érectiles sont presque entièrement dues au tissu vasculaire, et que le tissu cellulaire, si remarquable par sa force reproductive, fournit la base d'une foule de tumeurs, bien plus fréquentes que les productions fibreuses. Ce même tissu forme encore la plupart des kystes, sortes de productions dont le développement, après avoir été l'objet de recherches opiniâtres, laisse peut-être encore bien des choses à désirer. En effet, s'il fallait en croire certains observateurs allemands, ce serait en formant des *vésicules*, c'est-à-dire des kystes, que la nature procéderait au développement des animaux, de ceux surtout qui prennent naissance au milieu d'organes animés et vivans.

On ne peut vraiment pas nier qu'il n'existe, sous le rapport de la forme extérieure, une analogie manifeste entre certains kystes séreux et les acéphalocystes, puis entre ces derniers et les hydatides ou vers vésiculaires; mais la ressemblance pourrait bien être plutôt apparente que réelle. Je n'en devais pas moins la mentionner d'une manière expresse, eu égard à l'importance que lui ont accordée beaucoup de savans. Je terminerai mes remarques sur les tissus accidentels analogues, en ajoutant qu'ils n'ont jamais, ou que bien rarement, la perfection d'organisation des tissus auxquels on les compare. C'est ce qui a fait admettre des tissus demi-analogues, comme les cicatrices cutanées imparfaites, les ossifications pierreuses ou terreuses, les productions cornées imparfaites, le tissu d'apparence nacrée analogue à la vessie natatoire des poissons que nous offrent certains kystes, etc.

Deuxième sous-genre. — Tissus accidentels hétérologues. — Les tissus hétérologues décrits jusqu'à ce jour se réduisent aux suivans : 1° les tubercules, 2° la mélanose, 3° le squirrhe, 4° l'encéphaloïde, 5° la cirrhose, 6° la sclérose. Ces productions ont cela de remarquable, que, quelle que soit la partie où elles se développent, elles conservent toujours dans leurs caractères distinctifs une analogie remarquable, et souvent même une identité parfaite. Elles se distinguent également par l'espèce d'affinité que plusieurs d'entre elles semblent avoir les unes pour les autres. C'est ainsi que l'on rencontre très-fréquemment réunis l'encéphaloïde et le squirrhe, les tubercules et la mélanose, etc. Tous les tissus hétérologues, étant traités chacun à leur mot particulier, la cirrhose exceptée, qu'une omission a fait renvoyer au mot FOIE, je n'entrerai dans aucun autre détail à leur égard. J'ajouterai seulement qu'on les voit tantôt disposés en masses enkystées ou non enkystées, et tantôt disséminés dans la trame même des organes, et l'infiltrant, en quelque sorte, comme l'a très-bien exposé M. Laënnec.

ORDRE DEUXIÈME. — *Lésions de tissu.* — Les lésions qui ont pour caractère d'affecter le tissu de nos parties se présentent sous deux aspects différens; tantôt l'organe où elles se montrent n'offre que de légers changemens, des modifications plutôt que de véritables dérangemens de l'état normal; d'autres fois sa texture est plus ou moins profondément altérée. Le premier genre d'affections constitue les modifications; le second, les altérations de tissu.

Genre premier. — *Modifications de tissu.* — Dans toutes les lésions de ce genre, la texture des organes est toujours facilement reconnaissable, alors même qu'on peut la dire le plus profondément affectée. On doit leur rapporter : 1° les simples changemens dans la circulation, savoir la congestion, suivie ou non d'hémorrhagie par exhalation, ou bien un état d'affaissement et de vacuation; 2° les modifications de forme ou de volume, telles que les dilatations anévrysmales, la dilatation des cellules pulmonaires dans l'emphysème du poumon, le rétrécissement des bronches, le rapetissement du poumon par suite d'épanchement pleurétique; 3° les troubles de nutrition, d'où proviennent l'endurcissement et le ramollissement (*voyez ce mot*), qui doit être considéré comme la cause principale des ruptures, auxquelles certains organes sont particulièrement exposés, comme le cerveau, le cœur, la rate, etc.; 4° enfin l'atrophie et l'hypertrophie.

Genre deuxième. — *Altérations de tissu.* — On peut rapporter les cas principaux d'altération de tissu aux espèces ci-après, savoir : 1° les effets variés et très-nombreux de l'inflammation, 2° les ruptures précédées de ramollissement, 3° les transformations ou métamorphoses dont les unes semblent ne pas sortir de l'ordre naturel, comme le changement des cartilages en os par les progrès de l'âge, la métamorphose des membranes muqueuses en peau, suite de leur exposition prolongée au contact de l'air; les autres constituent des états pathologiques toujours graves, tels que la dégénéressence graisseuse de certains organes, la transformation en une matière gélatineuse observée par M. Cruveilhier, et l'altération bien plus profonde qui, dans la lèpre, atteint des membres entiers, et les fait se séparer du tronc; 4° l'ulcération qu'un même caractère distingue toujours, quel que soit le tissu où elle se montre; 5° la gangrène. A la vérité, on pourrait dire qu'une partie gangrenée n'étant pas seulement malade, mais vraiment frappée de mort, la gangrène n'est pas ou est plus qu'une lésion. Néanmoins, si l'on fait attention aux circonstances qui ont amené la gangrène, aux rapports que la partie affectée conserve avec l'organisme, et aux phénomènes nombreux et très-importans qui en sont l'inévitable résultat, on sera convaincu que la gangrène doit nécessairement trouver place dans une classification des lésions organiques.

Des affections aussi différentes les unes des autres, malgré quelques points d'analogies, présentent, soit qu'on les envisage en elles-mêmes ou bien dans leurs rapports généraux avec l'économie, des degrés d'importance très-différens, et bien dignes en même temps d'être soigneusement appréciés. Ainsi, comparées aux lésions de tissu (ordre 2e), les formations nouvelles (ordre 1er) s'offrent en général avec un caractère de gravité beaucoup moindre; et dans ce même ordre, les lésions dont se compose son premier genre, les productions inorganisées qui très-souvent consistent dans la sécrétion et l'amas d'une matière dépourvue de toute propriété nuisible, sont, les plus légères de toutes les affections organiques. Quelques-unes même, comme certains *nævus*, ne présentent vraiment pas d'inconvéniens appréciables pour la santé. De même, parmi les productions organisées, les tissus analogues, dont les progrès de développement sont lents, assez souvent bornés, et qui n'éprouvent presque jamais d'altérations ultérieures, sont beaucoup moins à redouter que les tissus hétérologues susceptibles d'un accroissement indéterminé, et destinés à subir un ramollissement qui devient la source d'accidens très-fâcheux, et en tout comparables à ceux qu'entraînent les lésions du tissu même des organes.

Bien qu'en général de pareilles lésions se distinguent, comme je viens de le dire, par un caractère remarquable de gravité, toutes, à cet égard, ne sont pas sur la même ligne. Il y a même entre elles de si grandes différences, que souvent une production accidentelle est plus fâcheuse que certaines affections de tissu. Par exemple, les tubercules du poumon sont plus dangereux que la dilatation des cellules aériennes dans l'emphysème, ou leur compression dans la pleurésie. Pour la plupart des organes, un léger état d'atrophie ou d'hypertrophie est moins à craindre que le développement de la mélanose, de la cirrhose, et surtout du squirrhe. Il n'en est pas moins vrai que les lésions qui consistent dans l'affection propre des tissus organiques doivent à cette circonstance un caractère de gravité incontestable. La chose par exemple n'est pas douteuse pour l'ulcération, les transformations, et surtout la gangrène.

Il ne suffit pas de considérer avec attention la nature même de la lésion organique, de tenir compte de son état de simplicité ou de complication, qui, l'un et l'autre, ont sur les progrès du mal une influence très-diverse, et bien faite pour être sérieusement étudiée; il importe encore d'avoir égard à l'importance réelle de l'organe affecté, si l'on veut se faire des idées exactes sur l'ensemble des inconvéniens attachés à sa lésion. En effet, une affection, très-grave par sa nature, peut l'être fort peu en raison de son siége. Ainsi la gangrène d'un doigt n'est pas à beaucoup près autant à redouter que l'hypertrophie affectant le cœur ; et cette même lésion, toujours très-fâcheuse lorsqu'elle est fixée sur une partie aussi importante que l'organe central de la circulation, sera sans effets nuisibles appréciables, si elle atteint les intestins, la vessie urinaire, ou plutôt encore quelque portion du système musculaire de la vie animale. Ces réflexions nous semblent de nature à en faire naître un grand nombre d'autres dans l'esprit du lecteur, et par ce motif nous ne les pousserons pas plus loin. En conséquence, nous allons de suite entreprendre d'exposer d'une manière générale, ce que les lésions organiques offrent de plus important à étudier sous le rapport, 1° de leurs causes prochaines, 2° de leur développement, 3° de leurs effets sur l'économie ; 4° cela fait, nous compléterons notre cadre nosologique en disant un mot de quelques phénomènes morbides dus à l'altération des liquides. -

1° *Causes prochaines des lésions organiques.* — Personne

n'ignore que M. Broussais a placé la cause prochaine de toutes les lésions organiques dans l'irritation et l'inflammation, qui, suivant lui, n'est qu'un degré de la première affection. Beaucoup d'écrivains ont pris à tâche de soutenir ou de développer cette manière de voir; et il faut avouer que les nombreux et importans phénomènes qui sont les conséquences plus ou moins immédiates de l'irritation ou de l'inflammation paraissent, quand on se borne à les étudier superficiellement, devoir lui fournir un appui inébranlable. En effet, il n'est pas douteux que l'irritation long-temps continuée dans un organe n'y puisse amener à la longue des altérations notables. On voit également une foule de résultats du plus haut intérêt directement produits par l'inflammation. C'est ainsi que l'exsudation d'une lymphe plastique qui tantôt reste pus, d'autres fois s'organise et devient fausse membrane; que l'altération qu'éprouvent à la longue les parties atteintes d'inflammation chronique, mettent hors de toute espèce de doute l'influence puissante de l'irritation et de l'inflammation. Mais prétendre que ces deux causes sont vraiment les seules capables d'agir sur nos organes, et; dès qu'on est parvenu à constater l'existence de l'une ou de l'autre, ne vouloir rien admettre de plus, et croire avoir tout expliqué en supposant quelques modifications dans l'action d'agens dont l'essence, assure-t-on, reste toujours invariablement la même, c'est s'élever à dessein contre les vérités les mieux établies. Nous allons essayer d'en fournir la preuve.

Lors même qu'à l'exemple de quelques médecins, on donnerait au mot *irritation* un sens illimité et assez étendu pour pouvoir s'en servir à exprimer la cause de tout phénomène morbide dû à l'action de nos organes, il faudrait encore convenir que cette cause ou l'irritation diffère d'elle-même, dans certains cas, tout autant que les êtres les plus opposés entre eux. Quelle prodigieuse différence de résultats n'obtient-on pas, si l'on irrite la peau avec le virus syphilitique, celui de la rage ou un acide peu concentré! et l'on voudrait n'y voir que la simple modification d'une action toujours identique dans sa nature intime! En vérité, j'aurais honte de réfuter une pareille rêverie. Peut-être encore serait-il permis de la proposer, si, dans les phénomènes extérieurs, et dont il semble que nous devrions plus aisément être maîtres, nous pouvions modifier les irritations de manière à faire succéder l'une à l'autre; si nous pouvions métamorphoser une pustule variolique en une pustule de vaccin, et celle-ci en une éruption dartreuse. Mais quel homme oserait se flatter d'opérer un pareil changement? Il y a plus, l'action des corps dont la manière d'agir semble se rapprocher davantage de celle de la fameuse épine détermine sous nos yeux, et malgré nous, des effets constamment différens. Ainsi l'application, sur la peau, d'un emplâtre saupoudré avec le tartre stibié provoque l'éruption de pustules d'un aspect toujours le même, et tel, qu'il faut une certaine attention pour les distinguer des boutons de vaccin. Les frictions avec la teinture de cantharides font sortir de petites bulles semblables à la miliaire. Il n'est pas un seul corps qui, après avoir agi sur nos organes, ne détermine de leur part une réaction évidemment différente dans ses effets apparens. Or, soutenir que la cause de phénomènes aussi variés reste néanmoins constamment la même est opposé à tout principe de raisonnement. Rien n'est plus facile à prouver.

Dans l'impossibilité où nous sommes d'apercevoir les causes prochaines elles-mêmes, et n'ayant pour les connaître d'autre moyen que d'observer leurs effets, nous ne pouvons, quand ils se montrent différens, nous refuser à admettre des différences analogues dans le principe qui les produit. Mais je le demande, celui qui examine sans prévention l'état d'une partie dévorée par l'ulcération ou soumise à la transformation gélatineuse, qui suit graduellement la lente transformation d'un cartilage en os, qui s'assure que, dès l'instant où l'on commence à en signaler l'existence, le squirrhe diffère déjà beaucoup du tubercule, celui-là pourra-t-il raisonnablement supposer que des effets aussi différens sont produits par une cause constamment identique? Assurément, non. Si donc nous ne pouvons, sans tout confondre, donner le même nom à des objets divers, nous devons nous refuser à appeler du seul mot d'*irritation* les causes d'affections aussi différentes entre elles que le sont les lésions organiques.

Ce serait aller contre l'observation des faits les plus évidens que de nier l'influence de l'irritation inflammatoire sur le développement de ces lésions, et l'activité qu'elle peut donner à la cause spéciale qui produit réellement chacune d'elles. Mais sans leur coïncidence, sans leur réunion avec cette cause, l'irritation et l'inflammation n'auront jamais de résultats semblables aux siens. En résumé, loin d'attribuer toutes les lésions d'organes à un principe unique, nous n'hésitons pas à assurer qu'elles dépendent de causes prochaines différentes, en bien plus grand nombre encore que celles dont nous pouvons constater l'existence par l'observation d'effets différens; car il est certain que, dans beaucoup de cas où nous n'apercevons pas de dissemblances, il en existe néanmoins très-souvent de fort grandes. On me dispensera, j'espère, de fournir des preuves à l'appui de cette assertion, et l'on n'en demandera pas plus, je pense, pour me laisser avancer que la médecine consiste à savoir distinguer les maladies entre elles, malgré leur fond d'analogie, tout aussi bien que l'histoire naturelle des animaux, à les différencier les uns des autres, nonobstant l'unité de composition qui est, dit-on, leur partage.

2° *Développement des lésions organiques.* — L'anatomie pathologique ne s'occupe que de faits accomplis. Par conséquent, lorsqu'ils peuvent lui être soumis, ils ont toujours été précédés d'une série de faits en plus ou moins grand nombre, dont la connaissance serait indispensable pour expliquer les résultats que l'on étudie actuellement. Les expériences tentées sur les animaux dans l'intention de produire des désordres organiques, et d'en suivre le développement, les ouvertures de cadavres qui ne peuvent que par hasard nous montrer la même lésion dans tous les états par où elle est susceptible de passer, laisseront certainement toujours une foule de questions indécises relativement à la production des lésions organiques. Pourrait-il en être autrement, tandis qu'il nous est démontré que, dans la série des phénomènes extérieurs les plus faciles à suivre, un grand nombre d'entre eux nous échappent. Ainsi, après l'insertion de la vaccine, il se passe plusieurs jours sans que l'on puisse observer aucun changement dans le lieu de la piqûre, et cependant il est incontestablement le siége d'un travail quelconque, en rapport avec les effets qui doivent se manifester plus tard. D'après cela, comment pourrait-on nourrir l'espoir de reconnaître les lésions organiques dès leurs premiers commencemens, *ab incunabulis?* Aussi les auteurs qui les ont le plus soigneusement étudiées, les ont-ils toujours décrites dans un état de développement assez avancé. Les tubercules pulmonaires eux-mêmes, que leur fréquence permet d'observer presque dans tous leurs degrés, ne font pas exception à cette remarque générale. A la vérité, M. Magendie assure qu'ils commencent par de petits dépôts d'une matière concrescible dans les cellules bronchiques ; mais il a manqué de faits à l'appui de son opinion. En voici un qui peut-être n'y est pas étranger. J'ai trouvé une seule fois, tant les cas de ce genre sont rares, les deux poumons d'un sujet mort de péripneumonie farcis de corpuscules, ayant depuis le quart jusqu'à la moitié de la grosseur d'un grain de-millet, mollasses, semblables pour l'aspect au tissu des ganglions, et tellement nombreux, que, réunis, ils auraient égalé un tiers ou un quart de la masse totale des poumons. Étaient-ce des tubercules commençans à un degré de petitesse qui n'a pas encore été observé ? Je n'ose l'assurer. Toujours est-il que ce n'est pas avec ces caractères que les décrit M. Laënnec. Bien persuadé, quoi qu'il en soit, que le premier développement des lésions organiques nous échappe nécessairement, je ne dois en décrire les progrès que du moment où elles deviennent manifestement apparentes.

Une fois produites, quelques-unes de ces lésions restent stationnaires, ou n'ont qu'un accroissement très-lent. On peut citer comme telles la plupart des productions inorganisées (ordre 1er, genre 1er) ; et parmi les productions organisées (même ordre, genre 2me), celles qui consistent dans des tissus accidentels analogues (1er sous-genre). En effet, la plupart de ces dérangemens organiques, après être arrivés à un certain degré de développement, conservent ordinairement le même état pendant un long laps de temps, et souvent même durant la vie entière. Mais toutes les productions dites hétérologues (2me sous-genre), et le plus grand nombre des lésions de tissu (ordre 2me), semblent par leur nature devoir constamment s'accroître, ou bien éprouver des altérations plus nuisibles encore que ne pourrait l'être leur accroissement. Par exemple, les tissus hétérologues subissent, à une certaine période de leur durée, un ramollissement progressif, et se fondent en liquides de qualités diverses, suivant l'espèce de production à laquelle ils appartiennent. Un des phénomènes les plus remarquables de cet accident, est l'absorption par les vaisseaux et le transport dans le sang, à mon avis bien démontré, de principes capables d'exercer une action plus ou moins nuisible sur l'économie. On explique ainsi comment le cancer, après avoir été d'abord une affection locale, devient, par suite de son ramollissement, une affection générale presque toujours infailliblement destinée à se reproduire, quand on attend une période aussi avancée pour le combattre par l'extirpation. Toutefois la fréquence habituelle de ses répullulations, même lorsqu'il a été extirpé de bonne heure, prouve qu'il dépend souvent aussi, dès son origine, d'une disposition générale.

Les tissus hétérologues possèdent encore la propriété de s'étendre de proche en proche. Le squirrhe et l'encéphaloïde se distinguent surtout par ce funeste privilége. On dirait qu'ils ont le déplorable pouvoir de métamorphoser comme eux tous les tissus avec lesquels ils se trouvent en contact, ce qui rend leur développement en quelque sorte illimité. Enfin, bien que, par opposé, la permanence d'état fasse, comme il a été dit, le caractère des productions analogues, quelques-uns cependant peuvent s'accroître à un point excessif. De ce nombre sont celles qui ont pour base principale le tissu cellulaire et le tissu vasculaire, qui se distinguent l'un et l'autre par une force de reproduction des plus prononcées ; et, comme la substance produite n'a pas toujours alors la perfection d'organisation des tissus primitifs, elle devient fréquemment par la suite la proie de dégénérations plus ou moins fâcheuses.

Il résulte des détails qui viennent d'être donnés sur les points principaux du développement des lésions organiques que, relativement aux formations nouvelles, la chance la moins défavorable à attendre est l'état stationnaire, puisque la plupart d'entre elles doivent graduellement subir des changemens de plus en plus fâcheux. C'est assez dire qu'il ne faut pas compter sur une véritable résolution, ou sur le retour de l'organe malade à son état primitif, après l'absorption des parties étrangères à son tissu. Si l'on excepte les congestions, les changemens de forme et la plupart des effets purement inflammatoires, il en est de même pour les lésions de tissu (ordre 2me). L'ulcération, la transformation, la gangrène, n'admettent point le rétablissement de la partie qui les éprouve dans son état normal. Il n'a pas plus lieu avec des lésions du même ordre, ordinairement moins graves. L'induration, l'atrophie, etc., n'abandonnent en général jamais les parties qu'elles ont atteintes.

3° *Effets des lésions organiques.* — Les effets appréciables produits par les lésions organiques sont, d'abord un trouble quelconque dans l'organe affecté, puis un dérangement des fonctions à l'exécution desquelles cet organe prend une part plus ou moins directe, enfin l'établissement d'un état pathologique général, résultat des obstacles que chaque fonction successivement lésée l'une par l'autre apporte à l'accomplissement de la nutrition, et dont la terminaison funeste est facile à prévoir. Telle est la progression graduelle des accidens lorsque les lésions, assez graves pour amener la mort, sont de nature à ne faire que des progrès très-lents. Lorsqu'au contraire, elles ont une marche un peu rapide, le désordre dans lequel elles jettent les fonctions détermine plus ou moins vite un trouble de l'organisme incompatible avec la vie, et alors la mort survient bien long-temps avant l'épuisement du corps par défaut d'assimilation.

Non-seulement les lésions organiques ne sont pas toutes susceptibles de déterminer les graves désordres que je viens de signaler, l'historique de leur développement a dû le prouver, mais encore celles qui peuvent les produire ne le font pas à toutes les époques de leur durée. Loin de là, on doit au contraire reconnaître que toutes ou presque toutes, excepté lorsqu'elles sont extérieures, restent à l'état latent pendant un temps plus ou moins long, et ne commencent à donner des signes de leur existence qu'après avoir acquis un certain développement. De cette époque seulement commence la maladie organique; jusque là il n'y a eu que lésion.

. La manifestation des phénomènes propres à faire reconnaître les lésions physiques tient encore à deux autres conditions, savoir, la facilité que nous avons d'observer l'action isolée ou connexe de l'organe affecté, et la nature de la lésion elle-même. Par exemple, il est facile de concevoir que les lésions du pancréas ne se décèlent pas aussi nettement par des troubles fonctionnels que celles du poumon, et qu'un simple dépôt de graisse ou de pigment ne saurait développer des accidens aussi prononcés que ceux produits par un squirrhe ou un tubercule. Quant à l'application à faire des accidens mentionnés jusqu'ici au diagnostic des affections dont ils dépendent, elle repose principalement sur l'observation attentive et l'appréciation rigoureuse, 1° des troubles immédiats qu'éprouve l'action de l'organe lésé, 2° de ceux que ce premier dérangement fait naître dans les fonctions sur lesquelles il est susceptible d'exercer de l'influence. Pour ce qui est des phénomènes produits par le dérangement de l'assimilation, soit qu'il dépende uniquement de la manière vicieuse dont s'exécutent les fonctions principales, ou que, reconnaissant en partie pour cause la résorption, d'humeurs délétères, il mérite à juste titre le nom de *cachexie*, leur développement peut bien annoncer les progrès avancés du mal, souvent même servir à confirmer le diagnostic porté sur sa nature; mais attendre jusque-là pour établir son jugement, serait assurément dépasser les bornes de la circonspection la plus excessive.

On doit voir, d'après cela, que la valeur des inductions fournies par les symptômes est d'autant plus grande, qu'ils sont en rapport plus direct avec l'affection de l'organe auquel ils doivent être rapportés. Par conséquent, l'étude des phénomènes locaux ou dépendans immédiatement de la lésion organique devra d'abord fixer l'attention du médecin. Cependant, malgré tout le soin apporté à leur examen, ils échappent souvent encore à nos recherches, ou bien leur interprétation reste équivoque. Par exemple, dans la phthisie pulmonaire, dont le diagnostic a reçu de la découverte de M. Laënnec une admirable précision, il peut se faire que des tubercules crus, inappréciables au stéthoscope, donnent naissance à des symptômes qu'on ne saurait avec certitude rapporter à leur véritable cause.

Nous verrions le nombre des cas douteux s'accroître encore, si nous suivions les lésions organiques dans leurs complications nombreuses et variées, que nous passons à dessein sous silence. En voilà sans doute assez pour montrer que l'appréciation, pendant la vie, des effets dus à ces lésions, ou, en d'autres termes, la possibilité d'en reconnaître dès lors l'existence et la nature, est resserrée dans d'étroites limites. Malgré la perfection qu'ont acquise dans ces derniers temps nos moyens d'exploration, malgré l'ardeur avec laquelle on s'occupe incessamment à les perfectionner encore, un grand nombre de difficultés qui nous arrêtent à présent paraisssent devoir rester à jamais insurmontables.

4° *États pathologiques dus aux altérations de quelques liquides.* — On est généralement d'accord à présent, pour regarder la formation de certains corps solides appelés calculs ou concrétions calculeuses, comme le résultat d'un changement dans la composition des liquides au milieu desquels ils se forment. Tous ces liquides étant en partie, sinon entièrement excrémentitiels, sont contenus dans des réservoirs ou conduits tapissés par une membrane muqueuse. Aussi, à l'exception de quelques concrétions terreuses du tissu cellulaire, dues à des communications fistuleuses, a-t-on toujours trouvé les calculs dans ces organes. Tels sont les calculs assez rares des intestins, les petits dépôts calcaires qui se forment quelquefois dans la caroncule, le sac, le canal lacrymal, les tonsilles et la prostate; les pierres ou calculs de la vésicule biliaire, des reins, des calices, des bassinets et de la vessie. Dans tous ces cas, il y a une sorte de décomposition chimique, un départ dans le liquide d'où résulte la précipitation des matériaux susceptibles de se concréter qu'il tenait en dissolution, et leur agrégation en un petit noyau autour duquel se forment ensuite de la même manière un plus ou moins grand nombre de couches solides, assez ordinairement régulières. *Voyez* CALCUL.

La formation de calculs dans les liquides destinés à être excrétés a fixé de temps immémorial l'attention des médecins, qui jusqu'à présent se sont fort peu occupés des altérations dont les liquides récrémentitiels peuvent devenir le siége. Cependant la lymphe plastique, le sang coagulé et rassemblé en masse dans les cavités intérieures ou dans ses propres vaisseaux donnent lieu au développement de productions morbides très-remarquables. Ainsi M. Breschet a vu des tubercules dans un caillot de sang contenu dans une des oreillettes du cœur. M. Guersent a trouvé un semblable caillot intérieurement en suppuration, et il cite un assez grand nombre de faits analogues récemment observés. Enfin M. Velpeau a montré à l'Académie royale de médecine une masse d'encéphaloïde qui paraissait vraiment avoir pris naissance au milieu d'un caillot de sang contenu dans la veine cave.

Ce n'est pas seulement après s'être pris en masse que le sang donne lieu au développement d'états morbides manifestes; son action intime et non interrompue sur tous les organes, soit comme stimulant, soit comme fournissant à leur entretien, peut aussi devenir la cause des phénomènes pathologiques les plus dignes d'attention, si les qualités qu'il ne peut perdre sans inconvénient pour la santé viennent à éprouver des altérations notables. On connaît les accidens formidables qui résultent de l'injection de matières putrides dans les veines des animaux; ceux non moins remarquables que développe également l'injection d'une foule de substances vénéneuses. Dans tous ces cas, la composition du sang est manifestement altérée par la présence d'un délétère, et les accidens que l'on observe alors ne reconnaissent pas d'autre cause. L'observation des maladies montre qu'un grand nombre d'entre elles sont principalement produites par les altérations du sang, comme l'induration du tissu cellulaire des nouveau-nés, les typhus, les fièvres intermittentes et beaucoup d'autres affections qui doivent aussi être attribuées à la même cause, ainsi que j'ai tâché de le prouver dans une petite dissertation.

Depuis lors les journaux de médecine ont fait connaître un assez grand nombre de cas d'empoisonnemens, d'essais thérapeutiques ou d'expériences sur l'absorption, qui ont tous permis de constater par des procédés chimiques, des altérations dans le sang ou les autres liquides, et ont ainsi démontré d'une manière incontestable un fait admis sans doute d'abord trop légèrement, rejeté ensuite avec encore moins de raison, et en définitive véritablement resté problématique jusque dans ces derniers temps; je veux dire la part que prennent les liquides au développement des maladies. Tout porte à croire que les bases d'un nouveau système d'humorisme une fois bien établies, nous pourrons, à l'aide des progrès toujours croissans de la chimie animale, marcher désormais avec certitude dans une route où l'on ne s'était jusqu'alors avancé qu'appuyé sur des conjectures. Que ne doit-on pas espérer de recherches entreprises avec des moyens d'observation perfectionnés ? Elles peuvent répandre sur l'histoire de toutes les maladies, et particulièrement sur celle des lésions organiques, des lumières imprévues. Dès à présent même, elles occupent une place importante en anatomie pathologique, science déjà si vaste, qui le devient chaque jour davantage, et dont les utiles applications expliquent et ne peuvent manquer d'accroître encore l'ardeur avec laquelle on se livre de toute part à son étude. (ROCHOUX.)

LESSIVE , s. f., *lixivia*; nom sous lequel on désigne toute dissolution contenant de la potasse ou de la soude en excès. — *Lessive des cendres* : liquide obtenu en traitant les cendres par l'eau. Il renferme du sous-carbonate, du sulfate et de l'hydrochlorate de potasse, de la silice, de l'alumine, des oxydes de fer et de manganèse. Si les végétaux qui ont fourni les cendres croissent aux bords de la mer, la lessive contient, au lieu de sels de potasse, des sels de soude.— *Lessive des savonniers ;* soude caustique dont on fait usage pour préparer le savon médicinal et pour cautériser les morsures des serpens venimeux; dans ce dernier cas on nettoie la plaie avec de la lessive et on la recouvre de charpie qui en est imprégnée ; on la maintient à l'aide d'un bandage, et au bout de quatre à cinq heures, on fait une nouvelle application.   (ORFILA.)

LÉTHARGIE, s. f., *lethargus, veternus,* ληθαργος, de ληθη, oubli, et de αργία, paresse, engourdissement. Il serait difficile d'indiquer en peu de mots et d'une manière précise ce que les anciens auteurs et même les modernes ont entendu par les mots grecs et latins dont nous avons fait notre mot *léthargie.* En lisant les passages de leurs écrits où il en est question, on voit que ces noms ont été donnés à des états morbides différens, mais qui présentaient cependant cela de commun qu'il y avait un assoupissement plus ou moins profond. Un grand nombre d'entre eux, dont l'opinion a été principalement adoptée, ont regardé la léthargie comme un degré de l'assoupissement qui sépare le coma du carus, accompagné toutefois de fièvre et de délire où les malades oublient ce qu'ils ont fait précédemment. Toutes ces distinctions sont peu utiles en elles-mêmes et manquent d'ailleurs le plus souvent d'exactitude; et maintenant, quand on veut indiquer les divers degrés de l'assoupissement et de la stupeur, symptômes d'une affection cérébrale accompagnée ou non de mouvement fébrile et de délire, on ne reconnaît plus que la somnolence, le coma et le carus. *Voyez* ces différens mots.

On a encore souvent désigné sous le nom de *léthargie* ces états de mort apparente qui se prolongent plus ou moins longtemps et pendant lesquels il y a suspension plus ou moins complète de tous les phénomènes vitaux, au point de simuler la mort. *Voyez* ASPHYXIE, MORT APPARENTE, SYNCOPE.   (R. D.)

LÉTHARGIQUE, adj., *lethargicus, veternosus;* qui a rapport à la léthargie. On a caractérisé quelquefois ainsi les affections qui sont accompagnées d'un assoupissement profond. *Voyez* LÉTHARGIE.

LEUCÉ, mot grec, λεύκη, (de λευκός, blanc), dont le sens n'a jamais été rigoureusement déterminé. Peut-on, en effet, inférer de deux passages obscurs d'Hippocrate (*prorr.* p. 424, 25 et 28, H.—coac. *prænot.*, pag. 440, 19, *ed.* Foës), dans lesquels il est dit, *que le leucé n'est point inné, et que les leucé* (λευκαι) *doivent être comptés au nombre des maladies les plus dangereuses et les plus difficiles à guérir,* que ce célèbre médecin désignait sous ce nom, une maladie distincte, une forme de la lèpre, par exemple ? Paul d'Égine donne-t-il une idée plus nette du *leucé* dans le passage suivant : « λευκή *cutis quædam mutatio est ad* albidius, *quæ ex viscosá glutinosáque pituitá contrahitur* » ? L'auteur du livre de l'*isagoge*, attribué à Galien, est-il beaucoup plus clair : « *Leuce corporis in album colorem mutatio est præter naturam* (*galen.*, *isagog.* 96. H.). *Leuce habet quiddam simile vitiligini albæ, sed magis colore terram albissimam refert. A leprá variat, quod lenior hîc cutis minusqué aspera, quam in illá sit (isag.*, page 114. H. ») ? Enfin la description de Celse est-elle dégagée de toute incertitude ou de toute équivoque : « *Leuce habet quiddam simile alpho, sed magis albida est, et altiùs descendit, in eáque albi pili sunt et lanúgini similes. Omnia hæc serpunt, sed in aliis celeriùs in aliis tardiùs. Alphos et melas, in quibusdam, variis temporibus et oriuntur et desinunt. Leuce quem occupavit, non facilè dimittit. Priora curationem non difficillimam recipiunt ; ultimum vix unquam sanescit, etc.* (*A. Corn. Celsi*, lib. v., sect. xxvii)? » Cependant ce passage de Celse a été reproduit sous diverses formes par la plupart des pathologistes, et chacun d'eux a parlé dans les mêmes termes du *leucé*, de l'*alphos* et du *mélas*, comme s'il avait observé ces trois prétendues maladies.

Contester aujourd'hui l'existence du *leucé* comme lésion distincte ; avancer que le défaut d'observations particulières à l'appui des descriptions générales du leucé, transmises par les anciens ou par les auteurs qui les ont servilement copiées, les rend fort équivoques et fort obscures ; soutenir qu'en supposant même qu'elles dussent être rattachées à une variété de la lèpre, elles seraient trop vagues et trop concises pour être conservées et reproduites ; cela paraîtra peut-être à quelque érudit l'œuvre d'un esprit à vue courte, et incapable de saisir les distinctions fines et délicates dont les ouvrages des anciens fourmillent : mais en revanche, il y a peut-être quelque ridicule à affecter de comprendre des descriptions énigmatiques ou tout à fait inintelligibles.

En résumé, le mot *leucé* doit être rayé de la nomenclature des maladies de la peau, déjà obscurcie par une foule de dénominations vagues et superflues.   (P. RAYER.)

LEUCINE, s. f., de λευκός, blanc ; substance obtenue dans ces derniers temps par M. Braconnot en traitant la fibrine, la gélatine ou la laine par l'acide sulfurique. (*Voyez* GÉLATINE.)

Elle est en cristaux aplatis, circulaires, blancs, d'une saveur semblable à celle du bouillon. Chauffée, elle se fond et se sublime en partie; une autre portion se décompose à la manière des matières animales qui contiennent de l'azote, et fournit entre autres produits du sous-carbonate d'ammoniaque. Elle est soluble dans l'eau et dans l'alcohol bouillant; la dissolution aqueuse n'est troublée par aucun sel métallique, si ce n'est par le nitrate de mercure. L'acide nitrique la dissout et forme un acide appelé *nitro-leucique*, différent de l'acide nitrique. La leucine est sans usages. (ORFILA.)

LÉUCOMA, s. m. λεύχωμα, de λευχός, blanc; tache blanchâtre, qu'il ne faut pas confondre avec l'*albugo*. (*Voyez* ce mot.) Le leucoma a son siége sur la cornée transparente; il est la suite d'une plaie par cause externe ou d'un ulcère qui a détruit une portion de cette membrane. C'est une véritable cicatrice, qui est ridée, superficielle et luisante. Certaines plaies de la cornée se réunissent assez exactement pour ne laisser qu'une petite cicatrice linéaire, à peine apercevable; mais souvent aussi elle est dure, large et épaisse, comme on l'observe après un ulcère avec perte de substance à la cornée. Cette affection est alors fort grave, parce qu'elle empêche la vision, surtout quand elle occupe le centre de la cornée, et qu'elle est incurable.

Certains moyens sont cependant encore préconisés par quelques auteurs pour le traitement du leucoma. Ils consistent soit dans la dissection ou l'excision des lamelles de la cornée devenues opaques, soit dans la perforation, l'ulcération artificielle produite par des agens chimiques. On n'a pas réfléchi qu'en supposant même qu'on parvînt à rendre à la cornée quelque peu de sa transparence, on n'atteindrait ce but qu'en produisant une nouvelle plaie, un nouvel ulcère qui, à son tour, en se cicatrisant, produirait un nouveau leucoma. Quand le leucoma occupe le centre de la cornée et qu'il n'existe pas d'autres affections des membranes ou des humeurs de l'œil, on peut avoir recours à l'opération de la pupille artificielle. *Voyez* ce mot. (J. CLOQUET.)

LEUCOPHLEGMATIE, s. f., *leucophlegmatia*; de λευχός, blanc, et de φλεγμα, phlegme. La plupart des auteurs se servent de ce mot comme synonyme d'anasarque, et désignent ainsi l'infiltration générale du tissu cellulaire. Toutefois quelques uns ont voulu mettre quelques différences dans ces deux expressions. Suivant eux le mot *anasarque* doit s'appliquer lorsque l'infiltration commence par les extrémités inférieures et s'étend de là aux parties supérieures ; tandis que dans la leuco-phlegmatie, l'infiltration se forme en même temps sur presque toute la surface du corps. Cette distinction fort inutile est entièrement rejetée. Quelques auteurs encore ont employé le mot *leucophlegmatie* comme synonyme d'*emphysème* ; exemple qui a été du reste peu suivi.

LEUCORRHÉE, s. f., *leucorrhœa*, *fluor albus*, flux blanc ; de λευκός, blanc, et de ῥέω, couler ; écoulement muqueux par les parties génitales de la femme, déterminé par l'irritation ou l'inflammation plus ou moins vives de la membrane interne du vagin, du col et de la cavité de l'utérus, et quelquefois même de celle des trompes.

Cette maladie, à laquelle on donne aussi communément les noms de *fleurs blanches* et de *pertes blanches*, n'a été désignée, comme on peut aisément le remarquer, que d'après son symptôme le plus saillant, la sécrétion muqueuse augmentée, mais non d'après la connaissance parfaite de sa nature intime ; car on a pris ici l'effet pour la cause, laquelle est évidemment une phlegmasie ou une simple irritation des parties affectées.

La leucorrhée se manifeste ordinairement depuis la puberté jusqu'à la cessation des règles, quoique plus particulièrement chez les femmes mariées ; cependant les petites filles et les vieilles femmes n'en sont pas toujours exemptes. Elle a fixé l'attention des médecins de tous les âges. Hippocrate, Galien, Aëtius, Baillou, Fernel, Silvius - Deleboé, Duret, et grand nombre d'auteurs plus modernes en ont décrit plusieurs espèces. Le Dr Blatin est celui de tous qui a le mieux et le plus complétement traité ce sujet, au commencement de ce siècle, sous le nom de *catarrhe utérin*.

La matière rejetée dans cette affection n'a pas toujours la couleur blanche qu'on pourrait lui supposer d'après le nom qui lui a été donné depuis long-temps, puisqu'Aristote la désignait déjà sous celui de Καταμήνιον λευκόν, ou règles blanches. Mais ce n'était que par opposition aux règles ordinaires qui sont fournies par le sang. Tantôt, au contraire, l'écoulement est transparent comme du blanc d'œuf ; d'autres fois, il est d'un blanc de lait ; souvent il est jaunâtre, plus ou moins vert, et quelquefois roussâtre, ou d'une teinte légèrement noire. Il varie aussi quant à sa consistance : parfois il est séreux et abondant; le plus ordinairement on le trouve visqueux comme l'albumen de l'œuf qui a subi un commencement de coction; il a l'apparence de la crème; quelquefois il sort par gros flocons des mucosités épaisses; on l'a vu aussi ressembler à du vrai pus. Tantôt il est inodore, et d'autres fois très-fétide. Enfin ce liquide est le plus souvent doux, et ne présente aucune propriété stimulante ni contagieuse; tandis que dans certains cas, tels que celui de l'existence du virus syphilitique, d'une métastase dartreuse, d'une très-vive inflammation, ou de quelques autres circonstances qu'on est porté à croire beaucoup moins graves encore, il acquiert plus ou moins d'âcreté, excite des ardeurs d'urine, rubéfie et excorie même la peau environnant les parties sexuelles, comme dans certaines ophthalmies les larmes irritent les paupières et les joues sur lesquelles elles coulent.

Les diverses espèces de leucorrhées peuvent se distribuer en sept grandes classes, sous les titres suivans :

1° *Leucorrhée constitutionnelle, acquise* ou *héréditaire.* — Elle est ordinairement chronique, et affecte les sujets faibles, lymphatiques, soit que l'état particulier de l'économie qui lui donne lieu date de la naissance, ou qu'on doive l'attribuer à quelque cause débilitante dont l'action a été long-temps prolongée chez une personne d'abord bien portante. En effet, les femmes faibles, pâles, décolorées, tristes, dont les chairs sont molles, les digestions languissantes, sont sujettes à ces sortes d'affections, résultat d'une concentration vicieuse des forces vitales, qui ont en partie quitté la périphérie pour se porter sur l'appareil génital. Il est des jeunes filles chez lesquelles cette maladie est héréditaire.

2° *Leucorrhée par irritation locale.* — Ici l'écoulement est dû à la stimulation directe des organes génitaux, déterminée par la présence d'un pessaire, d'un tampon, d'une éponge dans le vagin, ou d'un fœtus mort dans l'utérus et en état de décomposition; par des injections irritantes, la masturbation, des tentatives de viol, des excès conjugaux, la grossesse, un accouchement laborieux, ou pendant lequel on a pratiqué des manœuvres imprudentes, des fausses couches répétées, des coups sur le bas-ventre, l'usage des chaufferettes, etc.; toutes causes dont la réalité est chaque jour démontrée jusqu'à l'évidence.

3° *Leucorrhée sympathique.* — Elle est souvent occasionée par la dentition chez les petites filles; par une imagination vive chez celles qui sont nubiles, et par des affections morales tristes chez beaucoup de femmes plus âgées. Très - fréquemment aussi elle est due à une gastrite chronique.

4° *Leucorrhée déterminée par l'ingestion de substances emménagogues actives, ou de certains alimens.* — L'eau de quelques contrées, la bierre nouvelle, les fruits non mûrs ou trop aqueux, le laitage, le thé, et surtout le café au lait, ont cette propriété, quoiqu'à des degrés différens. Ce dernier aliment, qui est d'un usage si général en France, est particulièrement nuisible aux femmes, pour peu qu'elles soient disposées aux fleurs blanches. J'en ai vu un grand nombre, qui, ayant renoncé à en prendre d'après mes conseils, ont été promptement débarrassées de cette dégoûtante incommodité. Cette expérience a été faite à plusieurs reprises par les mêmes personnes, et chaque fois elle a eu le résultat qui vient d'être annoncé. J'ai vu notamment quelques jeunes filles chez lesquelles il suffisait de trois jours d'un pareil régime pour voir paraître l'écoulement leucorrhoïque, et il est à remarquer qu'elles se permettaient impunément de prendre, mais séparément et à des heures un peu éloignées, du lait pur et du café à l'eau. Le mélange seul des deux liquides paraissait avoir la propriété d'augmenter la sécrétion utéro-vaginale.

5° *Leucorrhée métastatique et supplétive d'autres évacuations naturelles ou morbides.* — On trouve dans cette classe, indépendamment des écoulemens blancs dus au déplacement d'une phlegmasie, d'une éruption cutanée, de douleurs rhumatismales ou goutteuses, ou à la cessation brusque d'une céphalée, tous les catarrhes utérins qui surviennent lors de la suppression naturelle ou accidentelle des menstrues, d'un flux hémorrhoïdal, des lochies, d'une diarrhée, de la sécrétion du lait chez les femmes qui ne nourrissent pas, ou qui sèvrent trop brusquement, de la suppuration de vieux ulcères, ou bien d'un exutoire. On doit ranger aussi dans la même catégorie les leucorrhées qui se manifestent après la diminution ou la cessation de la transpiration cutanée, par défaut d'exercice, par l'impression d'un air humide, froid et brumeux, l'habitation dans un lieu bas, marécageux, mal éclairé, malpropre, et où l'air se renouvelle difficilement, ainsi que celles qui ont régné lors des épi-

démies observées par Bassius, en Prusse, par Rollin à Paris,
par Leake en Angleterre, et dont l'apparition a manifestement
coïncidé avec des saisons pluvieuses et froides, qui donnaient
également lieu à des diarrhées, des rhumes, des angines, et
autres affections catarrhales. Ces cas ne sont pas sans exemple
de nos jours, surtout à Paris.

6° *Leucorrhée critique.* — Cette variété est plus fréquente
qu'on ne le pense communément. Non-seulement on l'a vue,
survenant à la fin des phlegmasies aigues des viscères accompagnées de fièvres symptomatiques très-violentes, ainsi qu'au déclin
de quelques petites-véroles ou de la rougeole, faire perdre presque aussitôt aux accidens de leur gravité, et les dissiper enfin
complétement; mais tous les jours encore son apparition est
pour l'observateur le signal de la guérison, ou tout au moins
du soulagement bien marqué d'anciennes angines, de coryzas,
ou de catarrhes pulmonaires opiniâtres. Je pourrais rapporter
à l'appui de cette opinion beaucoup d'observations qui me sont
propres.

7° *Leucorrhée syphilitique.* — Elle n'a d'autre cause que le
virus de ce nom, qui, tantôt a été appliqué sur le lieu même
d'où elle provient, comme il arrive le plus ordinairement dans
les cas d'infection primitive, et d'autres fois s'y est porté de
l'intérieur, ainsi qu'on le voit, bien que plus rarement, chez
un petit nombre d'individus affectés de véroles anciennes et
constitutionnelles. Elle ne diffère de la blennorrhagie syphilitique ordinaire que parce que la matière de l'écoulement n'est
pas exclusivement fournie par la vulve et le vagin, mais provient aussi, et quelquefois principalement, de la membrane interne de l'utérus. *Voyez* BLENNORRHAGIE chez les femmes.

La classification ci-dessus annonçant assez combien sont variées et multipliées les causes des fleurs blanches, je regarde
comme superflu d'entrer dans de plus grands développemens à
cet égard.

On a beaucoup écrit sur la nature de la leucorrhée. Les mé-
decins-mécaniciens n'y voyaient que le résultat de la gêne qu'é-
prouvaient les vaisseaux des parties affectées, à l'occasion de
quelque obstruction ou engorgement plus ou moins considérable dans l'abdomen, tandis que les humoristes s'obstinaient à
n'y voir que des eaux, des glaires ou du lait, comme font encore aujourd'hui les bonnes-femmes et les garde-malades. Mais

les recherches d'anatomie pathologique, d'abord commencées par Bonnet et Morgagni, continuées avec succès par M. Blatin et presque tous les médecins qui, de nos jours, ont écrit sur cette maladie, ont permis de remonter à la vraie source de l'écoulement, en indiquant avec plus de précision l'espèce de désordre organique qui le détermine. Aussi est-on parfaitement convaincu à présent qu'il n'est que le produit de l'irritation plus ou moins inflammatoire de la membrane qui tapisse le vagin, l'utérus et les trompes, ce qu'atteste suffisamment l'examen attentif de ces organes. En effet, leur intérieur se trouve ordinairement alors boursouflé, sillonné par des vaisseaux variqueux, parsemé de tubercules ou granulations qui ne sont dus qu'à l'exaltation des propriétés vitales des follicules muqueux de la membrane phlogosée. Il est aussi enduit d'une mucosité plus ou moins visqueuse, diversement colorée, quelquefois assez odorante, et l'on y remarque même dans certains cas des taches plus ou moins brunes, comme gangréneuses, d'autres fois, de vraies ulcérations. On est également parvenu, au moyen de ces explorations cadavériques, sources fécondes de lumières et d'instruction solide en médecine, à reconnaître que les points affectés par l'irritation leucorrhoïque ne se montrent pas constamment les mêmes : que le col et le vagin le sont un peu plus souvent qué la matrice, et que cette dernière l'est encore bien plus fréquemment que l'intérieur des trompes, l'urètre ne l'étant presque jamais, si ce n'est dans les cas où il existe des symptômes violens d'inflammation très-rapprochés de la vulve.

Diagnostic. — On sentira aisément l'importance qu'il faut attacher à distinguer les diverses espèces de leucorrhées entre elles ; à ne pas confondre, par exemple, celle qui tient à la contagion syphilitique avec le simple écoulement occasioné par une irritation locale purement mécahique, ainsi qu'il arrive souvent quand il est question d'une jeune fille qui a été récemment déflorée, ou après les excès conjugaux des premiers temps du mariage. La tâche est malheureusement fort difficile ; car ici, les accidens inflammatoires, qu'on s'est bien souvent plu à donner comme pathognomoniques de l'écoulement vénérien, et qui, du reste, ne pourraient être observés dans ce cas que lorsque le mal est récent, lui sont aussi communs avec cette espèce de leucorrhée ; et d'ailleurs, ni la couleur, ni l'abondance, ni l'odeur de l'écoulement ne peuvent fournir des renseignemens sûrs dans cette occasion. Il faut donc le plus communément se borner à s'enquérir des circonstances commémoratives, qui heureusement sont quelquefois assez concluantes pour dissiper toute incertitude, et même, dans beaucoup de cas où l'on ne peut faire mieux, s'en tenir aux informations données par les malades elles-mêmes, bien qu'elles soient rarement dignes de confiance, pour peu qu'elles aient intérêt à dissimuler. (*Voyez* BLENNORRHAGIE.) Il sera un peu moins difficile de les distinguer des écoulemens purulens provenant d'abcès développés dans les ovaires, dans quelques autres organes contenus dans le ventre, ou dans le tissu cellulaire du petit bassin. Toutes les fois qu'il y a suppuration, le liquide est évidemment purulent, et exhale une odeur très-fétide, tandis que les fleurs blanches n'offrent qu'un fluide visqueux, quelquefois transparent, plus souvent opaque, plus ou moins coloré, mais n'ayant jamais la consistance du pus, ni l'extrême fétidité de celui qui se forme aux environs du rectum ou des organes génitaux. On sera un peu plus embarrassé pour les différencier d'avec les pertes ou flux symptomatiques d'une lésion organique de la matrice. On y parviendra néanmoins, si l'on se rappelle que, dans ces derniers cas, l'écoulement est plus ou moins rougeâtre; qu'il a une fétidité très-remarquable, qui lui est propre, et que les praticiens exercés reconnaissent souvent dès l'instant où ils entrent dans l'appartement pour la première fois; qu'il est accompagné de douleurs des lombes et des aînes, d'élancemens qui partent du fondement, d'une pesanteur sur le rectum, et surtout de gonflement et d'ulcération au col de la matrice, tous symptômes annonçant la gravité du mal. On aura donc de puissantes raisons pour croire que les organes affectés sont peu profondément lésés (ce qui arrive surtout quand la maladie est récente), si l'écoulement est transparent; s'il est blanchâtre comme du blanc d'œuf, ou plus ou moins séreux comme de l'eau de gruau légère; s'il n'a pas une odeur trop prononcée, et s'il n'est accompagné d'aucune douleur utérine vive, ni de dérangement trop notable des digestions ni des autres fonctions. On le regardera, au contraire, comme indiquant une affection plus profonde de la membrane qui le fournit, et quelquefois du tissu même de la matrice, quand il sera jaune, vert, sanguinolent, noirâtre, purulent, exhalant une odeur fétide, et surtout s'il est âcre au point d'excorier les parties externes de la génération, et l'intérieur des cuisses, en même temps qu'il existe des douleurs vives et lancinantes de l'utérus. *Voyez* cancer utérin.

Pronostic. — La leucorrhée est une maladie ordinairement longue, incommode, dégoûtante, et qui peut, jusqu'à un certain point, expliquer, si elle ne justifie pas, l'éloignement que les hommes ont, en général, pour les femmes qui en sont affectées. Mais indépendamment de cet inconvénient déjà très-grave, elle peut avoir des suites plus ou moins fâcheuses suivant la nature de sa cause, son ancienneté, son état de simplicité ou de complication, l'âge, le tempérament, le genre de vie du sujet, et une foule d'autres circonstances qu'il serait trop long de consigner ici. Je ne crois pas, avec Hippocrate, qu'elle amène infailliblement la stérilité. On revient facilement de cette erreur quand on habite Paris ou Londres, villes où presque toutes les femmes sont plus ou moins affectées de fleurs blanches, sans que la fécondité y soit très-sensiblement moindre qu'ailleurs. Cependant il est très-probable que cette maladie diminue, chez beaucoup d'entre elles, l'attrait qu'elles devraient naturellement avoir pour les embrassemens de leurs époux, et il ne me paraît même pas invraisemblable que, dans bien des cas, la grande abondance de la perte blanche, et la susceptibilité exquise qu'acquièrent les parties d'où elle s'échappe, n'aient été l'occasion de nombreuses fausses couches, survenues dès les premiers instans de la grossesse, comme il arrive parfois aux femmes qui conçoivent à une époque trop voisine de l'éruption des règles.

Les fleurs blanches intermittentes, celles qui ne se montrent que par intervalle, et à l'occasion de quelque dérangement passager d'estomac, sont faciles à guérir. On en peut dire autant de celles qui tiennent à une irritation mécanique locale, telles que la masturbation, le coït trop répété, ou à un excitant spécifique, comme celui qui donne lieu à la leucorrhée syphilitique récente. Mais elle est bien autrement grave quand elle est ancienne, entretenue par une altération profonde de la constitution, la profession, le genre de vie, etc. Alors, elle entraîne après elle la lenteur et l'imperfection des digestions, la faiblesse, l'épuisement, la pâleur, l'amaigrissement successif, la bouffissure du visage, l'irrégularité des menstrues, quelquefois leur suppression totale, et, à la longue, l'engorgement du parenchyme utérin, engorgement qui explique la tendance au relâ-

chement et à la descente de matrice, qu'on observe si communément dans cette maladie. Ce viscère, en effet, acquiert souvent
dans ce cas deux ou trois fois son poids ordinaire, tandis que les
moyens de suspension que la nature lui a donnés restent absolument les mêmes. Enfin cet état est fréquemment accompagné
de fièvre hectique, qui devient le plus ordinairement funeste.
Le catarrhe de l'utérus est du reste d'autant plus difficile à guérir, que la femme est d'un tempérament plus lymphatique, plus
débile, et qu'elle est plus avancée en âge. Et de fait, cette affection se développe de préférence chez celles qui sont arrivées
à l'époque où les règles commencent à diminuer, pour préparer,
si l'on peut ainsi s'exprimer, d'une manière lente, progressive,
et quelquefois dix ans à l'avance, l'économie à leur supression
définitive. C'est dans ce moment-là que les parois de la matrice
restent souvent gorgés après chaque menstruation d'une certaine
quantité de sang, qui devient une cause permanente d'irritation,
et provoque à la longue une phlegmasie plus ou moins intense
de la membrane interne. Heureux quand il n'en résulte pas avec
le temps une altération plus profonde. Cette importante période
de la vie des femmes, qui n'a pas encore assez fixé l'attention
des médecins, et de laquelle datent la plupart des maladies chroniques qui leur font si souvent traîner une existence misérable,
et qui, dans beaucoup de cas, les conduisent au tombeau;
cette période, dis-je, commence pour l'ordinaire de trente à
trente-six ans. Elle coïncide, chez presque toutes, avec un surcroît d'embonpoint très-remarquable.

Le cas est en général très-grave quand la malade a passé
l'âge où la suppression des menstrues est complète et définitive,
et surtout lorsqu'elle a lieu depuis long-temps. Hippocrate avait
déjà observé que ces sortes d'écoulemens étaient incurables chez
les femmes âgées.

Si la leucorrhée est souvent rebelle, et parfois de nature à
se terminer d'une manière funeste, on doit pourtant convenir
que, dans diverses circonstances, elle disparaît presque d'elle-
même, et sans le secours des remèdes, comme on le remarque
chez quelques jeunes filles à l'instant de la puberté; chez d'autres, dès les premiers jours de leurs noces, à leur première
grossesse, ou tout au moins après l'accouchement, et même
chez bon nombre de filles et de femmes, qui, ne devant leur
maladie qu'à un séjour un peu trop prolongé dans une grande

ville ou dans des lieux humides, n'ont besoin, pour recouvrer leur santé première, que de retourner au lieu de leur naissance. Il en est aussi qui ont été guéries par des sueurs partielles ou générales, une diarrhée, de violens vomissemens, un catarrhe pulmonaire, un coryza, une salivation orageuse, ou une hémorrhagie. Enfin le catarrhe utéro-vaginal peut se terminer par l'adhérence des parois du vagin entre elles, et la presque occlusion de ce conduit, ainsi qu'on en a vu dernièrement un exemple chez une femme qui, étant accouchée une première fois sans difficultés, a eu besoin, dans une seconde couche, qu'on dilatât l'orifice du vagin par le moyen du bistouri, parce qu'elle avait eu dans l'intervalle une leucorrhée aiguë très-intense.

Le pronostic de l'affection qui fait l'objet de cet article doit aussi varier suivant le mode de traitement qui sera adopté pour la combattre. Il devra être plus fâcheux, par exemple, dans presque tous les cas où l'on cherchera à l'arrêter intempestivement par des injections astringentes, sans avoir égard à la cause qui l'a occasionée ou qui l'entretient. J'ai vu une semblable médication déterminer des métrites, des péritonites aiguës, et des irritations plus ou moins vives du larynx, surtout quand le catarrhe utérin était supplétif d'une autre phlegmasie ou d'une évacuation naturelle quelconque. Une jeune dame qui s'était guérie d'une leucorrhée déjà ancienne par des injections d'infusion de fleurs d'arnica vient d'être affectée d'une éruption dartreuse des plus violentes sur toute la figure et une partie du cuir chevelu, régions qui se sont bientôt couvertes de croûtes épaisses analogues à celles que présente la teigne faveuse.

Description de la leucorrhée. — Les symptômes précurseurs de cette maladie sont des douleurs sourdes, une pesanteur à la région hypogastrique et aux reins, des dégoûts, des lassitudes, et une démangeaison plus ou moins incommode dans le vagin, qui est parfois sec, légèrement tuméfié et douloureux, à raison de la violence de l'irritation qui arrête momentanément toutes les sécrétions. A ces causes de malaises se joignent, dans certains cas, un léger mouvement fébrile, de l'insomnie, et de la sécheresse à la peau. L'invasion est signalée par l'augmentation des phénomènes ci-dessus énumérés : un fluide muqueux, peu abondant et clair, peu foncé en couleur, s'échappe de la vulve vers le troisième ou le quatrième jour ; des douleurs plus vives se propagent de l'hypogastre jusqu'aux lombes, aux régions iliaques et inguinales, autour des hanches, et à la face interne et supérieure des cuisses ; le pudendum lui-même participe souvent à la tuméfaction des parties plus profondément situées. Quelquefois aussi il se déclare une fièvre symptomatique qui, du reste, est toujours proportionnée au degré d'intensité de l'inflammation. L'ensemble et le plus ou moins de violence de ces symptômes caractérisent deux modifications de la maladie très-faciles à saisir, l'état aigu, et l'état chronique.

Leucorrhée aiguë. — Une titillation toujours croissante se manifeste d'abord dans le vagin, d'où elle se propage souvent jusque dans la matrice. La malade a de fréquens besoins d'uriner, et elle y satisfait rarement sans ressentir quelques cuissons. Presque aussitôt paraît un écoulement séreux, peu considérable, avec sensation de chaleur et de tension aux parties affectées. Il prend bientôt plus de consistance, devient jaune, vert et plus abondant ; les ardeurs d'urine, que beaucoup de femmes comparent au sentiment de la brûlure, deviennent tout-à-fait intolérables. La région sus-pubienne est le siége d'une douleur gravative, qui rayonne jusqu'aux aînes, aux lombes, aux grandes lèvres, à la région supérieure et interne des cuisses et au périnée, où l'utérus exerce une pression douloureuse. Le col s'abaisse près de la vulve. Enfin, l'irritation est souvent assez vive pour occasioner de la fièvre, et pour diminuer sensiblement la quantité du fluide sécrété. Les symptômes inflammatoires, après être restés stationnaires et à leur apogée pendant une ou deux fois vingt-quatre heures, commencent à décroître vers le neuvième ou dixième jour ; l'écoulement augmente de nouveau, devient jaunâtre, plus épais, passe ensuite à une couleur blanche, et il diminue dès lors progressivement, ainsi que la dysurie qui l'accompagnait, jusqu'à ce qu'après beaucoup d'irrégularités relatives à son abondance, sa densité et sa couleur, et quelquefois même après plusieurs alternatives de disparition totale et de retours inattendus, il s'arrête définitivement du trentième au quarantième jour, si des erreurs de régime ou des traitemens contraires ne s'y opposent.

Leucorrhée chronique. — Elle succède parfois à l'état qui vient d'être décrit ; sa marche est très-irrégulière, et sa durée tout-à fait illimitée. L'écoulement est ordinairement continu ; quelquefois pourtant il présente des intermittences. Du reste, il varie singulièrement quant à sa quantité, à sa couleur, et à son épaisseur. Le plus souvent les signes d'irritation locale qui accompagnent cet état de la leucorrhée, se bornent à un sentiment vague de pesanteur dans le petit bassin, et de sensibilité à l'hypogastre, qui offre fréquemment un certain degré de tuméfaction; et ce n'est qu'assez rarement qu'il se manifeste des symptômes évidens d'inflammation, à l'occasion de quelques excès, d'erreurs de régime, ou de changemens brusques de température.

Un des premiers effets de cette espèce de fluxion utérine se fait sympathiquement sentir sur l'estomac. Les malades y éprouvent des tiraillemens habituels et proportionnés à la quantité de la perte blanche, ou plutôt à la somme d'excitation dont cette perte est la conséquence; quelquefois même il y a des vomissemens. Les fonctions digestives une fois dérangées, la nutrition n'est plus qu'imparfaite; d'où résulte la faiblesse dans les membres, la paresse, la pâleur, la bouffissure de la face, qui se couvre quelquefois de petites pustules blanches; certaine langueur dans les regards, l'amaigrissement général, l'œdématie des extrémités abdominales, le dégoût des plaisirs, l'éloignement pour l'acte vénérien, et souvent une tristesse profonde, comme on l'observe assez généralement dans presque toutes les affections du bas-ventre. La muqueuse qui revêt les organes de la génération est tuméfiée, blafarde et comme macérée; l'orifice de l'utérus est bas et entr'ouvert; la tête est fréquemment pesante et douloureuse; il y a des éblouissemens, des syncopes, et quelquefois des accidens hystériques; le moindre exercice essouffle; le pouls est petit, faible, lent, et la transpiration cutanée presque nulle; la malade se montre très-sensible au froid, et croit presque toujours en ressentir l'impression, même pendant les temps chauds.

Les femmes chez lesquelles les fleurs blanches ne sont pas habituelles se trouvent bien moins fatiguées par cette maladie. Il en est même qui n'en éprouvent aucune altération appréciable dans leur santé générale. De ce nombre sont celles qui ne s'en aperçoivent qu'un peu avant et un peu après l'époque menstruelle; celles qui la doivent à l'ingestion de certains alimens, dont elles font d'ailleurs fort peu usage; celles qui la provoquent par des irritations locales peu réitérées, ou chez lesquelles elle a le caractère critique, ou bien lorsqu'elle est succédanée de quelque évacuation naturelle peu importante.

Les personnes faibles, molles et lymphatiques, dont l'écoulement n'est jamais interrompu, sont celles chez lesquelles il altère à la longue le plus profondément la constitution.

Traitement prophylactique de la leucorrhée. — Il consiste principalement dans la stricte observance des règles de l'hygiène. L'avantage qu'ont la plupart des femmes de la campagne d'être exemptes de cette maladie suffit pour démontrer l'utilité de ce précepte. Elles en sont spécialement redevables à des mœurs comparativement plus pures, plus régulières, à l'air vif et salubre qu'elles respirent, aux alimens simples dont elles se nourrissent, et au travail pénible qui fait leur tâche journalière. C'est surtout dans les villes populeuses, où se trouvent réunies des conditions absolument contraires, que les fleurs blanches sont fréquentes, surtout dans les quartiers humides, bas, mal éclairés, où les habitans sont entassés dans des logemens étroits. Là aussi, la mauvaise nourriture, la malpropreté, le défaut de vêtemens, les passions, les excès en tous genres, les affections syphilitiques, l'usage des chaufferettes, et une infinité d'autres causes tendent à produire cette maladie. Mais si on l'observe plus particulièrement parmi les classes peu aisées des grandes cités, il ne faut pas croire que les femmes opulentes en soient exemptes. Le genre de vie oisif, indolent, agité seulement par le jeu des passions, par les jouissances les plus recherchées, bien qu'il contraste singulièrement avec celui que je viens de tracer, ne laisse pas que d'avoir souvent le même résultat. Aussi voit-on dans les hauts rangs de la société grand nombre de jeunes filles dont le développement est arrêté par la fâcheuse influence qu'exerce sur l'économie la leucorrhée chronique; elles deviennent rachitiques, sont mal réglées, et par conséquent peu en état de remplir convenablement les devoirs d'épouses et de mères.

D'après ces considérations, on reconnaîtra sans peine la nécessité de donner aux jeunes filles une éducation physique et morale qui puisse les préserver de la maladie dont il est ici question; et les précautions à prendre à cet égard seront d'autant plus importantes à observer, que la santé des parens serait plus propre à faire redouter la transmission du mal par hérédité. Un des premiers moyens, est de les faire élever à la campagne, dans un lieu sec et bien aéré, éloigné de toutes eaux stagnantes, dans des habitations saines, exposées au levant ou au midi, et de faciliter leur développement par des exercices proportionnés à l'état de leurs forces. On doit aussi prescrire à la nourrice, et plus tard aux enfans eux-mêmes, un régime simple, substantiel, et plus ou moins tonique; il faut éviter, principalement quand elles approchent de la nubilité, tout ce qui pourrait éveiller des désirs précoces, tels que propos à double sens, lecture et langage obscènes, mais surtout les mauvais exemples et les insinuations dangereuses, venant d'autres jeunes compagnes malheureusement initiées à des manœuvres qui entretiennent toujours sur des parties si excitables une irritation continuelle, dont les conséquences ne peuvent être que fort graves.

L'art d'occuper les jeunes personnes à toutes les heures du jour par des études variées, peut être d'un grand secours pour remplir cette tâche, et les préceptes d'une morale douce et persuasive pourront toujours lui servir d'auxiliaires.

Les femmes mariées se préserveront d'autant plus facilement des fleurs blanches qu'elles se rapprocheront plus de ce genre de vie, en tant qu'il ne sera pas en opposition avec leurs devoirs domestiques et les exigeances de la société. Je regarde, du reste, comme une chose heureuse et particulièrement avantageuse, sous ce rapport, l'habitude qu'ont les personnes fortunées des grandes villes d'aller passer les beaux jours de l'été à la campagne. Il est fâcheux que les classes moins aisées n'aient pas la même faculté.

Quand, malgré tous les soins hygiéniques ci-dessus indiqués, la santé paraît se détériorer, et qu'on a tout lieu de prévoir l'apparition prochaine des fleurs blanches, il faut chercher à s'y opposer en prescrivant quelques fortifians, tels que le quinquina, la centaurée, l'absinthe, la gentiane, les préparations de fer, les vins amers, les bains froids, surtout ceux de mer, les bains, les lotions, et les frictions aromatiques; en recommandant de porter de la flanelle sur la peau, de faire usage, pour principale nourriture, de viandes rôties ou grillées, de vin rouge vieux, et en prohibant avec sévérité les alimens farineux, indigestes, le café et le thé au lait, l'excès des fruits aqueux, etc.

Traitement curatif de la leucorrhée aiguë. — Lorsqu'il est simple, récent, et peu intense, le catarrhe utéro-vaginal aigu ne présente presque jamais de gravité, et l'on peut sans crainte en abandonner la marche à la nature, aidée par le repos, quelques bains, et l'usage des boissons délayantes, en évitant d'ailleurs tout ce qui pourrait ajouter à l'irritation déjà existante. Mais si la phlegmasie est plus violente, qu'il y ait de vives douleurs au-dessus et au-dessous du pubis, de la dysurie, de la fièvre, etc., il faut employer des antiphlogistiques plus efficaces, tels que la saignée du bras, si les accidens sont très-vifs, les sangsues à l'anus, à la vulve, ou à l'hypogastre, s'ils sont moindres ; les grands bains, les bains de siége, les fumigations, lotions et applications émollientes ; les boissons mucilagineuses de graine de lin ou de guimauve, les tisanes acidulées, les émulsions plus ou moins nitrées, surtout si la vessie participe à l'irritation ; les injections émollientes, opiacées, et les lavemens de même nature. Les saignées locales par la vulve seront spécialement indiquées dès l'invasion, si la maladie est due à la suppression des menstrues ; elles se feront de préférence par la marge de l'anus dans les cas où la cessation d'un flux hémorrhoïdal l'aurait déterminée ; et l'on voit bien des circonstances de cette nature dans lesquelles cette médication arrête subitement le cours de la phlegmasie. Quand une affection goutteuse, des dartres imprudemment supprimées, en ont occasioné le développement, des vésicatoires, ou quelquefois de simples sinapismes appliqués sur le lieu primitivement affecté, sont constamment d'un grand avantage. J'en dirai autant de la leucorrhée causée par la suppression d'une transpiration locale, d'un exutoire, ou par le desséchement d'un ancien ulcère. Les bains, les frictions irritantes, les cataplasmes sinapisés et les épispastiques, en rappelant ou remplaçant l'évacuation interceptée, contribuent puissamment à la guérison. Dans aucun cas les astringens locaux, les toniques, les térébenthines, ni les purgatifs dérivatifs ne conviennent pour le traitement de cette affection, si ce n'est pourtant lorsqu'elle a passé à l'état chronique, et dans les circonstances qui seront indiquées plus bas. J'ai vu une dame anglaise qui a été attaquée d'une péritonite des plus aiguës, aussitôt après avoir employé des injections styptiques contre une semblable maladie, d'après les conseils d'un médecin de sa nation. Elle n'a été guérie qu'à force de soins, et par la médication antiphlogistique la plus active.

Traitement de la leucorrhée chronique. — Il doit varier pour chaque espèce de leucorrhée, et quelquefois suivant les différentes périodes de la même maladie, en raison d'une infinité de circonstances particulièrement relatives à ses causes, à son état de simplicité ou de complication, à l'âge, ou au tempérament de la malade, et au genre de vie auquel elle est habituée. Sa durée ne peut être fixée ; car la plupart des fonctions étant presque toujours plus ou moins altérées dans cette affection, ce n'est qu'après un traitement persévérant, méthodique, et propre à modifier, pour ainsi dire, toute l'économie, qu'on peut espérer d'en obtenir la guérison. Les remèdes recommandés dans cette vue, lesquels, du reste, sont de très-peu d'utilité sans le secours des précautions hygiéniques, agissent en général comme toniques, comme dérivatifs, ou comme astringens locaux. On peut en conséquence les rattacher tous à trois médications principales, que je vais examiner successivement :

1° Le *traitement tonique* ou *traitement général* ne convient que dans le cas de fleurs blanches constitionnelles ou héréditaires. Il consiste à prescrire les ferrugineux sous diverses formes, les amers, tels que le quinquina, la gentiane, l'absinthe, la centaurée, le chardon bénit, en infusion vineuse ou alcoholique, en poudre ou en extrait ; les substances aromatiques, comme les baies de genièvre, la mélisse, l'armoise, la sauge, le romarin, l'écorce d'orange, l'ortie blanche, le basilic, le lierre terrestre, etc., infusés dans l'eau simple ou l'eau ferrée ; les eaux minérales de Passy, de Vichy et de Spa. Plus tard, on ajoute encore à ces différens moyens d'autres toniques dont la propriété la plus remarquable est de diminuer les flux muqueux des voies génito-urinaires : ce sont les différens baumes. Ceux de Copahu, de Tolu ou du Pérou, sont les plus généralement employés. On les remplace souvent aussi par la térébenthine, la gomme ammoniaque, ou l'infusion de bourgeons de sapins du Nord, substances auxquelles on peut joindre le poivre cubèbe, qui leur est analogue par sa partie active.

2° *Traitement local.* — Indépendamment des remèdes propres à rétablir les forces générales, et à réveiller, par la voie intérieure, la vitalité des organes, il convient, quand on en a déjà fait usage pendant un temps assez long pour améliorer sensiblement l'état de la constitution, et surtout lorsque les faibles symptômes d'irritation qui pourraient avoir existé aux parties affectées sont entièrement dissipés, il convient, dis-je, d'employer localement des lotions et des injections faites avec les infusions ci-devant énumérées, et dans les cas d'écoulemens rebelles, avec l'eau alumineuse, la décoction de tan, l'infusion vineuse de roses rouges, la solution d'acétate de plomb, ou celle de sulfate de zinc opiacé. Un régime corroborant et l'exercice seront toujours indispensables pour seconder les bons effets de ce traitement.

3° *Traitement dérivatif.*—Il se compose de l'emploi isolé, simultané ou successif d'un ou de plusieurs des moyens dont il va être parlé : *A.* Les *purgatifs.* Étant donnés avec prudence, ils ont eu de grands succès entre les mains de Rivière, d'Hoffmann et d'Etmuller. Leur action doit être quelquefois prolongée au delà de plusieurs semaines, et il faut les prendre de préférence dans la classe des purgatifs amers, tels que la rhubarbe et l'aloës, ou bien parmi les sels neutres pris en lavage. On les associe encore souvent aux toniques, et ce traitement mixte, varié suivant les circonstances, remplit dans beaucoup de cas le but qu'on se propose. *B.* Les *émétiques.* Ils ont été de quelque utilité dans les cas assez rares où l'estomac surchargé de matières saburrales réagissait sur la muqueuse génitale. *C.* Les *diaphorétiques*, qui, en provoquant l'exhalation cutanée, excitent un organe dont la sympathie avec l'utérus est si puissante. *D.* Les *diurétiques*, dont les effets ont été quelquefois avantageux. *E.* Les vésicatoires, les sinapismes, les ventouses, les moxas, et les frictions sèches rendues plus ou moins stimulantes par des vapeurs aromatiques.

A ces différens remèdes, il faut encore ajouter, pour se ménager toutes les chances possibles de succès, les moyens tirés de l'hygiène, tels qu'ils ont été indiqués en parlant du traitement prophylactique. Seulement, je répèterai ici qu'il est surtout très-utile de faire changer d'air aux femmes leucorrhoïques, ainsi que de leur interdire avec rigueur l'usage des boissons laiteuses chaudes, mais principalement du café au lait, qui m'a toujours paru, de tous les alimens, le plus propre à déterminer la maladie, et, par cette raison, le plus capable de l'entretenir.

Après le traitement ci-dessus, qui peut être regardé, sinon comme exclusivement applicable à la leucorrhée constitutionnelle, mais au moins comme le type général de la médication que réclament presque toutes les leucorrhées chroniques, je vais dire quelques choses des modifications qu'on doit lui faire subir suivant les diverses espèces de catarrhe utérin qu'on a à combattre.

La leucorrhée par irritation locale existe le plus ordinairement à l'état aigu, et doit être traitée par les antiphlogistiques. Ce n'est que dans le cas où elle est devenue chronique qu'on doit employer les médications stimulante, dérivative ou astringente diversement combinées. Celle qui est provoquée par la dentition peut être abandonnée à elle-même; elle cesse communément lorsque l'éruption des dents est terminée. Les boissons gommeuses ou légèrement acidulées, et un régime approprié, feront céder les leucorrhées dependantes de gastrites chroniques. Celles produites par des affections morales tristes, ne peuvent s'arrêter que par la cessation des vives impressions qui leur ont donné naissance; encore est-il souvent indispensable, pour obtenir un retour parfait à la santé, de faire usage de quelques médicamens, dont le choix variera suivant que les écoulemens seront à l'état aigu ou à l'état chronique. Il suffit le plus communément de changer de régime pour voir disparaître les leucorrhées dues à l'ingestion de certains alimens, tels que le thé, le café au lait, etc. Le traitement des fleurs blanches métastatiques ou supplétives de quelque évacuation naturelle, se réduit presque exclusivement à rappeler vers leur siége primitif les irritations ou évacuations supprimées. Les leucorrhées critiques doivent être respectées, et même être favorisées; car elles opèrent une dérivation très-susceptible de guérir la maladie à laquelle on les voit succéder, et, par conséquent, d'en prévenir le retour. On ne doit songer à en arrêter le cours qu'autant qu'elles se prolongeraient indéfiniment. Quant à la leucorrhée syphilitique primitive, une fois les symptômes d'irritation calmés, la prudence veut qu'on prescrive quelques doses d'une préparation mercurielle douce, pendant une douzaine de jours, après quoi, on peut chercher à la tarir par le moyen des balsamiques, du poivre cubèbe, ou des injections toniques ou astringentes.

Le traitement de la leucorrhée doit en outre être modifié en raison des complications qui peuvent survenir. Par exemple, l'existence d'une phthisie rendra toujours très-circonspect dans l'administration des moyens propres à tarir l'écoulement dont il s'agit. J'en dirai autant des cas où il y a une certaine prédisposition aux phlegmasies des viscères du bas-ventre, et plus particulièrement de l'utérus lui-même, lorsque la malade est déjà affectée d'un engorgement chronique plus ou moins douloureux de son parenchyme. Existe-t-il une disposition saburrale sans irritation manifeste, on y remédie par le moyen des évacuans; et lorsque la leucorrhée s'observe chez des femmes très-nerveuses, et sujettes à des accidens hystériques, on doit associer les antispasmodiques au traitement tonique, dérivatif, ou autre, qui est indiqué par la cause et la nature du catarrhe utéro-vaginal. (L. V. LAGNEAU.)

LEVIER, s. m., *vectis*. Les accoucheurs désignent par ce nom emprunté à la mécanique un instrument destiné par ses inventeurs à agir comme un levier sur la tête du fœtus, et à la forcer de descendre à travers le canal du bassin et des organes génitaux. L'origine de cet instrument est encore fort obscure. L'opinion la plus commune attribue son invention à Roger Roonhuisen; suivant Mulder, Chamberlen serait l'inventeur de cet instrument, et l'aurait fait connaître à Roonhuisen en 1693. Ruisch, à qui on a aussi fait honneur de cette découverte, paraît n'en avoir eu connaissance qu'après Roonhuisen. Cet instrument, transmis de main en main, soit par héritage, soit moyennant un prix fort élevé, resta secret jusqu'à ce que J. de Vischer et H. Van de Poll le fissent connaître au public. C'était d'abord une lame de fer ou d'acier, longue de dix à onze pouces, large de près d'un pouce, épaisse d'une ligne et demie, offrant à ses extrémités deux courbures d'inégale grandeur, mais dirigées dans le même sens. Pour diminuer l'effet de la pression que cette lame devait exercer sur la tête de l'enfant, et sur les parties de la mère, elle était, à ses extrémités et vers son milieu, garnie d'une bandelette de linge enduite d'emplâtre diapalme, et dans toute son étendue recouverte de peau de chien. L'instrument devait agir comme un levier du premier genre, une de ses extrémités portant sur l'occiput du fœtus, résistance à vaincre, tandis que le milieu prenait son point d'appui contre la partie inférieure de la symphyse des pubis, et que la puissance, c'est-à-dire la main de l'accoucheur, était appliquée sur l'autre extrémité. Lorsqu'on voulut établir solidement la théorie de l'action de cet instrument, on s'aperçut bientôt que l'instrument, appliqué comme on se le représentait, ne pouvait procurer l'extraction de la tête que dans les cas où cette partie était arrivée au détroit inférieur; et cependant on disait réussir aussi quand elle était enclavée au détroit supérieur. Camper imagina que le levier devait être introduit plus avant qu'on ne se le figurait; que passant sur le côté du col, il devait appuyer par son extrémité sur le menton du fœtus ; que par conséquent l'accoucheur, en élevant le bras extérieur du levier, au lieu de presser l'occiput contre le sacrum et le périnée, faisait exécuter à la tête un mouvement d'extension, et en même temps lui faisait suivre une ligne courbe assez analogue à celle qui représente la direction de l'axe du bassin. On reconnut bientôt que cette idée ingénieuse était sans fondement ; en effet, le peu de longueur de l'instrument et sa largeur rendent inadmissible la supposition de Camper. Herbiniaux lui en substitua une autre. Suivant cet accoucheur, le levier n'agit pas sur une des extrémités du grand diamètre de la tête, mais sur un point central ; et il admit qu'il doit porter sur l'apophyse mastoïde. D'après cette idée, il a proposé une modification du levier, qui à cette époque n'était déjà plus l'instrument de Roonhuisen, et avait subi beaucoup de changemens dans la vue de rendre son action plus sûre, et surtout de mettre le méat urinaire à l'abri de la pression. Dans cette dernière vue, mon père, Herbiniaux, et quelques autres accoucheurs ont attaché un lacs au milieu du levier, soit pour lui donner un point d'appui, autre que la symphyse des pubis, soit pour le transformer en levier du troisième genre, la main placée sur l'extrémité extérieure fournissant le point d'appui, et le lacs tiré par l'autre main devenant la puissance active. Un bout de cordelette nouée autour du levier de Roonhuisen, et dont on ignorait d'abord l'usage, a donné lieu de penser que l'intention de l'inventeur de l'instrument se rapportait aux vues des accoucheurs que je viens de citer. Quoi qu'il en soit, le levier employé de cette manière n'est plus un levier, c'est un crochet mousse qui, en raison de sa courbure et de sa largeur, embrasse une large surface de la tête, a une prise solide, et n'exerce sur cette partie aucune action nuisible. Si on se donne la peine de réfléchir sur cette manière de considérer le levier employé comme moyen d'extraction de la tête, et si on l'essaie soit sur le mannequin ou sur le cadavre, soit sur la femme vivante, on restera convaincu que tel est exactement le mode d'action de cet instrument, tel qu'il est construit actuellement ; qu'il est même probable que, dans la plupart des cas où on l'a mis en usage depuis son invention, il n'a pas pu agir autrement ; et de plus, que cet instrument peut rendre de très-grands services, non-seulement comme le veut Mulder dans les cas où on n'a qu'une

légère résistance à surmonter, mais encore dans quelques-uns
des cas les plus difficiles. Pour mon compte, je me rappelle
m'en être servi avec succès dans deux cas où la tête, étant dans
une situation transversale au dessus du détroit supérieur, n'aurait pu être saisie avec le forceps que d'une manière défavorable, c'est-à-dire de la face à l'occiput. Une branche de forceps, portée le long de la face, put être ramenée en avant,
sans cependant arriver jusque derrière la symphyse des pubis, et
son extrémité, en raison de sa courbure, parvint jusque sur la
région mastoïdienne où elle trouva un point d'appui solide. Au
moyen de cette branche de forceps, qui faisait l'office de levier
ou, pour mieux dire, de crochet, j'entraînai la tête du fœtus.
Dans un de ces deux cas, la tête éprouva une telle pression,
en traversant le détroit supérieur, que le pariétal gauche présentait une dépression longitudinale profonde produite par la
saillie sacro-lombaire.

Je suis entré dans quelques détails sur l'emploi du levier
comme extracteur de la tête, parce qu'il m'a semblé que sa manière d'agir n'avait pas été bien comprise, et qu'il était essentiel de rappeler cet instrument à l'attention des praticiens. Bau-
delocque, et la plupart des accoucheurs actuels, rejettent
absolument l'usage du levier, si ce n'est pour suppléer à la main,
à l'effet de redresser la tête du fœtus déviée de sa direction
naturelle pendant sa progression à travers le canal du bassin.
Je pense qu'en cela ils ont été trop loin. Ils veulent aussi que
dans tous les cas on puisse substituer sans inconvénient une
branche de forceps au levier proprement dit. Je suis bien de
leur avis, je suis même persuadé que souvent il y aura de l'a-
vantage à le faire, comme dans le cas cité plus haut. Cependant
quand il s'agira de redresser la tête ou de faire des tractions
directes sur l'occiput, le levier sera préférable. Employer dans
ces cas une branche de forceps, n'est pas exclure le levier de
la pratique des accouchemens, puisque la branche de forceps
dont on se sert devient un véritable levier.

Après avoir subi beaucoup de modifications, dont Mulder
(*Hist. litt. et crit. Forcipum et Vectium obst.*) et Schlegel, son
traducteur, ont offert une histoire assez complète, le levier,
dont on se sert actuellement, a la forme d'une cuiller de forceps, fenêtrée, courbée seulement sur une de ses faces pour
s'accommoder à la convexité de la tête du fœtus, et fixée sur

un manche de bois placé dans la même direction qu'elle, ou renversé plus ou moins du côté de sa face convexe.

Pour les détails de l'usage du levier dans les différens cas, *voyez* les articles DYSTOCIE, FORCEPS.　　　(DESORMEAUX.)

LÈVRE, s. f., *labium*. Les lèvres sont deux espèces de voiles membraneux, très-mobiles, symétriques, placés au devant des deux os maxillaires, et séparés par une fente transversale, à laquelle on donne vulgairement le nom de *bouche*. Les angles qu'elles forment par leur réunion sont appelés *commissures*. Elles sont aplaties d'avant en arrière et recourbées dans le même sens. La face antérieure de la lèvre supérieure est convexe, et présente dans son milieu, au-dessous de la cloison qui sépare les narines, une gouttière verticale bornée par deux petites saillies latérales. La face antérieure de la lèvre inférieure est également convexe, légèrement inclinée en bas. Postérieurement elles correspondent en partie aux arcades dentaires. La membrane muqueuse qui tapisse l'intérieur de la. bouche recouvre leur bord libre, et se continue là avec la peau qui s'amincit graduellement en se confondant avec elle. Parmi les muscles des lèvres, les uns sont communs à l'une et à l'autre, et les autres sont propres à chacune d'elles. Les muscles communs sont les grands zygomatiques, les triangulaires ou abaisseurs de l'angle des lèvres, les canins, les buccinateurs et l'orbiculaire. Les muscles propres à la lèvre supérieure sont les releveurs de l'aile du nez et de la lèvre supérieure, les incisifs ou releveurs de cette lèvre et les petits zygomatiques. Ceux de la lèvre inférieure sont les carrés et les houpes du menton. (*Voyez* ces mots.)

Les lèvres contiennent un grand nombre de follicules muqueux, et reçoivent leurs artères de la carotide externe et spécialement des branches labiales, submentales, mentonnières, buccales, sous-orbitaires, alvéolaires et transversales de la face. Les veines suivent le trajet de ces vaisseaux, et se rendent dans les deux jugulaires. Les vaisseaux lymphatiques aboutissent aux ganglions qu'on trouve sous le menton, et les nerfs sont spécialement fournis par les faciaux, les sous-orbitaires et les mentonniers. Le tissu cellulaire qui réunit toutes ces parties est très-serré, et ne contient presque point de tissu adipeux, surtout sur la ligne médiane. A la puberté, chez l'homme, il se développe un grand nombre de poils qui recouvrent la lèvre supérieure et la partie moyenne de la lèvre inférieure.

Les lèvres servent à la prononciation des mots, à la mastication, à la succion, etc., et sont, dans quelques cas, de véritables organes de préhension; les mouvemens variés que nécessitent ces différens actes sont exécutés par les muscles nombreux qui entrent dans leur composition; elles contribuent beaucoup aussi à l'expression de la physionomie.

Les lèvres n'existent pas dans les premiers temps de la formation de l'embryon : de sorte que la cavité buccale présente une large ouverture sans lèvres, qui communique avec les fosses nasales. Vers sept semaines, on remarque une échancrure à la partie moyenne de la lèvre inférieure qui est ainsi divisée en deux moitiés dont la réunion ne tarde pas à s'opérer; tandis que la supérieure présente un lobe moyen séparé des parties latérales, par deux échancrures profondes. A deux mois, les lèvres circonscrivent l'ouverture de la bouche sans offrir de saillie en avant, et se continuent avec la peau de la face qui s'amincit graduellement sur les bords de cette fente transversale : les commissures des lèvres sont à une ligne et demie environ de distance l'une de l'autre. A trois mois, les lèvres sont plus distinctes, non renversées en dehors, rapprochées et accolées de telle sorte que l'ouverture de la bouche est complétement fermée. C'est au commencement du cinquième mois, qu'elles se renversent un peu en dehors, s'écartent l'une de l'autre, et plus tard enfin, leur forme se prononce davantage.

Les lèvres présentent des différences nombreuses suivant les individus et surtout suivant les races, relativement à leur forme extérieure et à leurs dimensions. Dans le vieillard, chez lequel elles ne sont plus soutenues par le rebord dentaire, elles rentrent en dedans, et leur saillie s'efface complétement.

Les lèvres peuvent manquer entièrement, ainsi qu'on l'observe chez les fœtus *astomes* et dans *l'aprosopie* ou absence de la face. L'une d'elles seulement peut ne pas exister, ou bien n'être qu'incomplétement développée. Schenk a rapporté l'exemple d'une femme dont la lèvre supérieure était si courte qu'elle ne couvrait pas les dents lorsque la bouche était fermée. La difformité qui constitue *la gueule de loup*, résulte de l'absence de toute la partie moyenne de la lèvre supérieure et de la portion correspondante du bord alvéolaire. Les lèvres, quoique régulièrement formées, peuvent rester accolées et réunies plus ou moins immédiatement l'une à l'autre. Le vice de conformation qu'elles offrent le plus souvent est celui qu'on désigne sous le nom de *bec-de-lièvre* (*voyez* ce mot), et qui résulte du défaut de réunion des différentes portions qui les composent primitivement : il est très-commun à la lèvre supérieure et très-rare à la lèvre inférieure. *Voyez* FACE, BOUCHE.

On désigne encore sous les noms de *grandes* et *petites lèvres*, deux replis membraneux qu'on observe chez la femme sur les parties latérales de l'ouverture de la VULVE. *Voy.* ce mot. (MARJOLIN.)

LÉZARD, s. m., *lacerta*. Les médecins, sans s'astreindre exactement à la classification des naturalistes, ont donné le nom de *lézards* à la plupart des reptiles sauriens que le charlatanisme ou l'ignorance ont placés au rang des remèdes propres à combattre les maux qui assiégent notre frêle existence. C'est ainsi qu'ils ont indistinctement, dans leurs écrits, désigné par cette appellation, le *lézard vert*, le *lézard gris*, que tout le monde connaît dans nos contrées, l'*anolis de terre de la Nouvelle-Espagne*, le *gecko*, et plusieurs autres espèces, parmi lesquelles l'anolis roquet (*lacerta bullaris* de Linnæus) n'est pas une des moins célèbres, depuis qu'en 1782, le médecin américain Florez a préconisé ses propriétés anticancéreuses, et surtout depuis que, tout nouvellement, M. le comte de Ségur, à la page 499 du tome 1er de ses Mémoires, a assuré que sa chair avait délivré l'Amérique espagnole d'un fléau terrible, de la *lèpre de Carthagène.*

Ce reptile, dont nous ne saurions donner ici la description complète, est reconnaissable à son corps et à sa queue alongés, minces, revêtus de petites écailles; à ses ongles crochus; à l'espèce de goître rouge qu'il porte sous la gorge; à sa teinte générale d'un vert gai. Il n'atteint jamais que la taille de quelques pouces, et est fort commun aux Antilles, au Mexique, en Caroline, où il vit dans les jardins, dans les campagnes, recherchant de préférence les endroits humides et rocailleux. Son agilité est extrême, et il grimpe sur les arbres et les rochers avec beaucoup de facilité. Sloane, Dutertre, Rochefort, Nicholson, sont d'accord sur ces divers points et nous apprennent en outre que sa chair a été administrée comme dépurative, excitante, anthelminthique, analeptique, aphrodisiaque, anticancéreuse, sialagogue, antisyphilitique, etc.

Nous ne nous arrêterons point ici à discuter la valeur de cet amas de propriétés médicales entassées sans choix, comme pour faire partie du *vade mecum* de quelque charlatan, mais nous dirons que, comme l'ont démontré Mauduyt, Daubenton et M. de Lacépède, les plus grands rapports de ressemblance existent entre cet animal et le lézard gris de nos campagnes, sur le compte duquel on a débité non moins de fables, auquel on a attribué généralement les mêmes vertus, que les anciens employaient contre toutes les espèces de poisons, le goître, l'albugo, les bubons, la lippitude, les éphélides, la jaunisse, l'odontalgie, la gale, et dont on a en outre vanté la graisse contre l'alopécie et contre les accidens qui naissent de la piqûre du scorpion, mais dont l'usage est aussi discrédité que mérite de l'être celui du saurien de la Nouvelle-Espagne, qu'on aurait aujourd'hui totalement oublié sans les éloges que vient de donner tout récemment à sa chair crue l'écrivain distingué que nous avons cité au début de cet article, et qui la recommande à l'attention des médecins.   (H. CLOQUET.)

LIBERTÉ MORALE (médecine légale). Tout le monde sait, chacun sent comment l'homme, dont les facultés mentales sont saines, peut délibérer ses actions, apprécier les motifs qui influencent son jugement, prendre la résolution qui est plus conforme à sa raison et à ses sentimens; en un mot, se décider avec discernement et volonté pour tel acte plutôt que pour tel autre. Mais personne n'ignore, non plus, qu'une foule de causes peuvent troubler l'intelligence, altérer les sentimens naturels, exciter des penchans insolites, gêner ou détruire la liberté, faire fléchir la volonté ou même la forcer irrésistiblement. Ce sont ces causes dont il est important de connaître le degré d'influence sur la pensée, attendu qu'elles doivent modifier le caractère moral des actions criminelles, et que quelques-unes rendent l'homme incapable de jouir de ses droits civils et même de sa liberté individuelle. On peut les rapporter aux suivantes : la folie ou aliénation mentale, le délire fébrile et la perte de connaissance, l'ivresse, le somnambulisme, les passions violentes et les besoins impérieux, la faiblesse d'esprit, l'ignorance et les préjugés, l'épilepsie, l'hypochondrie et l'hystérie, la surdi-mutité, enfin, certains désirs insolites qui naissent chez quelques femmes enceintes. Ce sujet est immense et exigerait des considérations étendues auxquelles nous ne pouvons nous livrer dans cet ouvrage. Nous devons nous borner à une courte indication des objets principaux. (*Voyez* nos *Considérations médico-légales sur la liberté morale.*)

Nous n'ajouterons que peu de choses à ce que nous avons déjà dit de la folie et de l'idiotie, de l'épilepsie, de l'hypochondrie et de l'hystérie, dans les différens articles consacrés à l'histoire de ces maladies.

I. L'*aliénation mentale* peut présenter dans ses symptômes deux ordres de troubles fonctionnels : 1° la perversion des penchans, des affections morales, des passions, des sentimens naturels, la manifestation de penchans et de sentimens insolites ; 2° l'aberration des idées, des combinaisons intellectuelles, la manifestation d'idées bizarres, de jugemens erronés. Ces deux espèces de phénomènes sont ordinairement compris sous les noms de *lésions de la volonté* et de *lésions de l'intelligence* ou *délire*. Le plus souvent ces deux élémens de la folie se trouvent réunis chez le même malade; en même temps qu'il déraisonne, il offre des changemens remarquables dans ses penchans et ses affections. Mais, dans beaucoup de cas, l'un ou l'autre de ces deux genres de symptômes est prédominant, quelquefois même existe seul ou à peu près seul. Il est surtout important de constater l'existence exclusive de la lésion des passions et des sentimens ou de la volonté; car, pour les gens du monde, et conséquemment pour les magistrats, il n'y a de folie que lorsque les idées sont troublées, les jugemens faux, et les raisonnemens erronés.

M. Pinel a très-bien signalé cette espèce d'aliénation mentale, qu'il a désignée sous les noms de *folie raisonnante* et de *manie sans délire*. « Les malades, dit ce célèbre médecin, se livrent à des actes d'extravagance ou même de fureur, avec une sorte de jugement conservé dans toute son intégrité, si l'on en juge par les propos. L'aliéné fait les réponses les plus justes et les plus précises aux questions des curieux; on n'aperçoit aucune incohérence dans ses idées; il fait des lectures, écrit des lettres, comme si son entendement était parfaitement sain, et controuve toujours quelque raison plausible pour justifier ses écarts et ses emportemens. » Ailleurs M. Pinel parle d'aliénés qui n'offraient à aucune époque aucune lésion de l'entendement, et qui étaient dominés par une sorte d'instinct de fureur, comme si les facultés affectives seules avaient été lésées. Entre autres exemples remarquables de ce genre, l'auteur cite celui d'un homme qui avait des accès de fureur avec penchant automatique et irrésistible au meurtre, sans aucun signe de déraison; ses accès revenaient après des intervalles de plusieurs mois ; il en sentait l'approche, et avertissait qu'on le mît en lieu de sûreté ; durant l'accès même il se sentait pénétré de remords de se voir poussé à commettre un forfait atroce, à tuer les personnes dont il avait le plus à se louer. Sa femme, malgré sa tendresse pour elle, avait failli être la victime de ce malheureux penchant ; il n'avait que le temps de lui crier de prendre la fuite. MM. Fodéré, Esquirol, Gall, Cox et autres, ont également observé des exemples de monomanie sans délire avec penchant au meurtre. M. Marc a été jusqu'à dire que cette lésion mentale a conduit au supplice une foule de déplorables victimes qui méritaient plutôt la commisération publique que la vindicte des lois.

Le vol est aussi un acte qui s'observe chez les fous. Acrel en cite un fort curieux. Après la guérison d'une blessure à la tête, un homme manifesta, contre son ordinaire, un penchant invincible à voler. Il eût été puni pour plusieurs larcins qu'il avait commis, si Acrel ne l'eût déclaré aliéné, et n'eût attribué son penchant à un dérangement du cerveau. MM. Gall, Pinel, Esquirol, Fodéré, etc., rapportent plusieurs exemples de cette espèce d'aliénation mentale. .

J'insiste particulièrement sur ces deux espèces de monomanies, parce qu'elles peuvent provoquer des actions qui conduisent devant les tribunaux criminels, et que, conséquemment, il devient très-important de ne pas confondre ceux qui en sont atteints avec de vils scélérats. Ce qui distingue particulièrement ces derniers, c'est qu'ils ne commettent des forfaits que par des motifs odieux de cupidité, de vengeance ou d'ambition ; tandis que les aliénés ne sont guidés que par un penchant insolite et irrésistible, ou par des motifs imaginaires.

La monomanie avec penchant au meurtre est cependant assez rarement sans délire. Le plus ordinairement, ce sont des idées fausses qui dirigent la main homicide des aliénés : c'est le délire ou le désordre de l'intelligence qui provoque la perversion des sentimens.

La périodicité des accès, avec des intervalles lucides, est aussi un phénomène important en médecine légale. En effet, de ce qu'un individu jouit actuellement de l'exercice libre de ses fa-

cultés mentales, on ne peut pas arguer qu'il avait sa raison lorsqu'il a commis tel acte ou tel autre ; de ce qu'un accusé a montré beaucoup de moyens dans ses interrogations et dans sa défense, on ne peut pas conclure qu'il n'est pas sujet à des accès
de manie furieuse.

Lorsque le délire ne roule que sur un objet très-circonscrit,
n'a rapport qu'à des idées qui reviennent rarement dans la
conversation, on peut facilement se méprendre sur l'état du
malade, si l'on n'est averti d'avance de son genre de folie.
Mais dès qu'on touche le point malade, la vérité ne tarde
pas à être connue.

Le mode de développement de la folie peut offrir d'importantes considérations en médecine légale. En effet, dans beaucoup de cas, peut-être dans le plus grand nombre, la pensée ne
s'altère que graduellement et souvent avec une lenteur remarquable ; lorsque le délire éclate, il n'est que la suite d'un état
qui existait depuis plusieurs mois ou même plusieurs années.
MM. Pinel, Esquirol, Gall, etc., ont parfaitement signalé cette
période d'une sorte d'incubation de la folie. Les malades présentent bien alors des changemens notables dans leurs goûts,
leurs habitudes, leur caractère, leur aptitude au travail ; mais,
ou bien on y fait peu d'attention, ou bien on attribue ces changemens à toute autre cause qu'à l'aliénation mentale ; on prend
pour des caprices, de la méchanceté, des vices, de la mauvaise
volonté, ce qui n'est que l'effet d'un dérangement du cerveau. Déjà même les idées sont troublées dans cette période :
mais le malade conserve encore assez d'empire sur lui-même
pour cacher le désordre qui l'agite. Qu'il commette une action
criminelle, et il pourra être très-difficile d'en découvrir le véritable mobile. Toutes les fois que des motifs de cupidité ou de
vengeance ne sont pas suffisans pour expliquer un forfait, et
qu'en même temps l'accusé a présenté pendant long-temps les
phénomènes dont nous venons de parler, n'est-il pas équitable
d'user d'indulgence ? ne serait-il pas consolant pour l'humanité
de pouvoir rejeter sur un désordre moral des atrocités qui la
déshonorent, plutôt que de les attribuer à la perversité du cœur
humain ?

Il est difficile de marquer précisément les limites presque
imperceptibles qui séparent la folie de la sagesse ; de compter
les degrés par lesquels la raison tombe dans le précipice et,

pour ainsi dire, dans le néant. (Daguesseau.) Dans le plus grand nombre des cas, l'aliénation mentale est facilement reconnue par tout le monde. Mais il est des cas douteux où les personnes même les plus instruites ne peuvent prononcer avec certitude. Il faut alors absoudre, s'il s'agit d'une cause criminelle; différer l'interdiction ou la séquestration, s'il s'agit de la privation des droits civils ou de la perte de la liberté; ou au moins se borner à la nomination d'un conseil judiciaire, si des intérêts majeurs se trouvent par trop compromis. Mais que les magistrats se pénètrent bien de la nécessité de s'éclairer constamment des lumières de plusieurs hommes de l'art, lorsqu'il faut prononcer sur l'état moral des accusés. Outre que des hommes du monde n'ont pas les connaissances nécessaires pour prononcer dans les cas obscurs, la décision des médecins aura toujours plus de poids sur l'opinion publique; et il est bien important que le peuple, qui comprendra difficilement qu'on puisse avoir des accès de manie furieuse et meurtrière sans altération du jugement, se repose avec confiance sur l'avis des médecins, et ne croie pas qu'on ait voulu soustraire un coupable à la vindicte publique.

Dans le *Code des délits et des peines*, qui a précédé le *Code pénal* actuel, la folie était considérée comme un *motif d'excuse*; d'après la législation actuelle, cette maladie est considérée comme *exclusive* des actions criminelles. Cette disposition nouvelle, qui ôte tout caractère de criminalité aux actes des fous, est sans doute plus philosophique; mais elle est moins favorable aux accusés. En effet, lorsqu'il existe une circonstance déclarée motif d'excuse par la loi, la cour peut poser une question y relative; tandis que, pour l'aliénation, elle est comprise dans la question de volonté. Si les jurés sont convaincus que l'accusé était aliéné lors du fait par lui commis, ils doivent déclarer *qu'il n'a pas agi volontairement;* ce qui équivaut à une déclaration de non culpabilité. Mais la plupart des jurés ne sont guère métaphysiciens; ils s'élèveront difficilement jusqu'à la distinction de la *volonté libre*, et de la *volonté influencée par la folie.* En voici une preuve frappante. Malgré la nouvelle jurisprudence, un président de cour d'assises avait posé une question relative à la démence. Le jury fit la déclaration suivante : 1° Oui, l'accusé est coupable d'avoir commis un homicide ; 2° oui, cet homicide a été commis *volontairement et avec préméditation; 3° oui, l'accusé était en démence au moment où il a commis l'homicide.*

(Sirey, *Tabl. vicen.*, page 499.) Ainsi, sans la position de la dernière question, qui n'est plus admissible d'après la jurisprudence actuelle, l'accusé, quoique en démence aux yeux des jurés, était cependant condamné à mort. Il nous semble que l'on préviendrait une erreur aussi funeste, en rédigeant ainsi la question de volonté : l'accusé a-t-il commis le fait volontairement, et *jouissant du libre exercice de ses facultés mentales ou de sa raison ?*

C'est à tort que nous avons dit ailleurs (art. *folie*), qu'aucune loi n'autorisait la séquestration des aliénés dans une maison de force avant leur interdiction. La loi du 24 août 1790 donne à l'autorité municipale le pouvoir de faire enfermer ceux de ces malades qu'il serait dangereux de laisser en liberté. Or, il n'est peut-être aucun aliéné qui ne puisse devenir la cause d'accidens, soit de son propre mouvement, soit à l'instigation de quelque malfaiteur, à moins que le malade ne soit l'objet d'une surveillance de tous les instans, ce qui est impossible pour beaucoup de familles.

II. L'homme privé de l'usage de ses facultés mentales par le *délire* ou l'*assoupissement*, est évidemment incapable de dicter des dispositions testamentaires. Nous ne pensons même pas que le malade qui est dans un état habituel de rêvasserie ou de somnolence, et qui recouvre la connaissance aussitôt qu'on l'excite, qu'on lui parle, soit *sain d'esprit*, comme l'entend l'article 901 du *Code civil*, et puisse dicter un testament avec une entière liberté. Lorsque le délire ou l'assoupissement sont passagers, ne reviennent qu'avec l'exacerbation fébrile, et se dissipent pendant la plus grande partie de la journée, je crois que le malade est assez à lui pour pouvoir faire un acte de dernière volonté. Mais si ces accidens sont presque continus, et ne laissent que des intervalles lucides irréguliers et de peu de durée, il nous semble que le malade ne peut être déclaré sain d'esprit.

III. L'homme n'a plus de connaissance lorsqu'il est dans un état d'*ivresse* ; à un degré moindre l'ivresse trouble encore considérablement la raison et change souvent le caractère de l'individu. Cependant cette cause de déraison ne pouvait être comprise au nombre des motifs d'excuse sans de graves inconvéniens. C'est aux magistrats et aux jurés à distinguer entre les coupables ceux qui ont eu toute leur vie une conduite irréprochable, et qui, s'étant enivrés pour ainsi dire sans s'en douter, se sont ensuite livrés à des excès qu'ils sont les premiers à blâmer lorsqu'ils ont recouvré la raison. Ces individus méritent d'être traités avec indulgence. Lorsque l'ivresse est l'effet du dol ou de la fraude, elle est une cause de rescision des conventions.

IV. Un crime commis par un individu dans un accès de *somnambulisme* ne pourrait être considéré comme une action volontaire. Mais le cas serait fort embarrassant, car il serait impossible de s'assurer de l'existence de ce singulier état lors du fait commis. Ce serait aux magistrats et aux jurés à apprécier les circonstances propres à établir le caractère moral de l'acte criminel.

V. Les *passions violentes* et les *besoins impérieux* exercent une très-grande influence sur l'exercice des facultés mentales; la loi a même reconnu que, dans certains cas, les passions maîtrisent la volonté, et ne laissent plus de choix à l'homme entre le bien et le mal. Ainsi tout engagement dicté par la crainte ou la violence est déclaré nul (*Cod. civ.*, art. 1109); sont déclarés excusables, le meurtre commis dans le cas d'adultère, par l'époux sur son épouse, ainsi que sur son complice, à l'instant même où il les surprend en flagrant délit, dans la maison conjugale, et le crime de castration, s'il a été immédiatement provoqué par un outrage violent à la pudeur. (*Cod. pén.*, art. 324 et 325.) La loi criminelle ne devait pas sans doute multiplier les exceptions de ce genre; mais les magistrats et les jurés peuvent étendre ce bénéfice de la loi à d'autres cas où des hommes honnêtes, mais naturellement emportés, ont commis, durant l'orage d'une violente passion, plutôt un acte involontaire qu'une action criminelle; ces hommes ne méritent pas d'être confondus avec de vils scélérats. Les avocats qui défendent une cause désespérée soutiennent ordinairement que les passions violentes sont de véritables *monomanies*. Mais le ministère public combat toujours avec avantage ce défectueux système de défense : on ne peut, en effet, confondre deux états si distincts. (*Voyez* FOLIE.) Mais ce que les conseils des accusés peuvent soutenir, et ce que les jurés doivent admettre, c'est que, dans quelques cas, l'homme surpris par une passion violente, n'est plus assez libre pour commettre volontairement une action; c'est que des passions qui, comme un amour malheureux ou une sombre jalousie, peuvent persister pendant plusieurs années et s'accroître à chaque résistance qui leur est opposée, finissent par constituer une espèce de maladie morale qui doit modifier le caractère des actes criminels. La loi qui punit de mort l'infanticide était devenue inexécutable dans le plus grand nombre des cas. Les jurés ne pouvaient se décider à envoyer à la mort de malheureuses filles le plus souvent réduites au désespoir, à la misère et à l'opprobre, par quelque odieux séducteur, et qui détruisaient la cause de tous ces maux immédiatement après l'accouchement, c'est-à-dire dans un moment de souffrance physique et morale extrême. La loi du 25 juin 1824 a donné à la cour le pouvoir de n'appliquer à ce crime que la peine des travaux forcés à perpétuité, lorsqu'il existe des circonstances atténuantes.

La soif et la faim, poussées à l'extrême, peuvent porter aux plus grands excès; dans cet état, des hommes se sont dévorés entre eux. Je ne pense pas qu'on voulût punir de pareils actes, ni le vol commis uniquement pour satisfaire ces besoins impérieux.

Je ne sais jusqu'à quel point un homme à qui on aurait fait avaler par fraude des cantharides serait excusable, s'il commettait un outrage à la pudeur.

VI. Il y a *faiblesse d'esprit*, chez les enfans dont l'intelligence n'est point encore développée, chez les vieillards dont les facultés mentales commencent à s'altérer, ainsi que dans quelques maladies.

La loi civile a réglé les différentes époques auxquelles l'homme acquiert successivement la jouissance de ses droits civils : la loi criminelle a déterminé l'âge auquel l'enfant est censé avoir une notion exacte du bien et du mal, du juste et de l'injuste. C'est à seize ans que l'homme est déclaré responsable de toutes ses actions; moins âgé il en répond encore si les jurés trouvent qu'il a agi avec discernement. Mais le développement des facultés intellectuelles n'est pas également précoce, et varie suivant une foule de circonstances. Lors même qu'un enfant de seize ans aurait eu une pleine connaissance de la criminalité d'une action, serait-il aussi coupable en la commettant que s'il avait eu trente ou quarante ans? se déciderait-on facilement à envoyer à la mort un criminel âgé de seize ans et quelques jours?

Les vieillards qui approchent de la décrépitude ont l'esprit faible, la mémoire infidèle, ils sont crédules et faciles à influencer dans leurs affections. C'est alors qu'ils sont susceptibles de suggestion et de captation, ce qui rend nuls leurs actes de dernière volonté, lorsque ces circonstances sont prouvées.

Les individus qui restent paralytiques à la suite d'attaques d'apoplexie, lorsqu'ils ne sont pas en démence, sont quelquefois dans le même cas que les vieillards qui commencent à être atteints par la décrépitude.

VII. L'*ignorance et les préjugés* ne peuvent être admis par la loi comme motifs d'excuse d'une action criminelle; mais ces infirmités de l'esprit doivent quelquefois être prises en considération par les magistrats et les jurés. C'est ainsi qu'en 1824, la cour d'assises de Valence n'a condamné qu'à une peine correctionnelle un paysan grossier et crédule, qui avait tué un prétendu sorcier qui lui avait, disait-il, jeté un *sort*. (*Constitutionnel* du 18 août 1824.)

VIII. Dans l'article consacré à l'*épilepsie*, nous avons prouvé que presque tous les individus affectés de cette maladie finissent par présenter une altération des facultés intellectuelles, un changement remarquable dans les dispositions morales, quelquefois long-temps avant de perdre complétement la raison. Un acte répréhensible commis peu d'instans après une attaque d'épilepsie ne devrait recevoir aucune punition, attendu que tous les malades restent sans connaissance pendant un temps plus ou moins long, et que quelques-uns sont pris d'accès de fureur aveugle et terrible. Entre les attaques et lorsque les malades sont revenus à leur état naturel, je crois encore qu'un meurtre ou des blessures graves commis dans un premier mouvement, à la suite de quelque insulte grave, ne devraient pas être punis avec la même sévérité que chez tout autre individu. Quant à ceux dont l'intelligence commence à s'affaiblir, et qui ne se rendent coupables d'une mauvaise action qu'à l'instigation de malfaiteurs plus rusés qu'eux, ils méritent aussi quelque indulgence. Mais les épileptiques qui, jouissant de leur raison, commettent avec préméditation et de leur propre mouvement des vols ou des homicides suivis de vol, rentrent dans la classe commune.

IX. D'après ce que nous avons dit des dispositions morales des *hystériques* et des *hypochondriaques* qui jouissent encore de leur raison, nous pouvons conclure que ces malades sont plus susceptibles que d'autres individus, 1° de contracter des engagemens déclarés nuls par l'article 1109 du *Code civil*; 2° de suggestion et de captation; 3° enfin, de se laisser emporter dans un premier mouvement à commettre des actes répréhensibles. Sous ce dernier rapport ils doivent être traités avec douceur. Peut-être même, dans quelques cas, le caractère soupçonneux, jaloux, irritable, colère, etc., de ces pauvres malades, devrait-il être considéré comme une circonstance atténuante propre à modifier la criminalité du meurtre prémédité? Mais le vol, le faux, et tous les crimes qui ne sont point commandés par une passion violente, doivent être punis chez les hystériques et les hypochondriaques comme chez le reste des hommes.

X. Les *sourds-muets* sans instruction n'ont, suivant l'observation de M. Itard, qu'un développement incomplet des facultés mentales; chez eux, dit ce médecin, les acquisitions de l'esprit et les sentimens du cœur sont renfermés dans un cercle fort étroit. Ils ne peuvent donc avoir une notion exacte des devoirs sociaux, du bien et du mal moral, et leurs actions répréhensibles rentrent évidemment dans la classe des actes des imbéciles et des idiots. Un arrêt de la cour royale de Lyon décide que, quoique ces individus ne puissent être interdits pour raison de leur infirmité, il y a néanmoins lieu de leur nommer un curateur. (Sirey, tome XIII, 2ᵉ partie, page 12.) Les sourds-muets qui ont reçu une éducation suffisante, et dont le développement de l'intelligence est attesté par leur conduite dans le monde et par l'instituteur qui les a élevés, doivent être responsables de leurs actions comme tous les hommes sensés, et conservent la jouissance de leurs droits civils. Ils peuvent exprimer leurs dernières volontés par un testament olographe. (Arrêt de la cour de Colmar; Sirey, tome XV, 2ᵉ partie, page 265.)

XI. L'on sait que la *grossesse* exerce souvent une influence très-marquée sur les phénomènes de la sensibilité, détermine des changemens dans le caractère, l'humeur, les affections, les goûts, les appétits des femmes; fait naître des antipathies, des envies extraordinaires, des désirs bizarres, des appétits dépravés. Mais cet état insolite des facultés peut-il servir d'excuse aux actes répréhensibles et aux crimes qui peuvent être commis par des femmes enceintes? On trouve consigné partout le fait rapporté par Roderic à Castro, d'une femme qui voulait absolument manger l'épaule d'un boulanger qu'elle avait vue;

celui que rapporte Langius, d'une femme qui, désirant pendant
sa grossesse de manger de la chair de son mari, l'assassina, et
en sala une grande partie pour prolonger son plaisir ; enfin, un
troisième fait, cité par Vives, dans ses *Commentaires sur saint
Augustin*, d'une femme qui serait avortée si elle ne fût parvenue
à mordre un jeune homme au cou. Mais le premier et le dernier
de ces exemples nous paraissent être des contes populaires
et ridicules ; quant au deuxième, s'il est vrai, il prouve une
perversion morale profonde qui caractérise l'aliénation mentale. On a aussi parlé de femmes enceintes qui ont dérobé des
friandises qu'elles avaient un grand désir de manger. Dans ces
cas, les objets étant de peu de valeur, il est probable que les
magistrats useraient d'indulgence. Si la cupidité, la vengeance,
l'ambition, etc., ont été le mobile d'un crime commis par une
femme enceinte, elle est aussi coupable que qui que ce soit. S'il
est prouvé, au contraire, qu'elle a agi sans motif intéressé, si
elle présente une perversion morale profonde, avec quelques-
uns des caractères ordinaires de l'aliénation mentale, son action
rentre dans la classe de celles qui n'offrent aucune espèce de
criminalité.   (GEORGET.)

LICHEN, s. m., *lichen*. Le genre de plantes cryptogames
que Linné désignait sous ce nom a été divisé, par suite des travaux d'un grand nombre de botanistes, et en particulier de
ceux d'Acharius, en une foule de genres assez différens les
uns des autres par leur organisation extérieure, et dont on a
formé une famille particulière sous le nom de *Lichénées*. (*Voyez*
ce mot.) On a conservé en français le nom de *lichen* pour désigner, d'une manière générale, les plantes de cette famille. Nous
mentionnerons dans cet article les plantes de ce petit groupe,
qu'on emploie encore aujourd'hui en médecine.

LICHEN D'ISLANDE, *Physcia Islandica*, Achar., Rich., *Bot.
méd.*, tome 1, page 34. Ce lichen se présente sous la forme de
lames foliacées, divisées en lanières irrégulières, rameuses,
presque canaliculées, étalées ou dressées, bordées de cils courts,
d'une consistance sèche et comme cartilagineuse, d'un rouge
foncé à leur base, d'un gris blanchâtre à la partie supérieure,
ou quelquefois brunâtre. Les fructifications sont des espèces
d'écussons, placés obliquement sur le bord des lanières et d'une
couleur pourpre foncé. Le lichen d'Islande n'est pas, ainsi que
son nom semblerait l'annoncer, particulier à l'Islande. Il croît

en abondance dans toutes les régions boréales de l'Europe, en Russie, en Suède, en Écosse; en France on le trouve dans les Alpes, les Pyrénées, les Vosges et les Cévennes. Il pousse à terre où il forme des touffes plus ou moins serrées, tantôt sur les rochers et dans les lieux arides, tantôt au contraire au milieu des prairies, où il acquiert alors un plus grand développement.

Le lichen d'Islande est sans odeur marquée; lorsqu'on le mâche il a une saveur amère, franche, à peine aromatique et sans aucun mélange d'astringence, mais qui est masquée en partie par le goût mucilagineux de la plante. Depuis un temps immémorial, on savait que les Islandais recueillaient avec soin ce végétal, et qu'après l'avoir dépouillé en grande partie de son amertume par la macération et l'ébullition dans l'eau, ils en formaient leur principale nourriture pendant une grande partie de l'année. Mais ce n'est que depuis deux siècles environ, c'est-à-dire en 1603, qu'Olaüs Borrichius le compta parmi les substances médicamenteuses et l'indiqua comme propre à combattre les maladies de la poitrine. Depuis cette époque il a été tour à tour employé ou abandonné. Mais depuis une vingtaine d'années environ, il est en quelque façon sorti de l'oubli où il était resté pendant long-temps, pour jouir de nouveau d'une très-grande vogue. Un grand nombre de chimistes se sont successivement occupés de l'analyse de cette substance; tels sont : Ébeling, Tromsdorff, Cramer, Proust, Westring et Berzelius. Ce dernier en a retiré les principes suivans : 1° sirop, 3,6; 2° tartrate acidule de potasse et de chaux joints à une très-petite quantité de phosphate de chaux, 1,9; 3° principe amer, 3,0; 4° cire verte, 1,6; 5° gomme, 3,7; 6° matière colorante extractive, 7,0; 7° fécule, 44,6; 8° squelette féculacé, 36,6; 9° acide gallique, des traces.

Cette analyse nous explique parfaitement les propriétés nutritives du lichen. En effet, la fécule et la gomme y sont dans une proportion extrêmement grande. Quant au principe amer, il faut remarquer qu'il est très-soluble dans l'eau et surtout dans les dissolutions alcalines; et c'est par ce moyen que MM. Westring et Berzelius sont parvenus à en priver entièrement le lichen d'Islande. Voici leur procédé : sur cinq cents grammes de lichen moulu, on verse douze kilogrammes d'une solution aqueuse de trente-deux grammes d'un sous-carbonate alcalin; on abandonne le mélange à lui-même pendant vingt-quatre heures, après quoi on décante, on fait macérer de nouveau dans l'eau pendant le même espace de temps, on décante de nouveau, et l'on fait sécher. Par ce procédé simple on obtient une pâte entièrement privée d'amertume et très-nourrissante.

Le mode d'action du lichen varie suivant la manière dont il a été préparé. En effet, s'il n'a pas été privé de son principe amer, le lichen est légèrement tonique; il peut augmenter l'appétit en excitant, quoiqu'assez faiblement, les organes digestifs. Lorsqu'au contraire, on l'a dépouillé de son amertume, il est simplement mucilagineux et adoucissant, et, de même que toutes les autres substances riches en principes féculens et gommeux, il est analeptique.

D'après ce qui précède on conçoit la manière dont il agit et la médication qu'il suscite dans les différens cas où il a été recommandé. C'est, comme on sait, dans les affections de poitrine, dans le catarrhe pulmonaire chronique, dans la phthisie pulmonaire qu'il est plus souvent prescrit, et qu'il jouit en quelque sorte d'une réputation populaire. Néanmoins la plupart des praticiens ont remarqué que les préparations de lichen ne conviennent point lorsque les symptômes inflammatoires sont très-graves, ce qu'explique naturellement la très-grande quantité d'élémens nutritifs que contient cette substance et le principe amer qui y est joint. On fait encore usage du lichen dans les inflammations chroniques des viscères abdominaux. M. Barbier dit en avoir retiré d'excellens effets dans la dyspepsie provenant d'une irritation de l'estomac. Il en est de même dans la dysenterie chronique, la diarrhée. Dans cette dernière affection on lui associe quelquefois avec avantage les astringens, tels que le cachou.

On a varié à l'infini les préparations du lichen d'Islande, et l'on peut en quelque sorte l'administrer sous toutes les formes. Le plus généralement on le prescrit en décoction. Celle-ci se prépare de la manière suivante : on prend une demi-once de lichen bien mondé, on verse dessus trois livres d'eau, dans laquelle on peut mettre une petite quantité de sous-carbonate de potasse; on laisse macérer du soir au lendemain matin; on décante, on lave le lichen et on le fait bouillir dans trois livres d'eau jusqu'à réduction à deux livres. On édulcore cette boisson avec du sucre ou du sirop. On peut la rendre un peu plus agréable en la coupant avec un tiers ou la moitié de lait de vache. Lorsque l'on concentre et que l'on réduit encore davantage la décoction de lichen, et qu'on la laisse refroidir, elle se prend en une gelée transparente, très-analeptique, et que l'on peut édulcorer de diverses manières. C'est une excellente préparation que l'on doit prendre par cuillerée d'heure en heure. On en forme aussi des tablettes, dans lesquelles certains praticiens font entrer tantôt l'extrait gommeux d'opium, tantôt le baume de Tolu, ou quelqu'autre substance balsamique, suivant l'indication particulière qu'ils veulent remplir. On administre aussi quelquefois la poudre de lichen, à la dose d'un scrupule à un gros, étendue dans du lait ou toute autre boisson analogue. D'autres fois on fait bouillir cette poudre dans du bouillon gras pour en former une sorte de gelée, que l'on prescrit surtout lorsqu'on veut soutenir ou ranimer les forces. Enfin on fait entrer le lichen dans le chocolat. Cette préparation est à la fois très-agréable et très-convenable pour les individus épuisés par quelque maladie chronique.

Le lichen d'Islande est aujourd'hui à peu près la seule espèce de cette famille que l'on emploie en France; cependant quelques autres ont été prescrites autrefois, et pourraient, dans quelques cas, lui servir de succédanées. Nous nous contenterons de les énumérer.

1° LICHEN APHTHEUX, *peltigera aphthosa*, DC. Il forme des expansions lobées, étalées sur la terre, verdâtres à leur face supérieure, d'un gris sale inférieurement; les fructifications sont des scutelles rougeâtres placées au sommet des lobes. Sa saveur est désagréable. Selon Linné, les habitans d'Upland l'emploient avec avantage contre les aphthes des enfans; de là son nom spécifique. M. Willemet dit qu'il est anthelmintique. Mais aujourd'hui il est tout-à-fait inusité.

2° LICHEN PULMONAIRE, *lobaria pulmonaria*, DC. Cette espèce, que l'on désigne communément sous le nom de *pulmonaire de chêne*, croît sur le tronc des vieux arbres, où elle forme des expansions cartilagineuses, irrégulièrement découpées, relevées de lignes saillantes qui s'entrecroisent. Sa couleur est roussâtre.

3° LICHEN PYXIDÉ ou en entonnoir, *bœmyces pyxidatus*, Achar. Ce petit lichen a la forme d'entonnoirs allongés à leur partie inférieure et quelquefois superposés les uns aux autres, d'une couleur verte-blanchâtre. Les fructifications sont sous la forme de tubercules arrondis et brunâtres, qui naissent sur le bord supérieur de la plante. Celle-ci croît à terre dans les bois et sur les pelouses.

Ces différentes espèces et quelques autres ont autrefois été employées dans les mêmes circonstances que le lichen d'Islande. Mais elles sont aujourd'hui entièrement abandonnées, parce qu'elles contiennent moins de fécule et que leur saveur est en général âpre et assez désagréable.   (A. RICHARD.)

LICHEN, s. m., *lichen*, λειχήν. Le mot λειχήν se trouve dans plusieurs passages des écrits d'Hippocrate, mais sans présenter une acception bien précise. En effet, tantôt Hippocrate l'applique à une légère aspérité de la peau avec prurit, tantôt à des éruptions exanthématiques (*Prorrhet.*, lib. xi et lib. *de morb.*), d'autres fois à des tumeurs plus prononcées, accompagnées de pustules, etc. Les Grecs qui ont suivi Hippocrate ont également varié dans le sens qu'ils ont donné au mot *lichen*. On peut voir dans les écrits de Galien, d'Aetius, d'Actuarius, que ce que ces auteurs entendent par *lichen* peut s'appliquer à plusieurs maladies et à diverses altérations élémentaires de la peau. Celse et Pline ont considéré le mot *lichen* comme synonyme d'*impetigo*. Le dernier auteur surtout a ajouté à l'obscurité répandue sur ce point, en désignant vaguement sous cette dénomination plusieurs symptômes.

Si l'on passe aux modernes, l'incertitude augmente encore. Sauvages décrit la dartre farineuse légère sous le nom de *lichen*; Lorry range sous cette dénomination plusieurs espèces de dartres. Le professeur Alibert n'a point adopté ce terme dans le système de classification qu'il a établi; et la maladie que nous allons décrire n'est pas comprise dans le traité dont cet auteur n'a pas encore publié la dernière partie. Seulement une des espèces pourrait se rapporter à la dartre squameuse humide. Enfin l'on trouve sur ce point toute la confusion qui règne si souvent dans l'histoire des maladies de la peau. Willan a fixé d'une manière invariable le sens du mot *lichen*. Il a décrit sous ce nom « une éruption étendue de papules, se manifestant chez les adultes, accompagnée d'un trouble des organes intérieurs, se terminant ordinairement par une légère desquamation, susceptible de se reproduire, et ne se transmettant pas par contagion. »

Cette définition ne présente pas toute l'exactitude qu'on est accoutumé de rencontrer dans les idées du pathologiste anglais. D'abord le lichen ne se manifeste pas seulement chez les adultes; on le voit souvent dans l'enfance, et nous aurons a examiner plus tard si le genre *strophulus*, que Willan décrit comme une maladie propre à l'enfance, ne doit pas entrer immédiatement dans le genre *lichen*. De plus le lichen n'est pas toujours accompagné d'un trouble des fonctions intérieures.

Willan a trouvé dans la disposition ou l'arrangement des papules, dans leur couleur, dans l'intensité de l'éruption, etc., des caractères spécifiques qui l'ont porté à établir six espèces distinctes, désignées sous les noms de *lichen simplex*, *L. pilaris*, *L. circumscriptus*, *L. agrius*, *L. lividus*, *L. tropicus*, auxquelles il faut ajouter une septième espèce qui a été très-bien décrite sous le nom de *lichen urticatus*, par M. Batěman. Quoique le nombre de ces espèces pourrait être réduit, nous les adopterons cependant pour ne pas introduire de nouvelles difficultés dans l'histoire de ce genre.

1° Le *lichen simplex* consiste en une éruption de papules rouges, c'est-à-dire de petits boutons pleins, solides, qui se montrent d'abord sur la face et sur les bras, et qui s'étendent dans l'espace de trois ou quatre jours sur le tronc et les membres inférieurs, affectant particulièrement pour siége les régions de la peau dans le sens desquelles se fait l'extension. Dans quelques cas l'éruption est partielle et attaque seulement la face, le cou ou les bras. Elle est accompagnée d'une sensation désagréable de fourmillement, surtout durant la nuit. En général l'éruption reste dans le même état pendant une semaine environ; puis la couleur rouge des papules s'affaiblit, et la peau se couvre d'un grand nombre de squames minces, résultat de l'exfoliation de l'épiderme.

Suivant Willan, le *lichen simplex* est toujours précédé de symptômes fébriles. Ce caractère est même énoncé explicitement dans la définition générale de la maladie, donnée par cet auteur. Mais il est loin d'être constant; on peut même avancer qu'il n'existe pas de mouvement fébrile précurseur dans le plus grand nombre de cas. Ce phénomène n'a lieu que lorsque l'éruption est considérable, ou lorsqu'il y a quelque disposition particulière.

Le *lichen simplex* n'a pas non plus dans sa marche et sa durée la régularité que lui attribue le Dr Willan, qui a prétendu que cette affection se terminait constamment en quelques jours. En effet, tantôt elle disparaît au bout de ce temps, tantôt elle dure pendant plusieurs mois et même plusieurs années. L'éruption quelquefois se dissipe, puis revient, attaque successivement diverses parties après en avoir abandonné d'autres. Il n'est pas rare, lorsqu'on croit.la maladie guérie, de voir l'éruption se reproduire sous l'influence de la moindre cause : par exemple, à la suite d'un changement dans les conditions de l'atmosphère, lorsque le malade a éprouvé quelque affection morale ou commis quelqu'erreur de régime. Ce caractère est surtout particulier aux affections papuleuses. Le *lichen simplex*, loin de se terminer en quelques jours, est même quelquefois rebelle à tous les moyens curatifs, et persiste, comme nous l'avons dit, des années entières. L'un de nous, M. Biett, a observé un cas entre autres où cette espèce de lichen a duré trois ans, et qui, après ce terme, paraît n'avoir cédé qu'à l'usage continu des pilules asiatiques (composé d'oxyde d'arsenic et de poivre noir).

Les seules affections avec lesquelles on pourrait confondre le *lichen simplex* sont la gale et le prurigo. Dans le prurigo, qui est comme le lichen une affection papuleuse, les papules sont plus considérables et ont la même couleur que la peau, du moins ne sont pas rouges, animées comme celles du lichen. Il existe un prurit ardent, tandis que le lichen ne donne ordinairement lieu qu'à une sensation de fourmillement ou de chatouillement ; dans cette dernière éruption on ne ressent de prurit que lorsque le corps a été exposé à la chaleur ou que le malade a commis quelque écart de régime, surtout relativement aux liqueurs alcoholiques. Voyez d'ailleurs à l'article PRU- RIGO, tous les traits qui distinguent cette affection. Le caractère vésiculeux de la gale, le siége différent qu'affecte ordinairement cette maladie, le prurit particulier auquel elle donne lieu, et surtout la propriété qu'elle a de se communiquer par contagion, empêcheront dans le plus grand nombre de cas de la confondre avec le *lichen simplex*. On peut consulter l'article *gale* où ce diagnostic a été établi avec les détails convenables.

L'impétigo ne peut être pris pour un *lichen simplex*. Dans celui-ci, il n'y a pas de croûtes. Quelquefois le sommet des papules est déchiré, et il exsude une humeur qui se concrète, mais jamais de manière à former d'incrustations. Du reste, on ne découvre pas de pustules psydraciées qui forment le caractère essentiel de l'impétigo.

2° *Lichen pilaris.* — Cette espèce ne diffère de la précédente qu'en ce que les papules se développent sur les points de la peau que traversent les poils. Elle est cependant plus grave et affecte la peau plus profondément. Le bulbe des poils paraît être atteint par la maladie. Le *lichen pilaris* persiste long-temps ; il n'est pas rare de le voir durer pendant plusieurs années.

3° *Lichen circumscriptus* — Cette variété est caractérisée par des amas ou des plaques de papules. Ces plaques sont limitées par un bord bien prononcé et ont une forme irrégulièrement circulaire. Elles se manifestent particulièrement sur la face dorsale de la main, sur l'avant-bras, au jarret. La marche du *lichen circumscriptus* est à peu près la même que celle du *lichen simplex.* Seulement il est un peu moins opiniâtre. Quelques-unes des plaques papuleuses restent stationnaires pendant un certain temps, puis disparaissent ; tandis que d'autres s'étendent graduellement, au moyen de nouveaux bords chargés de papules qui s'ajoutent aux premiers, s'élargissent et finissent par se confondre. En même temps que les bords s'étendent, le centre des plaques devient uni, tout en conservant une teinte rouge et un aspect furfuracé. Quelquefois, avant que la desquamation ait cessé, il survient un nouveau groupe de papules qui se terminent, comme les précédentes, par la desquamation. Ces éruptions, qui se succèdent un plus ou moins grand nombre de fois, prolongent plus ou moins long-temps la maladie. Le *lichen circumscriptus*, ainsi que les deux espèces précédentes, sont, suivant Bateman, susceptibles de passer à l'état de *psoriasis.*

Le *lichen circumscriptus* a des caractères ordinairement si bien exprimés qu'il est impossible de le confondre avec les autres espèces papuleuses et avec les affections squameuses. Quelquefois cependant, lorsque les cercles de la dartre furfuracée arrondie (*lepra vulgaris*, Willan), marchent vers la guérison, que la peau a repris dans le centre son état naturel, que les bords sont divisés en une foule de petits points rouges encore élevés au-dessus de la peau, on pourrait se méprendre. Mais en examinant attentivement, on peut s'assurer que ces points n'ont pas le caractère papuleux. Ils ne sont point acuminés. Ils sont d'un rouge plus vif, irréguliers dans leur forme, etc.

4° *Lichen agrius.* — Cette espèce, qui peut se rapporter à une modification de la dartre squameuse humide dans la classification de M. Alibert, est la plus grave de toutes celles qui composent le genre lichen ; c'est ce qui lui a fait donner les noms d'ἄγριος et de *ferus*, sous lesquels elle a été décrite par les auteurs grecs et latins. Le *lichen agrius* ne diffère véritablement des autres espèces que par le degré. Il consiste en de larges plaques de papules très-nombreuses et agglomérées, d'un rouge vif, et dont l'inflammation s'étend assez loin sur les parties de la peau environnantes. Cette espèce se manifeste particulièrement chez les individus dont la constitution est affaiblie par l'âge, par la misère, ou par des excès de quelque nature qu'ils soient. Elle est souvent précédée d'un état fébrile qui disparaît ou diminue lorsque l'éruption s'est montrée. Elle est accompagnée d'un prurit ardent qu'exaspèrent tous les genres d'excitans externes et internes. Ce prurit est quelquefois porté au point de causer un supplice continuel et inexprimable. Les ongles des mains ne suffisent pas aux malades pour satisfaire au besoin de gratter que provoque la démangeaison : ils ont recours à des brosses métalliques avec lesquelles ils se déchirent. Par suite de la démangeaison qui accompagne le *lichen agrius*, on observe constamment le sommet des papules enlevé par les frottemens continuels qui sont exercés. La surface de la peau malade est rouge, sanglante, et semble dépouillée. Du sommet des papules déchiré, il suinte un liquide transparent qui, en se concrétant, offre un aspect intermédiaire aux squames et aux croûtes.

Le *lichen agrius* se présente assez fréquemment à l'observation. Sa durée n'est pas plus fixe que celle des espèces précédentes. Quelquefois il se termine en huit ou dix septenaires ; d'autres fois il se prolonge plus ou moins long-temps. Il n'est guère de règle sûre pour pronostiquer l'époque de sa terminaison. Cependant on peut avancer qu'il est d'autant plus fâcheux et plus rebelle aux moyens curatifs, que l'âge est plus avancé et la constitution plus détériorée. Celui qui attaque la face est en général très-grave et très-rebelle, il est sujet à de fréquentes récidives. Le *lichen agrius* se reproduit à la moindre cause, surtout par suite de vicissitudes atmosphériques, comme nous avons dit que c'était le propre des affections papuleuses. Dans quelques cas, l'éruption persiste plus ou moins long-temps, sans jamais disparaître. Il n'y a que des rémissions dans l'intensité de l'inflammation qui l'accompagne, et celle-ci reparaît, avec la démangeaison ou les autres symptômes, aux moindres changemens dans les conditions de l'atmosphère. Telle est la marche qu'a suivie la maladie dans quelques cas où M. Biett l'a vue se prolonger pendant trois et quatre ans. Lorsque l'éruption s'est reproduite plusieurs fois, ou que des causes irritantes ont agi continuellement, elle peut se transformer en une affection pustuleuse, en *impetigo*, comme Celse l'avait anciennement remarqué : *difficilius sanescit, nisi sublata est, in impetiginem vertitur*, a dit cet auteur.

Il arrive aussi quelquefois que, durant le cours de l'éruption, il se développe au milieu des papules des petites vésicules qui pourraient en imposer sur le genre de la maladie, si l'on ne remarquait en même temps que ces vésicules ne se manifestent que ultérieurement aux papules et qu'elles ne sont pas persistantes. Ces vésicules ne doivent être considérées que comme une complication passagère amenée par l'intensité de l'inflammation de la surface qui est le siège primitif des papules. Elles ne constituent pas un caractère du lichen, ainsi que l'ont pensé quelques pathologistes qui ont écrit après M. Bateman. Le lichen a pour caractère fondamental des papules ; et toutes les fois que d'autres lésions élémentaires se manifestent simultanément sur la même surface, l'espèce n'est plus simple ; elle est compliquée. L'on ne doit pas confondre dans sa description générale les symptômes accidentels qui se sont développés.

Nous avons dit que le *lichen agrius* était souvent précédé de mouvement fébrile, de même que toutes les affections cutanées où l'inflammation est violente ou très-étendue. Souvent aussi, pendant son cours, l'irritation de la peau se propage à la membrane gastro-intestinale ; il survient de la douleur à l'épigastre, des nausées, des vomissemens, de la diarrhée, et autres symptômes de l'état inflammatoire de la muqueuse du conduit digestif. Ces phénomènes se montrent avec plus ou moins de facilité et d'intensité, suivant la prédisposition des individus et le régime de vie qu'ils observent

Le diagnostic du *lichen agrius* est dans quelques cas assez difficile : c'est lorsque les papules, très-nombreuses et agglomérées, sont tellement confluentes qu'il est impossible de les reconnaître. Cependant, si l'on examine avec soin, on découvre toujours en quelqu'endroit, sur le bord des plaques, des papules dont la présence décèle la nature de la maladie.

Lorsque les vésicules de l'*eczema rubrum* sont ouvertes, cette affection pourrait être prise pour un *lichen agrius*. Mais dans celui-ci on parvient toujours à découvrir des papules, caractère essentiel de la maladie. On ne trouve pas de vésicules ; du moins si on en trouve, elles sont en très-petit nombre et accidentelles ; par conséquent elles ne persistent pas.

Quelquefois les pustules psydraciées de l'impétigo sont réunies par groupe de quatre à cinq, et l'on pourrait confondre cette maladie avec le *lichen agrius*. Mais dans celui-ci il n'existe que des croûtes légères qui se détachent difficilement, tandis que dans l'impétigo les croûtes sont épaisses et tombent aisément. — Le psoriasis a des traits tellemnnt marqués, que rarement on le prendra pour un *lichen agrius*. En effet les squames, qui constituent son caractère générique, tombent et sont remplacées par d'autres; à l'endroit qu'elles occupent, il existe un développement, une sorte d'hypertrophie du derme. On ne découvre pas de papules dans les intervalles des plaques isolées, tandis qu'on en trouve toujours sur le bord des plaques lichénoïdes, lors même que le lichen est le plus intense et le plus avancé.

5° *Lichen lividus.* — Le Dr Willan a décrit sous ce nom une éruption de papules dont la couleur est rouge-obscur ou livide. Cette éruption, suivant le même auteur, se manifeste principalement sur les extrémités, et n'est point accompagnée de symptômes fébriles. Elle est sujette à se reproduire après avoir disparu, et se prolonge ainsi pendant plusieurs semaines. Les papules sont mêlées de pétéchies ; ce qui indique l'affinité qui existe entre le pourpre et le *lichen lividus*, qui réclame, du reste, le même traitement que celui-là.

Cette espèce de lichen doit être fort rare. M. Biett n'en a pu observer d'exemple. On l'a souvent confondue avec des affections qu'on devait évidemment rapporter à l'*acne rosacea* et à l'*acne punctata*, de Willan.

6°. Le *lichen tropicus*, appelé ainsi parce que cette espèce est particulière aux régions situées entre les tropiques, est désigné dans les Indes occidentales sous le nom de *chaleur piquante*, à cause de la sensation d'ardeur dont l'éruption est accompagnée. Nous ne pouvons que rapporter ce qu'en ont dit les auteurs qui ont écrit sur les maladies des pays chauds, et que nous avons pu consulter. Bontius (*de medicinâ Indorum*) dit qu'il se manifeste dans ces climats, lorsque la sueur a été excitée, des papules rouges, un peu rugueuses, qui le plus souvent couvrent tout le corps de la tête aux pieds, et qui sont accompagnées d'un prurit violent et d'un continuel désir de gratter. Cette éruption attaque beaucoup plus les personnes qui sont récemment arrivées dans ce pays que celles qui y ont fait un séjour de quelque temps. Bontius ne connaît pas d'habitans de ces contrées qu'elle n'ait atteints. Elle peut avoir des suites fâcheuses, lorsqu'à cause de la vive démangeaison, la peau a été déchirée par l'action des ongles. Il survient souvent des ulcères de mauvaise nature et très-difficiles à guérir. Bontius combattait ce prurit en mouillant les parties avec des linges imbibés d'eau acidulée avec le vinaigre, le suc de citron, etc., ces lotions déterminent d'abord une vive douleur qui cesse promptement, et le prurit devient plus supportable. Il faut s'abstenir des purgatifs même les plus légers, qui, suivant le même auteur, font porter les humeurs âcres sur les intestins et donnent lieu à des dysenteries funestes.

Cleghorn, qui a décrit la même maladie (*on the diseases of minorca*), s'exprime ainsi : l'éruption cutanée qu'on appelle *chaleur piquante* est la même que celle qui a été décrite sous le nom de *sudamina* ou de *papulæ sudoris* par les auteurs latins. Elle est si commune dans les pays chauds, que presque tout le monde en est atteint à un degré plus ou moins fort, pendant les saisons où règne la chaleur. Toutefois les enfans en sont beaucoup plus affectés que les autres. Elle consiste en un grand nombre de petits *boutons*, ou mieux de petites taches rondes, rouges, sensibles au toucher, qui s'élèvent sur diverses parties du corps, particulièrement lorsqu'on s'est livré à quelque exercice, ou qu'on a bu quelque boisson froide. Cette éruption est ordinairement regardée comme un signe de bonne santé. En effet, tant qu'elle existe on n'en éprouve d'autre inconvénient que de fréquentes démangeaisons; mais si elle vient à être répercutée parce qu'on s'est exposé au froid, qu'on s'est baigné dans la mer ou qu'on a violé quelques règles de l'hygiène, il en arrive souvent des effets fâcheux. J'ai souvent observé, dit Cleghorn, que les personnes qui ont été affectées très-fort de l'éruption pendant l'été, sont sujettes aux flux, aux hémorrhagies nasales, ou aux fièvres, lorsque le temps se dérange vers l'équinoxe d'automne. Aussitôt qu'on observe un malaise, une douleur de tête, une chaleur extraordinaire, qui annoncent la rétrocession de la maladie cutanée, on doit prescrire immédiatement une saignée, de légers purgatifs, une diète végétale et des boissons rafraîchissantes, acidulées.

7° *Lichen urticatus :* Le nom de cette espèce que Bateman a décrite le premier, et que cet auteur a ajoutée aux espèces signalées par Willan, tire son nom de l'analogie qu'elle présente sous quelques points avec l'éruption ortiée. Voici la description qu'en fait Bateman : Il se développe d'abord des élévations à la peau, de forme irrégulière et enflammées, ressemblant aux traces que laisse la morsure des punaises ou des cousins, avec lesquelles il est aisé de les confondre. Au bout d'un ou de deux jours que dure l'inflammation, il survient de petites papules élevées, accompagnées de démangeaison. Tandis que les premières élevures se terminent ainsi, d'autres se reproduisent successivement, jusqu'à ce que le tronc et les membres soient couverts de papules, qui deviennent confluentes çà et là, et forment de petites plaques. Cette éruption est particulière aux enfans. Elle se montre, dans quelques cas, immédiatement après la naissance, quelquefois plus tard, et persiste opiniâtrément pendant plusieurs mois. Les élevures et les papules sont accompagnées d'une vive démangeaison qui augmente extrêmement la nuit, cause une insomnie presque complète, et amène un amaigrissement très-prononcé.

Cette espèce est assez rare chez les jeunes gens et les adultes. D'après le petit nombre de cas qui ont pu être observés à l'hôpital Saint-Louis, où sont seules admises les personnes qui ont passé l'âge de l'enfance, on a remarqué que le *lichen urticatus* ne se manifestait que pendant les trois mois d'été, surtout en juillet et août; il affecte spécialement pour siége le cou et les parties latérales de la face : il est souvent accompagné d'un mouvement fébrile. Sa durée est assez courte; il se termine ordinairement en deux septénaires. Du reste, le *lichen urticatus* ne pourra guère être confondu avec l'éruption ortiée. Dans celle-ci, les élevures cutanées sont plus étendues; leur surface est plate, tandis que, dans l'autre affection, ces élevures, moins larges, sont surmontées d'une papule.

Complications du lichen. — Dans le plus grand nombre des

espèces qui entrent dans la composition du genre lichen de Willan, l'affection papuleuse continue sa marche dans l'état simple; car il ne faut pas considérer comme complications les irritations sympathiques qui ont lieu sur le canal alimentaire, puisqu'elles semblent dans le plus grand nombre des cas se lier avec l'éruption cutanée. Le *lichen agrius*, lorsqu'il est intense, qu'il est étendu sur une large surface, détermine souvent le développement de lésions élémentaires différentes. C'est ainsi qu'on voit se manifester successivement des vésicules plus ou moins nombreuses, des pustules psydraciées qui, en s'agglomérant et en se confondant avec les papules, jettent une grande difficulté sur le diagnostic. Des croûtes plus ou moins épaisses, plus ou moins étendues, viennent recouvrir une partie de la surface malade, et peuvent faire confondre le lichen avec l'*eczema impetiginodes* ou l'*impetigo erysipelatodes*. Souvent même ce n'est que lorsque les symptômes accidentels se sont amendés ou ont disparu, qu'on peut reconnaître les caractères de l'affection papuleuse.

Phénomènes consécutifs du lichen. — Rarement le lichen se transforme en une maladie d'un autre caractère. Quelquefois cependant, comme nous l'avons dit, l'irritation continuelle dont la peau reçoit l'impression fait dégénérer l'affection papuleuse en psoriasis ou en impétigo. Mais le plus souvent le lichen se termine par une guérison complète et ne laisse aucune trace sur les régions de la peau qu'il a occupées. Il n'en est pas de même lorsqu'il y a eu plusieurs récidives de cette maladie, ou quand elle a persisté pendant long-temps. La peau, à l'endroit où siégeaient les papules, présente des dépressions qui se rapprochent de celles que laissent les affections pustuleuses; en outre, elle a une épaisseur et une fermeté remarquables; ce qui lui donne un aspect analogue à celui qu'elle offre dans quelques cas d'ichthyose peu considérable.

Causes du lichen. — Elles sont très-difficiles à déterminer, de même que celles de presque toutes les maladies de la peau. Les mêmes causes d'irritation peuvent donner lieu à la plupart d'entre elles; et l'on ne peut expliquer le développement de telle ou de telle autre que par l'existence d'une prédisposition organique, inconnue elle-même dans sa nature. Ce n'est donc que très-vaguement que nous indiquerons les conditions dans lesquelles se manifeste plus particulièrement le lichen. On observe cette éruption à divers âges et chez les individus qui sont doués des tempéramens et des constitutions les plus opposés. Néanmoins les femmes, surtout celles qui ont ressenti l'influence de causes débilitantes prolongées, les vieillards, les personnes adonnées à l'usage excessif des liqueurs alcoholiques, sont le plus exposées au *lichen agrius*. Toutes les causes d'irritation portées sur l'estomac par des alimens indigestes ont dans quelques cas donné lieu au développement des autres espèces de lichen. Un état antérieur d'irritation de cet organe ou de l'encéphale ont paru être une condition propre à faire survenir cette éruption. Willan et Bateman disent qu'elle se manifeste chez les individus sujets à des maux de tête violens et à des douleurs d'estomac, et qu'elle est comme une sorte de crise de ces maladies. Suivant les mêmes auteurs, elle survient aussi quelquefois à la suite des fièvres aiguës.

Traitement du lichen. — L'intensité de l'éruption papuleuse, le temps depuis lequel elle dure, les complications qu'elle présente, la constitution du malade, sont autant de circonstances susceptibles de modifier les moyens curatifs à opposer au lichen. En général, lorsque l'affection est peu grave et récente, le traitement doit être adoucissant; un régime léger, des boissons émollientes, l'usage de bains tièdes, suffisent pour la faire disparaître; c'est ce qu'on observe souvent dans les variétés décrites sous les noms de *lichen simplex, L. pilaris, L. circumscriptus* et *L. urticatus*. Mais quand l'éruption a résisté à ce mode de traitement, il faut avoir recours à l'administration intérieure des acides minéraux, de l'acide sulfurique, surtout, dont l'expérience a démontré les avantages, malgré les propriétés analogues en apparence des acides hydrochloriques et nitriques. On peut aussi prescrire les acides végétaux, tels que les acides citrique et acétique, particulièrement lorsque les organes gastriques sont doués d'une irritabilité qui donne lieu de redouter l'usage des premiers. On administre ces acides, comme on sait, à la dose de un à deux gros dans une pinte de liquide mucilagineux.

Les préparations sulfureuses prises à l'intérieur n'ont paru avoir aucun résultat avantageux dans ces espèces d'affections; il n'en est pas de même de l'emploi de ces préparations à l'extérieur. Quand le lichen est très-étendu et qu'il affecte profondément le tissu de la peau, on retire quelquefois des avantages de frictions faites sur les parties malades avec des pommades ou onguens où le soufre est combiné à parties égales avec le sous-carbonate de potasse et de soude. En même temps qu'on pratique ces frictions, on continue l'usage des bains tièdes.

Dans le *lichen agrius*, qui est la forme la plus intense de l'affection papuleuse dont nous nous occupons, le traitement doit être plus énergique. Si le sujet est jeune, fort et sanguin, si l'inflammation cutanée est violente, il est utile de pratiquer des émissions sanguines, générales et locales, répétées. Dans le cas où l'on se déciderait à appliquer des sangsues, il faudrait les placer hors du cercle de l'éruption; autrement leurs piqûres formeraient une nouvelle cause d'irritation qui augmenterait l'inflammation papuleuse. On appliquera des topiques émolliens sur les parties de la peau affectées. On se borne à des fomentations, lotions et bains adoucissans, quand le malade ne peut supporter les topiques, qui ajoutent quelquefois, en effet, à l'irritation, au lieu de la calmer. Les bains gélatineux eux-mêmes accroissent l'inflammation, lorsqu'elle est intense. Il n'en est pas de même des bains émolliens préparés avec des mucilages végétaux. On évitera de recouvrir la peau de linges durs qui l'irriteraient par leur contact, de vêtemens épais qui augmentent la chaleur et la démangeaison. En même temps on prescrit des boissons émollientes, qui seront prises à une température plutôt froide que chaude, pour ne pas produire d'excitation à la peau.

Ces divers moyens seront aidés par un régime plus ou moins sévère, suivant l'état des organes gastriques, auxquels, comme nous l'avons dit, se communique très-souvent l'irritation de la peau. Cette irritation, si elle existait, serait combattue par les moyens antiphlogistiques connus. Dans tous les cas, l'individu atteint du *lichen agrius* devra être soumis à une alimentation légère et peu excitante; il s'abstiendra surtout de mets épicés, des viandes faites et de haut goût, comme celles de diverses espèces de gibier, des liqueurs alcoholiques, de toutes substances, enfin, qui, par l'impression stimulante qu'elles produisent sur l'estomac, déterminent une augmentation d'action à la peau.

Dans le cas opposé, et qui s'observe fréquemment, où la constitution est détériorée soit par l'âge, soit par d'autres causes générales débilitantes, l'indication essentielle, après celle de calmer l'irritation locale, consiste à fortifier l'écono-

…mie animale par tous les moyens que l'hygiène et la pharmaco-
logie mettent à la disposition du médecin.

·On doit aussi avoir bientôt recours, quand l'état des organes
gastriques ne les contr'indique pas, à l'administration intérieure
des acides minéraux étendus. Cette boisson diminue l'exhalation humide qui se fait à la surface des papules déchirées,
calme le prurit qui y est ressenti, et contribue à la disparition
de l'éruption. En même temps on détermine une révulsion
favorable sur le tube intestinal au moyen de purgatifs légers
et fréquemment réitérés. On prescrit, par exemple, deux ou
trois fois par semaine, quatre ou six grains de calomel admi-
nistrés en trois doses dans la journée, ou une à deux onces
d'huile de ricin.

Lorsque, l'éruption ayant persisté ou récidivé, l'inflammation est diminuée, que le prurit est moins violent, on peut
essayer des médicamens que l'expérience a prouvé être utiles
un assez grand nombre de fois et qu'on voit cependant échouer
souvent, quoiqu'ils soient employés dans des conditions absolument semblables en apparence à celles où ils ont réussi ; phénomène qu'on a fréquemment occasion d'observer dans le
traitement des maladies cutanées : ce sont les préparations
arsénicales. L'arsénite de potasse et l'arsénite de soude, ou solutions de Fowler, de Pearsons, sont les préparations employées
avec le plus de succès dans ce cas. L'usage de ces médicamens
doit être continué long-temps, lors même qu'ils ne produisent pas
d'amendement dans les symptômes de la maladie, quelque temps
après qu'on y a été soumis. Avant de les prescrire, on doit surtout avoir égard à l'état des organes gastriques ; si ces organes
présentent quelques signes d'irritation, il faut faire disparaître
ces conditions désavantageuses. On arrive graduellement à une
dose assez forte, mais la prudence commande de ne pas dépasser
la quantité de quinze à vingt gouttes par jour, de la solution
de Fowler, et de un scrupule ou un demi-gros de la solution de
Pearson. L'administration de substances aussi dangereuses doit
être rigoureusement surveillée pour les suspendre ou en diminuer la dose, suivant l'effet qu'elles produisent. Voyez, du
reste, pour plus de détails sur les effets de ces préparations arsénicales et sur la manière de les administrer, les articles SOLU-
TIONS ARSÉNICALES DE Fowler, DE Pearson.

Les bains tièdes seront en même temps prescrits. Les bains

sulfureux, que beaucoup de personnes sont trop souvent portées à employer dans toutes les maladies cutanées, sont contraires dans celle-ci. Ces bains peuvent même seuls en déterminer le développement. Il n'est pas rare de voir le *lichen agrius* se manifester chez les personnes que l'on traite de la gale par les bains sulfureux.

Pendant tout le cours du traitement, on doit surveiller attentivement les affections morales du malade, qui est presque toujours porté à la tristesse et au découragement par la gravité et la durée de la maladie. Si l'on peut croire qu'un état fâcheux de l'âme puisse seul la déterminer, il est encore plus certain qu'un semblable état contribue à l'entretenir. On doit donc procurer au malade toutes les distractions qu'il lui est possible de prendre, le consoler, le convaincre de la possibilité prochaine de sa guérison.   (L. BIETT et RAIGE DELORME.)

LICHÉNÉES, s. f pl., *licheneæ*. Cette famille, si nombreuse en espèces, fait partie de la Cryptogamie de Linné et des plantes acotylédones de M. de Jussieu. Elle se compose du seul genre *Lichen*, genre que les travaux récens de plusieurs botanistes, et en particulier d'Acharius, ont fait, avec juste raison, diviser en plusieurs autres, assez différens par leur port et leur organisation. Les lichénées se présentent tantôt sous la forme de plaques crustacées étendues sur la terre, sur l'écorce des arbres ou sur les rochers; d'autres fois leur fronde est découpée en lanières irrégulières et planes, ou offre un grand nombre de ramifications successives, qui leur donnent une forme dendroïde. Les fructifications sont renfermées dans des espèces de conceptacles linéaires ou arrondis, s'ouvrant naturellement par une fente, ou restant clos et finissant par se désorganiser pour laisser échapper les corpuscules reproductifs.

Sous le rapport des propriétés médicales, cette famille offre peu d'intérêt, mais une assez grande uniformité. Ainsi cette croûte qui forme les lichénées est presque entièrement composée de gélatine, à laquelle se joint en général un principe amer. Aussi plusieurs de ces plantes sont-elles employées à faire des décoctions adoucissantes, dont l'usage est fréquemment recommandé dans les maladies de la poitrine. Parmi les lichénées les plus usitées, on doit citer le lichen pulmonaire et surtout le lichen d'Islande. En privant ce dernier de son

amertume, au moyen d'une solution alcaline, on en forme
un aliment agréable et très-nourrissant, dont les habitans du
nord de l'Europe font un très-fréquent usage. Cette famille
fournit un principe colorant vert, connu sous le nom d'or-
seille.   (A. RICHARD.)

LIÈGE, s. m., *suber*. On appelle ainsi une substance végétale
très-employée dans les arts, et que l'on retire d'une espèce de
chêne (*quercus suber*, L.), originaire des contrées méridionales
de l'Europe. Le liège est la partie que les botanistes ont désignée
sous le nom d'*enveloppe herbacée* de la tige, qui, dans cette
espèce de chêne, acquiert un très-grand développement. On
commence à l'enlever quand les arbres ont acquis un certain
diamètre. Mais il faut avoir soin de ne pas détruire la partie interne de l'écorce, c'est-à-dire le liber, sans quoi l'arbre périrait.
Cette opération peut se répéter tous les sept ou huit ans sur les
mêmes individus, cet espace de temps suffisant pour que le liège
se reproduise. Cette substance est une branche très-importante
de commerce dans certaines provinces de la France, et plus
particulièrement en Espagne, d'où l'on tire la plus grande partie du liège que l'on emploie en Europe.

Le liège présente peu d'intérêt sous le point de vue médical.
Néanmoins cette substance sert à faire certains instrumens de
chirurgie, particulièrement des pessaires. L'écorce du chêne-
liège, lorsqu'elle est encore très-jeune, c'est-à-dire avant qu'elle
se gonfle pour former le liège, a, comme celle de toutes les
autres espèces de chêne, une saveur très-astringente. Elle est
par conséquent tonique, et dans quelques cantons elle sert à
la préparation des cuirs.

Quelques auteurs, et en particulier M. Virey, rapportent au
quercus suber le médicament connu sous le nom d'*alcornoque*,
et qui, il y a quelques années, avait été prôné par plusieurs me-
decins. M. le Dr. Poudenx, au contraire, qui paraît être le premier qui ait introduit cette écorce en France, dit qu'elle est
produite par un arbre de la famille des Guttifères, qui croît à
Caracas et dans d'autres parties de l'Amérique équinoxiale.
L'écorce d'alcornoque est en fragmens plus ou moins volumineux, composés de deux couches superposées, l'une extérieure,
d'environ deux lignes d'épaisseur, rougeâtre, grenue, d'une saveur astringente et un peu amère; l'autre, plus mince, fibreuse,
jaune, et d'une saveur amère. Cette substance avait été annon-

cée comme un excellent tonique et fébrifuge, et même comme
un remède des plus précieux, une sorte de spécifique contre la
phthisie tuberculeuse. Mais aujourd'hui l'oubli et l'abandon ont
fait justice de ces pompeuses propriétés, et l'alcornoque est
tout-à-fait inusité.

Les glands du chêne-liège, de même que ceux de plusieurs
autres espèces du même genre, ont une saveur assez douce et
agréable. Dans les contrées où cet arbre abonde, on les mange
après les avoir fait griller; ils ont alors pour le goût assez d'analogie avec la châtaigne.   (A. RICHARD.)

LIENTERIE, s. f., *lienteria*, de λεῖος, lisse, coulant, et de
ἔντερον, instestin. On a désigné par ce nom une variété de la
diarrhée dans laquelle les matières des évacuations, fréquentes
et liquides, présentent les alimens à demi digérés. Cette dénomination est venue de ce que les anciens pensaient qu'alors les
intestins étaient lisses et glissans, de sorte que les matières alimentaires les traversaient avec facilité avant d'être parfaitement
élaborées. Un grand nombre d'auteurs regardent le mot *lienterie* comme synonyme de *flux cœliaque*. Mais quelques autres
ont établi une distinction entre ces deux expressions, en appliquant spécialement la dernière à la diarrhée dans laquelle les
matières alvines contiennent du chyle. *Voyez* DIARRHÉE, ENTÉ-
RITE, GASTRO-ENTÉRITE.

LIERRE, s. m; *hedera helix*. Cette plante grimpante, qui
croît dans les bois et sur les ruines des vieux édifices, a été
rangée par M. de Jussieu dans la famille des Caprifoliacées;
mais elle offre des caractères assez tranchés, pour que nous
ayons cru devoir en faire le type d'une famille nouvelle, sous
le nom d'HÉDÉRACÉES. (*Voyez Bot. méd.*, tome II, page 449.)
Le lierre est un arbrisseau, dont la tige, très-rameuse, présente
ordinairement la grosseur du bras. Cependant il peut acquérir
une grosseur beaucoup plus considérable, et nous en avons vu à
la promenade du Prato, près Florence, des individus qui n'avaient
pas moins d'un pied de diamètre. Il s'attache sur les autres arbres ou sur les vieux édifices au moyen de crochets ou de su-
çoirs extrêmement nombreux, naissant de tous les points de
sa surface inférieure, qui sont en contact avec un corps étranger. Il peut de cette manière s'élever à une hauteur très-considérable. Ses rameaux sont chargés de feuilles alternes, pétiolées, persistantes, mais dont la figure varie singulièrement.

Tantôt elles sont ovales, allongées, entières ; tantôt elles sont cordiformes ; tantôt enfin elles offrent de trois à cinq lobes aigus. Ces feuilles sont d'un vert sombre et luisantes supérieurement, plus pâles à leur face inférieure. Les fleurs sont petites, verdâtres, pédicellées, formant une ombelle simple, portée sur un pédoncule commun. A ces fleurs, qui se composent d'un ovaire infère, de cinq pétales sessiles, et de cinq étamines, succèdent des fruits globuleux, ombiliqués au sommet, charnus, et renfermant cinq petits noyaux.

Le lierre croît naturellement dans presque toutes les parties de l'Europe et de l'Asie. En Orient, il découle des vieux troncs une matière gommo-résineuse, que l'on obtient également par des incisions profondes pratiquées à cet arbre. Cette substance est connue dans le commerce sous le nom de *gomme de lierre*. Elle offre des caractères très-variables dans sa composition et même dans son aspect. Ce sont ordinairement de petits fragmens irréguliers, d'une couleur brune-grisâtre, ou quelquefois rougeâtre, à cassure nette et vitreuse, enveloppés d'une couche ou croûte de matières étrangères et particulièrement d'écorce de lierre. Leur saveur et leur odeur sont presque nulles. Cependant celle qui est en morceaux rougeâtres a une odeur aromatique assez agréable. Ces fragmens sont légers et se dissolvent incomplétement dans l'eau et dans l'alcohol. Selon M. Pelletier, la gomme-résine de lierre se compose 1° de gomme, 7 ; 2° de résine, 23 ; 3° d'acide malique, 0,30 ; 4° de ligneux, 69,70. Mais il paraît d'après quelques analyses très-récentes, que les proportions de gomme et de résine sont fort variables dans les différentes sortes du commerce, et que quelquefois la résine manque entièrement. Au reste, cette substance, que l'on désigne aussi sous le nom d'*hédéré*, est aujourd'hui à peu près inusitée. Autrefois on la prescrivait comme excitante, emménagogue, etc., et elle faisait partie de plusieurs préparations emplastique et en particulier de l'onguent d'*althœa*.

Les fruits de lierre ont une saveur faiblement amère et peu agréable. Ils sont légèrement purgatifs. Mais on en fait très-rarement usage aujourd'hui, parce qu'on ne manque pas d'autres substances purgatives d'un effet plus certain. Quant à ses feuilles, qui ont aussi une saveur amère, on s'en sert pour recouvrir les cautères et même les vésicatoires. Elles n'exercent par elles-mêmes aucune action sur ces exutoires, mais y entretiennent une fraîcheur agréable.

On a également donné le nom de *lierre* à des plantes fort différentes par leurs caractères de celle que nous venons de décrire; telle est surtout la suivante.

LIERRE TERRESTRE, *glecoma hederacea*, L., Rich., *Bot. méd.*, tome 1, page 258. Plante vivace de la famille des Labiées, qui croît en abondance dans les bois, près des vieux murs où elle fleurit dès les premiers jours du printemps. Ses tiges, carrées et rougeâtres, sont hautes de six à huit pouces, portant des feuilles opposées cordiformes, arrondies, obtuses, crénelées. Les fleurs, de couleur violette, sont placées au nombre de deux à trois à l'aisselle de chaque feuille. Leur calice est tubuleux, à cinq dents inégales ; leur corolle est à deux lèvres, la supérieure courte et bifide, l'inférieure à trois lobes, dont celui du milieu est échancré et plus grand. Les étamines sont rapprochées sous la lèvre supérieure, et les anthères disposées en croix.

La lierre terrestre a une odeur aromatique assez forte. Sa saveur est légèrement amère. Comme toutes les autres labiées, il est excitant et jouit d'une sorte de réputation populaire dans le traitement des catarrhes pulmonaires chroniques. On l'administre en infusion théiforme ; on en prépare aussi un sirop.

(A. RICHARD.)

LIGAMENT, s. m., *ligamentum*, de *ligare*, lier. On donne ce nom à des parties fibreuses qui servent à unir les cartilages et les os les uns aux autres. On a aussi nommé *ligamens*, des replis membraneux particuliers à certains viscères. Mais cette qualification ne leur convient nullement; tels sont les ligamens larges de l'utérus, les ligamens de la vessie, de la veine ombilicale, du foie, le ligament denticulé, etc.

Les ligamens auxquels on applique la définition que nous venons de donner, sont distingués, d'après leurs usages, en articulaires, non articulaires et mixtes. Les premiers ont tantôt la forme de faisceaux arrondis ou aplatis, tantôt la forme de membrane. Les faisceaux ligamenteux sont situés à l'extérieur ou à l'intérieur des articulations; les ligamens externes occupent le plus ordinairement les parties latérales de l'articulation, et se nomment par cette raison ligamens *latéraux* : on les désigne aussi sous les noms d'*antérieurs*, *postérieurs*, suivant leur position respective ; ils recouvrent les capsules synoviales, avec lesquelles ils adhèrent plus ou moins intimement ; ils fortifient aussi certaines articulations amphiarthrodiales, et sont en outre en rapport avec le tissu cellulaire commun, les muscles et les tendons environnans. Ils se fixent par leurs extrémités aux os et au périoste avec lesquels ils se confondent. Les ligamens situés à l'intérieur des articulations, fortement adhérens par leurs deux extrémités, sont ordinairement libres dans toute leur circonférence, et recouverts par la membrane synoviale qui se réfléchit sur eux. Les ligamens articulaires, qui ont la forme membraneuse, constituent les capsules fibreuses, ou les ligamens capsulaires des articulations. Ils sont toujours situés à l'extérieur de la membrane synoviale, et s'étendent d'un os à l'autre. La gaîne cylindroïde qu'ils forment n'est jamais complète, et, dans quelques points, elle est remplacée par un tissu cellulaire condensé, non fibreux ; cette gaîne n'est pas d'une épaisseur égale dans tout son pourtour, et se trouve souvent fortifiée par des faisceaux irréguliers. On n'en trouve que des rudimens dans un grand nombre d'articulations. Ces différens ligamens permettent des mouvemens en quelques sens, et les bornent ou les empêchent dans les autres. *Voyez* ARTICULATION.

Les ligamens non-articulaires sont attachés à deux points différens d'un même os ; tantôt ils servent à fermer des échancrures, comme au bord supérieur de l'omoplate ; à l'arcade orbitaire, ou à clore des ouvertures, en donnant attache à quelques muscles, comme on le voit au trou sous-pubien ; tantôt ils contribuent à réunir deux os voisins, en se contournant autour de l'un d'eux : tels sont le ligament annulaire du radius, et le ligament transverse de l'atlas. Quelquefois ils ont simplement pour usage de fournir des points d'insertion aux muscles, en protégeant en même temps des vaisseaux et des nerfs, comme ceux qui sont situés entre l'acromion et l'apophyse coracoïde.

Enfin les ligamens mixtes sont ceux qui se fixent à des os différens, et qui servent surtout à des insertions de muscles ; tels sont les ligamens sacro-ichiatiques, les inter-osseux de la jambe et de l'avant-bras. Ces deux dernières espèces de ligamens sont seulement étendus entre deux os, sans concourir à affermir ou à protéger les capsules synoviales.

Les ligamens adhèrent si intimement par leurs extrémités aux os et au périoste, qu'il est très-difficile de les en détacher, surtout chez l'adulte et le vieillard. Cette adhérence est moins forte chez les enfans. Ils sont formés d'un tissu fibreux très-résistant, disposé en faisceaux plus ou moins distincts, le plus souvent parallèles entre eux, quelquefois s'entrecroisant obliquement, et fortement unis les uns aux autres : dans quelques ligamens, leur union est si intime, qu'ils offrent l'aspect dense et compacte des cartilages. Ils se résolvent en gélatine et en albumine, à l'aide d'une décoction prolongée.

Les ligamens peuvent perdre leur force de résistance, et devenir excessivement mous à la suite de l'inflammation : la même cause peut donner lieu à une ossification accidentelle de leur tissu : c'est ce qui arrive le plus fréquemment. Le ramollissement des ligamens s'observe surtout dans les maladies scrofuleuses des articulations. (MARJOLIN.)

LIGAMENTEUX, adj. (appareil); nom que l'on donne au ligament vertébral antérieur et postérieur. *Voyez* RACHIS.

LIGAMENTEUX (tissu). Ce tissu, que Bichat a considéré le premier d'une manière générale sous le nom de *fibreux*, nom que lui a conservé Meckel, et que M. Chaussier appelle *albugineux*, a été décrit par Béclard sous le nom de *ligamenteux* ou *desmeux*.

Ce tissu est généralement blanc, solide, très-tenace, résistant le plus à la rupture, composé de fibres flexibles peu élastiques, réunies entre elles, soit parallèlement, comme dans les tendons, et les ligamens, soit obliquement, comme dans les membranes, et formant des liens et des enveloppes très-solides. Il est abondamment répandu dans les différentes parties de l'économie animale, et se continue dans diverses régions avec le tissu cellulaire, dont il se rapproche d'ailleurs sous beaucoup de rapports. Il ne forme pas un tout continu, ainsi que quelques auteurs l'ont pensé, et n'a point, à proprement parler, de centre commun; car il est formé de parties indépendantes les unes des autres, comme on le voit en examinant, par exemple, la rate, les reins, le testicule, qui ont une membrane fibreuse isolée.

Le tissu ligamenteux se présente sous la forme de liens, comme dans les ligamens, les tendons, et sous celle de membrane, comme dans le périoste, les aponévroses, la méninge, etc. : ces deux formes, distinctes dans certaines parties, se confondent l'une et l'autre dans quelques autres. La couleur de ce tissu est blanche en général ; son aspect est chatoyant et comme satiné ; sa texture est essentiellement fibreuse ; les fibres qui le composent sont très-déliées, et très-intimement unies les unes aux autres, de sorte qu'on ne peut les séparer sans leur avoir fait subir une préparation préalable. Dans quelques tendons, elles semblent tressées et forment des plans qui s'entrecroisent. Ces filamens, qu'on peut détacher à l'aide de la macération, sont d'une ténuité égale à celle des fils de ver à soie. Il est probable que tel est leur dernier terme de division. Ils sont blancs, résistans, peu élastiques, très-flexibles, et d'apparence solide. Fontana et M. Chaussier pensent que ces filamens constituent une fibre particulière différente de la fibre cellulaire, nervale et musculaire, et que M. Chaussier a nommée *albuginée*. Néanmoins la nature de ces filamens est très-probablement cellulaire ; car la macération les ramollit et les convertit en substance muqueuse ou cellulaire. Les fibres qui constituent le tissu ligamenteux sont réunies entre elles par du tissu cellulaire qui est interposé entre chaque faisceau et chaque filament, et qu'il est facile de reconnaître par la macération. Ce tissu paraît aussi contenir de la graisse dans son intérieur, comme le prouve l'exsudation qu'on remarque à la surface des organes ligamenteux soumis à la dessiccation.

Les vaisseaux du tissu ligamenteux, qui sont généralement peu abondans, sont plus apparens chez le fœtus et l'enfant que chez l'adulte et le vieillard. Ils se ramifient d'abord dans le tissu cellulaire environnant, et pénètrent dans l'épaisseur du tissu ligamenteux avec celui qui enveloppe chaque faisceau et chaque filament. On les distingue aisément, lorsque, après les avoir injectés avec un liquide très-pénétrant, on fait sécher le tendon ou la membrane fibreuse, et qu'on trempe l'un ou l'autre dans l'huile volatile de térébenthine, afin de leur donner de la transparence. Quelques parties du tissu ligamenteux offrent une vascularité très-grande : tels sont, entre autres, le périoste et la méninge crânienne. Quelques autres paraissent dépourvues de vaisseaux. On aperçoit des vaisseaux lymphatiques dans plusieurs organes ligamenteux. L'existence des nerfs n'y est pas encore clairement démontrée.

Le tissu ligamenteux, qui contient naturellement une grande proportion d'eau, devient transparent, dur et cassant par l'ex siccation, en acquérant une couleur jaunâtre ou rougeâtre. Après une macération prolongée, le tissu cellulaire interposé entre ses fibres se gonfle et les écarte ; plus tard elles se ramollissent, et se convertissent en une substance muqueuse. Jetés dans l'eau bouillante, les tendons se crispent, deviennent jaunes, durs; et si l'ébullition se prolonge, ils se réduisent en gélatine. Les membranes fibreuses et les ligamens se dissolvent moins promptement, surtout chez les vieillards.

Les acides minéraux dissolvent le tissu ligamenteux, soit à chaud, soit à froid. L'acide acétique froid le réduit en une masse gélatineuse ; à chaud, il se fond entièrement. Les alkalis le gonflent et le ramollissent.

Le tissu ligamenteux est très-peu élastique; son extensibilité est presque nulle, ainsi que sa rétractilité ; aussi les articulations qui ont éprouvé plusieurs distensions restent-elles plus lâches. Ce tissu peut céder à une extension graduelle et lente, en s'amincissant. Sa ténacité est énorme, et sa rupture n'est point précédée d'élongation notable. L'irritabilité y est nulle. La sensibilité y est tellement obscure, qu'on peut douter de son existence. Cependant quelques auteurs pensent que, dans l'état de santé, ce tissu est insensible aux irritans chimiques, tandis qu'il est très-sensible aux irritations mécaniques. Ainsi la distension qui précède la rupture des ligamens causerait une douleur violente, qui n'aurait pas lieu lorsqu'un tendon vient à se rompre. Cette opinion a besoin d'être appuyée d'expériences directes, pour avoir quelque fondement. Quoi qu'il en soit de l'insensibilité des parties ligamenteuses dans l'état de santé, il est toujours certain que l'impression de causes irritantes y développe de l'inflammation, et alors une sensibilité morbide très-manifeste.

Les fonctions du tissu ligamenteux sont essentiellement mécaniques ; car il sert à former des liens et des enveloppes solides qui unissent les os entre eux, contiennent certaines parties qui sont ainsi isolées ou fixées aux parties environnantes.

Le tissu ligamenteux ne commence à acquérir une structure fibreuse que vers la fin de la vie utérine. Il est alors mou, plus extensible, plus vasculaire, moins dense, d'une couleur perlée. Quelques parties sont à cette époque plus épaisses que dans l'adulte : tels sont le périoste, la méninge, la sclérotique; les tendons et les aponévroses sont, au contraire , plus minces. La force de résistance du tissu ligamenteux est moindre dans l'enfant, et extrême dans le vieillard. Ses adhérences avec les parties voisines sont beaucoup moins solides que dans un âge plus avancé. Dans la vieillesse , il devient jaune , moins satiné, plus dur, plus sec et moins vasculaire ; mais il ne s'ossifie pas fréquemment. Quelques ligamens de la colonne vertébrale sont ceux qui subissent le plus souvent cette transformation.

Les vices primitifs de conformation du tissu ligamenteux sont rares, et ceux qu'on observe coïncident toujours avec des anomalies d'autres parties. Telle est l'absence de certains ligamens du rachis dans le spina-bifida ; l'absence partielle de la dure-mère encéphalo-rachidienne chez les anencéphales avec spina-bifida, etc. Très-rarement les organes ligamentéux manquent, quand la partie qu'ils concourent à former existe.

Les solutions de continuité du tissu ligamenteux se réunissent au moyen d'un tissu fibreux de nouvelle formation, qui acquiert avec le temps la ténacité et le degré d'extensibilité du tissu ligamenteux lui-même. La production accidentelle de ce tissu est assez fréquente; tantôt il forme des kystes et des enveloppes à des tumeurs solides : tantôt il constitue des capsules fibreuses dans les articulations contre nature, ou des brides et des lames solides à la surface des membranes séreuses. Ce tissu se forme encore accidentellement dans les cicatrices de la peau, des os , du foie, du poumon, etc. Il est la base de certains polypes, et des corps fibreux ou ligamenteux qu'on rencontre dans les diverses parties du corps, et spécialement dans les parois de l'utérus. Enfin on a trouvé des organes entièrement transformés en tissu fibreux ; tels sont la rétine , le corps thyroïde, le testicule. L'inflammation donne lieu quelquefois à l'ossification morbide de ce tissu.

Les organes ligamenteux peuvent être divisés en ceux qui forment des membranes, ceux qui unissent les os entre eux (*voyez* LIGAMENT), et ceux qui attachent les muscles aux os, *Voyez* TENDON.

Les membranes ligamenteuses ou *fibreuses* enveloppent un grand nombre d'organes : c'est dans cette classe qu'on doit ranger le névrilème, la pie-mère de la moelle épinière, la dure-mère qui recouvre la masse nerveuse cérébro-spinale; le PÉRIOSTE (*voyez* ce mot) qui entoure les os dans toute leur étendue, à l'exception des surfaces articulaires ; le PÉRICHONDRE (*voyez* ce mot) ; les ligamens capsulaires (*voyez* LIGAMENT) ; les APONÉVROSES (*voyez* ce mot) ; les gaînes des tendons, la sclérotique (*voyez* OEIL) ; la tunique albuginée du testicule et de l'ovaire, la membrane des corps caverneux, l'enveloppe de la rate et celle reins.

Les caractères les plus remarquables des membranes fibreuses sont de former des sacs qui ne sont pas exactement clos, et qui présentent des ouvertures par lesquelles pénètrent les vaisseaux, les nerfs ou les conduits excréteurs des organes contenus dans leur intérieur, et de former toujours la couche la plus extérieure des enveloppes de ces organes. Tantôt ils constituent une poche simple, comme la sclérotique, et tantôt une enveloppe qui concourt à la formation de l'organe lui-même, en envoyant dans son intérieur des prolongemens nombreux, comme on le voit dans le pénis, le clitoris, la rate et le testicule. Leur épaisseur n'est pas la même dans tous les points de leur étendue, et l'on n'observe aucun rapport constant entre elle et le volume des organes enveloppés. Dans les unes, les fibres sont bien plus prononcées que dans les autres ; tels sont le périoste, la dure-mère, la membrane des corps caverneux ; elles ne sont en général composées que d'un seul feuillet ; mais la dure-mère en a deux, qu'il est très-facile d'isoler, quand on l'examine dans les premières époques de la formation du fœtus. Enfin elles diffèrent entre elles par les connexions qu'elles ont avec les parties qu'elles renferment : ainsi la dure-mère n'est unie en aucune manière avec le cerveau et la moelle épinière, tandis que des filamens celluleux et vasculaire unissent la pie-mère rachidienne, la sclérotique, la capsule rénale, la tunique albuginée du testicule aux parties sous-jacentes. La membrane qui enveloppe les corps caverneux, la rate et les ovaires, est encore plus intimement unie à ces organes, et le périoste est de même très adhérent aux os. Cette adhérence des membranes ligamenteuses est généralement beaucoup moins prononcée chez les jeunes sujets que chez l'adulte et le vieillard.

Les *gaînes des tendons* sont des expansions ligamenteuses qui entourent les tendons, les fixent à leur place, et dont les bords libres s'attachent aux bords correspondans d'un ou de plusieurs os de manière à former des canaux entiers, revêtus, ainsi que les tendons qu'ils contiennent, d'une membrane synoviale vaginiforme. Ces gaînes fibreuses sont très-épaisses, solides, formées de fibres transversales très-manifestes ; elles deviennent plus minces au voisinage des articulations, où elles paraissent formées par un entrecroisement de fibres obliques. Dans les unes il existe un véritable anneau ligamenteux; dans les autres il est completé par l'os auquel s'attachent les bords de la gaîne. Les unes, plus longues que larges, forment de véritables canaux ; les autres, plus larges que longues, forment des ligamens nommés *annulaires*. Ces gaînes, qui contiennent chacune un ou plusieurs tendons, sont nombreuses à l'extrémité libre des membres, surtout dans le sens de la flexion, où elles offrent aussi un degré de résistance plus considérable que celles qui sont situées dans le sens de l'extension ; quelques-unes se continuent avec les aponévroses des membres ; quand elles renferment plusieurs tendons, elles présentent quelquefois dans leur intérieur des cloisons fibreuses intermédiaires. Les gaînes des tendons servent à maintenir ces derniers, et à s'opposer à leur déplacement dans les mouvemens variés des muscles et des articulations : dans quelques endroits elles forment des poulies de renvoi qui changent la direction des tendons. (MARJOLIN.)

LIGATURE, s. f. *ligatura*; opération qui consiste à appliquer un lien plus ou moins serré autour d'une partie quelconque du corps; on donne aussi le nom de *ligature* aux fils, aux rubans, aux bandes, avec lesquels on exécute la constriction.

Les indications que l'on peut remplir par la ligature sont les suivantes : arrêter les hémorrhagies produites par la lésion des vaisseaux sanguins, et notamment par la lésion des artères; procurer la guérison des anévrysmes; intercepter la circulation dans certaines tumeurs pour déterminer leur gangrène et leur chute; diviser lentement et par ulcération des trajets fistuleux ; assujétir des parties ébranlées ou divisées, les dents, par exemple. La ligature a été aussi proposée pour la cure radicale des hernies, des varices. Des ligatures appliquées extérieurement sur les membres peuvent y interrompre momentanément l'afflux du sang artériel, le retour de la lymphe et du sang veineux ; moins serrées, elles agissent spécialement sur les veines superficielles qui se gonflent au-dessous du lien; dans l'un et l'autre cas elles agissent aussi plus ou moins énergiquement sur les nerfs. Ces ligatures, dont les effets ont encore besoin d'être étudiés, ont été employées pour empêcher le mélange des venins, des virus avec les fluides circulatoires ; pour suppléer la saignée ; pour favoriser le rétablissement des menstrues, des règles supprimées ; pour modérer ou arrêter des hémorrhagies internes. On a réussi dans quelques cas par leur secours à calmer des névralgies, à prévenir le retour de certains accès d'épilepsie précédés d'un sentiment douloureux dans un membre ; assez souvent elles font cesser les crampes, et dans quelques pays on y a recours pour supprimer les accès des fièvres intermittentes.

Nous ne nous occuperons dans cet article que de la ligature des artères ; les considérations relatives aux autres cas où la ligature peut être employée, ont été exposées ou le seront aux mots FISTULE, HERNIE, FUNGUS, KYSTE, LOUPE, POLYPE, SAIGNÉE, VARICE. Nous devons aussi faire observer qu'aux mots *amputation, anévrysme, cicatrice ,* il nous a déjà fallu parler de la ligature des artères, et que nous sommes forcés de renvoyer à ces mots pour éviter un grand nombre de répétitions.

La ligature des artères a été pratiquée dans quatre circonstances principales : à l'occasion des hémorrhagies traumatiques primitives ou consécutives ; dans le traitement des tumeurs anévrysmales ; pour se rendre maître du cours du sang pendant quelques amputations pratiquées très-près du tronc ; dans la cure des tumeurs sanguines, érectiles, du genre de celles que l'on a nommées anévrysmes des plus petits vaisseaux ; et pour procurer l'atrophie de certains organes, et notamment du testicule engorgé et squirrheux. *Voyez* SARCOCÈLE.

La ligature a été indiquée par Celse contre les hémorrhagies traumatiques ; mais le passage dans lequel il la recommande pourrait être interprété de diverses manières : « *Venæ quæ sanguinem fundunt apprehendendæ, circaque id quod ictum est, duobus locis deligandæ, intercidendæque sunt, ut et in se ipsæ coeant, et nihilominùs ora præclusa habeant. Ubi ne id quidem res patitur, possunt ferro candente aduri.* Ce qui devrait particulièrement engager à penser que la ligature ne se pratiquait pas alors comme on le fait aujourd'hui, c'est que Celse, en parlant des amputations, les signale comme excessivement dangereuses, et qu'il ne conseille pour arrêter le sang que l'application de la charpie sur la plaie, et d'une éponge imbibée de vinaigre sur la charpie.

Galien a indiqué avec plus de précision que Celse la ligature des artères : elle doit être faite, suivant lui, sur la racine du vaisseau, c'est-à-dire du côté du cœur et l'artère doit être coupée en travers, afin que ses extrémités puissent se retirer dans les chairs. Il n'est pas encore ici question des amputations. Amb.* Paré paraît donc être le premier qui ait eu recours à la ligature à la suite de ces opérations ; il avoue avoir employé long-temps les cautères actuels et potentiels ; il rapporte les accidens terribles qui résultaient de leur emploi ; il remercie Dieu de l'avoir *advisé* d'une autre méthode, et il convient d'ailleurs qu'il en a puisé l'idée dans le livre de Galien (Paré, c. **xxxv**). Paré fut grossièrement injurié par Gourmelin, médecin, pour avoir fait cette heureuse innovation ; mais il fut assez heureux pour la voir adoptée par plusieurs de ses confrères. Il décrit deux manières de faire la ligature, l'une, convenable immédiatement après la section des vaisseaux, consiste à les saisir avec une pince recourbée, un bec à corbin, à les attirer sans crainte de saisir avec eux quelques fibres musculaires, et à les lier avec un fil double ; l'autre, qu'il recommande contre les hémorrhagies qui peuvent survenir après la chute trop prompte des premières ligatures, doit être pratiquée avec une aiguille courbe passée à travers la peau et les chairs ; les fils doivent être noués sur une compresse pour qu'ils ne produisent pas de douleur et ne s'enfoncent pas dans les chairs.

La ligature des vaisseaux à l'aide de la pince était cependant, malgré ses avantages, peu employée du temps de J.-L. Petit. Le maître de ce célèbre chirurgien, Naudin, avait modifié la ligature médiate d'Amb. Paré ; l'aiguille embrassait l'artère et les chairs voisines, mais on ne l'enfonçait plus à travers la peau. Les chirurgiens de l'Hôtel-Dieu employaient encore exclusivement les cautères actuels et potentiels ; beaucoup de praticiens, J.-L. Petit lui-même, prétendaient qu'il n'y avait aucun inconvénient à comprendre les nerfs dans la ligature ; quelques-uns même recommandaient de les y comprendre pour s'opposer à l'issue des esprits vitaux ; Petit, exagérant les inconvéniens de la ligature, donnait la préférence sur tout autre moyen pour arrêter les hémorrhagies à la suite des amputations, à l'emploi simultané de la compression perpendiculaire et de la compression parallèle à l'axe des artères.

L'académie de chirurgie accorda pendant un certain temps plus de confiance aux moyens réputés styptiques, et surtout à l'agaric de chêne qu'à la ligature ; il fallut que plusieurs amputés pansés avec cette substance eussent éprouvé des hémorrhagies dangereuses ou mortelles, pour la ramener à des idées plus justes sur l'efficacité et l'innocuité de la ligature, lorsqu'elle est pratiquée méthodiquement.

Heister recommandait de pratiquer cette opération avec les pinces ; Monro a plus puissamment encore contribué à faire adopter par les chirurgiens du siècle dernier la ligature immédiate, en démontrant qu'elle offre autant et même plus de sûreté que la ligature qui embrasse beaucoup de chairs ; car celle-ci se trouve souvent trop lâche pour étreindre les vaisseaux lorsqu'elle a commencé à couper les autres parties qu'elle embrasse en même temps que l'artère ; il a également démontré que la ligature immédiate est peu douloureuse à l'instant où on la pratique, qu'elle n'expose pas les malades à de violentes douleurs consécutives, aux convulsions, aux inflammations du moignon, aux suppurations abondantes et prolongées, qu'elle se détache du membre avec facilité quand le vaisseau est divisé et oblitéré ; et enfin, qu'on n'est pas obligé d'aller la couper profondément pour la retirer, comme on est souvent obligé de le faire quand on a embrassé avec l'artère beaucoup de chairs, et surtout des tissus aponévrotiques ou tendineux.

Le manuel de l'application des ligatures immédiates et médiates sur la surface des plaies et sur la continuité des artères, a été décrit en traitant des amputations et des anévrysmes, nous devons nous borner à ajouter quelques remarques.

Le chirurgien qui tient le vaisseau avec la pince, après une amputation, doit incliner cet instrument sur la surface de la plaie, après avoir saisi l'artère, afin que l'aide chargé de faire la ligature ne soit pas exposé à serrer en même temps dans l'anse de fil l'artère et l'extrémité de la pince. Lorsque cet inconvénient a eu lieu, une nouvelle ligature doit être faite ; on n'y est pas exposé en se servant du tenaculum simple ou double des Anglais ; cet instrument est surtout commode pour la ligature des petites artères qui s'enfoncent dans le tissu cellulaire.

Les ligatures médiates exposent aux hémorrhagies consécutives ; les ligatures trop immédiates ont le même inconvénient ; il faut toujours, quand on lie une artère volumineuse, embrasser avec elle sa gaîne celluleuse. Si le fil se trouve appliqué presque à nu sur la tunique fibreuse du vaisseau, sa section peut avoir lieu avant qu'il soit oblitéré.

La ligature doit être placée perpendiculairement à l'axe du vaisseau, et à quelque distance du point où il est saisi par la pince ou par le tenaculum. Elle est conduite sur les pouces adossés qui doivent agir comme poulies de renvoi pour la serrer. On l'assujétit par deux nœuds simples, successifs et parallèles.

La constriction exercée par le fil au moment de la ligature doit être assez forte pour que le vaisseau forme une espèce de bourrelet saillant au-dessus et au-dessous de la ligature, et dans ce cas les tuniques internes et moyennes de l'artère sont divisées par la ligature, qui n'est plus soutenue que par la tunique celluleuse.

Lorsqu'une artère appuyée sur des tissus fibreux ou engagée dans leur épaisseur est difficile à lier, il faut, pour le faire plus aisément et plus immédiatement, diviser avec le bistouri les bandes fibreuses qui apportent de l'obstacle à la ligature. On rencontre particulièrement ces tissus autour des artères placées le long de la ligne âpre du fémur, près des artères de la jambe, et des interosseuses de l'avant-bras. Lorsqu'une plaie récente, à la surface de laquelle doivent aboutir des vaisseaux connus, ne saigne pas, et que l'on n'aperçoit pas l'orifice de ces vaisseaux, il faut faire cesser toute compression sur le trajet de ces vaisseaux, différer le pansement, humecter la surface de la plaie avec de l'eau tiède, et chercher à distraire le malade; le spasme ayant cessé, le cours du sang se rétablit, ce fluide jaillit des vaisseaux ouverts, et on peut en faire la ligature.

Les fils avec lesquels on lie les artères, à la suite de leur section, sont ordinairement de chanvre ou de lin, et cirés; ils sont simples, ou réunis plusieurs ensemble, de manière à former un ruban aplati. Les chirurgiens anglais, et quelques français préfèrent des fils de soie beaucoup plus minces, plus légers et aussi forts. Des observations nombreuses paraissent avoir prouvé que les ligatures larges et aplaties, appliquées immédiatement sur des artères saines divisées, tombent aussi promptement que les ligatures très-déliées, et comme il est certain que les ligatures larges sont plus fatigantes pour la surface du moignon que celles qui ont peu de volume, qu'elles occasionent une suppuration plus abondante, les ligatures déliées paraissent devoir mériter la préférence, surtout quand on a intérêt de réunir immédiate-

ment la plaie, comme dans les épidémies de pourriture d'hôpital. Alors il convient de couper les fils très-près des nœuds.
Leur séjour sous la peau n'a pas de grands inconvéniens, ils
occasionent seulement quelquefois un très-petit abcès, et ils
sont entraînés au dehors avec le pus. Les Anglais revendi-
quent cette innovation en faveur de MM. Lawrence et Travers;
les Français l'attribuent à M. le professeur Delpech et à M. Béclard chirurgien de l'hôpital militaire de Strasbourg.

Dans des cas rares, les artères coupées en travers ou blessées
dans la continuité d'un membre sont complètement ossifiées
dans toute leur longueur, de telle sorte qu'on ne peut y arrêter
le cours du sang ni par la compression latérale, ni par la ligature. J. L. Petit rencontra cette disposition sur un libraire
auquel il venait de pratiquer l'amputation de la jambe; il n'eut
d'autre moyen d'arrêter l'hémorrhagie qu'en exerçant avec un
bandage la compression sur l'extrémité du moignon, et en faisant appuyer sur elle, à travers l'appareil, la main de deux
chirurgiens qui se relayèrent, en comprimant de cette manière,
pendant plusieurs jours.

Lorsque les hémorrhagies primitives ou consécutives à la
ligature immédiate ou à la blessure de quelques artères ne peuvent être arrêtées par des ligatures faites au-dessus et au dessous de l'ouverture du vaisseau par laquelle le sang s'échappe,
il faut alors, si une compression modérée ne peut supprimer
l'hémorrhagie extérieure ou intérieure, faire une ligature entre
la plaie et le cœur, dans un lieu d'élection, et la placer autant
que possible à la distance d'un pouce au moins au-dessous de
l'origine d'une artère collatérale. M. Delpech, dans le beau recueil
d'observations cliniques qu'il a publiées, a encore réuni plusieurs faits très-importans à ceux qui étaient déjà connus sur
cette méthode de remédier aux hémorrhagies, méthode dont
l'application a été proposée et faite pour la première fois par
M. Dupuytren, et il résulte de ces faits que ses chances de
succès sont plus nombreuses quand l'hémorrhagie a lieu dans
l'épaisseur du membre autour du vaisseau, que quand ce fluide
peut s'échapper librement à l'extérieur.

Les ligatures des artères, dans leur continuité, doivent en
général être immédiates comme celles que l'on applique sur elles
quand elles aboutissent à la surface des plaies. Il faut éviter soigneusement d'y comprendre les grosses veines voisines et des

filets nerveux. Les aiguilles simples ou à manche, terminées par
une pointe aiguë et tranchante sur leurs bords, ne conviennent
nullement pour cette opération, que l'on exécute avec bien
plus de sûreté en passant au-dessous de l'artère un stylet
mousse, flexible, percé près de l'une de ses extrémités d'une
ouverture destinée à recevoir le fil. On peut aussi se servir en
même temps d'une sonde cannelée mousse pour conduire ce
stylet.

Les ligatures faites sur un cylindre destiné à aplatir le
vaisseau doivent être réservées pour les cas dans lesquels la
friabilité présumée de l'artère pourrait faire redouter sa section trop prompte par une ligature immédiate, circulaire et
étroite. Les nombreux succès obtenus en suivant cette méthode,
par Scarpa et M. le professeur Roux, établissent mieux que
tous les raisonnemens ses avantages, et répondent victorieuse-
ment à tous les argumens par lesquels on a cherché à démontrer
qu'elle est dangereuse.

Les hémorrhagies consécutives aux amputations sont plus rares
que celles que l'on observe à la suite des ligatures appliquées sur
la continuité des artères; on a assigné différentes causes à ce phénomène. Les partisans de la section transversale des artères liées expliquent la rareté des hémorrhagies consécutives après les amputa-
tations par la rétraction facile de l'artère liée dans l'épaisseur
des chairs; d'autres praticiens pensent que la charpie ou l'agaric
que l'on applique sur la plaie contribuent à soutenir l'effort du
sang et favorise l'action de la ligature; quelques-uns prétendent
que la ligature ne réussit mieux dans les amputations, que parce
qu'on la place en général plus immédiatement sur les artères;
mais il existe une autre circonstance dont on n'a pas tenu
compte et qui est de la plus haute importance: dans une amputation on lie l'artère principale et toutes les petites artères qui
donnent du sang; la circulation principale et collatérale est
interrompue complétement, et le sang forme caillot dans toutes
les artères liées; il cesse, au bout de très peu de temps, de
frapper contre les parois des artères, et elles reviennent facilement sur elles-mêmes; à la suite des ligatures faites dans la
continuité d'un membre, la circulation collatérale est conservée, elle contribue à entretenir le cours du sang dans l'artère principale avec d'autant plus de force et d'autant plus
long-temps, que des branches vasculaires plus grosses naissent

plus près de la ligature, l'oblitération du vaisseau lié doit donc nécessairement devenir plus tardive et plus difficile.

Les effets primitifs de la ligature sont les suivans : à l'instant où on la serre, les malades éprouvent de la douleur; elle n'aurait pas lieu si on ne liait aucun filet nerveux avec le vaisseau. La ligature circulaire et immédiate suffisamment serrée divise constamment les membranes interne et moyenne de l'artère; la ligature médiate, qui embrasse beaucoup de chairs, et la ligature médiate serrée sur un cylindre destiné à aplatir le vaisseau, ne produisent point la section de ces membranes. Il n'est donc pas nécessaire que cette section ait lieu dans le moment de l'opération, pour que l'artère s'oblitère plus tard.

Toute ligature change la forme intérieure de la cavité de l'artère en rapprochant ses parois : cette forme devient celle d'un cône froncé à la suite des ligatures circulaires; d'un coin, lorsqu'un cylindre a été interposé entre l'artère et le ruban qui sert à la lier.

Dès que la ligature est serrée, le sang cesse de couler dans la partie de la longueur du vaisseau comprise entre la ligature et l'origine de la première branche collatérale ; et si ce fluide est encore dans ses conditions naturelles, s'il n'est pas appauvri par des hémorrhagies antérieures, ou altéré par quelques maladies, il ne tarde pas à se coaguler dans cette portion de vaisseau, à y former un caillot dense qui concourt beaucoup à l'oblitérer, et qui pourrait, dans quelques cas, prévenir la récidive d'une hémorrhagie, quand même les parois de l'artère ne seraient pas encore adhérentes à elles-mêmes. J.-L. Petit considérait ce caillot comme le moyen principal que la nature emploie pour arrêter les hémorrhagies, soit à la suite de la ligature, soit à la suite de la compression. Morand, tout en convenant de l'utilité de ce caillot, pensait que la rétraction de l'artère liée dans les chairs, que le gonflement des chairs embrassées par la ligature avec le vaisseau, concouraient avec le caillot à oblitérer l'artère. Dans ces derniers temps, on a constaté en outre que la ligature produit ordinairement la mortification de la portion de vaisseau sur laquelle elle agit, et qu'au-dessus et au-dessous d'elle la membrane interne s'enflamme; qu'à la suite de cette inflammation, une certaine quantité de lymphe coagulable suinte de sa surface libre, et cette lymphe, analogue à celle qui forme les fausses membranes sur les membranes séreuses enflammées, devient un moyen puissant d'adhésion entre les parois de l'artère liée, et entre ces parois et le caillot.

Le temps nécessaire pour qu'une artère liée s'oblitère au-dessus et au-dessous de la ligature, de manière à pouvoir résister à l'impulsion du sang est très-variable : il est en général d'autant plus court que les artères sont moins volumineuses ; que la ligature a été placée plus loin de l'origine des grosses branches collatérales ; que les parois des artères sont dans un état plus parfait d'intégrité de structure ; que le sujet opéré jouit d'une meilleure constitution. On a vu des ligatures placées sur l'artère fémorale se détacher au bout de six jours, sans qu'il y ait eu hémorrhagie, et on a observé cet accident, quoique la ligature de ce même vaisseau fût restée en place dix-huit jours.

Quelques observations récentes recueillies par différens praticiens, et notamment par M. Delpech, doivent beaucoup diminuer la confiance que l'on accordait encore naguère aux ligatures d'attente placées à quelque distance des ligatures serrées. On est obligé pour les placer de dénuder l'artère dans une plus grande étendue ; on donne lieu à une inflammation qui se propage sur des surfaces plus grandes, et à une suppuration plus abondante ; ces ligatures, sans avoir été serrées, déterminent quelquefois l'ulcération de l'artère et occasionent ainsi des hémorrhagies ; et si les ligatures serrées viennent à tomber prématurément, et qu'on ait recours à celles d'attente, elles ne sont ordinairement d'aucune utilité, parce qu'elles coupent l'artère enflammée, dès qu'on commence à exercer la constriction.

Il est rare actuellement que l'on pratique la ligature des artères dans la vue seulement de se rendre maître du sang pendant la durée de certaines opérations. La situation mieux connue des artères et de leurs rapports, l'invention de différens tourniquets propres à les comprimer très-près du tronc, la perfection que l'on a apportée dans l'exécution des procédés opératoires, peuvent dispenser, dans le plus grand nombre des cas, de cette ligature provisoire. Ce ne serait guère que dans l'amputation de la cuisse, dans son articulation supérieure, ou très-près de cette articulation, que cette ligature pourrait devenir nécessaire, si le malade était déjà très-faible, et qu'il fût important de lui éviter toute perte de sang provenant du cœur. Il faudrait alors mettre d'abord l'artère à découvert, et on pourrait la comprendre seule dans l'anse d'un ruban large que l'on serrerait modérément sur un coussinet cylindroïde de linge ou de sparadrap de diachylum; cette ligature provisoire pratiquée sur le tronc fémoral avec ces précautions, n'en diviserait pas les membranes internes, et pourrait être retirée dès qu'on aurait lié chacune des artères aboutissant à la surface de la plaie; on pourrait aussi lier l'artère crurale immédiatement, et il ne resterait à lier après l'amputation que les branches provenant de l'ischiatique, de l'obturatrice, et de la fessière. (MARJOLIN.)

LIGNE, s. f., *linea*; étendue en longueur, sans largeur et sans épaisseur. Les anatomistes désignent sous ce nom diverses parties.

La *ligne âpre* du fémur est une saillie rugueuse qui règne dans presque toute la hauteur de la face postérieure du fémur, et qui donne attache à des muscles. *Voyez* FÉMUR.

La *ligne blanche* est une bande fibreuse très-résistante qui s'étend de l'appendice xiphoïde du sternum à la symphyse du pubis, et qui présente dans son milieu une cicatrice nommée OMBILIC. (*Voyez* ce mot.) Elle est formée par la réunion des aponévroses des muscles abdominaux, auxquels elle fournit un point d'appui dans leurs contractions, en même temps qu'elle borne les mouvemens de la poitrine et la maintient dans ses rapports de position avec le bassin. *Voyez* ABDOMEN.

Les *lignes courbes* de l'occipital et de l'os iliaque sont des saillies assez prononcées auxquelles s'attachent quelques-uns des muscles de la tête et du bassin.

Ligne médiane du corps : tel est le nom sous lequel on désigne l'axe d'un plan de séparation que l'on suppose diviser le corps exactement en deux moitiés latérales et symétriques, l'une droite et l'autre gauche. (MARJOLIN.)

LIGNEUX, s. m., ou LIGNINE, s. f.; principe immédiat des végétaux; le plus abondant de tous ceux qui les composent. Il constitue presque à lui seul le bois; il entre dans la composition de la tige, des fleurs, des fruits et des racines, mais en très-petite proportion dans ces deux dernières parties. C'est une substance solide, incristallisable, insipide, formée de fibres d'un blanc sale, plus pesante que l'eau, insoluble dans l'eau, l'alcohol, les éthers et dans les huiles, et composée, suivant MM. Gay-Lussac et Thénard, de 51,45 de carbone; de 42,73 d'oxygène, et de 5,82 d'hydrogène. Le papier blanc peut être considéré comme du ligneux presque pur. Le chanvre et le lin

sont aussi formés par ce principe immédiat, uni seulement à un
très-petit nombre de matières étrangères. Le ligneux n'a point
d'usage direct en médecine.

LILIACÉES , s. f. pl., *liliaceæ*. Nous avons cru devoir, dans
un autre ouvrage (*Bot. méd.*, tome 1, page 88), réunir en une
seule les deux familles établies par M. de Jussieu sous les noms
de *liliacées* et d'*asphodelées*. Le seul caractère distinctif indiqué entre ces deux familles consiste presque uniquement en
une petite différence dans le mode de germination de leurs
graines. Les liliacées, telles que nous les avons limitées dans
l'ouvrage ci-dessus mentionné, se composent de la plus grande
partie de ces belles plantes qui font l'ornement de nos jardins, et que l'on appelle communément *plantes bulbeuses*, parce
que, en effet, leur racine est presque constamment surmontée
d'une bulbe ou ognon. Ces plantes, en général remarquables
par la grandeur, l'éclat et souvent l'odeur suave de leurs fleurs,
ont un périanthe simple, coloré à la manière des pétales, à
six divisions plus ou moins profondes; six étamines; un ovaire
libre à trois loges contenant chacune plusieurs ovules attachés à
l'angle interne de chaque loge et disposés sur deux rangs longitudinaux. Le style, qui manque rarement, est terminé par
un stigmate à trois lobes. Le fruit est une capsule, très-rarement une baie à trois loges.

Dans les liliacées ce sont presque uniquement les bulbes que
l'on emploie, parce que c'est la partie de la plante qui contient
les principes les plus actifs. Or ces bulbes, formés généralement
d'écailles charnues, se composent d'amidon, de sucre, d'un principe âcre et volatil, et quelquefois d'une matière amère d'une
nature particulière. Quand l'amidon et le sucre sont en grande
quantité, et qu'au contraire les deux autres principes y sont
faibles, les bulbes des liliacées peuvent servir d'alimens, surtout
quand par l'effet de la cuisson ces deux derniers ont presque
disparu. C'est ce que montre l'ognon ordinaire , la ciboule, l'ail
et en général la plupart des autres espèces du genre *Allium*;
les bulbes du lis dont on fait des cataplasmes légèrement excitans. Quand, au contraire, le principe âcre et volatil n'a
pas été détruit par la cuisson, les bulbes des liliacées sont
fortement excitans et même rubéfians. Ainsi l'ail donné intérieurement excite d'une manière évidente et jouit d'une propriété vermifuge bien constatée. Appliqué sur la peau, il peut

en déterminer la rubéfaction. Quant au principe amer, il n'est pas de la même nature dans tous les végétaux où on le rencontre. Ainsi dans les écailles de la scille, il est soluble dans l'eau et dans l'acohol, et a paru à M. Vogel un principe immédiat nouveau, qu'il a nommé *scillitine.* Dans les aloës, c'est un mélange d'extractif et de résine. Remarquons à l'égard de ce dernier médicament qu'on le retire non des bulbes, mais des feuilles de diverses espèces du genre *Aloë,* ce qui, au premier abord, pourrait paraître une sorte d'anomalie dans cette famille. Mais si l'on réfléchit un instant que les bulbes ne sont que des bourgeons dont les feuilles sont restées rudimentaires, on sentira l'analogie qui existe entre les feuilles des aloës et les écailles des bulbes dans les autres liliacées, et cette anomalie apparente disparaîtra entièrement. Le principe âcre qui existe dans plusieurs plantes de cette famille peut en rendre l'usage dangereux; néanmoins aucune d'elles n'est véritablement vénéneuse.　　　　　　　　(A. RICHARD.)

LILIUM DE PARACELSE, *lilium Paracelsi*; médicament officinal dont l'invention est attribuée à Paracelse; il porte aussi le nom de *teinture des métaux.* Il est préparé en faisant fondre dans un creuset quatre onces des alliages suivans : antimoine et fer, antimoine et étain, antimoine et cuivre, préalablement mêlés avec dix-huit onces de nitrate de potasse et autant de tartre. On traite par l'alcohol la masse fondue, coulée et pulvérisée. C'est à tort qu'on pensait que ce menstrue tenait en dissolution les métaux qui viennent d'être énoncés. Il n'y avait réellement que la potasse mise à nu par suite de la décomposition éprouvée par le nitre et par le sel de tartre. Le lilium de Paracelse est tout-à-fait inusité maintenant; on l'employait comme cordial; il entrait dans la composition de l'élixir thériacal, etc.

LIMACIEN, adj.; qui a rapport au limaçon de l'oreille; on désigne sous le nom de branche *limacienne* une des branches du nerf acoustique ou auditif. *Voyez* AUDITIF (nerf.)

LIMAÇON, s. f., *cochlea.* On donne ce nom à l'une des cavités qui constituent le labyrinthe de l'oreille interne, et qui est formée de deux canaux contournés en spirales à la manière des coquilles qui portent ce nom. *Voyez* OREILLE. (MARJOLIN.)

LIMAÇON, s. m., *helix pomatia, Linnæus.* On appelle de ce nom, et encore *colimaçon* et *escargot,* une espèce de mollusque gastéropode, de l'ordre des pulmonés, reconnaissable à sa coquille univalve, globuleuse, renflée, roussâtre, marquée de bandes plus pâles, relevée en bourrelet sur les bords de son ouverture, qui est un peu entamée par la saillie de l'avant - dernier tour et qui prend ainsi une circonscription de la forme d'un croissant, plus large que haut ; aux quatre tentacules qui sont au-dessus de sa bouche ; au disque charnu qui est placé sous son ventre et sur lequel il rampe. On trouve cet animal, qui intéresse le médecin sous le double rapport de l'hygiène et de la thérapeutique, presque par toute l'Europe et spécialement en France, dans les jardins, les vignobles, les vergers frais et humides. On le mange encore aujourd'hui dans certaines provinces, et, quoique de notre temps, ce genre de nourriture ait perdu beaucoup de son antique renommée, on engraisse habituellement en Silésie, à Brunswick, dans la Franche-Comté, dans la Lorraine, le Barrois, le pays de Trèves, des limaçons, dans des enceintes de maçonnerie, où on les retient captifs, et qui sont analogues aux célèbres *escargotières* des Romains, dont parle Varron, et à celle des capucins de Fribourg en Suisse, qui causa tant d'étonnement à Addisson dans le cours de ses voyages. Cet usage s'est aussi conservé en Allemagne, et tous les jours, sur le Rhin et le Danube, des bateaux sont consacrés au transport de tonneaux chargés de ce coquillage.

Mais généralement, dans le reste de l'Europe, l'escargot n'a, comme aliment, qu'un fort petit nombre de partisans, et, en effet, il est insipide, à moins qu'il ne soit combiné aux assaisonnemens les plus forts ou qu'on ne l'ait habituellement nourri de plantes aromatiques, comme le thym, la lavande, le pouliot, le serpolet, la menthe, l'origan, etc. Sa chair est, d'ailleurs, molle, visqueuse, gluante et par conséquent d'une digestion difficile.

Si le mollusque dont nous parlons ne brille plus sur les tables bien servies, et ne peut être recommandé que rarement comme objet de régime, il occupe encore pourtant une place plus ou moins distinguée parmi les moyens que la thérapeutique appelle à son aide, et forme la base d'un certain nombre de préparations pharmaceutiques, que les médecins emploient avec un succès soutenu comme émollientes, spécialement dans les cas d'affections catarrhales chroniques et suivant le conseil de

Bartholoni, de J. Ant. Vander Linden, de Boëcler, et d'une foule d'autres auteurs et praticiens. La *gelée*, le *sirop*, les *bouillons de limaçons* préparés, non seulement avec l'escargot des vignes , mais encore avec les hélices némorale (*helix ne-moralis*), des arbustes (*H. arbustorum*), bouche-noire (*H. melanostoma*), des jardins (*H. hortensis*) et autres , méritent sous ce rapport, la sorte de faveur dont ils jouissent. Nous ne saurions en dire autant des *cataplasmes de limaçons* écrasés, vantés par Vagner, contre la goutte; *du limou de limaçon* conseillé par Hippocrate contre la proctocèle; de la poudre de sa coquille, recommandée naguère comme un puissant diu-rétique par Michel Adolph, et qui fait la base du fameux re-mède de mademoiselle Stéphens ; de sa bave vantée contre les éphélides et les éruptions herpétiques légères, etc. S'il est facile de concevoir comment, dans les phlegmasies lentes des organes thoraciques, l'action adoucissante du bouillon et du sirop de limaçons a pu diminuer l'intensité des symptômes phlogistiques, arrêter les progrès du travail inflammatoire, détruire même la maladie, il n'en saurait être ainsi dans les divers cas que nous venons de signaler en dernier lieu. Aussi est-ce avec raison que l'on a banni de la matière médicale les coquilles et la bave des limaçons et qu'on les a reléguées dans le coin obscur d'une pharmacie ignorée, avec le crâne humain, le foie de renard, le poumon de loup, l'album græcum, l'album nigrum, le sang de bouquetin, la pierre de crapaud , etc. .

Les limaçons entraient autrefois dans l'eau pectorale avec le petit-lait de la Pharmacopée de Paris. En les soumettant à la distillation, on en retirait encore une liqueur cosméti-que dont les dames se servaient pour entretenir la fraîcheur de leur teint et conserver le brillant de leur peau. *Voyez* ÉMOL-LIENT, (HIPP. CLOQUET.)

LIMAILLE DE FER, s. f. , *limatura ferri;* fer réduit en poudre au moyen de la lime; il est quelquefois altéré par de la limaille de cuivre, ce qui fait qu'on devrait lui substituer pour les usages médicinaux la limaille d'acier. *Voyez* FER, pour les propriétés médicinales. (ORFILA.)

LIMON et LIMONIER. Le fruit et l'arbre que l'on désigne sous ces noms sont plus généralement connus sous ceux de *citron* et de *citronnier. Voyez* ces mots. (A. R.)

LIMONADE, s. f.; boisson préparée avec le suc de citron

étendu d'eau, et édulcorée convenablement. Ce nom vient, soit
de ce qu'on pouvait employer également le suc du *limon* pour
préparer une boisson acidule et rafraîchissante, soit plutôt
parce que le fruit et l'arbre que nous appelons *citron* et *citronnier*, sont appelés par tous les autres peuples *limon* et *limonier*.
La manière la plus ordinaire et la plus simple de faire la limonade consiste à mettre un ou deux citrons, coupés par tranches
ou par rouelles, dans une pinte d'eau, à laquelle on ajoute deux
onces de sucre à peu près. Si l'on pèle le citron, il faut avoir
soin d'enlever avec sa pellicule jaune le parenchyme blanc qui est
sousjacent; autrement, cette partie communiquerait une saveur
amère à la boisson. Il est préférable d'exprimer le suc du citron
d'une manière quelconque; on le fait facilement à l'aide d'une
presse en bois à levier. On étend deux à trois gros de ce suc
dans une pinte d'eau. La liqueur sera rendue plus agréable si le
sucre avec lequel on l'édulcore a été préalablement frotté sur
l'écorce du citron, dont il absorbe l'huile essentielle. Lorsqu'on
ne peut pas se procurer de citron, la limonade peut être composée avec le suc de citron purifié et conservé en bouteilles.
Souvent, au lieu de composer la limonade à froid, comme il
vient d'être indiqué, on se sert d'eau bouillante dans laquelle on
met le citron dépouillé de son enveloppe. Cette *limonade cuite*,
comme on l'appelle, est moins acide, parce que l'eau a dissous
une certaine quantité de mucilage; et elle est préférable dans
beaucoup de cas où l'estomac est irritable. On pourrait obtenir
le même effet en édulcorant avec du sirop de gomme la limonade
faite à froid.

On a donné par extension le nom de *limonade* à toutes les
boissons acidules préparées avec tous les fruits acides, tels que
les groseilles, les cérises, etc., ainsi qu'avec les acides végétaux
et minéraux, tels que les acides tartarique, oxalique, acétique,
sulfurique et nitrique. On nomme *limonade minérale* celle qu'on
prépare avec ces deux derniers acides, surtout avec l'acide sulfurique, pour la distinguer de la *limonade végétale*, qui est
préparée soit avec le suc des fruits acides, soit avec les acides
végétaux purs.

Enfin, on a donné le nom de *limonade sèche* à une poudre
composée avec deux gros de l'un des acides oxalique, tartarique
ou nitrique, deux onces de sucre blanc, et aromatisée avec quelques gouttes d'essence de citron. On délaie cette poudre dans

deux livres d'eau ; ou, si l'on ne veut que l'employer au fur et à mesure qu'on en a besoin, on prépare et on conserve une quantité plus considérable de cette poudre, en suivant les préparations que nous avons indiquées (par exemple, deux gros d'acide, une livre de sucre, et vingt ou trente gouttes d'huile volatile de citron); et l'on met une forte pincée de cette poudre dans un verre d'eau, ce qui procure une liqueur agréable.

Les propriétés thérapeutiques de la limonade sont celles des acidules en général. Il serait inutile de les répéter ici. *Voy.* ACIDULÉ.

LIN, s. m., *linum usitatissimum*, L., Rich., *Bot. méd.*, tome II, page 781. Le genre *lin*, placé d'abord dans la famille des Caryophyllées, est devenu le type d'un nouvel ordre naturel, auquel on a donné le nom de *Linacées*. (*Voyez* ce dernier mot.) Le lin usuel est une plante annuelle que l'on cultive en abondance dans plusieurs provinces de la France. Sa tige est grêle et haute d'environ un pied, cylindrique, glabre, un peu ramifiée dans sa partie supérieure. Elle est chargée de feuilles éparses, lancéolées, aiguës, entières, d'un vert pâle. Les fleurs sont d'un bleu tendre, placées à l'extrémité des ramifications de la tige. Leur calice, qui est persistant, se compose de cinq sépales membraneux sur les bords; leur corolle est formée de cinq pétales égaux et extrêmement fugaces. Les étamines, au nombre de cinq, sont monadelphes par leur base. L'ovaire est surmonté de cinq styles grêles terminés chacun par un stigmate obtus. Le fruit est une capsule globuleuse environnée par le calice, ordinairement à dix valves, dont les bords rentrans forment autant de cloisons; chacune des dix loges renferme une seule graine brune, ovoïde, comprimée, très-lisse et luisante.

Tout le monde sait que le lin est une plante extrêmement importante dans l'économie domestique à cause des fibres de son écorce qui servent à former le fil de lin. Mais ce sont les graines seules qui en thérapeutique offrent de l'intérêt. Elles contiennent une très-grande quantité d'huile grasse, et de plus du mucilage en abondance. Le mucilage nous paraît exister spécialement dans le tégument propre de la graine, tandis que c'est l'amande qui fournit l'huile grasse. Ce mucilage, qui est extrêmement épais, visqueux, filant à la manière du blanc d'œuf, a été analysé par M. Vauquelin. (*Bull. pharm.*, tome IV, page 93.) Cet illustre chimiste l'a trouvé composé d'une substance gommeuse, d'une matière animale, d'acide acétique libre, d'acétate de potasse et de chaux, de sulfate et de muriate de potasse, de phosphate de potasse et de chaux, et enfin d'une petite quantité de silice.

Les graines de lin sont un des médicamens les plus puissamment émolliens. Mais on les emploie de préférence à l'extérieur, soit pour faire des ablutions sur certaines parties du corps, des injections, des collyres, des gargarismes, etc.; soit, lors de l'accouchement, pour lubrifier les organes de la génération et faciliter le glissement de la tête de l'enfant au moment où elle franchit ces organes. Néanmoins on peut aussi en faire usage à l'intérieur dans l'inflammation des organes digestifs et urinaires. Mais beaucoup de malades répugnent à prendre le mucilage de graines de lin en boisson, à moins qu'elle n'en soit très-peu chargée. La tisane de graines de lin peut se préparer soit par décoction, soit par la simple infusion dans l'eau bouillante. Cette boisson passe pour diurétique, propriété qui paraît due aux acétates de potasse et de chaux, que contient son mucilage.

La farine de graines de lin est d'un usage journalier en chirurgie. On en fait des cataplasmes émolliens dont l'usage est indiqué toutes les fois qu'on veut remédier à une inflammation qui a son siége à l'extérieur.

L'huile grasse de graines de lin est fort employée dans les arts et particulièrement dans la peinture, parce qu'elle se sèche plus promptement que les autres huiles de la même nature. On pourrait en faire usage en médecine comme de toutes les autres substances du même genre. Elle est relâchante et adoucissante.

Nous noterons ici une seconde espèce du genre *lin*, qui diffère beaucoup de la précédente par ses propriétés; elle est connue sous le nom de LIN CATHARTIQUE, *linum catharticum*, L. C'est une petite plante annuelle, croissant sur les pelouses humides. Sa tige est filiforme et dichotome à son sommet; ses feuilles sont ovales, entières; ses fleurs blanches et très-petites. Un grand nombre d'auteurs la considèrent comme purgative; mais cette propriété n'y existe qu'à un faible degré. Aussi estelle entièrement inusitée. (A. RICHARD.)

LINACÉES, s. f. pl., *linaceæ*, Rich., *Bot. med.*, tome II, page 780. Cette petite famille ne se compose que des genres *Linum* et *Radiola*; elle appartient aux dicotylédones polypétales à étamines hypogynes. Ces deux genres avaient été rangés jusqu'en ces derniers temps parmi les Caryophyllées, mais ils en diffèrent surtout par la structure de leur fruit, dont les cloisons sont formées par les bords rentrans des valves et par leurs graines dépourvues d'endosperme. Les linacées semblent tenir le milieu et établir le passage entre les Caryophyllées, les Malvacées et les Geraniacées. Quant à leurs propriétés médicales, elles offrent assez d'uniformité. Ainsi les graines de la plupart des espèces contiennent du mucilage et de l'huile grasse. Le lin cathartique forme seul une exception à cette règle générale, par sa vertu légèrement purgative. (A. RICHARD.)

LINÉAIRE, adj., *linearis*, de *linea*, qui ressemble à une ligne : épithète que l'on emploie assez souvent dans le langage anatomique. (MARJOLIN.)

LINGUAL, adj., *lingualis*, qui a rapport à la langue.

Os lingual. Plusieurs anatomistes ont désigné sous ce nom l'os HYOÏDE. *Voyez* ce mot.

Muscle lingual. Voyez LANGUE.

L'*artère linguale* naît de la partie antérieure de la carotide externe, entre les artères faciale et thyroïdienne supérieure, cachée par le digastrique. Elle se porte horizontalement en avant et en dedans, s'engage entre l'hyoglosse et le constricteur moyen du pharynx, se recourbe en haut au niveau du bord antérieur de l'hyoglosse et passe entre le genio-glosse et la glande sublinguale, près la base de la langue. Là, elle redevient horizontale, prend le nom de *ranine*, et s'avance en fournissant de nombreux rameaux entre les muscles génioglosse et lingual jusqu'à la pointe de la langue, où elle se termine en s'anastomosant avec celle du côté opposé.

Cette artère, avant de s'engager sous l'hyoglosse, donne plusieurs rameaux musculaires, ainsi que sous ce muscle, qui en reçoit des ramifications. Près de l'insertion du styloglosse à la langue, elle fournit la *dorsale* de la langue, qui se porte en haut et en dehors vers la base de cet organe et l'épiglotte; sur le génio-glosse, elle donne naissance à la *sublinguale*, branche qui côtoie la partie postérieure du bord supérieur du mylo-hyoïdien.

La *veine linguale* suit les différentes distributions de l'artère de ce nom et se termine dans la jugulaire interne.

Le *nerf lingual* est une branche nerveuse fournie par le maxillaire inférieur, à laquelle se joint le filet tympanique de la septième paire, et qui fournit un grand nombre de filets aux muscles de la mâchoire, aux gencives, aux glandes salivaires inférieures, et à la langue : quelques-uns de ses filets ont été suivis jusque dans les papilles de cet organe. Ses rameaux s'unissent à ceux de l'hypoglosse.

Quelques anatomistes nomment aussi *nerf lingual* le nerf de la neuvième paire, ou HYPOGLOSSE. *Voy.* ce mot. (MARJOLIN.)

LINIMENT, s. m., *linimentum*, de *linire*, adoucir; mixture médicamenteuse liquide dont la base est ordinairement huileuse, et avec laquelle on fait des onctions sur la peau.

Les linimens sont des moyens topiques dont l'action sur la peau est d'abord locale, mais qui réagissent ensuite secondairement sur différens organes à l'aide des substances médicamenteuses qu'ils contiennent. D'après l'étymologie des mots, tous les linimens ne devraient avoir pour effet que d'adoucir et de calmer. La plupart effectivement produisent d'abord ce résultat à cause de la quantité d'huile qu'ils renferment, mais ce premier effet est promptement remplacé par l'influence médicamenteuse des substances que l'huile tient en suspension ou en dissolution.

L'huile, qui fait la base de tous les linimens, est facilement absorbée par la peau. Cependant il faut avoir la précaution de changer souvent le lieu de l'onction afin que les pores ne se bouchent pas, ou il faut savonner la peau assez fréquemment et l'essuyer ensuite avec soin. Indépendamment de cette cause purement physique qui s'oppose à l'absorption, le degré de vitalité de la peau contribue beaucoup à modifier l'influence générale des linimens. Ainsi lorsque la peau est très-irritée ou enflammée, l'absorption étant presque nulle, les linimens n'ont aucune action générale, et elle est également presque sans effet chez les individus très-affaiblis par des maladies longues, dont la peau est sèche, écailleuse, et n'est plus susceptible d'absorber. Ces considérations sur l'état de la peau sont très-importantes pour apprécier les effets secondaires des linimens, car ils peuvent être nuls chez tel individu, et très-énergiques au contraire chez d'autres, suivant l'état différent du système cutané. On distingue, par rapport aux propriétés médicamenteuses, des linimens relâchans, narcotiques, purgatifs, excitans, et irritans.

Toutes les huiles fixes, mais surtout les huiles d'amandes douces, ou de lin, ou d'olives, seules ou associées à quelques décoctions mucilagineuses rapprochées, comme celles de guimauve, de lin, fournissent les linimens les plus simples, dont l'action relâchante est évidente et utile dans beaucoup de phlegmasies aiguës ou chroniques de la peau et des tissus sous-cutanés et même des muscles. Ils agissent ensuite par absorption plus profondément et produisent des effets analogues dans les entérites, les pleurodynies, les pleuropneumonies. Lorsque ces onctions huileuses sont chaudes, elles prennent alors le nom d'*embrocations*, et ont encore des propriétés relâchantes plus marquées. J'emploie souvent avec *succès* ces sortes de linimens chauds ou d'embrocations relâchantes le long du rachis, dans les convulsions chez les très-jeunes enfans, et je fais recouvrir ensuite le tronc avec de larges cataplasmes émolliens.

On change facilement les propriétés des linimens relâchans en narcotiques en ajoutant à chaque once d'huile un gros de laudanum ou d'huile de jusquiame, ou en y faisant dissoudre un demi-gros d'extrait aqueux d'opium. L'acide hydrocyanique étendu dans l'huile ou l'éther est quelquefois mis en usage comme liniment calmant ; on se sert aussi de l'huile camphrée, connue sous le nom de *baume tranquille*, comme base de plusieurs linimens narcotiques. On emploie principalement les linimens narcotiques et calmans dans les névralgies très-douloureuses, la rachialgie et les rhumatismes.

La médecine iatraleptique a administré les purgatifs sous forme de linimens. Les onctions sur le ventre avec l'huile de ricin ou avec des solutions aloétiques dans l'huile ou dans le suc gastrique, ont été employées plusieurs fois avec avantage lorsque la susceptibilité de l'estomac ne permet pas d'y introduire des substances médicamenteuses, et que cependant il est nécessaire de provoquer l'action du canal intestinal.

De fortes décoctions ou des teintures de quinquina, de gentiane, de tan et d'autres amers ou astringens, sont souvent employées en onctions et sous forme de linimens toutes les fois qu'il faut augmenter l'action des tissus cutanés et ranimer les forces, dans tous les cas enfin où les toniques sont indiqués.

Les excitans aromatiques, alcoholiques camphrés, les solutions balsamiques, celles de camphre et des gommes-résines sont fréquemment mis en usage sous forme de liniment dans la thérapeutique des névroses, des névralgies. Le savon balsamique, éthéré et camphré, connu sous le nom d'*opodeldoch*, s'emploie dans les mêmes circonstances et de la même manière. Le liniment hydrosulfurique savonneux, de M. Jadelot, préparé avec le sulfure de potasse, l'huile de pavot et le savon, est un moyen très-utile dans la gale et dans plusieurs autres maladies cutanées, aiguës ou chroniques.

Le savon ammoniacal, la teinture de cantharides, les extraits de noix vomiques en suspension ou en dissolution dans l'huile, fournissent des espèces de linimens irritans qui agissent en rubéfiant la peau, ou en y déterminant des vésicules, ou en sollicitant des contractions musculaires. Tous ces linimens excitans sont surtout recommandables dans les paralysies. (GUERSENT.)

LIPAROCÈLE, s. f., *liparocele*, de λιπαρός, gras, et de κήλη, tumeur. On a désigné sous ce nom le lipôme du scrotum. *Voyez* LOUPE, SCROTUM.

LIPOME, s. m., *lipoma*, de λίπος, graisse; tumeur graisseuse, amas de graisse contenu dans un kyste qui s'est formé dans le tissu cellulaire. C'est une des espèces de *loupe*. Voyez ce mot.

LIPOTHYMIE, s. f., *lipothymia*, de λείπω, laisser, abandonner; et de θυμός, cœur. La lipothymie consiste dans la suppression presque complète et momentanée du mouvement et du sentiment, avec persistance des fonctions circulatoire et respiratoire; ce qui la distingue, suivant les auteurs, de la syncope, dans laquelle il y a abolition ou diminution très-marquée de la circulation et de la respiration. Cette distinction ne nous semble pas établie d'une manière assez précise pour devoir être conservée. Nous regarderons donc la lipothymie comme un premier degré de syncope, et nous décrirons à ce mot toutes les affections de ce genre. *Voyez* SYNCOPE.

LIPPITUDE, s. f., *lippitudo*. On donne ce nom à l'état des paupières dont les bords et les cils sont agglutinés en partie par l'humeur que sécrètent plus abondamment que de coutume les glandes de meibomius, et qui s'est concrétée. Cette augmentation de sécrétion est toujours le résultat d'un inflammation plus ou moins intense de la conjonctive qui révêt le bord des paupières. Par conséquent la lippitude n'est qu'un des symptômes de l'*ophthalmie*. *Voyez* ce mot.

LIQUEUR FUMANTE DE BOYLE; ancien nom de l'hydrosulfate sulfuré d'ammoniaque.

LIQUEUR FUMANTE DE LIBAVIUS ; deutochlorure d'étain. *Voy.*
ÉTAIN.

LIQUEUR MINÉRALE ANODINE D'HOFFMANN ; médicament composé de parties égales d'alcohol et d'éther sulfurique et d'une
petite quantité d'huile douce de, vin. Il est liquide, incolore,
d'une odeur éthérée, plus léger que l'eau ; il brûle sans laisser
de résidu lorsqu'on l'enflamme. Agité avec de l'eau distillée, il
perd une grande partie de l'éther, tandis que l'alcohol et l'autre
portion d'éther restent dissous dans l'eau. Il est souvent employé en médecine. *Voyez* ÉTHER.

LIQUEUR DE MONRO ; mélange d'une pinte d'alcohol à 22° et
d'un gros d'acide nitrique : on s'en sert pour conserver les
pièces anatomiques.

LIQUEUR de VAN SWIETEN ; dissolution de douze grains de
sublimé corrosif dans deux livres d'eau-de-vie, ou d'eau distillée. On peut y démontrer la présence du deutochlorure de
mercure, en l'agitant avec de l'éther sulfurique qui jouit de la
propriété d'enlever à l'eau ou à l'alcohol tout le sublimé ; la couche
éthérée qui vient à la surface se comporte avec les réactifs comme
une dissolution concentrée de deutochlorure de mercure. La liqueur de Van Swieten est journellement employée comme antisyphilitique. *Voyez* MERCURE.   (ORFILA.)

LIQUIDAMBAR, s. m. ; baume fluide, que l'on désigne
aussi sous les noms de *résine* ou *baume copalme*, et de *carabé*
ou *succin liquide*. On l'obtient d'un arbre originaire du Mexique
et des différentes parties de l'Amérique septentrionale, que les
botanistes ont nommé *liquidambar styraciflua*, et qui fait partie de la famille des Myricées et de la monœcie polyandrie. On
obtient cette substance balsamique de deux manières : 1° par la
simple incision du tronc ; 2° par la décoction des rameaux, ce
qui forme deux sortes fort distinctes dans le commerce. La première, ou celle qu'on se procure en pratiquant au tronc de
l'arbre des incisions plus ou moins profondes, a la consistance
du miel ; sa couleur est jaune, demi-transparente ; son odeur
forte et désagréable, sa saveur aromatique, chaude et âcre. Il
se compose de résine dissoute dans une huile volatile et d'acide
benzoïque en quantité assez notable, pour rougir promptement
un papier de tournesol sur lequel on en applique. La seconde
sorte, qui s'obtient en faisant bouillir les branches du liquidambar dans l'eau, a une consistance plus grande, une couleur

brune-rougeâtre, une odeur forte et désagréable. Elle contient moins d'huile volatile et d'acide benzoïque.

Le liquidambar, dans son premier état, est quelquefois substitué dans le commerce au baume du Pérou sec, qui est généralement assez rare. La seconde sorte, au contraire, ressemble tellement au styrax liquide, qu'on le trouve fréquemment sous ce nom dans le commerce, après qu'on y a mélangé d'autres substances étrangères. Au reste ces substitutions sont absolument sans aucun inconvénient, toutes ces substances jouissant des mêmes propriétés. *Voyez* BAUME DU PÉROU et STYRAX LIQUIDE.   (A. RICHARD.)

LIS, s. m., *lilium candidum*, L., Rich., *Bot. méd.*, tome I, page 88. L'une des plus belles plantes bulbeuses, et en même temps le type de la famille des Liliacées. Le lis est originaire d'Orient. Mais depuis des siècles il est naturalisé dans nos jardins, dont il fait un des plus beaux ornemens par l'éclat et la suavité de ses fleurs. Son bulbe, de la grosseur du poing, est composé d'écailles blanches charnues et imbriquées, c'est-à-dire se recouvrant en partie les unes et les autres à la manière des tuiles d'un toit. Du centre de ces écailles s'élève une tige cylindrique d'environ trois pieds de hauteur, portant des feuilles éparses nombreuses, linéaires, lancéolées, glabres, d'un vert pâle et molles. Cette tige se termine par quatre à six grandes fleurs blanches et pédonculées, ayant un calice de six sépales disposées en cloche, marqués chacun d'un sillon glanduleux sur le milieu de leur face interne; six étamines dressées; un ovaire à trois loges, et un style terminé par un stigmate épais et trigone. Le fruit est une capsule globuleuse à trois angles saillans à trois loges, contenant chacune plusieurs graines disposées sur deux rangées longitudinales.

Les fleurs de lis répandent une odeur extrêmement suave, mais très-forte. Aussi cette odeur pourrait-elle déterminer des accidens, si l'on conservait les fleurs de lis dans une chambre à coucher. Autrefois on retirait de ces fleurs une eau distillée odorante, que l'on regardait comme antispasmodique. Mais cette préparation est aujourd'hui inusitée. Il en est de même de l'huile dans laquelle on faisait macérer les sépales du lis. Elle passait pour calmante, on en faisait des linimens et des embrocations sur les brûlures, les gerçures de la peau et les parties douloureuses. La seule partie qui soit encore employée, surtout dans la médecine populaire, ce sont les bulbes ou ognons. Leurs écailles, épaisses et charnues, sont formées de mucilage, d'amidon, et d'une petite quantité d'huile volatile âcre. Cuites sous les cendres, on en prépare des cataplasmes qu'on applique sur les tumeurs sous-cutanées pour en accélérer la suppuration. C'est au reste une propriété dont jouissent les bulbes de la plupart des autres plantes de la famille des Liliacées.   (A. RICHARD.)

LISERON, s. m., *convolvulus;* genre de plantes qui a donné son nom à la famille des Convolvulacées, et qui se compose d'un très-grand nombre d'espèces, la plupart rampantes ou volubiles, et munies d'une racine charnue et tubéreuse. Ce genre fournit plusieurs médicamens intéressans, tels que le jalap, le turbith, la scammonée, le méchoacan, qui tous sont évidemment purgatifs. Cette propriété purgative existe non-seulement dans les liserons exotiques, tels que ceux que nous venons de citer, mais aussi dans un grand nombre d'espèces indigènes. Ainsi les racines du liseron des haies, *convolvulus sepium*, L., du liseron soldanelle, *C. soldanella*, si commun dans les sables sur les bords de la mer, du liseron à feuilles de guimauve, *C. althæoides*, L., et celles du petit liseron des champs, *C. arvensis*, pourraient être substituées au jalap, au méchoacan, etc. En effet, la propriété purgative du jalap réside dans une matière résineuse, que l'on retrouve également dans la racine des autres espèces indigènes. C'est ce que prouve le travail de M. Chevallier sur le liseron des champs. (*Bull. pharm.*, juillet et août 1823.) La résine qu'il a retirée de cette racine jouit absolument des mêmes propriétés que celle du jalap. Mais comme elle n'y existe qu'en petite proportion (cinq pour cent au lieu de dix), son extraction serait assez dispendieuse.

Le genre *liseron*, dont presque toutes les espèces présentent une si grande uniformité de propriétés, offre quelques espèces qui forment une exception bien notable. Tels sont la patate, *convolvulus batatas;* L., et le liseron comestible, *C. edulis*, dont les racines épaisses et charnues ont une saveur douce et agréable, et servent d'aliment dans plusieurs contrées de l'Amerique et même en France où on les cultive assez abondamment. Cette anomalie tient uniquement à ce que ces deux dernières espèces ne contiennent pas de résine, et que c'est cette résine qui jouit de l'action purgative.   (A. RICHARD.)

LITHAGOGUE, adj., *lithagogue*, de λίθος, pierre, et de

ἄγω, chasser. On a donné ce nom aux médicamens auxquels on attribuait la propriété de déterminer l'expulsion des graviers formés dans les voies urinaires. Les boissons aqueuses, en provoquant une abondante sécrétion d'urine, peuvent seules donner lieu à cet effet mécanique. D'autres médicamens sont regardés comme susceptibles de dissoudre les calculs et les graviers. Ils ont reçu le nom de *lithontriptique*. *Voyez* ce mot, et les articles CALCUL, GRAVIER, PIERRE.

LITHARGE, s. f., *lithargyrium*, de λίθος, pierre, et ἄργυρος, argent : c'est le protoxyde de plomb demi-vitreux. (*Voy.* PLOMB.) La litharge d'or ne diffère de la litharge d'argent des anciens que par sa couleur jaune, tandis que cette dernière est blanchâtre.   (ORFILA.)

LITHIATE, synonyme d'URATE.

LITHINE, s. f. ; oxyde de l'ithium Alcali découvert en 1818 dans le pétalite d'Uto, et que l'on trouve dans quelques autres minéraux. Il n'a point d'usages.

LITHIQUE (acide); synonyme d'URIQUE. *Voyez* ce mot.

LITHIUM; métal que l'on croit exister dans la lithine.

LITHOLABE, s. m., *litholabus*, de λίθος, pierre, et λαβη, action de prendre, de saisir. Nom donné à certaines pinces destinées à saisir la pierre dans l'opération de la taille. *Voyez* TENETTE.

LITHONTRIPTIQUE, adj. et subst. m., *lithontripticus*, de λίθος, pierre, et de τρίβω, briser. On a donné ce nom aux médicamens qui, introduits dans les voies digestives ou injectés dans la vessie, sont supposés avoir la propriété de dissoudre les calculs contenus dans les voies urinaires. A l'article *gravelle*, il a été question des moyens de prévenir et de combattre la formation des graviers et des calculs dans les reins. Nous indiquerons, au mot *pierre*, les moyens qu'on a tentés pour dissoudre les calculs qui sont parvenus ou se sont formés dans la vessie. Dans le même article, nous parlerons des moyens mécaniques employés récemment pour briser, diviser ces calculs, afin d'en faciliter l'expulsion par les voies naturelles.

LITHOTOME, s. m., *lithotomus* de λίθος, pierre, et de τομή, section; *sector lapidis*. On donne ce nom à un instrument de chirurgie qui sert à inciser les tégumens, les parties sous-jacentes, l'urètre, la prostate, le col et quelquefois le corps de la vessie, lorsqu'on se propose d'extraire un ou plu-

sieurs calculs contenus dans la cavité de ce vistère. L'étymologie du mot *lithotome* n'est nullement en rapport avec
son mode d'action; car on n'agit jamais sur le calcul avec cet
instrument, qui est destiné seulement à frayer la voie, pour aller à la recherche de ce corps devenu étranger : aussi cette
dénomination est essentiellement vicieuse et devrait peut-
être n'être employée aujourd'hui que pour désigner les différens moyens mécaniques qu'on a proposés pour briser ou
reduire la pierre en fragmens plus ou moins gros; on pourrait
lui substituer, comme l'ont fait déjà certains écrivains, les
épithètes d'*urétrotome* et de cystotome qui seraient bien plus
exactes; mais l'usage, qui exerce une si grande influence sur
les langues, ayant consacré le mot lithotome, nous croyons
devoir respecter ici cette dénomination tout impropre qu'elle
est.

Les instrumens qu'on a successivement proposés pour diviser
le canal de l'urètre et le col de la vessie, se font remarquer
autant par leur nombre que par la variété de leurs formes; les
uns sont très-simples, les autres, au contraire, présentent une
très-grande complication. Je n'essaierai pas d'en faire l'historique; le but et les bornes de cet ouvrage ne me le permettent
pas; ce travail serait d'ailleurs sans utilité : la chirurgie s'est
aujourd'hui débarrassée d'une multitude d'instrumens inutiles
qui ne doivent plus figurer que dans les cabinets de nos écoles.
Je me contenterai donc de décrire ceux qu'on emploie de nos
jours et d'offrir quelques considérations sur les lithotomes
qui se rattachent aux méthodes les plus connues, ou qui ont été
mis en usage par des hommes dont le nom se lie essentiellement à l'histoire de la lithotomie.

L'instrument dont on se servait dans le petit appareil, ne
mérite pas d'être distingué du scalpel ou du bistouri ordinaire.
Celui qu'on employait dans le grand appareil avait beaucoup
d'analogie avec la lancette qu'on connaît sous le nom de lancette à abcès; en effet, il était composé, comme ce dernier
instrument, d'une lame et d'une châsse en écaille, formée
de deux pièces mobiles; la forme de la lame a beaucoup varié :
tranchante des deux côtés, le sommet est en forme de lance
dans quelques lithotomes. Les frères Colot, qui se contentaient
de faire une incision à l'urètre parallèle à celle de la peau, se
servaient d'un lithotome dont le tranchant n'avait que quatre

lignes d'étendue et dont le sommet était arrondi. Le tranchant du lithotome de Raw n'a que six lignes d'étendue de chaque côté. Ceux qui sont venus après ces lithotomistes, sentant la nécessité d'étendre l'incision du côté de la vessie, ont allongé leur instrument et en ont rendu la pointe plus aiguë; mais comme la largeur de cette pointe ne permettait pas de porter l'incision assez avant pour couper le bulbe de l'urètre, sans intéresser le rectum, on l'a encore diminué. La lame de ces lithotomes doit être assujettie sur la châsse par une bandelette de linge fin. Moreau se servait d'un instrument dont la lame, tranchante des deux côtés, étroite et très-aigue, étoit enfermée dans une double châsse d'écaille. Ce lithotome était fixé par une bandelette de linge qui n'en laissait à nu qu'une petite étendue. Le lithotome de Maréchal ressemble beaucoup à celui de Moreau. Le frère Jacques opérait avec le premier couteau qui lui tombait sous la main. Le plus souvent il se servait d'un bistouri dont la lame était très-longue.

On a imaginé plus tard de fixer la lame du lithotome sur un manche, et de ne lui donner de saillant, que précisément ce qui est nécessaire pour faire l'incision, tel est l'instrument de Cheselden, le couteau de Ledran, le lithotome courbe de Foubert, etc. Le lithotome de Cheselden est un petit couteau que ce chirurgien semble avoir emprunté à Albucasis; sa lame étroite, longue d'environ quinze lignes, convexe sur son tranchant, concave sur le côté opposé est supportée sur une tige aplatie d'un pouce de long et fixée d'une manière immobile sur un manche qui a trois pouces de longueur. Le couteau dont se sert habituellement M. le professeur Dubois a quelque ressemblance avec celui de Cheselden. Ledran avait adopté un lithotome en rondache pour inciser la partie membraneuse de l'urètre, la prostate et le col de la vessie. La lame de cet instrument variait depuis quatre jusqu'à neuf lignes suivant l'âge des sujets; sa longueur était d'environ cinq pouces; mais elle n'était tranchante que dans l'étendue de sept à huit lignes, et cette partie tranchante était convexe; elle était fixée sur un manche de corne presque carré dont le plus grand diamètre avait un pouce. Jean Hunter a reproduit, dans ces derniers temps, un instrument qui est construit à peu près sur le même plan. Ponteau employait, pour inciser le col de la vessie, une lame tranchante qui est presque semblable au lithotome de Ledran. La lame du couteau-lithotome de Foubert, longue de quatre pouces, est tranchante dans toute sa longueur, et fait avec son manche, du côté tranchant, un angle très-obtus. Thomas se servait d'un instrument très-compliqué, qui est un composé du lithotome caché du frère Côme et du trois-quarts de Foubert. Lecat, qui s'est occupé presque toute sa vie de l'opération de la taille, a inventé un certain nombre d'instrumens qu'il a modifiés plusieurs fois et qu'il a fini par abandonner ; il a donné à l'un deux le nom d'urétrotome, parce qu'il sert à ouvrir l'urètre; il appelle l'autre, cystotome, parcequ'il est destiné à diviser la prostate et le col de la vessie. La lame du premier, immobile sur le manche, et assez semblable à une feuille de myrte, présente, sur une de ses faces, une cannelure qui s'étend jusqu'à la pointe. La lame du second, également cannelée sur l'une de ses faces, plus allongée, légèrement courbée sur son dos, est tranchante dans toute l'étendue de son bord convexe, ou seulement dans une partie de ce bord.

Un des plus habiles chirurgiens de Londres, M. Thomas Brizard, se sert, pour inciser de dedans en dehors le col de la vessie et partie de la prostate, d'un simple couteau dont la lame est longue, étroite, sans aucune courbure, et termimée par un bouton recourbé qui sert à faire glisser l'instrument sur la cannelure du cathéter. Un jeune médecin de la faculté de Paris, M. Senn, vient de proposer le bistouri droit boutonné, pour inciser les mêmes parties ; la lame étroite de cet instrument lui permet, en suivant la rainure du catheter, de pénétrer sans efforts et sans distendre l'urètre ; le bouton qui en couronne l'extrémité empêche que le corps de la vessie soit lésé. Une fois introduit, on ne doit pas retirer le cathéter qui sert à soutenir et à fixer le col. On fait l'incision en retirant l'instrument qui agit de dedans en dehors. MM. Dubois et J. Cloquet emploient fréquemment le bistouri boutonné.

Quelques chirurgiens ont adapté la lame du lithotome sur un des côtés du gorgeret, et ont ainsi converti deux instrumens en un seul; de là le gorgeret-lithotome de Lecat, le gorgeret-lithotome d'Andouillet, le gorgeret de Hawkins, que ce chirurgien a rendu tranchant du côté droit. Ce dernier instrument est très-employé en Angleterre et dans le Nord. Avec lui on ne craint pas d'intéresser le rectum et les vaisseaux honteux :

en effet, son bord interne, arrondi, ne saurait blesser l'intestin, et le bord tranchant, tourné en haut, ouvre très-rarement les vaisseaux du périnée; on pourrait, au contraire,
les intéresser si l'on faisait usage du gorgeret corrigé par
Desault et par Kline (*Voyez* Gorgeret.) M. Giraud-Saint-
Rome est auteur d'un gorgeret-lithotome. M. Cauvière, chirurgien à Marseille, se sert depuis douze ans avec avantage de cet
instrument avec lequel on obtient une incision régulière comme
par le procédé de Cheselden bien exécuté. Tous ces gorgerets-
lithotomes, coupant de dehors en dedans, sont très-susceptibles de refouler plus ou moins les parties, avant de les couper,
de changer leurs rapports et de causer des accidens qu'on ne
peut éviter que lorsqu'on a beaucoup d'adresse et une grande
habitude.

Je ne parlerai pas de l'instrument de M. Guérin de Bordeaux, quoiqu'il offre l'avantage de faire très-promptement
l'incision de toutes les parties qui doivent être intéressées dans
l'opération de la taille latéralisée. Son emploi est difficile.

On a cherché à renfermer la lame du lithotome dans une
gaîne, afin de l'introduire sûrement par une ouverture pré-
liminaire faite à la peau, au tissu cellulaire et à l'urètre. Tel
est le lithotome caché du frère Côme, que je décrirai plus
bas avec quelques détails; tel est aussi le bistouri caché à deux
lames avec lequel Franco a proposé de faire une double incision au col de la vessie; les lithotomes adoptés par Louis et
Flurant de Lyon, pour la lithotomie de la femme, doivent
être rangés dans la même catégorie. Louis, dans l'intention
de diviser en même temps les deux parties latérales de l'u-
rètre et du col de la vessie, chez la femme, a fait construire
un lithotome composé de lames de diverses largeurs et d'une
tige creuse ou espèce de conducteur. La lame longue de deux
pouces et demi, tranchante des deux côtés, se termine en
pointe mousse; elle est soutenue par une queue ou soie
qui a quatre pouces de longueur. La tige est faite de deux
pièces qui, jointes ensemble, forment une petite caisse de la
même configuration que la lame et évidée sur les côtés. La
lame, poussée de la paroi la plus large de la tige dans celle qui
est la plus étroite, divise à droite et à gauche tout ce qui se
présente; l'incision se fait de dehors en dedans. Dans le lithotome de Flurant, la tige pareillement évidée sur les côtés

contient deux lames tranchantes qui peuvent s'écarter plus ou moins et coupent de dedans en dehors. Ces deux instrumens sont aujourd'hui entièrement oubliés. M. Chaussier a proposé en 1805 de se servir, pour faire l'incision bilatérale de la prostate et du col de la vessie, d'un lithotome caché double, à l'instar de celui de Flurant. M. Dupuytren emploie aussi un lithotome caché double, pour inciser les parties latérales du col de la vessie et de la prostate.

Le lithotome caché du frère Côme a été construit sur les mêmes principes que le bistouri herniaire de Bienaise, ou plutôt, c'est ce même bistouri que le frère Côme a très-judicieusement approprié à l'opération de la taille. Cet instrument très-connu, qui se trouve entre les mains de tous les chirurgiens, est aussi simple dans sa manière d'agir, que compliqué dans sa construction. Il a neuf pouces et demi de longueur, et est composé d'une tige, d'une lame et d'un manche. La tige longue de quatre pouces et demi, légèrement courbée, un peu aplatie sur les côtés, et de la grosseur d'un tuyau de plume à écrire, forme une gaîne, dans laquelle la lame est renfermée. On remarque sur son extrémité antérieure une languette aplatie qui a trois lignes de longueur. Deux moutonnets arrondis, percés d'un trou à leur centre, s'élèvent devant la terminaison de la fente ou gaîne ; celui du côté gauche est taraudé, et reçoit une vis qui doit servir d'axe à la lame. Depuis l'endroit ou finit la gaîne, jusqu'au manche, la tige augmente de grosseur ; elle a un pouce et demi de circonférence à sa base. Une broche arrondie, longue de deux pouces et demi, part du milieu de cette base, traverse toute la longueur du manche sur lequel elle est rivée au-moyen d'un écrou qui lui laisse la faculté de tourner sur son axe. La lame, un peu moins longue que la portion de la tige qui la loge, a la même courbure qu'elle ; son bord convexe, qui est tranchant, ne dépasse pas les bords de la gaîne ; le bord opposé est un peu évidé sur les côtés. A l'endroit où l'on remarque les moutonnets de la tige, la lame forme un coude aplati, arrondi par devant, percé d'un trou pour y fixer la lame au moyen d'une vis qui lui sert d'axe. De la partie inférieure du coude de la lame, part une queue, dont la largeur augmente insensiblement jusqu'à son extrémité qui se recourbe et se termine en forme de spatule. La lame est retenue dans sa gaîne par

un ressort qui, fixé au moyen d'une vis à l'extrémité de la base
de la tige, s'élève par une courbure sous la queue de la lame.
Le manche, que l'on confectionne ordinairement avec du
bois ou de l'ivoire, a deux pouces et demi de longueur;
il est taillé à facettes ou à pans inégaux, de manière que
chaque surface est à une distance inégale de l'instrument. Sur
ses pans qui sont au nombre de six, se trouvent gravés les
n°s 5, 7, 9, 11, 13 et 15. Le chiffre 5 se trouve sur le pan
le plus élevé, et le 15 sur celui qui est placé dans la longueur
du reste du manche. La partie supérieure de ce manche est
garnie d'une virole en fer, dont une partie est taillée à pans;
ces pans répondent aux facettes du manche; l'autre partie de
la virole, qui est arrondie et un peu moins grosse, présente six
coches ou crans qui correspondent aux pans de la virole et du
manche. Une bascule, logée dans une rainure qui est creusée
dans l'endroit le plus gros de la tige, entre dans les crans de
la virole et fixe les pans à volonté, vis-à-vis de l'extrémité recourbée de la queue de la lame, de manière qu'en pressant sur
cette extrémité, on fait sortir la lame de sa gaine, de 5, 7,
9, 11, 13 ou 15 degrés, si l'on tourne du côté de la bascule
les pans correspondans à ces divers numéros.

On se sert du même lithotome pour les individus de tout âge
l'étendue de l'incision qu'il opère étant déterminé par le degré
de son ouverture. Le n° 5 suffit pour les enfans très-jeunes;
le n° 9 convient aux jeunes gens qui n'ont pas atteint le terme
de leur accroissement; les n° 11 et 13 aux adultes; on n'ouvre
le lithotome au n° 15 que pour les malades d'une très-haute
stature, ou lorsque, soupçonnant la pierre très grosse, on veut
proportionner l'étendue de l'incision au volume présumé de
ce corps devenu étranger.

Le lithotome du frère Côme est très-ingénieux et présente
de grands avantages: il coupe lorsqu'on le retire, c'est-à-dire,
de dedans en dehors, et non pas en entrant, ou de dehors en
dedans comme la plupart des autres lithotomes dont je me suis
déjà occupé. Avec cet instrument, on incise le col de la vessie
et la prostate, d'une manière sûre et facile. En effet, lorsqu'il
est ouvert, il représente un triangle dont la base est placée
dans l'intérieur de la vessie. En retirant l'instrument à soi, la
lame écartée de la tige doit couper nécessairement d'une manière très-nette les parties qui se présentent à son tranchant.

Je ferai connaître la manière de se servir de ce lithotome à l'article *Lithotomie*.

La plupart des instrumens sur lesquels je viens de jeter un coup-d'œil rapide ne sont plus employés, et quelques-uns même ont été abandonnés par les lithotomistes qui les avaient imaginés. Le couteau de Cheselden, le gorgeret d'Hawkins et le lithotome du frère Côme, sont presque les seuls qui aient survécu à leurs auteurs. On se sert du gorgeret d'Hawkins en Angleterre, en Italie, en Allemagne et dans le Nord. L'instrument du frère Côme, employé par quelques chirurgiens dans les diverses parties de l'Europe, a été adopté presque exclusivement en France.   (MURAT.)

LITHOTOMIE, s. f., *lithotomia*, de λίθος, pierre, et de τέμνω, je coupe ; *sectio lapidis*, taille, opération de la pierre. On a donné ces différens noms à une opération de chirurgie qui consiste à ouvrir la vessie pour faire l'extraction d'un ou de plusieurs calculs, ou de tout autre corps solide et d'un certain volume qui aurait été porté accidentellement dans le réservoir de l'urine : ainsi, lorsqu'une bale a pénétré dans la cavité de la vessie par une plaie faite aux parois de l'abdomen et que le catheter en fait connaître la présence, il ne faut pas hésiter à pratiquer sur-le-champ la lithotomie. Ce que j'ai dit sur le mot lithotome s'applique à lithotomie dont l'étymologie rappelle aussi l'idée d'une section quelconque faite sur une pierre, ce qui n'est pas exact, tandis qu'elle devrait désigner l'organe principal qu'on intéresse dans cette opération. La dénomination de *lithotomie* aurait donc dû être remplacée par celle de *cystotomie* qui conviendrait bien mieux ; mais les motifs qui ont fait conserver le nom de lithotome à l'istrument, imposent la même obligation à l'égard de l'opération que je continuerai à appeler litnotomie, puisque l'usage le veut ainsi.

C'est dans l'écrit connu sous le nom de *Serment d'Hippocrate*, mal à-propos attribué au père de la médecine, que l'on trouve les premières notions sur l'extraction des cacluls de la vessie. Suivant toutes les apparences, la lithotomie fut pratiquée d'abord en Égypte dans la ville d'Alexandrie, par des hommes qui se faisaient remarquer par une ignorance profonde. Ce motif, et sans doute aussi le peu de succès dont devait être suivie cette opération excutée par de tels hommes, a déterminé probablement l'auteur du *Serment* à faire promettre aux véritables médecins de ne jamais pratiquer l'opération de la pierre. Chez les Grecs, chez les Romains (les écrits du Celse exceptés), sous la domination des Arabes et durant les siécles barbares du moyen âge, la lithotomie, dédaignée par les médecins, est restée dans l'état d'enfance; elle n'a dû les progrès lents qu'elle a faits en Europe, qu'à un concours fortuit de circonstances; c'est le hasard qui a conduit à l'invention de presque toutes les méthodes proposées pour se frayer une voie jusque dans la vessie; et, chose digne de remarque! ces méthodes ont pris leur origine dans des mains ignorantes; sans la hardiesse téméraire du frère Jacques, la chirurgie ne posséderait peut-être encore aucun des procédés qu'on a découverts en étudiant la manière d'opérer de cet homme singulier.

La lithotomie a été pratiquée pendant long-temps par quelques chirurgiens qui ne faisaient absolument que cette opération, tels que les *Colots* en France. Ce ne fut que vers le seizième siècle, que les chirurgiens commencèrent à se familiariser avec ce grand moyen thérapeutique. C'est aussi à dater de cette époque que la lithotomie a fixé spécialement l'attention des maîtres de l'art. Les hommes les plus célèbres du dix-septième et du dix-huitième siècle lui ont consacré leurs veilles, leurs méditations, et se sont en quelque sorte confédérés pour rechercher les moyens de la rendre plus simple, plus facile à pratiquer, plus sûre pour les malades : aussi il est peu d'opérations sur lesquelles le génie des praticiens se soit autant exercé.

Ce n'est pas sans raison qu'on a considéré la lithotomie comme une opération très-grave, très-dangereuse, très-délicate et une des plus difficiles de la chirurgie : aussi exige-t-elle de la part du malade qui s'y soumet certaines conditions que je développerai bientôt, et de la part du chirurgien une grande habitude, une certaine adresse manuelle, mais surtout des connaissances anatomiques bien précises; car ici, rien n'est donné au hasard, tout est calculé, en quelque sorte, mathématiquement. On doit connaître parfaitement la nature des parties à diviser et l'étendue à donner aux incisions; on doit savoir à une ligne près, où celles-ci doivent commencer et finir, et avoir bien présent à la pensée la situation respective des organes de manière à pouvoir s'en approcher de très-près sans les intéresser.

On a proposé plusieurs méthodes et un grand nombre de procédés pour pratiquer cette opération; mais avant de s'occuper de ces méthodes et de ces procédés, je devrais présenter quelques considérations sur la formation des calculs vésicaux, sur les accidens qu'ils déterminent, sur les signes qui peuvent en indiquer, avec plus ou moins de certitude, l'existence, la situation, le volume, le nombre, etc.; il serait nécessaire aussi de donner une idée de la disposition anatomique des parties que les instrumens doivent intéresser ou respecter dans cette opération; mais ces différens objets ont été ou seront exposés ailleurs. (*Voyez* CALCUL, CATHÉTÉRISME, PÉRINÉE, PROSTATE, RECTUM, VESSIE, URÈTRE, etc.) Je rappellerai seulement ici les signes positifs à l'aide desquels on peut reconnaître la présence d'un ou de plusieurs calculs dans la vessie; je déterminerai ensuite les cas où l'on peut se dispenser de pratiquer cette opération; je ferai connaître ceux où elle est contre-indiquée; j'exposerai les circonstances qui semblent les plus favorables à la lithotomie. La nécessité de cette opération étant déterminée, j'assignerai l'époque de l'année où elle doit être pratiquée; je tracerai la conduite qu'on doit tenir avant l'opération, le régime diététique et les moyens pharmaceutiques utiles à prescrire dans quelques cas. Après avoir décrit et apprécié les diverses méthodes opératoires et les procédés qu'on met en usage chez l'homme et chez la femme, je considérerai les préceptes qui doivent diriger dans l'extraction des calculs; je tracerai ensuite la conduite qu'on doit tenir après l'opération; je ferai connaître enfin les moyens propres à remédier aux accidens qui peuvent être la suite immédiate de cette opération.

Signes à l'aide desquels on reconnaît la présence d'un ou de plusieurs calculs dans la vessie. — Les douleurs vésicales, le besoin fréquent d'uriner, une sensation de pesanteur incommode au périnée, l'accroissement des douleurs par l'exercice s'observent dans toutes les irritations un peu considérables de la poche urinaire. L'interruption subite du jet de l'urine, le renouvellement du besoin d'uriner aussitôt après qu'il vient d'être satisfait, l'engorgement des testicules, le priapisme, une douleur au gland, l'hématurie, la rétention, l'incontinence d'urine, l'écoulement de mucosités purulentes par l'urètre, etc., etc., sont des symptômes qui méritent plus de confiance que les premiers; ils peuvent dépendre cependant de toute autre cause que de la présence d'un calcul dans la vessie. Le cathétérisme seul fournit les signes positifs qui autorisent le chirurgien à pratiquer la lithotomie. On introduit une sonde ou un cathéter dans la vessie ; si l'un ou l'autre de ces instrumens explorateurs rencontre, touche un corps qui fasse éprouver à la main la sensation d'un choc sec ; si en percutant ce corps il en résulte pour l'oreille un son plus ou moins clair, on peut penser qu'il existe un calcul dans la poche urinaire. L'instrument trouve-t-il ce corps tantôt dans un lieu, tantôt dans un autre, on en conclut qu'il est libre dans la cavité de l'organe ; il est probable qu'il jouit d'une assez grande solidité si le choc est sec, et si le son qu'il rend est clair. La mollesse de sa consistance se déduit d'une sensation opposée. Le cas est embarrassant lorsque le calcul est recouvert par une substance membraneuse, parce qu'alors on ne peut pas le toucher à nu. Lorsqu'une pierre se présente devant le bec du cathéter au moment même où cet instrument pénètre dans la vessie et qu'on la sent toujours également malgré les positions variées que l'on fait prendre au malade et malgré les changemens de direction imprimés au cathéter, on peut présumer que le volume en est très-considérable ou qu'il en existe plusieurs : des circonstances opposées annoncent que le calcul est unique et d'un petit volume; si l'instrument explorateur le rencontre toujours dans le même lieu, quoiqu'on varie la situation du sujet, et s'il ne le perd que par les mouvemens qu'on imprime à l'extrémité du cathéter, on est fondé à croire que le calcul est retenu dans un endroit particulier de la vessie. Le cathétérisme ne fait pas découvrir toujours le calcul qui est mobile et peu volumineux; on recommande alors de sonder le malade lorsque la vessie est pleine, de lui faire prendre des situations variées; on l'engage à rendre ses urines; pendant leur émission, on imprime au cathéter des mouvemens de haut en bas, de devant en arrière, etc., etc. Si une première recherche est infructueuse, on la recommence plus tard. Le chirurgien ne saurait être trop en garde contre les sensations qu'il éprouve. On trouve dans les recueils d'observations des récits de méprises humiliantes pour l'amour-propre et funestes aux malades. Desault, ayant opéré un enfant soupçonné par lui de porter un calcul d'après la connaissance que la sonde lui avait donnée d'un corps dur, ne trouva cependant pas de pierre. L'enfant étant mort, on vit que la vessie était épaissie, endurcie dans tous les points de son étendue. B. Bell rapporte que Cheselden a rencontré trois ma-

lades qui, au lieu de pierres, lui offrirent des vessies squir-
rheuses. Des cas semblables ont été consignés dans les mémoires
de l'Académie de chirurgie.

Peut-on se dispenser de pratiquer la lithotomie? — On a cru
pendant long-temps, et la plupart des chirurgiens pensent encore que cette opération est le seul remède à proposer aux
personnes calculeuses. Cependant les essais ingénieux tentés par
M. J. Cloquet pour dissoudre les calculs urinaires, et les moyens
de briser ces corps, proposés dans ces derniers temps par
MM. Amussat, Civiale et Le Roy; quelques résultats heureux
obtenus par le second de ces chirurgiens, permettent d'espérer
qu'on trouvera peut-être un jour le moyen de guérir les malades
de la pierre sans être obligé de les soumettre aux chances terribles
de la lithotomie ; mais en attendant que des faits nombreux, bien
vus, bien observés, viennent éclairer ce point de thérapeutique,
on peut se demander si l'on doit avoir recours à l'opération de
la taille lorsque les douleurs sont nulles, supportables et que
la santé du malade n'en éprouve point un dérangement notable. On a plusieurs exemples de personnes qui ont porté des
calculs pendant un très-grand nombre d'années sans s'apercevoir de leur présence.

Cas où la lithotomie est indiquée. — Lorsque le calcul n'a pas
acquis un volume énorme, que le malade n'est pas très-âgé et
qu'il ne se trouve pas, par son épuisement ou par la complication de la maladie principale avec une autre non moins grave,
dans le danger de succomber aux suites immédiates de l'opération, on ne doit pas la rejeter ni la différer : en effet, les accidens inflammatoires auxquels les organes urinaires et génitaux sont en proie, étant entretenus par la présence du corps
étranger, ne peuvent que s'accroître avec le temps; tandis qu'en
faisant disparaître leur cause, il y a lieu d'espérer qu'on les
fera cesser aussi. Tout retard est nuisible, car le calcul croissant
toujours par l'addition de nouvelles couches à sa surface, les
difficultés pour l'extraire deviennent chaque jour plus grandes ;
d'ailleurs le malade s'affaiblit, sa santé se détériore, et les chances
de succès deviennent de moins en moins favorables.

L'enfance, la puberté et l'âge adulte sont en général plus
favorables à la réussite de cette opération, que la vieillesse.
Les femmes succombent moins fréquemment que les hommes.

L'état de grossesse ne serait pas en général une contre-indication à l'opération : en effet, on débarrasserait le passage étroit à travers lequel le fœtus doit sortir et l'on éviterait les effets funestes qui pourraient être produits par la pression exercée sur les organes génitaux par un calcul, corps ordinairement dur, souvent volumineux et garni quelquefois d'aspérités. Je ferai seulement remarquer ici que le développement de l'utérus empêche la dilatation de la vessie vers l'abdomen et s'oppose à ce que l'on pratique la lithotomie par le haut appareil : d'un autre côté, l'époque prochaine d'une grande distension dans les parties génitales ne permet pas de se créer une voie par le vagin ; il ne resterait donc, dans ce cas, que la taille par l'urètre à laquelle on puisse avoir recours.

Cas où la lithotomie est contre-indiquée. — On doit se contenter de pallier la maladie des voies urinaires par l'usage des bains, des calmans, en prescrivant un régime doux, humectant, lorsque le malade est très-âgé, que les douleurs l'ont jeté dans le marasme, que ses forces sont épuisées ; lorsque la vessie est affectée d'un cancer ou de toute autre affection grave ; que le malade est atteint d'une maladie organique, etc., etc.

M. Dubois pense que l'existence de plusieurs calculs dans la vessie atténue beaucoup les bienfaits de l'opération de la taille, parce qu'elle décèle dans les reins la disposition à en produire sans cesse de nouveaux. M. Ribes, qui partage l'opinion de M. Dubois, a rapporté dans une de nos séances académiques l'observation d'un homme qui, ayant subi trois fois l'opération de la taille pour des pierres multiples, avait encore trois cents petits calculs dans sa vessie, lorsqu'après sa mort, arrivée long-temps après sa troisième opération, on examina son cadavre. Je viens d'en extraire six cent soixante-dix-huit de la vessie d'un vieillard ; les reins étaient mous, mais ces organes ne contenaient ni pierres, ni graviers.

Epoque de l'année où l'on doit pratiquer la lithotomie. — Cette opération peut être pratiquée dans toutes les saisons, lorsque les accidens dépendans de la présence de la pierre dans la vessie sont portés à un très-haut degré d'intensité. On est cependant dans l'habitude d'attendre le printemps ou l'automne lorsque les symptômes sont modérés et supportables, parce qu'il règne à ces deux époques de l'année une température douce qui est en général favorable aux grandes opérations. Peut-être a-t-on attaché trop d'importance au choix de ces deux saisons. Les chirurgiens qui sont placés à la tête des grands hôpitaux de

Paris pratiquent l'opération de la taille dans tous les temps et réussissent lorsque le sujet est bien disposé. On pourrait même se demander s'il est bien médical de choisir la saison du printemps, au moins dans le climat de Paris, pour pratiquer la lithotomie. En effet, cette époque de l'année est précisément celle où l'on a occasion d'observer des péritonites et des gastro-entérites : or, on sait que la plupart des malades qui succombent à la suite de la lithotomie sont affectés de phlegmasies intestinales ou péritonéales. Au surplus, cette opération est rarement indiquée d'une manière pressante : le plus souvent on peut temporiser. Lorsque des circonstances graves imposent l'obligation d'opérer dans une saison autre que le printemps ou l'automne, il faut chercher à modifier la température de la chambre que le malade doit occuper.

Conduite que l'on doit tenir avant l'opération. —Avant de se décider à pratiquer l'opération de la lithotomie, il est nécessaire d'examiner le malade avec soin ; il faut chercher à s'assurer s'il existe en lui quelque prédisposition fâcheuse, si sa constitution est bonne ou mauvaise, si les fonctions s'exécutent avec régularité ; on a égard à l'état des forces, au sommeil ; on prend des informations sur les habitudes du malade, sur le régime qu'il suit habituellement, sur sa susceptibilité nerveuse, etc.

Lorsque sa constitution est détériorée par une cause autre que la présence de la pierre, on combat cette cause par la diète et les évacuations sanguines, s'il y a pléthore ; par l'usage des bains tièdes, des boissons tempérantes, des antispasmodiques, des opiacés, lorsque le système nerveux est très-irrité. Si des chagrins profonds agitent le malade, on diffère l'opération jusqu'à ce que le temps ait rendu à l'âme le calme qui est si nécessaire dans ces circonstances. L'état des premières voies demande aussi une attention particulière ; s'il y a des indices de saburre, d'affection vermineuse, on a recours aux évacuans, aux anthelmintiques.

Dans le cas où le malade éprouve un surcroît d'accidens, il faut combattre cette augmentation de symptômes et attendre, pour opérer, qu'ils soient revenus à leur type ordinaire ; ainsi, si le malade ressent des douleurs de néphrétiques, on doit différer l'opération : en effet, ces douleurs, qui peuvent dépendre de l'inflammation des reins, indiquent souvent aussi la présence d'un calcul qui est encore contenu dans ces organes, ou qui s'engage dans les uretères ; il faut attendre, pour opérer que ce corps soit descendu dans la vessie. Une ou deux saignées, des boissons adoucissantes, des bains tièdes relâchent les parties et permettent au calcul de glisser avec plus de facilité. On doit également différer l'opération si le malade souffre beaucoup de la pierre, s'il vient de faire un voyage, si la chaleur est trop forte, etc., etc.

On peut s'abstenir de touté espèce de médication chez les personnes dont la santé est bonne. Dans ce cas, la seule préparation convenable consiste à diminuer la quantité des alimens pendant les sept ou huit jours qui précédent l'opération. La veille, le malade ne doit prendre que quelques potages; un repos de quelques jours, et quelques boissons délayantes, sont en général nécessaires avant l'opération; on a recours quelquefois à une ou deux purgations pour débarrasser les premières voies des saburres dont elles peuvent être chargées. On prescrit un bain tiède, la veille du jour où le malade doit être opéré. On a le soin de faire raser le périnée, les bourses et le voisinage de l'anus. Une heure avant l'opération, on fait administrer un lavement afin de vider le rectum et prévenir par là la lésion de cet intestin. L'usage des lavemens n'est pas moins nécessaire chez la femme que chez l'homme; on a vu des chirurgiens qui avaient négligé de prendre cette précaution, perforer le vagin et aller blesser le rectum à travers ce premier conduit.

Si l'on était averti de l'existence d'une pierre dans la vessie avant qu'elle eût acquis un volume trop considérable pour pouvoir être expulsée par le canal de l'urètre, il faudrait essayer cette voie d'extraction : une multitude d'exemples attestent qu'elle a réussi. On dilate d'abord l'urètre en y introduisant par degrés des sondes du plus gros calibre; on prescrit au malade des boissons diurétiques, abondantes; on l'engage à retenir ses urines et à les pousser ensuite avec force : le calcul, entraîné par les flots du liquide, s'engage dans l'urètre.

Manière de pratiquer la lithotomie. — Avant de commencer cette opération, il faut s'assurer de nouveau que le calcul existe réellement et n'opérer qu'après avoir constaté sa présence dans la vessie.

Cette opération se compose de deux temps tout-à-fait distincts. On pratique dans l'un, aux parties extérieures et à la vessie, une ouverture assez considérable pour donner passage au calcul; le second est consacré à l'introduction des instru-

mèns destinés à saisir le corps étranger et à en opérer l'extraction. Le premier temps de cette opération a beaucoup occupé
les chirurgiens, qui en ont singulièrement fait varier soit la disposition principale, soit les modifications accessoires. La taille,
ne se pratiquant pas de la même manière sur l'homme et sur la
femme, doit être considérée isolément chez l'un et chez l'autre.

Lithotomie chez l'homme. Cette opération s'exécute suivant
diverses méthodes; elle prend le nom de haut-appareil ou de
taille hypogastrique lorsque l'incision extérieure se fait au-
dessus des os pubis; on la nomme taille sous-pubienne quand
on pratique l'incision au-dessous de ces os. Cette dernière méthode comprend le petit, le grand appareil, l'appareil latéralisé, l'appareil latéral, le transversal ou bilatéral, enfin
l'appareil recto-vesical. Un ou plusieurs procédés sont attachés
à chacune de ces méthodes ou appareils que je vais examiner
successivement en commençant par le petit appareil et en terminant par la taille hypogastrique.

Petit appareil. — On a donné à cette manière de tailler le
nom de petit appareil parce qu'on n'a besoin pour la pratiquer
que d'un bistouri et d'une curette. *Celse* étant le premier
écrivain qui l'ait décrite, on l'appelle communément méthode de
Celse; elle a été nommée aussi *méthode guidonienne* parce
que Gui-de-Chauliac l'a tirée de l'oubli où elle était tombée.
Ce mode opératoire est très-simple; il consiste à faire une
incision au périnée sur la pierre que le chirurgien fait saillir
vers cette partie au moyen de deux doigts introduits dans le
rectum. Le petit appareil, suivant le conseil de Celse, ne
doit être pratiqué que depuis l'âge de neuf ans jusqu'à celui de
quatorze, parce qu'il est difficile et même impossible de ramener
la pierre vers le col de la vessie chez les personnes d'une stature
un peu élevée.

Manière de pratiquer le petit appareil. — Un homme grand
et fort s'asseoit sur une chaise élevée et bien affermie; on met
sur ses genoux et sur ses cuisses, qu'on a soin de faire rapprocher l'une de l'autre, un oreiller et un drap par dessus.
On place le malade sur cet aide de manière que les fesses
portent sur le bord de l'oreiller; le dos est renversé en arrrière,
les cuisses écartées et les bras placés dans leur intervalle. L'aide
saisit alors de chaque main le poignet et le bas de la jambe
du jeune malade; le scrotum est relevé par un second aide.

Le chirurgien, assis ou agenouillé du côté gauche du malade, introduit les doigts index et medius de la main gauche dans l'anus de l'opéré, et les enfonce aussi avant qu'il le peut en ayant le soin de diriger la paume de la main en haut; il presse en même temps sur la région hypogastrique avec la main droite afin de pousser le calcul de haut en bas et de le faire descendre vers le col de la vessie. Lorsque les doigts placés dans le rectum ont trouvé ce corps, ils le poussent de dedans en dehors, l'amènent sur le périnée et l'y fixent. Le chirurgien pratique alors au-dessus de l'anus, sur la saillie que fait la pierre, une incision semi-lunaire ou en forme de croissant qui coupe transversalement le raphé et dont les cornes sont un peu inclinées du côté des tubérosités de l'ischion : *incidi*... *juxta anum cutis, plagâ lunatâ, usque ad cervicem debet, cornibus ad coxas spectantibus paulum.* (Celse, lib. VII. c. 26. *Lugd.* 1783.) Lorsque cette incision, qui doit pénétrer jusqu'à la pierre, est achevée, il quitte le bistouri pour prendre la curette qu'il fait glisser derrière le calcul pour le pousser de dedans en dehors, en quoi il est aidé par les deux doigts qui sont dans le fondement. Le calcul extrait, il faut s'assurer s'il n'y en a pas un autre qu'on tire de la même manière ou en employant de petites tenettes.

Dans le petit apppareil on incise les tégumens, le tissu cellulaire sous-cutané, les muscles bulbo-caverneux et transverse du périnée, une portion du releveur de l'anus, la prostate, et le col de la vessie.

Cette méthode présente de nombreux inconvéniens; n'étant dirigée par aucun conducteur, on pénètre pour ainsi dire au hasard dans l'épaisseur des parties diversement tendues par le calcul dont la forme et le volume sont très-variables. Aussi n'est-on jamais certain de suivre la même route, et d'intéresser par conséquent les mêmes parties. Le bistouri, qui n'est guidé que par la pierre dont la position n'est pas constante et qui est loin d'offrir toujours un point d'appui convenable, peut inciser tantôt plus haut, tantôt plus bas, et de manière qu'on s'expose à blesser le rectum, à séparer le col de la vessie du canal de l'urètre, à intéresser tantôt le col de la vessie, tantôt les parties latérales du corps de ce viscère, etc., etc. On doit mettre aussi au nombre des inconvéniens de cette méthode la lésion du col de la vessie par les aspérités du calcul, qui, étant poussé avec force de dedans en dehors, doit nécessairement contondre, meurtrir, déchirer les parties sur lesquelles on l'appuie. De toutes ces causes peuvent résulter des incontinences d'urine, des fistules stercorales et urinaires, l'impuissance, etc. Aussi cette manière de tailler, la seule mise en usage depuis Celse jusqu'à la fin du seizième siècle, est-elle tombée en désuétude. Il existe cependant un cas où elle convient exclusivement, c'est lorsque la pierre s'est logée et si fortement engagée dans le col de la vessie qu'il est impossible de la déplacer avec le cathéter, et qu'elle a pris dans cet endroit un accroissement tel qu'elle fait saillie au périnée. On place et on assujétit le malade comme dans l'appareil latéralisé : on se procure, avant d'opérer, un bouton et des tenettes, afin de faire la recherche et l'extraction des pierres qui pourraient se trouver dans la vessie et qui seraient situées trop profondément pour pouvoir être retirées avec la curette.

Grand appareil. — Cette méthode a été nommée ainsi à cause de la multiplicité des instrumens qu'on emploie pour la pratiquer. Quelques chirurgiens l'appellent *sectio mariana*, parce que Marianus Sanctus a donné, en 1535, la description de cette opération dont il devait la connaissance à Giovani de Romani. Le premier de ces médecins apprit sa manière d'opérer à Octavien Davilla, qui l'enseigna à son tour à Laurent Colot. Cette nouvelle manière de tailler se perpétua comme un secret dans la famille des Colot jusque vers la fin du seizième siècle, époque où ce secret leur fut surpris par les chirurgiens de la Charité et de l'Hôtel-Dieu de Paris. Il est cependant probable que Marianus Sanctus et Octavien Davilla avaient fait d'autres élèves que Laurent Colot. En effet, le grand appareil a été connu avant la fin du seizième siècle, et il est décrit comme une méthode ordinaire de tailler par Ambroise Paré, Fabrice de Hilden, Covillard, etc., etc.

Cette méthode consiste à inciser sur un conducteur la peau du périnée sur le côté gauche du raphé et parallèlement à cette ligne depuis la racine des bourses jusqu'à un travers de doigt de l'anus; à fendre l'urètre dans une étendue proportionnée à celle de l'incision des tégumens; à dilater ensuite le reste de ce canal et le col de la vessie avec divers instrumens, à porter enfin une tenette dans ce viscère pour charger la pierre et l'extraire. Les instrumens employés dans cette opération sont

le cathéter, le lithotome, divers conducteurs ou un gorgeret,
le bouton, le dilatatoire, des tenettes. Le calcul extrait, on
procède au pansement de la plaie faite au périnée, et l'appareil qu'on applique est assez compliqué. Dans cette opération,
on incise la peau, le tissu cellulaire, le muscle bulbo-caverneux du côté gauche, le tissu spongieux de l'urètre et ce qu'on
appelle le bulbe. *Le coup de maître*, perfection que les modernes ont cru avoir ajoutée à cette méthode, et par lequel ils
ont pensé s'approcher beaucoup du col de la vessie, entamait
à peine le commencement de la portion membraneuse de l'u-
rètre. Il est donc nécessaire que cette portion de canal, le col
de la vessie et la prostate soient dilatés, pour se prêter à l'introduction des instrumens avec lesquels on procède à la recherche et à l'extraction de la pierre. Si ce corps étranger est volumineux et garni d'aspérités, les parties molles que je viens de
désigner doivent être nécessairement froissées, déchirées.

Cette méthode a, sur celle de Celse, l'avantage d'être prati-
cable sur les individus de tous les âges; on intéresse constamment les mêmes parties. L'incision se faisant sur la ligne médiane
du périnée, on ne risque de blesser aucun gros vaisseau; mais
ces avantages sont loin de compenser les inconvéniens graves
attachés à ce mode opératoire. Le grand appareil donne lieu à
un grand nombre d'accidens plus ou moins redoutables : les
plus ordinaires sont l'ecchymose du scrotum, l'inflammation
de la vessie, les ulcérations gangréneuses, les fistules urétrales,
l'incontinence d'urine, l'impuissance, etc. Quelquefois la plaie
des tégumens se ferme avant que celle de l'urètre soit cicatrisée;
l'urine passe alors en partie dans le tissu cellulaire, où elle
forme des calculs qui sont placés hors des voies naturelles de
l'urine (Louis). En faisant l'extraction de la pierre entre les
branches du pubis, à l'endroit de leur moindre écartement on
doit éprouver souvent de la difficulté pour faire sortir celles
dont le volume est médiocre, et il faudra renoncer à extraire
les pierres qui présenteront une certaine grosseur. Tous ces inconvéniens ont dû faire abandonner le grand appareil aussitôt
qu'on a trouvé une autre manière d'extraire les calculs urinaires : aussi cette méthode est presque oubliée aujourd'hui dans
nos écoles.

Appareil latéralisé. —Cette méthode, qui est adoptée aujour-
d'hui presque exclusivement, à l'exception toutefois des cas où

le volume excessif de la pierre force à inciser au-dessus du
pubis, cette méthode, dis-je, consiste à faire sur la peau de la
partie gauche du périnée une incision que l'on commence à un
pouce environ au-dessus de l'anus, et que l'on termine au milieu d'une ligne qui serait tirée de l'anus à la tubérosité de
l'ischion ; à diviser le tissu cellulaire graisseux qui remplit
l'espace compris entre les muscles ischio et bulbo-caverneux, à
inciser ensuite le muscle transverse du périnée, les fibres antérieures du releveur de l'anus, la partie membraneuse de l'u-
rètre, le col de la vessie et la partie latérale gauche de la
prostate.

Cette manière de pratiquer la lithotomie, dont on trouve
quelques traces dans Franco et dans quelques autres auteurs,
fut très-peu connue avant la fin du dix-septième siècle, époque
où elle fut proposée par un moine connu sous le nom de
frère Jacques de Beaulieu ; elle a été perfectionnée par les
travaux successifs de Raw, de Cheselden, de Ledran, de Moreau, de Lecat, de Pouteau, du frère Côme, d'Hawkins, etc.
Les procédés de ces deux derniers, diversement modifiés, se
partagent aujourd'hui l'adoption universelle. Tous ces auteurs
ont proposé d'inciser latéralement les parties que je viens
de désigner. Souvent la différence de leurs procédés ne consiste que dans la forme de l'instrument qu'on emploie; quelquefois dans la forme et dans la grandeur de l'incision; d'autrefois
dans la direction de cette même incision, plus ou moins rapprochée du rectum ou du pubis. Les uns ont proposé de couper
de dehors en dedans; les autres, au contraire, de dedans en dehors. Au reste, quelles que soient la forme et la direction que l'on
donne à l'incision, elle tombe toujours dans un espace étroit,
limité d'un côté par le rectum, de l'autre par les vaisseaux
honteux, et sillonnée dans son centre par les ramifications de
ces vaisseaux et par quelques filets nerveux.

Procédé du frère Jacques. — Ce Lithotomiste ambulant pratiquait depuis plusieurs années le grand appareil : s'étant convaincu que les fistules urinaires, qui restaient quelquefois à la
suite de cette manière de tailler, dépendaient de la direction
qu'on donnait à la plaie, ainsi que de la dilatation forcée du
col de la vessie et de la prostate, proposa de changer le mode
opératoire, de faire l'incision plus bas, et de la diriger obliquement du raphé à la cuisse gauche. Il annonça que par ce

procédé on aurait plus de facilité à charger la pierre et à l'extraire. Frère Jacques vint à Paris. Le président de Harlay, à qui il fut présenté, chargea Méry d'examiner le procédé proposé par ce lithotomiste. On lui fit faire sa première épreuve sur le cadavre d'un homme dans la vessie duquel on avait mis une pierre : il introduisit dans ce viscère une sonde ronde, massive et sans canelure; il prit ensuite un long bistouri, avec lequel il fit une incision au côté interne de la tubérosité de l'ischion gauche, et coupant obliquement de bas en haut, il divisa toutes les parties qu'il trouva, depuis cette tubérosité jusqu'à la sonde. Après avoir introduit un doigt dans la vessie, pour reconnaître la situation de la pierre, il porta un petit instrument dans ce viscère pour dilater la plaie; à la faveur de ce dilatateur, il dirigea des tenettes dans la cavité de ce viscère, retira cette espèce de conducteur, chercha, chargea la pierre, ôta la sonde, et fit l'extraction du corps étranger. L'opération terminée, Méry disséqua les parties qui avaient été divisées; il remarqua que frère Jacques avait incisé la peau et le tissu graisseux, dans l'épaisseur d'un pouce et demi; que son scalpel avait été conduit ensuite entre les muscles ischio et bulbo-caverneux; que le col de la vessie avait été ouvert dans toute sa longueur, et environ un demi-pouce du corps de ce viscère. Le rapport de Méry fut favorable à frère Jacques; il reconnut que cette manière de pratiquer la lithotomie avait des avantages sur le grand appareil; il observa seulement que la sonde n'étant point cannelée, on ne pouvait pas diriger l'instrument tranchant avec sûreté. Méry, ayant été témoin de nouveaux essais cadavériques à la suite desquels on trouva la vessie dans un grand délabrement et le vagin percé de part en part chez une femme, retracta les éloges qu'il avait donnés d'abord à cette méthode. Cependant Félix et Fagon firent tailler différentes personnes à frère Jacques; plus tard il obtint la faculté de pratiquer cette opération à l'Hôtel-Dieu et à la Charité. De soixante malades opérés dans ces deux maisons par frère Jacques, ving-trois moururent; treize seulement furent parfaitement guéris; les vingt-quatre autres restèrent dans les hôpitaux, les uns avec une incontinence d'urine, les autres avec une fistule. L'ouverture du corps de ceux qui succombèrent fit voir que la vessie était ouverte dans son fond chez les uns, et le col de la vessie entièrement séparé de l'urètre chez les autres;

que chez les femmes le vagin était constamment percé dans deux endroits opposés ; enfin, que le rectum était fréquemment ouvert dans les deux sexes.

Felix et Fagon, jugeant qu'on pouvait rectifier cette opération, firent faire au frère Jacques de nouvelles épreuves sur le cadavre. Duverney, qui fut chargé de disséquer les corps qui avaient servi à ces épreuves, pensa comme Méry, qu'on devrait ajouter une cannelure au cathéter. Frère Jacques se rendit à ce conseil, fit construire de nouveaux cathéters, et s'en servit constamment dans la suite. Il tailla à Versailles trente-huit calculeux avec cet instrument ainsi rectifié ; ils guérirent tous. En 1704, il se rendit en Hollande, où il acquit une grande réputation.

Procédé de Raw.—Avant l'arrivée de frère Jacques en Hollande, Raw n'employait, dit-on, que le grand appareil; et l'on pense que le premier de ces lithotomistes donna au second l'idée de l'appareil latéral. Au reste, on ne peut se livrer ici qu'à des conjectures. Raw opérait publiquement; mais il ne fit jamais connaître sa méthode à personne. Lui adressait-on quelques questions à ce sujet : *Celsum legite* était sa réponse. On a cru avoir trouvé sa manière d'opérer dans une description qu'en a donnée Albinus; et on s'est imaginé, d'après ce dernier, que Raw incisait le corps de la vessie, dans sa partie latérale gauche inférieure, sans intéresser son col. Dans cette opinion, on a fait en Angleterre et en France un grand nombre d'essais, qui ont appris que la prostate était toujours incisée lorsqu'on suivait le procédé décrit par Albinus. .

Procédé de Cheselden. — Après la mort de Raw, Cheselden fit beaucoup de recherches et réussit enfin, après plusieurs essais, à retrouver la méthode du frère Jacques, à latéraliser le grand appareil. Ce chirurgien se servait d'un petit nombre d'instrumens : un cathéter cannelé, un petit couteau, un gorgeret et des tenettes. Le malade, couché sur une table horizontale, haute de trois pieds, ayant la tête soutenue et élevée, au moins d'un oreiller, était lié et fixé, comme je le dirai plus bas. Cheselden introduisait le cathéter dans la vessie, en inclinait le manche vers l'aine droite du malade, et le confiait à un aide qui le tenait d'une main, et relevait le scrotum avec l'autre. Tendant la peau du périnée avec la main gauche, il prenait le couteau de la main droite, alongeait l'index sur le dos de la lame, et faisait une incision oblique aux tégumens, depuis l'endroit où finissait celle du grand appareil, jusqu'au milieu de l'espace compris entre l'anus et la tubérosité de l'ischion. Le tissu cellulaire graisseux était coupé ensuite entre les muscles ischio et bulbo-caverneux; puis, portant le doit indicateur de la main gauche dans la plaie, près de son angle supérieur, etre cherchant la cannelure de la sonde, il introduisait l'ongle de ce doigt à travers l'épaisseur des parois de l'urètre, et faisait glisser la pointe du lithotome dans la cannelure à la faveur de ce doigt. Lorsqu'il y était parvenu, il recommandait à l'aide chargé du cathéter de le relever pour en diriger la concavité sous le sommet de l'arcade pubienne, afin de l'écarter du rectum autant que possible. Cheseldén incisait ensuite la partie membraneuse de l'urètre et le col de la vessie, en conduisant le lithotome le long de la cannelure du cathéter jusque dans la vessie; il avait en même temps la précaution d'assujétir le rectum en bas, avec un ou deux doigts de la main gauche. Pendant que Morand étudiait à Londres le procédé que je viens de décrire rapidement, Garangeot et Perchet faisaient à Paris des essais nombreux sur les cadavres, et parvenaient au même résultat que Cheselden. Quelques chirurgiens anglais ont conservé cette manière de tailler dans toute sa pureté.

Procédés de Ledran, de Lecat, de Pouteau. — Le premier de ces chirurgiens, qui a fait un parallèle des différentes manières d'extraire le calcul de la vessie, a très-bien apprécié les procédés imaginés de son temps. Celui auquel il a attaché son nom prouve qu'il était très-instruit sur cette matière. Ce procédé, quoique très-bien raisonné, n'étant plus employé aujourd'hui, je crois pouvoir me dispenser de le décrire ici; il en sera de même des procédés de Lecat et de Pouteau. On sait que la taille au niveau, de ce dernier, n'a point fait fortune. Lecat s'est beaucoup occupé de l'opération qui fait le sujet de cet article, et ce chirurgien aurait pu surpasser Ledran, s'il eût moins varié sur le choix de ses instrumens. Il voulait de la célérité en opérant; elle était telle en lui que, le 15 mai 1754, il tailla à Rouen sept malades en dix-sept minutes. Ledran, qui pensait au contraire, qu'on devait opérer avec une sage lenteur, disait, *sat citò, si sat bené.*

Procédé de Morcau. Le malade couché sur une table qui forme un plan un peu incliné, on introduit dans la vessie un cathéter très-courbé et dont le bec est allongé; on en incline le manche sur l'aîne droite du malade, de manière que la courbure soit dirigée du côté gauche, entre les muscles ischio et bulbo caverneux, et fasse plus ou moins de saillie de ce côté. Le chirurgien agenouillé, tenant lui-même le manche du cathéter, pratique avec son lithotome, qu'il tient comme une plume à écrire, une incision oblique aux tégumens; il cherche ensuite à s'assurer de la position de la cannelure du cathéter, dans laqu'elle il plonge la pointe du lithotome. Lorsqu'elle y est parvenue, il relève le cathéter pour éloigner l'urètre du rectum, et donner plus de jeu à son instrument, dont il fait glisser la pointe dans la cannelure de la sonde jusqu'à son extrémité, en amenant un peu à lui la plaque du cathéter. Jusque-là, il avait tenu le manche du lithotome fort bas, afin que son lithotome ne s'écartât pas de la cannelure qui lui sert de guide; mais lorsqu'il est arrivé à l'extrémité de cette cannelure, il le relève de manière à ce que la pointe de l'instrument s'éloigne du bec du cathéter, en faisant avec lui un angle plus ou moins ouvert, suivant l'étendue et la profondeur de l'incision que l'on se propose de faire. Le chirurgien dirige ensuite la lame obliquement en bas et en dehors, vers la tubérosité de l'ischion, et la retire en divisant le col de la vessie et la prostate. Lorsque le défaut de résistance et la quantité dont il a retiré le lithotome indiquent que les parties sont divisées, il abaisse le manche de l'instrument, dont la pointe se relève et s'approche du cathéter. On le retire à soi dans cette direction, de manière que le lithotome en sortant ne coupe plus d'autres parties.

Le but de Moreau est d'entamer profondément la prostate et le col de la vessie, sans intéresser les artères transversales du périnée, dont la section est presque infaillible dans le procédé de Cheselden. Il voulait pour cela que l'on fît l'incision de manière à donner au trajet de la plaie la forme d'un double triangle, dont un intérieur eût sa base au col de la vessie, et l'autre extérieur eût la sienne à la plaie des tégumens. Ces deux triangles se rencontrent par leurs sommets au milieu de l'intervalle qui se trouve entre le périnée et le col de la vessie. Le seul reproche qu'on puisse faire à cette manière de tailler, qui a encore quelques partisans, se trouve dans son exécution. Ce procédé, en effet, est plus difficile que les autres, et il faut pour le bien pratiquer s'exercer beaucoup sur le cadavre.

Procédé du frère Côme. Ce procédé consiste à diviser le col de la vessie et la prostate de dedans en dehors avec un instrument particulier, auquel on a donné le nom de lithotome caché. L'appareil nécessaire pour pratiquer cette opération est assez compliqué. Il se compose de deux lacs pour attacher le malade, d'un cathéter et d'une sonde d'argent, de deux bistouris, dont l'un est convexe et l'autre droit, d'un lithotome caché, d'un gorgeret, de tenettes de différentes grandeurs et d'une tenette courbe, d'une seringue garnie d'un tube terminé par une olive percée en arrosoir, de quelques canules de gomme élastique ou d'argent, d'une pince à ligature, de fils cirés, de bourdonnets de charpie liés, de la charpie, des compresses. Il est nécessaire d'avoir un bandage en T double, un morceau de flanelle pour couvrir le ventre du malade, plusieurs vases contenant de l'huile, de l'eau chaude, de l'eau de guimauve; un quatrième vase grand et évasé, dans lequel on met de la cendre, et qu'on place au pied de la table sur laquelle doit se faire l'opération pour recevoir le sang et l'urine; enfin, un rouleau pour soutenir les jarrets du malade lorsqu'il sera dans son lit. Cette opération se pratique ordinairement sur une table solide ou sur une commode de la hauteur et de la largeur d'environ trois pieds, et longue de quatre à cinq. On couvre la table ou la commode d'un matelas qu'on fixe avec une corde. Ce matelas ne doit point dépasser le bord de la table sur lequel le malade doit être placé. Du côté opposé, on le replie en dessous afin que la tête du malade soit un peu élevée ; et, si cela ne suffit pas, on place un ou deux oreillers sous sa tête. On couvre le matelas d'un drap plié en plusieurs doubles; on le laisse pendre en devant jusqu'à un pied du parquet. Cinq aides sont nécessaires à cette opération : deux se chargent de maintenir les cuisses et les jambes du malade ; le troisième fixe les épaules ; le quatrième tient le cathéter et relève les bourses; le cinquième présente les instrumens. Chez les enfans, un aide fixe le bassin en plaçant ses mains sur les crêtes des os des îles.

Tout étant disposé, on place le malade sur la table : on le couche à la renverse, de manière que le tronc soit dans une direction horisontale et la tête un peu élevée. Deux aides soutiennent les cuisses et les jambes; le chirurgien introduit le cathéter dans la vessie après l'avoir trempé dans de l'huile ; il s'assure de nouveau avec cet instrument de la présence de la pierre. S'il ne la trouve point avec le cathéter, il retire cet instrument, et lui substitue l'algalie d'argent avec laquelle il a reconnu précédemment l'existence de ce corps étranger; s'il ne le rencontre pas, il faut remettre l'opération à un autre moment.

Pendant qu'on lie le malade, le cathéter doit être confié à un aide. On passe autour de ses poignets un nœud coulant, formé avec une bande pliée en deux. Il faut que ce nœud réponde au côté externe du poignet. On fléchit la cuisse du malade, à angle droit sur le bassin, et la jambe à angle aigu, de telle façon que le mollet touche la partie postérieure de la cuisse; on approche la main du pied qu'on lui fait embrasser, de manière que le pouce appuie sur le dos du pied, tandis que les autres doigts s'appliquent sur la plante; on lie ensuite le pied et la main, en tournant et en croisant plusieurs fois les deux côtés de la ligature autour de ces parties ainsi jointes; on finit par nouer les deux extrémités de la bande d'abord par un nœud simple, puis par un nœud à rosette. La ligature étant appliquée, deux aides, placés en dehors, appuient de chaque côté avec une main contre leur poitrine les genoux du malade, tandis que l'autre main assujettit le pied du même côté. L'aide chargé du cathéter se place au côté gauche du malade; le quatrième se met derrière la tête et appuie ses mains sur ses épaules : celui qui doit présenter les instrumens se tient à la droite du chirurgien.

Les aides, disposés comme je viens de le dire, le chirurgien, debout ou le genou gauche à terre, se place entre les cuisses du malade et un peu du côté gauche, tient le cathéter dans une direction perpendiculaire à l'axe du corps, en incline la plaque vers l'aîne droite du malade, afin que sa convexité fasse saillie du côté gauche du périnée, et le confie à un aide qui est aussi chargé de relever le scrotum. Le pouce et le doigt indicateur de la main gauche du chirurgien tendent transversalement la peau du périnée. Un bistouri convexe, tenu avec la main opposée, fait une incision oblique au côté gauche du périnée, depuis le raphé, à un pouce environ au-devant de l'anus, jusqu'à la partie moyenne d'une ligne droite, qui de l'anus se rendrait au côté interne du sommet de la tubérosité ischiatique. Cette première incision, dans laquelle on coupe la peau, le tissu cellulaire graisseux, quelques fibres des muscles bulbo et ischio-caverneux, le transverse et les fibres antérieures du releveur de l'anus, a depuis deux jusqu'à trois pouces d'étendue, suivant l'âge et la stature du malade. Il vaut mieux en général qu'elle

soit trop grande que trop petite. Si le malade a un peu
d'embonpoint, on est ordinairement obligé de porter une
deuxième fois le bistouri dans l'épaisseur du périnée, et de
couper peu à peu le tissu cellulaire graisseux, afin de s'approcher davantage de l'urètre. On porte l'index de la main
gauche dans l'angle supérieur de la plaie, pour reconnaître la
situation du cathéter, et juger l'épaisseur des parties qui le recouvrent; si elle est trop grande, le chirurgien donne à son incision un peu plus de profondeur, et dispose ensuite son doigt
de manière que le bord radial soit dirigé en bas, le bord cubital
en haut, et que le bord gauche de la cannelure du cathéter soit
logé dans la rainure qui existe entre la pulpe du doigt et son
ongle; il conduit le long de cet ongle la pointe d'un bistouri
droit, qu'il fait pénétrer dans la cannelure du cathéter au travers
des parois de l'urètre. Lorsqu'elle y est parvenue, ce que l'on
reconnaît au contact immédiat des deux instrumens, on porte la
pulpe du doigt sur le dos du bistouri, et on presse légèrement
sur cet instrument pendant qu'on le pousse avec la main droite
en élevant un peu le manche, afin de faire glisser la pointe
dans la cannelure du cathéter; en baissant ensuite ce même
manche, on fait décrire au bistouri un arc de cercle autour
de sa pointe qui reste immobile, et on coupe la partie de l'urètre
qui couvre cette pointe. Cette incision, qui ne doit intéresser,
autant que possible, que la partie membraneuse de l'urètre, a
huit ou dix lignes de longueur. Le conduit de l'urine ainsi ouvert,
l'index gauche, qui est toujours resté dans l'angle supérieur de
la plaie, sent le cathéter à nu, et place le bord tranchant de
son ongle dans la cannelure du cathéter pour servir de guide
au lithotome. La main droite prend ce dernier instrument, le
tient par le manche, les quatre derniers doigts sont placés en
dessous, le pouce en dessus, et l'index allongé sur la tige. On
fait glisser la languette de cet instrument sur l'ongle de l'index
gauche, jusque dans la cannelure du cathéter; on juge qu'elle
y est parvenue d'abord par la résistance, et ensuite par le contact et le frottement des deux corps métalliques; on retire alors
l'index de la main gauche; on prend le cathéter avec cette
main, et on l'élève sous l'arcade du pubis pendant qu'on pousse
l'extrémité du lithotome, de bas en haut, jusque dans le cul-
de-sac du cathéter où il est arrêté. Le chirurgien retire alors le
cathéter, devenu inutile, après l'avoir dégagé préalablement du

lithotome par un petit mouvement latéral à droite ou à gauche; il saisit le lithotome avec le pouce et l'indicateur de la main gauche, vers l'union de la gaîne et de la lame, et porte cet instrument sous la symphyse du pubis. Comme il est nécessaire que la tige du lithotome dépasse le col de la vessie d'un pouce environ, il l'enfonce plus ou moins avant, suivant l'âge et l'embonpoint du malade, dirige son tranchant en bas et à gauche, dans le sens de l'incision extérieure; l'ouvre en pressant avec la main droite sur la queue de la lame, de manière à en appliquer l'extrémité contre le pan du manche qui lui est opposé; il retire ensuite l'instrument à lui dans une direction parfaitement horizontale. Lorsqu'on juge, par la longueur dont le lithotome est sorti, et par le défaut de résistance, que la prostate et le col de la vessie sont coupés, on doit achever de le tirer en baissant le poignet; car il est inutile d'agrandir avec le lithotome l'incision faite avec le bistouri.

M. Boyer, dans l'ouvrage duquel j'ai pris la description du procédé opératoire que je viens de décrire, se sert du lithotome caché de la manière suivante. Dans les adultes et chez les vieillards, il n'ouvre jamais la lame de l'instrument au-delà du n° 11, quelque volumineuse que lui paraisse la pierre. Au lieu de porter la tige du lithotome contre l'arcade des os pubis, il l'applique contre la partie inférieure du col de la vessie pour la rapprocher du point le plus large de cette arcade; il appuie ensuite la partie concave de la tige contre la branche du pubis droit, de manière que le tranchant de la lame se trouve tourné presque en dehors; il fait sortir cette lame de sa gaîne en pressant sur la bascule, et retire l'instrument dans cette direction; mais lorsqu'il juge, par la longueur dont l'instrument est sorti de la plaie et par le défaut de résistance, que la prostate et le col de la vessie sont coupés, il cesse de presser sur la queue de la lame; celle-ci rentre dans sa gaîne, il retire l'instrument fermé. Dans cette manière d'employer le lithotome, l'incision intérieure est presque transversale et forme un angle obtus avec l'incision extérieure; mais cet angle s'efface aisément par la pression exercée avec le doigt et n'oppose aucun obstacle à l'introduction de la tenette et à l'extraction de la pierre. Depuis plus de dix ans, M. Boyer emploie le lithotome de cette manière, et il assure qu'il ne lui est jamais arrivé d'ouvrir une artère qui ait donné lieu à une hémorrhagie un peu considérable; on sait que cet accident est au contraire très-fréquent dans la manière ordinaire de se servir de cet instrument. Par la direction que M. Boyer donne au tranchant de la lame, il est impossible d'intéresser le rectum.

La vessie ouverte, on porte le doigt indicateur dans l'angle inférieur de la plaie pour juger de l'étendue de l'incision. Ce doigt peut pénétrer jusque dans la vessie si le sujet a peu d'embonpoint, et plusieurs praticiens s'en servent pour diviser la prostate par une espèce de déchirement lorsqu'elle n'a point été incisée dans toute son épaisseur. Le procédé du frère Côme, quoique critiqué très-amèrement par quelques chirurgiens célèbres, est généralement employé en France.

Procédé de Hawkins. Ce chirurgien pratiquait la taille latéralisée avec un gorgeret dont le bord droit est tranchant. Cet instrument sert à faire l'incision intérieure et à conduire la tenette dans la vessie.

Le malade situé, assujetti et contenu comme dans les autres manières de tailler, le cathéter introduit dans la vessie et tenu par un aide, la peau du périnée incisée, la partie membraneuse de l'urètre ouverte dans une étendue de cinq à six lignes, le chirurgien prend le gorgeret tranchant de la main droite et en porte le bec dans la cannelure du cathéter; il tient ce dernier instrument avec la main gauche et le place de manière qu'il ne penche ni à droite ni à gauche; il le ramène ensuite à lui en pesant sur le rectum, afin que le gorgeret pénètre dans la partie la plus large de l'angle des os pubis; il fait glisser cet instrument jusqu'à l'extrémité du cathéter et par conséquent jusque dans la vessie : en entrant, le gorgeret coupe latéralement la partie membraneuse de l'urètre, la prostate et le col de la vessie dans une étendue proportionnée à la largeur de l'instrument et suivant une ligne courbe dont la concavité est tournée en haut. L'incision étant faite, le chirurgien retire le cathéter, prend le manche du gorgeret avec la main gauche et se sert de cet instrument pour conduire les tenettes dans la vessie; il le retire dans la direction suivant laquelle il avait été introduit et en ayant le soin d'appuyer du côté droit pour ne pas blesser les parties dans lesquelles il est engagé. Comme cet instrument coupe en entrant et en poussant devant lui les parties qui doivent être divisées, il est rare qu'il fasse une incision assez grande à la prostate et au col de la vessie pour pouvoir extraire la pierre sans beaucoup de difficultés pour peu que ce corps soit volumineux. L'incision des parties intérieures n'étant point parallèle à celle des parties extérieures, on pourrait craindre qu'il ne se manifestât des accidens dépendant de l'infiltration de l'urine ou du sang dans le tissu cellulaire du voisinage; mais l'introduction et la sortie des tenettes ainsi que du calcul distendent et aplatissent ce tissu, comme cela arrive dans le procédé de Moreau, et les deux plaies n'en font qu'une.

Le gorgeret d'Hawkins est très-usité en Angleterre, en Italie, en Allemagne et dans le nord; cet instrument modifié est employé par la plupart des chirurgiens anglais. M. Roux rapporte avoir vu M. Cooper pratiquer deux fois la lithotomie; dans les deux cas, le col de la vessie et la prostate furent incisés avec un gorgeret tranchant.

M. Guérin de Bordeaux a proposé de se servir d'un cathéter qui se recourbe en avant et en bas; son extrémité reçoit un trois-quarts caché et solide qui, poussé vers le corps de l'instrument, entre dans sa rainure à travers les parties molles du périnée. Ce cathéter rend l'incision de l'urètre plus facile; mais il ne permet d'éviter aucun des écueils qui environnent le chirurgien qui pratique la taille latéralisée : aussi cet instrument, préconisé d'abord par quelques personnes, est tombé dans un discrédit complet.

On peut rattacher le procédé de M. Thompson à l'appareil latéralisé. Ce chirurgien, après avoir incisé les tégumens comme dans la méthode latéralisée, ouvre la partie membraneuse de l'urètre et introduit une sonde cannelée dans le col de la vessie. Le cathéter retiré, M. Thompson, suivant que le calcul est plus ou moins volumineux, dirige la rainure de la sonde en bas entre le rectum et la tubérosité de l'ischion, en travers du côté de la branche descendante du pubis, ou en haut vers le sommet de l'arcade pubienne. Un bistouri droit ordinaire, conduit sur la sonde, sert à pratiquer l'incision du col de la vessie ou de la prostate suivant l'une des trois directions indiquées.

M. Dupuytren a été conduit aussi par ses méditations, à diriger vers la symphyse du pubis l'incision du col de la vessie et de la prostate. Il divise le périnée depuis un pouce à un pouce et demi en avant de l'anus jusque très-près de cette ouverture. L'urètre ouvert ensuite dans la même étendue, le

lithotome caché est introduit en glissant sur la rainure du
cathéter. Celui-ci étant retiré, on dirige en haut, et en suivant
la ligne médiane, la lame du lithotome avec laquelle on incise
verticalement le col de la vessie, la prostate et la partie adja-
cente de l'urètre : l'instrument retiré, le doigt indicateur reconnaît les dimensions de la plaie intérieure et sert de guide
aux tenettes.

Le lithotome, porté sur la ligne médiane du col de la vessie et
de la prostate, se trouve éloigné du rectum et des vaisseaux
nombreux que l'on rencontre sur les côtés de cet intestin et du
raphé ; mais l'ouverture de la vessie correspond à la partie la
plus étroite de l'arcade des os pubis ; la plaie extérieure, rapprochée du scrotum, a quelques-uns des inconvéniens du grand
appareil ; l'urètre est incisé en deux endroits opposés ; les
parties latérales de ce conduit, écartées et distendues par la tenette, peuvent être contuses, dilacérées, etc. ; enfin, le tissu
cellulaire qui avoisine le col de la vessie, est exposé à des
inflammations violentes qui compromettent la vie des sujets.
Ces inconvéniens ont fait abandonner ce procédé, auquel on ne
doit recourir que dans les cas assez rares où l'on peut d'avance
acquérir la certitude que le calcul est peu volumineux.

La taille latéralisée, aujourd'hui généralement adoptée, présente des avantages incontestables. L'infiltration du sang dans le
scrotum et l'engorgement de cette enveloppe cutanée sont moins
à craindre dans cette méthode que dans le grand appareil,
parce que l'incision commençant fort bas, les bourses ne reviennent pas après l'opération vis-à-vis la plaie de l'urètre ; on
ouvre une voie libre au calcul, et on évite par là la contusion
des parties qui étaient nécessairement meurtries, déchirées dans
le grand appareil. L'extraction de la pierre, se faisant par la
partie la plus large de l'angle que forment les os pubis, est
plus facile ; je dois dire enfin que l'incontinence d'urine, les fistules urinaires et l'impuissance sont moins à craindre. Cette méthode n'est cependant pas à l'abri de reproches graves ; une foule
d'écueils entourent le chirurgien pendant qu'il la pratique. En
effet, il doit diriger l'instrument dont il se sert de manière à
éviter en dedans la lésion du rectum, en dehors la branche
superficielle de l'artère honteuse interne, surtout la branche
profonde, et en haut l'artère transverse du périnée. Le malade
est exposé à de grands dangers après l'opération, qui laisse pour

résultat une plaie dont le canal a depuis un pouce jusqu'à deux ou trois pouces de profondeur, au milieu de nerfs et de vaisseaux nombreux, à travers des tissus celluleux très-irritables et susceptibles d'inflammations violentes. Le canal de cette plaie, ne pouvant pas être convenablement élargi avec l'instrument tranchant à cause du voisinage des parties qu'il importe de ménager, ne saurait livrer passage aux tenettes et aux calculs d'un certain volume, qu'après avoir été distendu, tiraillé, froissé et souvent déchiré. Les os qui bornent son extension forcent le chirurgien à presser et à contondre, entre eux et l'instrument, les parties qui doivent fournir une issue à ce corps. L'hémorrhagie est un accident qui se manifeste très-fréquemment à la suite de la lithotomie latéralisée : je ferai connaître plus bas les vaisseaux qui peuvent être lésés. L'avantage qu'on peut retirer des modifications opératoires qui ont pour but d'éviter la lésion de ces vaisseaux, est très-précaire; car leur situation n'est pas constante ; on sait qu'ils éprouvent, comme tout le système vasculaire, des variations dans leur nombre et leur distribution.

Appareil latéral. — Cette méthode, inventée par Foubert et Thomas, se distingue par une incision faite au périnée le long de sa partie externe et par la section de la partie latérale du corps de la vessie, sans toucher ni à son col, ni à l'urètre. Le premier de ces chirurgiens, en réfléchissant sur la méthode de Raw, décrite par Albinus, a entrevu que la perfection de l'opération de la taille consistait à ne point intéresser le col de la vessie, ni l'urètre, et à procurer une sortie à la pierre par la partie la plus large de l'angle que forment les os pubis. Cherchant dès-lors quelle partie de la vessie se présente au périnée et à quel endroit de cette région elle répond, il s'est assuré que la partie latérale du bas-fond de ce viscère répond à la partie latérale inférieure du périnée; qu'on doit l'atteindre avec un trois-quarts et qu'on peut ensuite, avec un lithotome conduit sur cet instrument, faire une incision suffisante pour extraire le calcul. Le procédé de Foubert, très-ingénieux d'ailleurs, n'a trouvé, du vivant de l'auteur, presqu'aucun imitateur, et est tombé dans l'oubli immédiatement après sa mort.

Le procédé de Thomas, qui a été oublié presque aussitôt qu'il a été inventé, ne diffère de celui de Foubert que parce qu'il s'exécute avec un instrument d'une forme particulière, et que l'incision des parties extérieures de la vessie se fait de haut en bas, au lieu que Foubert coupait les mêmes parties dè bas en haut.

Dans la méthode latérale, on ménage, il est vrai, le col de la vessie et l'urètre, mais les dangers qu'elle entraîne à sa suite font plus que compenser cet avantage, quelque précieux qu'on le suppose. Dépourvu du secours du cathéter, on s'expose à manquer la vessie. Les injections ou la rétention des urines procurée à dessein pour distendre ce viscère, doivent être considérées comme un moyen insuffisant, douloureux, et propre à déterminer la cystite. Des infiltrations urineuses et des abcès consécutifs dans le tissu cellulaire du périnée et du rectum doivent être souvent le résultat du défaut de parallélisme entre la plaie de la vessie, qui se resserre à mesure que le liquide s'écoule, et la plaie des parties extérieures, ainsi que de l'écartement qui s'établit entre ces deux solutions de continuité, par la retraite de l'organe dont le liquide injecté ou accumulé dans sa cavité avait appliqué les parois contre le périnée. La canule destinée à prévenir cet inconvénient n'en offre pas un moindre par elle-même ; c'est un corps étranger laissé dans la vessie et dans la plaie.

Appareil transversal ou *bilatéral.* — Cette méthode consiste à faire sur le périnée, à douze ou treize lignes en avant de l'anus, une incision tantôt semi-lunaire, tantôt transversale ou à peu près ; à mettre à découvert la partie inférieure de la portion membraneuse de l'urètre ; à l'ouvrir transversalement sur le cathéter, et à diviser enfin les parties latérales du col de la vessie et de la prostate. Franco est, à ma connaissance, le premier écrivain qui ait donné le conseil de pratiquer la double incision latérale. On a dit que cette manière de pratiquer la lithotomie est due à Celse. Cette assertion ne me semble pas tout-à-fait exacte. En effet, Celse opérait sur la pierre et n'était guidé que par ce corps ; il recommande de faire une incision transversale, mais non pas bilatérale, comme on le propose dans la nouvelle méthode, où l'on est toujours guidé par le cathéter. Il est très-vrai que c'est en étudiant, en méditant, en faisant de nombreuses recherches sur le cadavre pour tâcher de découvrir la méthode de Celse que l'on a été conduit à proposer de faire des changemens importans dans la manière de tailler, ou plutôt à créer une nouvelle méthode. On doit la connaissance de cette méthode à MM. Chaussier, Ribes, Béclard et Dupuytren. Le premier de ces chirurgiens a vu qu'une incision faite avec les précautions et suivant la direction indiquée par Celse répondait à l'endroit le plus large du détroit inférieur du bassin, et qu'en la portant plus profondément, on pouvait arriver facilement à la prostate, l'inciser à droite et à gauche, et se frayer une voie plus directe pour parvenir à la vessie. Dès lors M. Chaussier a conçu une nouvelle méthode de partiquer la lithotomie, qu'il a exécutée plusieurs fois de concert avec M. Ribes. Je vais la décrire rapidement. Au lieu de placer le sujet, comme on le fait ordinairement, sur un plan horizontal ou incliné obliquement en devant, ce praticien veut que la tête soit plus basse que le bassin, afin que le périnée et l'anus se présentent dans toute leur étendue, et que les pubis se trouvent sur un plan à peu près horizontal. Après avoir placé le sujet dans cette situation, après avoir fléchi, écarté, assujetti les cuisses et les jambes, on introduit dans l'urètre un cathéter ordinaire cannelé sur sa convexité, ou; comme le préfère M. Chaussier, un cathéter qui offre deux cannelures, l'une à droite, l'autre à gauche, qui se réunissent au point de la plus grande courbure de l'instrument, et correspondent ainsi à la base du bulbe, à la portion membraneuse de l'urètre. On confie la manutention du cathéter à un aide, qui est chargé en même temps de relever le scrotum et de tendre la peau du périnée. Alors le chirurgien, appuyant les trois grands doigts de la main gauche sur l'anus qu'il déprime du côté du coccix, prend un fort bistouri convexe; il en porte la pointe sur le côté droit du périnée à un pouce et demi du raphé, et conduisant l'instrument de droite à gauche, il coupe transversalement le périnée à un pouce environ au-dessus du bord de l'anus. Parvenu au côté gauche du raphé, il prolonge l'incision un peu obliquement en bas et du côté de l'ischion; reportant la pointe de l'instrument à droite dans l'endroit où on avait commencé l'incision, on la prolonge également de ce côté, en inclinant le bistouri en bas du côté de l'ischion. Portant dans le milieu de cette plaie l'extrémité du doigt indicateur qui déprime toujours l'anus et écarte le rectum, l'opérateur se fraie avec la pointe du bistouri une route plus profonde, et parvient bientôt au-dessous du bulbe et à la partie membraneuse de l'urètre qu'il distingue et reconnaît avec l'extrémité du doigt. La seconde partie de l'opération, c'est-à-dire, l'incision de l'urètre et la division à droite et à gauche du col de la vessie, et de la prostate, peut s'exécuter de différentes manières. Si on a employé le cathéter ordinaire, on en fait incliner le manche fortement à droite, et l'on fait une incision sur la cannelure que l'on prolonge à gauche jusque dans l'épaisseur de la prostate ; on porte ensuite le manche du cathéter à gauche, et on fait une semblable incision à la portion droite de la prostate. Ces deux incisions se feraient plus facilement et seraient entièrement latérales, si le cathéter était garni de deux cannelures. Pour remplir le même objet, on pourrait aussi, après avoir fait une première incision latérale à la partie membraneuse de l'urètre, y introduire une sonde cannelée droite que l'on ferait parvenir dans la vessie ; après avoir retiré le cathéter, on ferait, à l'aide de cette sonde, une incision latérale à droite et à gauche qui comprendrait le col de la vessie et la prostate dans son épaisseur et dans son étendue. On pourrait aussi, à l'aide de divers instrumens, tels qu'un lithotome caché, double, comme celui de Flurant, ou avec l'instrument que Louis avait proposé pour la taille des femmes, faire une double incision aux côtés de la prostate.

La méthode transversale a été proposée en 1805, par M. Chaussier : on en trouve la description dans une thèse qui a pour titre : *Propositions sur divers objets de médecine par M. Morland.* M. Béclard qui, dit-on, n'avait pas connaissance du travail de M. Chaussier, trouvant quelque obscurité dans ce que dit Celse sur la manière de pratiquer l'incision du périnée et du col de la vessie, fit en 1812 des essais multipliés sur le cadavre, dans le but de découvrir la méthode de cet auteur. Ce genre de recherches le conduisit à inciser le col de la vessie de la même manière que M. Chaussier. Un cathéter étant introduit dans l'urètre, il pratique au devant de l'anus une incision courbe, dont les extrémités sont dirigées vers les os ischions. Dans la partie moyenne de cette incision, il cherche et divise sur la cannelure du cathéter la portion membraneuse de l'urètre ; il introduit ensuite par cette ouverture un lithotome double et tranchant avec lequel il fait au col de la vessie et à la prostate une double incision qui est à peu près transversale.

Cette manière de pratiquer la lithotomie avait fait peu de sensation et était tout-à-fait oubliée, lorsque M. Dupuytren l'a proposée de nouveau. Ce chirurgien célèbre a lu, le 15 juillet 1824, à l'académie royale de médecine, section de chirurgie, un mémoire sur la taille transversale. M. Dupuytren a annoncé avoir obtenu cinq guérisons par cette méthode ; il a présenté à la fin de la séance un enfant guéri, sur le périnée duquel on voit une cicatrice légèrement courbe dans le sens transversal. Ce chirurgien n'ayant encore rien publié sur sa manière d'opérer, je ne puis donner ici que quelques aperçus rapides sur le procédé qu'il suit ; il se sert d'un lithotome caché double ; cet instrument porte deux lames disposées de manière à couper en même temps à droite et à gauche en le retirant de la vessie. Son procédé consiste à introduire un cathéter dans l'urètre et la vessie, à inciser le périnée, la portion membraneuse de l'urètre, à diriger ensuite le lithotome dans la vessie, à l'ouvrir, et en le retirant, à diviser le col de la vessie et la prostate de manière à partager ces parties en deux moitiés, l'une antérieure et l'autre postérieure. Les *Archives de médecine* ont annoncé que M. Dupuytren avait opéré huit malades d'après cette méthode, et que tous étaient parfaitement guéris. M. Béclard a présenté successivement à l'académie quatre individus sur lesquels il a pratiqué la lithotomie par la double incision transversale ; un calcul du poids de six onces a été extrait de la vessie de l'un d'eux : dans ces quatre cas la cicatrisation de la plaie a eu lieu par première intention. La réunion de là plaie a été si prompte sur un de ces malades, qu'il a uriné par la verge deux heures après l'opération, et que, depuis ce moment jusqu'à la cicatrisation complète, l'urine n'a pas cessé de passer par le canal de l'urètre. M. Béclard, en citant ce fait, rappelle qu'un des avantages qu'il a reconnus à ce mode opératoire, c'est de procurer en très-peu de temps une réunion immédiate de la plaie. Quelques jours suffisent pour obtenir une cicatrisation complète.

Les avantages de cette nouvelle méthode sont, 1° d'ouvrir une route plus facile, moins oblique, plus droite, pour parvenir dans la vessie ; 2° de n'intéresser aucune branche ou rameau d'artère qui puisse fournir une hémorrhagie un peu considérable ; 3° d'éviter d'une manière plus sûre la lésion du rectum et des canaux déférens ; 4° de présenter enfin une issue plus libre, plus large, plus commode pour l'introduction des instrumens et l'extraction du calcul. Tout porte à croire jusqu'ici, que cette manière d'opérer réunit de grands avantages. Toutefois, comme elle n'a encore été tentée qu'un petit nombre de fois, on ne peut rien conclure de bien positif.

Appareil recto vésical. — M. Sanson a proposé, en 1817,

d'arriver à la vessie par le rectum. Deux procédés se rattachent à cette nouvelle manière de pratiquer la lithotomie. Dans l'un, on divise la partie antérieure inférieure et médiane du rectum, la portion membraneuse de l'urètre, le col de la vessie et la prostate; dans l'autre, l'instrument tranchant respecte les dernières parties que je viens de désigner, mais entame les parois adossées de l'intestin et du bas-fond de la vessie.

Pour pratiquer cette opération, en suivant l'un ou l'autre procédé, il faut : un cathéter cannelé ordinaire, un bistouri droit, quelquefois un bistouri long, étroit et boutonné; des tenettes.

Premier procédé. —Le malade situé et maintenu comme dans l'appareil latéralisé, on introduit un cathéter dans la vessie; on le confie à un aide qui doit avoir le soin de le tenir ferme et perpendiculairement au pubis, de façon que la rainure de cet instrument corresponde à la ligne médiane de l'urètre et au raphé. On enduit d'un corps gras le doigt indicateur de la main gauche; la main opposée prend un bistouri droit, qu'elle tient comme pour couper de dedans en dehors, et applique assez fortement un des côtés de la lame sur la pulpe de l'index gauche, afin de pouvoir introduire le doigt et le bistouri dans le rectum, sans courir le risque de blesser cet intestin; on les fait pénétrer ensemble à la profondeur de dix à douze lignes; la face dorsale de l'indicateur doit être dirigée vers le sacrum et la face palmaire vers la symphyse du pubis. Lorsque ce doigt a repoussé en arrière la paroi postérieure de l'intestin, on change la direction de la lame du bistouri; le dos de cet instrument est tourné du côté de la pulpe : son tranchant regarde la partie antérieure et médiane du rectum. Le doigt indicateur appuyant sur le dos du bistouri, et agissant de concert avec la main droite, on divise, en pressant sur cet instrument, et en le retirant, la partie inférieure du rectum et le sphincter de l'anus. Cette incision ne doit pas s'étendre sur le périnée au-delà de huit à neuf lignes. On sent alors à travers la plaie la partie inférieure de la prostate, et, au devant de ce corps glanduleux, la portion membraneuse de l'urètre, dont les parois sont maintenues dans un certain état de tension par la présence du cathéter. Lorsque l'ongle de l'index gauche, dont le bord cubital est dirigé en haut, a découvert la rainure du cathéter, on conduit sur elle la pointe du bistouri; on élève alors le cathéter, et l'instrument tranchant, glissant sur lui, pénètre dans la vessie, après avoir divisé la partie membraneuse de l'urètre, le col de la vessie et la prostate qui l'entoure. On donne à cette solution de continuité une étendue proportionnée au volume et à la forme qu'on suppose à la pierre. Si cette seconde incision est insuffisante, on peut l'agrandir avec un bistouri boutonné. La plaie qui en résulte présente un trajet oblique de haut en bas et d'avant en arrière; elle comprend une très-petite portion du rectum, le sphincter de l'anus, la fin de l'urètre, le col de la vessie et la prostate.

Second procédé. — Le cathéter introduit et maintenu verticalement dans la vessie, on divise le bord antérieur de l'anus comme dans le premier procédé. Cette première incision faite, on porte le doigt indicateur de la main gauche vers l'angle postérieur de la plaie, où l'on doit sentir la fin de la prostate et le commencement du bas-fond de la vessie. C'est dans cet endroit qu'on cherche le cathéter. Lorsqu'on l'a trouvé, on doit placer l'ongle de l'index sur sa rainure, et porter dans celle-ci l'extrémité du bistouri dont le tranchant est dirigé vers le rectum. L'instrument, enfoncé profondément, incise les membranes recto-vésicales dans l'étendue d'un pouce environ. Ce procédé diffère essentiellement de l'autre; en effet, le rectum est divisé dans une plus grande étendue, et le bas-fond de la vessie supporte l'action du bistouri.

Cette méthode n'exige aucun pansement; on doit se borner à tenir le malade dans le plus grand état de propreté, à prescrire le régime que l'on suit dans les autres manières de tailler : les jambes doivent être maintenues fléchies et rapprochées l'une de l'autre.

Les parties qu'on intéresse dans cette nouvelle méthode sont dépourvues de vaisseaux considérables. La plaie, qui se trouve entre le coccyx et les tubérosités ischiatiques, répond à un point très-large du bassin; elle est si peu profonde, qu'en écartant ses bords, l'œil peut plonger jusques dans l'intérieur de la vessie. On a fait plusieurs objections à la méthode recto-vésicale; elle donne fréquemment lieu, lorsqu'on suit le premier procédé, à la lésion des canaux éjaculateurs. Les fistules vésico-rectales sont souvent le résultat de la communication établie entre la cavité de l'intestin et celle du réservoir de l'urine, surtout lorsqu'on suit le second procédé. On a cru pouvoir prévenir l'établissement de ces fistules; en interposant de la charpie entre les bords de la plaie; afin de forcer la cicatrice à marcher des parties les plus profondes vers les plus superficielles. Ce moyen n'a pas réussi; on peut en dire autant de celui proposé par Vacca : ce chirurgien conseille de cautériser la plaie du rectum avec du nitrate d'argent fondu. On peut prévenir cet accident, ou du moins en abréger la durée, en incisant les parois recto-vésicales dans une direction tellement oblique, que l'intestin descende très-bas, et recouvre presque entièrement la plaie de la vessie; en ménageant autant que possible l'étendue de la division faite à ces parties; en prévenant l'amaigrissement du sujet au moyen d'une alimentation convenable et d'un exercice modéré. M. Vacca pense qu'on peut éviter ces sortes de fistules en incisant l'urètre, la prostate, le col de la vessie, et en évitant avec soin d'intéresser son bas-fond. Au moyen, de ce procédé, l'incision de l'intestin reste plus bas que celle du col de la vessie; les bords de la solution de continuité, étant en contact, ne s'élargissent qu'au passage de l'urine, et les parois de l'intestin forment une espèce de valvule qui s'oppose à l'entrée des matières fécales dans la vessie.

Les chirurgiens français ont accueilli la méthode recto-vésicale avec une extrême froideur. MM. Dupuytren et Janson sont, à ma connaissance, les seuls chirurgiens qui l'aient employée. M. Sanson a été plus heureux en Italie. En effet, cette manière de pratiquer la lithotomie a été mise successivement en usage à Turin, à Gênes, à Milan, à Pise, à Florence, à Pesaro, à Imola, etc., etc. M. Vacca Berlinghieri s'est constitué le défenseur et le protecteur de cette nouvelle méthode qu'il a cherché à modifier. Ce chirurgien veut qu'on ne prolonge l'incision sur le corps de la vessie que lorsqu'on y est absolument forcé par le volume de la pierre.

Haut appareil ou *taille hypogastrique.* — On donne ce nom à une opération au moyen de laquelle on extrait un calcul de la vessie en pratiquant une incision à la partie antérieure du ventre, au-dessus du pubis, et à la partie antérieure de la vessie. Les chirurgiens n'ont recours aujourd'hui à la taille hypogastrique que lorsque la pierre est tellement volumineuse, qu'il serait impossible d'en faire l'extraction par toute autre voie. Cette manière de tailler est due à Franco. Rousset, Fabrice de Hilden, Proby, Groenvelt, Douglas, Cheselden, Macgill,

Thornhill, Berryer, Morand, Heister, le frère Côme, etc., etc., se sont ensuite occupés de cette opération.

Il y a plusieurs procédés pour faire l'opération de la taille par le haut appareil, savoir : celui de Franco, celui de Rousset et celui de frère Côme. Franco, ne pouvant pas extraire une pierre très-volumineuse de la vessie d'un enfant, coupa, au-dessus du pubis, les parties molles sur la pierre, qu'il avait eu le soin de soulever, au moyen de deux doigts introduits dans le fondement. Bonnet et Heister ont suivi ce procédé, qui ne peut convenir que lorsque la pierre est excessivement grosse, et qu'on la sent dans la région hypogastrique à travers la paroi abdominale.

Le procédé proposé par Rousset n'étant plus employé, et les chirurgiens français ayant adopté la manière de tailler proposée par le frère Côme, je ne m'occuperai ici que de ce procédé.

Le malade situé et assujetti comme dans l'appareil latéralisé, on introduit un cathéter dans la vessie ; on l'incline vers l'aîne droite, et on le confie à un aide, qui se charge en même temps de relever les bourses. Le chirurgien, après avoir tendu les tégumens du périnée avec le pouce et l'indicateur de la main gauche, prend un bistouri avec l'autre main, et incise la peau et le tissu cellulaire dans l'étendue d'un pouce. Cette incision se pratique au même endroit et en suivant la même direction que dans la taille latéralisée ; il ouvre ensuite la partie membraneuse de l'urètre, dans l'étendue de sept à huit lignes, en s'approchant le plus possible de la prostate : ce canal ouvert, une sonde droite, cannelée et terminée par un bec analogue à celui du gorgeret, est portée dans la vessie au moyen de la cannelure du cathéter. On ôte ce dernier instrument devenu inutile, et on fait glisser une sonde à flèche le long de la cannelure de la sonde. Lorsqu'elle est parvenue dans la vessie, on ôte la sonde cannelée, et on confie l'autre à un aide ; on divise ensuite les tégumens de la région hypogastrique. L'incision doit commencer vers le milieu de l'espace qui sépare le nombril du pubis, et se porter jusqu'à la partie supérieure de la symphyse de ces os. Lorsque le chirurgien est parvenu jusqu'à la ligne blanche, il porte à la partie inférieure de cette ligne un petit trois-quarts dont la tige renferme une lame tranchante qui s'en écarte en faisant angle avec sa pointe. Le trois-quarts doit descendre un peu obliquement derrière les os pubis, et pénétrer d'un tiers

ou de la moitié de sa longueur; quand il est parvenu à cette
profondeur, on écarte la lame tranchante qui regarde le
nombril, et on coupe avec elle une partie de la ligne blanche;
on retire le trois-quarts, et on achève l'incision de cette partie
avec un bistouri boutonné, dont le tranchant est dirigé en haut.
La ligne blanche incisée, il reste à ouvrir la vessie; on introduit pour cela l'index de la main gauche sur la face antérieure
de ce viscère, au-dessus du pubis; la main opposée s'empare de
la sonde à flèche, et en pousse doucement le bec de bas en haut,
depuis le pubis jusqu'à la partie supérieure de la vessie. Lorsqu'on a acquis la certitude que la partie de ce viscère ainsi
poussée par la sonde se trouve au devant du péritoine, et que
cette membrane ne peut être intéressée, le pouce et le doigt indicateur de la main gauche saisissent le bec de la sonde ainsi que
la portion de vessie qui le recouvre : le pavillon de la sonde
bien assujetti, on recommande à un aide de presser doucement
sur le bouton de la flèche; la lance perce alors la vessie et se
fait jour entre les doigts du chirurgien. Dès qu'elle est hors du
ventre, on la saisit, et un bistouri courbe, dirigé de haut en
bas dans la cannelure de la tige qui supporte la flèche, incise la
paroi antérieure de la vessie. Aussitôt que cette incision est
faite, il faut avoir le soin de soutenir ce viscère avec le doigt
indicateur de la main gauche, ou avec un crochet; on fait rentrer la flèche dans la sonde, et on retire celle-ci de la vessie.
Si l'incision n'est pas assez grande, on lui donne plus d'étendue
en bas et en avant avec un bistouri boutonné. On procède ensuite à l'extraction de la pierre. On emploie souvent les doigts
pour atteindre ce corps, le saisir et l'extraire; s'ils ne suffisent
pas, on se sert d'une tenette. La pierre extraite, on procède au
pansement du malade. Une canule droite est placée dans la
vessie par la plaie du périnée et doit rester à demeure. On met
dans la plaie supérieure de ce viscère une bandelette de linge
fin, dont un des bouts pend sur le ventre; un large plumasseau
et une ou plusieurs compresses couvrent la plaie. On retire la
bandelette le troisième ou le quatrième jour.

La taille sus-pubienne présente des avantages, et a des inconvéniens. La vessie étant remplie, ou à peu près par le calcul,
se trouve plus rapprochée du pubis que du périnée; on a donc
moins d'espace à parcourir dans le haut appareil que dans tous
ceux où l'on arrive à la vessie par dessous les pubis. Il n'existe

point de troncs vasculaires un peu volumineux dans le voisinage de la ligne blanche qu'on divise, ni dans la partie moyenne du haut-fond de la vessie, lieu où se fait l'incision ; la taille hypogastrique n'expose donc à aucune hémorrhagie. Ici les os du bassin ne peuvent s'opposer à l'extraction du calcul, quelque volumineux qu'on le suppose. Je dois dire cependant que l'épaisseur parfois considérable des muscles droits nécessite quelquefois des incisions profondes pour arriver à la vessie, et que la contraction spasmodique de ces muscles peut aller au point de s'opposer à l'extraction de la pierre. On peut parer à cet inconvénient, en coupant en travers les muscles droits à leur attache aux pubis, comme M. Dupuytren l'a conseillé et exécuté; mais cette section musculaire facilite l'entrée de l'air dans la cavité pelvienne et expose aux hernies ventrales consécutives.

En incisant la vessie au-dessus du pubis, on peut quelquefois léser le péritoine; on sait que cet accident, toujours très-dangereux, est quelquefois mortel. Si on peut attribuer cette lésion à l'imprudence du chirurgien, on ne saurait contester que le péritoine est toujours exposé, après cette opération, au contact de l'air, du sang, de l'urine : aussi les chances sont bien autres pour une péritonite, que dans les autres méthodes, où cette membrane ne peut s'enflammer que consécutivement et par continuité d'organes.

La précaution de placer une canule dans la plaie faite au périnée est indispensable; sans cela le gonflement inflammatoire s'opposerait à l'écoulement des urines, qui se feraient jour par la plaie supérieure, s'infiltreraient dans le tissu cellulaire et causeraient une gangrène mortelle. Cependant on aurait tort de croire que cette canule de dérivation reste toujours impunément dans le col de la vessie et dans l'urètre incisé; sa présence augmente les chances d'une violente inflammation. Quelque précaution qu'on prenne, il peut s'introduire du mucus, du pus, un caillot de sang dans les yeux de la sonde, et alors l'urine s'engage dans la plaie supérieure.

En pratiquant une incision préalable au périnée et ensuite une incision au-dessus du pubis, on rend l'opération plus longue, plus compliquée, plus douloureuse et plus incertaine dans ses résultats : en effet, la vessie étant ouverte dans deux endroits différens, les plaies sont multipliées, et les parois de ce viscère sont exposées à deux foyers d'inflammation. Ces réflexions ont conduit M. Dupuytren à penser qu'il faudrait renoncer à diviser préalablement le col de la vessie et la prostate. Cette irritation et le danger étant encore augmentés lorsqu'on n'a recours à l'incision par-dessus les pubis qu'après avoir violemment et vainement cherché à extraire par le périnée des pierres très-volumineuses, M. Dubois croit qu'on devrait éviter alors cette double incision. Ce chirurgien célèbre a dit, dans une séance de l'Académie royale de médecine, que l'on devrait appliquer la méthode de MM. Amussat, Civiale et Leroy au brisement des pierres volumineuses dans la taille faite au périnée, qu'on préviendrait sans doute par là beaucoup d'accidens. La plaie qui existe au col de la vessie doit faciliter singulièrement l'emploi des instrumens destinés à briser le calcul et rendre leur action plus prompte et plus sûre. La douleur qu'ils pourront occasioner ne sera rien si on la compare aux tortures affreuses que produit l'extraction d'un calcul trop volumineux.

Lithotomie chez la femme. — Les femmes réclament bien moins souvent que les hommes les secours du lithotomiste, parce que chez elles l'urètre étant très-court, presque droit, susceptible d'une grande dilatation, et le col de la vessie dépourvu de prostate, ce viscère se débarrasse aisément, par le méat urinaire, des sables, des graviers, ainsi que des pierres d'un petit et d'un moyen volume. Les recueils d'observations contiennent une foule d'exemples qui prouvent que des femmes ont rendu spontanément des calculs du poids de deux, de trois et même de quatre onces. La sortie de ces corps se fait quelquefois assez promptement; d'autrefois le col de la vessie et l'urètre se dilatent insensiblement; la pierre, qui s'engage par son petit diamètre, n'est quelquefois expulsée qu'au bout de plusieurs mois, d'un an et plus. La femme éprouve, pendant la durée de cette espèce de travail, des douleurs plus ou moins vives, et une incontinence d'urine est souvent le résultat de cette expulsion lente.

Cependant les calculs peuvent atteindre une grosseur telle que la lithotomie soit indispensable. Quelques chirurgiens pensent qu'avant d'avoir recours à ce moyen extrême, on doit chercher à obtenir la sortie de ces corps durs en dilatant l'urètre et le col de la vessie par l'usage des grosses sondes ou canules de gomme élastique, ou en introduisant des corps poreux susceptibles de se gonfler par l'humidité du lieu. Quelquefois on emploie un procédé moins lent. La malade située,et assujétie comme dans la lithotomie considérée chez l'homme, on introduit le long de l'urètre jusque dans la vessie une sonde mousse à son extrémité. On fait glisser dans la cannelure de cet instrument le bec d'un gorgeret qui, augmentant de largeur à mesure qu'il s'approche du manche, opère une partie de la dilatation jugée nécessaire. Après avoir ôté la sonde, on porte le doigt indicateur de la main gauche dans la gouttière du gorgeret. Lorsque ce doigt, qu'on fait avancer avec beaucoup de lenteur, est parvenu assez avant pour élargir l'urètre et le col de la vessie, on lui substitue de petites tenettes avec lesquelles on fait l'extraction de la pierre. On ne doit avoir recours à la dilatation que lorsque le calcul est peu volumineux; dans le cas contraire, ces moyens mécaniques pourraient donner lieu à des accidens inflammatoires graves et à l'incontinence d'urine.

La plupart des chirurgiens préfèrent l'incision; on la pratique le plus souvent sur le canal de l'urètre et le col de la vessie qu'on entame plus ou moins profondément; quelquefois on arrive à la vessie par le vagin; enfin, dans quelques circonstances, on a recours à la taille sus-pubienne.

On se sert, dans le premier cas, d'une sonde cannelée dont on dirige la rainure obliquement en bas et en dehors parallèlement à la branche du pubis gauche. On fait glisser dans la cannelure un bistouri au moyen duquel on incise de dedans en dehors. Si on emploie le lithotome caché, on l'ouvre au n° 5, et on le fait agir comme le bistouri. L'incision faite, on porte un gorgeret dans la vessie; lorsque l'ouverture pratiquée à l'urètre et au col n'a pas assez d'étendue, on l'agrandit en glissant doucement l'index de la main gauche dans la gouttière du gorgeret.

La disposition des parties ne permettant pas de donner à l'incision une très-grande étendue sans s'exposer à blesser le vagin et les vaisseaux honteux, on a pensé qu'on pourrait diviser l'urètre et le col de la vessie à droite et à gauche, lorsque le volume du calcul dont on se propose de faire l'extraction exige une grande ouverture. Dionis paraît être le premier qui ait eu l'idée de cette double incision; on sait que Louis a fait construire un lithotome à deux tranchans, et que Flurant est auteur d'un instrument qui présente deux lames tranchantes. Les occasions de pratiquer la lithotomie sur les femmes sont si rares, que l'on ignore les effets de la double incision dans cette opération.

M. Dubois a proposé d'inciser l'urètre et le col de la vessie du côté de la symphyse du pubis. On introduit par l'urètre une sonde ordinaire dont on dirige la cannelure en haut; un bistouri droit, conduit sur la sonde, divise la paroi antérieure du conduit excréteur de l'urine et le col de la vessie dans une étendue proportionnée au volume présumé du calcul. Le doigt est introduit ensuite dans la plaie pour s'assurer de son étendue et servir de guide aux tenettes. On peut se servir du lithotome caché pour faire cette incision. En suivant ce procédé, on n'a pas à craindre la lésion du vagin ou des vaisseaux honteux, qu'il est facile d'intéresser si l'on dirige l'incision en bas et en dehors. On ne saurait objecter contre la valeur de ce procédé la difficulté de faire sortir le calcul par la partie supérieure de l'arcade du pubis; car, plus large et plus arrondie chez la femme que chez l'homme, elle doit se prêter à l'extraction des calculs qui présentent un certain volume.

Le calcul qui a séjourné pendant long-temps sur le bas-fond de la vessie peut occasioner une ulcération qui pénètre dans le vagin. Si ce cas se présentait, il faudrait agrandir l'ulcère avec un bistouri et tirer la pierre par cette voie. Deux observations de cette espèce, rapportées par Fabrice de Hilden, l'ont conduit à penser qu'une incision faite au vagin et au bas-fond de la vessie serait peut-être préférable à l'incision de l'urètre et du col de la vessie. Cette opération, déjà entrevue par Rousset, proposée par Fabrice de Hilden, Méry, Bussière, a été exécutée de nos jours avec succès, par MM. Gooch, Faure, Flaubert, Rigal, Clémot, etc. Je me bornerai à décrire ici le procédé de ce dernier. M. Clémot introduit dans la vessie une sonde cannelée solide, et dans le vagin, un gorgeret de bois. L'extrémité du gorgeret, appuyée sur la sonde à travers les membranes du vagin et de la vessie, sert à découvrir les parties que l'on se propose d'inciser, en même temps que le manche, abaissé vers l'anus, éloigne et protège la paroi postérieure du vagin. La pointe d'un bistouri droit à lame longue, portée dans la cannelure de la sonde, fait d'avant en arrière une incision suffisante aux membranes vagino-vésicales. Cette ouverture répond à la partie la plus large du détroit inférieur du bassin, et peut, par conséquent, livrer passage aux calculs les plus volumineux. Les parties que l'on divise sont dépourvues de vaisseaux considérables. Les fistules urinaires consécutives à cette opération sont rares.

L'expérience ayant appris que l'incontinence d'urine est une suite assez fréquente de l'incision de l'urètre et du col de la vessie chez la femme, on a pensé qu'on préviendrait cet accident en pratiquant la taille hypogastrique. Dionis a un des premiers senti la nécessité de pratiquer cette opération, qui semble préférable à l'extraction de la pierre par l'urètre. Aussi la plupart des chirurgiens ont adopté cette manière de tailler et ne s'en éloignent que lorsque la pierre est très-petite. Cette opération, qui réussit le plus souvent, est moins compliquée que chez l'homme, à raison de la conformation des parties. On suit le procédé du frère Côme, avec cette différence cependant, qu'on ne fait pas d'incision au périnée pour l'introduction de la sonde à flèche et pour celle de la canule qui doit servir à charrier les urines au dehors. On introduit l'une et l'autre par l'urètre.

Extraction du calcul.—Dès qu'on a incisé les parties qui doivent être divisées, il faut procéder à l'extraction du calcul. L'instrument dont on se sert pour ce second temps de l'opération de la lithomonie est connu sous le nom de *tenette.* (*Voy.* ce mot.) Le doigt indicateur de la main gauche, que le chirurgien porte dans la plaie pour en apprécier l'étendue et pour chercher à reconnaître la situation et l'étendue du calcul, sert quelquefois de conducteur à la tenette ; il est cependant préférable d'introduire cet instrument à la faveur du gorgeret. Tenu avec la main droite, on applique la concavité du gorgeret sur le bord radial de l'index gauche placé dans l'angle inférieur de la plaie, et on l'enfonce doucement en le dirigeant un peu obliquement de bas en haut. Lorsqu'il est parvenu dans la vessie, on retire le doigt, devenu inutile, et on ramène la concavité de cet instrument en haut et la convexité en bas. Le pouce et les trois derniers doigts de la main droite embrassent les anneaux de la tenette, tandis que l'indicateur s'allonge sur les branches. La tenette ainsi tenue, on la porte dans la gouttière du gorgeret. On a soin de faire correspondre la convexité des cuillers aux lèvres de la plaie ; on la dirige un peu obliquement de bas en haut. Lorsqu'elle est parvenue dans la vessie, ce dont on s'assure par le défaut de résistance et par la facilité qu'on a à la mouvoir on fait faire aux deux instrumens un demi-tour à gauche, au moyen duquel le gorgeret devient supérieur à la tenette, et peut être retiré avec facilité. On promène doucement la tenette fermée dans la vessie, pour reconnaître la situation du calcul. On le trouve ordinairement à la partie postérieure du bas-fond de ce viscère. Chaque main s'empare d'une des branches de la tenette. Si le calcul se présente à l'extrémité des cuillers, il suffit de les écarter et de les pousser un peu en avant pour que ce corps s'engage dans leur intervalle ; lorsqu'il répond à leur bord supérieur, il tombe entre elles à mesure qu'on les écarte ; s'il se trouve en dessous, il faut les écarter et leur faire faire un demi-tour : l'une des cuillers se place alors au-dessous du calcul, et l'autre au-dessus. Ce corps fuit devant la tenette lorsqu'il est petit et que la vessie est très-ample. On recommande alors de promener la tenette sur le bas-fond de la vessie, d'écarter et de rapprocher alternativement les branches jusqu'à ce que le calcul soit engagé entre les cuillers. On se sert de tenettes courbes lorsque la pierre est logée dans un enfoncement de la vessie ; on en dirige d'abord la concavité en bas ; mais lorsqu'elle est saisie, on en tourne la concavité en haut.

On s'assure que le calcul est placé entre les cuillers de la tenette lorsque les anneaux de cet instrument restent écartés , et que l'obstacle qui s'oppose à leur rapprochement offre de la résistance. Si l'écartement des anneaux est médiocre, on juge que le calcul a peu de volume ou qu'il a été saisi de la manière la plus favorable , je veux dire par son plus petit diamètre. Lorsque les anneaux sont, au contraire, très-écartés, on en conclut que le calcul est très-volumineux, ou qu'il a été pris par son plus grand diamètre, ou bien enfin qu'il est placé trop près du clou de la tenette. Dans ces deux derniers cas il faut en changer la position avec le bouton, ou l'abandonner, et chercher à le saisir de nouveau d'une manière plus convenable. Lorsque la pierre se trouve entre les cuillers de la tenette, il faut faire exécuter à l'instrument un mouvement de rotation, afin de s'assurer si la pierre est mobile, et si on n'a pas saisi la vessie avec elle. Si ce corps est peu volumineux, on tient la tenette comme des ciseaux, et on peut diriger indifféremment les cuillers de cet instrument en haut, en bas, à droite ou à gauche ; l'extraction est alors facile. Lorsque le calcul est très-gros, on doit tourner les cuillers vers les lèvres de la plaie, placer les branches de la tenette entre les doigts index et médius, et embrasser les deux anneaux avec les autres doigts de la main droite. La main opposée se porte sur les branches de l'instrument le plus près possible de leur jonction : les quatre derniers doigts sont en-dessous, et le pouce en dessus. On doit serrer la tenette assez fortement lorsque la pierre est dure ; mais si elle se laisse pénétrer facilement par les dents qui garnissent la concavité des cuillers de la tenette, il faut modérer la pression pour éviter de la briser. Le calcul une fois saisi, on tire directement à soi ; si on éprouve de la résistance, ce qui doit arriver lorsqu'il est volumineux, on doit, en même temps qu'on tire à soi, élever et abaisser alternativement les branches de la tenette, en ayant l'attention d'appuyer sur l'angle inférieur de la plaie, afin de s'éloigner davantage du sommet de l'arcade pubienne. L'extraction du calcul doit se faire avec lenteur. Lorsque la tenette a franchi la prostate et le col de la vessie, on ne trouve plus d'obstacle, excepté dans les cas où l'incision extérieure est trop petite ; il faudrait l'agrandir dans sa partie inférieure si elle ne présentait pas des dimensions suffisantes.

Quelquefois la pierre mal saisie abandonne les cuillers de la tenette ; on doit, dans ce cas, porter le doigt indicateur dans la plaie. Si le calcul est resté dans le trajet de cette solution de continuité, s'il est petit et libre, on tâche de l'extraire avec une curette ou avec une petite tenette ; dans le cas contraire on doit le repousser dans la vessie et aller l'y chercher de nouveau.

Le volume excessif de la pierre est en général un des plus grands obstacles à son extraction ; ce corps étant saisi de la manière la plus favorable, si l'écartement des cuillers de la tenette n'est pas de plus de deux pouces, ce dont on juge approximativement par l'écartement des anneaux, on peut espérer d'en faire l'extraction. Pour pouvoir débarrasser la vessie d'une grosse pierre, sans donner lieu à de grands désordres, il faut que la prostate soit divisée dans toute son épaisseur ; si la pierre présente un très-grand volume, il faut s'interdire toute tentative d'extraction et avoir recours au haut appareil. Pour faciliter la sortie des pierres très-grosses, on a proposé de les briser dans la vessie avec de fortes tenettes à dents. Ce procédé, qui expose à blesser la vessie, est abandonné aujourd'hui ; mais il arrive souvent que la pierre se brise en morceaux plus ou moins gros ;

elle s'écrase même quelquefois entièrement. Le doigt indicateur, introduit dans la plaie, sert à reconnaître et à extraire les fragmens que l'on y rencontre. Une injection émolliente portée dans la vessie dilate cet organe, entraîne les petits graviers au dehors et dégage les fragmens du calcul arrêtés quelquefois dans les plis de ce viscère, les ramasse dans le bas-fond de la vessie, où il est plus facile de les extraire soit avec la curette, soit avec une petite tenette. Il faut ôter tout ce qui reste à moins, toutefois, que la faiblesse du malade ne s'y oppose.

Lorsqu'on a retiré un premier calcul, on doit toujours introduire un bouton dans la vessie et le promener doucement dans toutes les directions pour s'assurer que ce viscère n'en contient pas d'autres. S'il y a plusieurs pierres dans la vessie, il faut les extraire l'une après l'autre. Si le nombre en est très-considérable, que la violence des douleurs et la faiblesse du malade ne lui permettent pas de supporter des recherches longues et douloureuses, on peut remettre à un autre moment l'extraction des calculs restans. On doit tenir la même conduite s'il se manifeste une hémorrhagie inquiétante. Les concrétions que l'on a jugé convenable de laisser dans la vessie sont expulsées quelquefois spontanément dans les premiers jours qui suivent l'opération. Lorsque cela n'a pas lieu, on doit procéder à leur extraction du sixième au dixième jour, époque où les accidens inflammatoires sont dissipés. Le malade situé convenablement, on injecte un liquide mucilagineux dans la vessie, à la faveur d'une longue canule de gomme élastique portée dans la plaie dont on a empêché la réunion en y introduisant journellement le doigt enduit d'un corps gras. L'injection faite, on cherche et on extrait les calculs qui restent.

Les pierres ne sont pas toujours libres dans la cavité de la vessie; elles sont quelquefois contenues dans un chaton ou espèce de cellule; une sorte de kyste les enveloppe parfois; enfin dans quelques cas rares elles adhèrent à la vessie.

Les calculs contenus dans un chaton diffèrent entre eux : ils sont quelquefois mobiles dans cette espèce de poche, et l'ouverture au moyen de laquelle ils communiquent avec la cavité de la vessie a un diamètre plus grand que celui du calcul. D'autres fois cette ouverture est très-petite; dans quelques cas, une partie du calcul est logée dans une cellule, tandis que l'autre fait saillie dans la vessie. La portion du calcul renfermé dans le chaton est ordinairement libre; quelquefois, au contraire, il adhère aux parois de ce chatòn : tantôt ce corps est accessible au doigt, tantôt il est situé au delà de sa portée. Lorsque le calcul est mobile et que l'ouverture de sa cellule est large, si le doigt peut le toucher, on conduit sur lui une tenette, et on le saisit; dans le cas contraire, le bouton sert de guide à la tenette. Il est ordinairement facile de le saisir avec une tenette, lorsqu'il fait saillie dans la vessie ; mais on éprouve quelquefois de la difficulté à le faire sortir de sa cellule, soit parce que l'ouverture du chaton est trop petite, soit parce que ce corps a contracté des adhérences avec les parois de la cellule. Ce second cas est plus rare que le premier. Lapeyronie est peut-être le seul qui l'ait rencontré. On doit procéder dans cette circonstance avec beaucoup de circonspection. On cherche d'abord à ébranler la pierre doucement et lentement en faisant exécuter à la tenette des demi-tours sur son axe alternativement de droite à gauche et de gauche à droite, en tirant en même temps un peu à soi. On continue ces mouvemens si la pierre se dégage ; on les suspend au contraire si les mouvemens qu'on exécute causent des douleurs vives ; on les recommence ensuite. Dans un cas où le calcul était engagé dans l'extrémité inférieure d'un des uretères, Ledran fit pendant six semaines des injections dans la vessie ; en outre, il ébranlait fréquemment le calcul, qui finit par se détacher. Lorsque la pierre est située au delà de la portée du doigt, il est impossible de déterminer si la difficulté qu'on éprouve à la tirer, quand elle a été saisie par la tenette, dépend de ces adhérences aux parois du chaton ou de l'étroitesse de l'ouverture de ce chaton; mais, lorsque le doigt·peut atteindre la portion de pierre qui fait saillie dans la vessie et le bord de l'ouverture qui lui donne passage, il est facile de juger si elle est retenue dans son chaton par l'étroitesse de l'ouverture. Il faut alors agrandir cette ouverture au moyen d'une incision. (Garangeot, Leblanc, Desault.) Si le calcul ne fait aucune saillie dans la vessie et ne présente à nu qu'une petite portion de sa surface, on doit chercher à la dégager en écartant les bords du chaton avec le bout du doigt : si la chose n'est pas possible, on agrandit cette ouverture avec un bistouri long, boutonné, à lame étroite et tranchante seulement vers sa pointe. Si le calcul est inaccessible au doigt, il faut l'abandonner.

Les calculs enkystés, c'est-à-dire les calculs renfermés entre les tuniques de la vessie dans un sac particulier qui n'a aucune communication avec ce viscère, sont très-rares, et l'on n'a jamais de signes assez certains de leur existence pour se déterminer à pratiquer la lithotomie ; mais il peut exister en même temps dans la vessie une pierre mobile et une pierre enkystée, et il peut se faire qu'après avoir extrait la première, on reconnaisse la seconde au moyen du doigt. Si ce cas se présentait, il faudrait inciser la membrane qui la recouvre avec le kiotome de Desault, ou avec tout autre instrument. Lorsque le doigt ne peut pas atteindre la tumeur formée par la pierre enkystée, Littre conseille de la saisir avec une tenette, de la serrer doucement à plusieurs reprises, d'amincir, d'user, de déchirer la cellule qui couvre le calcul. Cette concrétion tombe dans la vessie d'où on peut ensuite l'extraire. Le conseil de Littre a été mis en pratique avec succès par M. Boyer.

Il est extrêmement rare qu'une pierre qui n'est ni chatonnée, ni enkystée, contracte des adhérences avec la vessie ; et, lorsque cela a lieu, les adhérences sont si faibles, qu'elles n'apportent presque aucun obstacle à l'extraction de la pierre.

Traitement du malade après l'opération. — Lorsque l'opération de la lithotomie est terminée, on délie le malade et on le transporte dans son lit où il doit être couché sur le dos ; les cuisses, légèrement fléchies sur le bassin, sont rapprochées l'une de l'autre ; on maintient aussi les jambes dans un certain état de flexion, au moyen d'un rouleau qu'on place sous les jarrets. Le lit sur lequel le malade sera placé après l'opération doit avoir peu de largeur ; on le garnit d'un sommier de crin et de plusieurs matelas : une pièce de taffetas gommé ou de toile cirée est placée sur le dernier matelas afin de le garantir de l'urine ; on met un coussin de balles d'avoine sur le taffetas, ensuite un drap sur lequel on pose une alèze, enfin le second drap et les couvertures suffisantes. Toute espèce de pansement est inutile lorsque l'opération ne se complique d'aucun accident. On se borne à relever le scrotum avec une compresse longuette pour prévenir son infiltration, et on place sur le ventre un morceau de flanelle imbibée d'eau de guimauve et de pavot. On donne ordinairement, après l'opération, quelques cuillerées d'une potion antispasmodique et calmante. Ce moyen convient surtout chez les malades qui ont éprouvé des spasmes pendant l'opération. A peine l'individu opéré est-il dans son lit, qu'il éprouve une douleur plus ou moins vive au col de la vessie, à l'anus, le long de l'urètre, et surtout au bout du gland. Lorsque cette douleur est vive, on la modère en instillant dans l'urètre et en étendant sur le gland quelques gouttes d'un mélange d'huile d'amandes douces, de baume tranquille, et de teinture d'opium.

On met le malade à la diète pendant les premiers jours ; on lui prescrit une boisson délayante et le plus grand calme. On lui permet plus tard du bouillon coupé, puis du bouillon pur, si son état continue à être satisfaisant. On lui donne vers le cinquième ou sixième jour quelques cuillerées de potage ou de crème de riz ; on augmente par degrés la quantité et la consistance des alimens. Je ferai observer ici que le régime doit être en général moins sévère chez les vieillards, les enfans et les sujets épuisés. Il faut surtout permettre dès les premiers jours une nourriture légère aux enfans chez lesquels on soupçonne des vers. Pendant toute la durée de la maladie on doit entretenir la liberté du ventre.

Les femmes qui ont subi l'opération de la lithotomie doivent être soumises au même régime que les hommes ; on prescrit quelques bains, et on recommande de bassiner fréquemment la vulve avec de l'eau de guimauve tiède.

Pendant l'opération, le malade perd une quantité de sang plus ou moins grande ; quand il est dans son lit, ce liquide continue à couler et se coagule sur l'alèze, entre les cuisses et dans la plaie même. L'urine, en passant sur les caillots, les lave et prend une teinte rouge plus ou moins foncée, qu'elle conserve pendant les deux ou trois premiers jours ; elle reprend ensuite sa couleur naturelle. Lorsque le malade perd une certaine quantité de sang pendant ou immédiatement après l'opération, que l'alèze est couverte de caillots qui s'étendent jusque dans la plaie, on ne doit lui en substituer une blanche qu'au bout de douze, quinze ou vingt-quatre heures, afin de ne pas détacher les caillots qui bouchent l'orifice des vaisseaux ouverts ; mais lorsqu'on a une fois changé l'alèze, on doit faire ce changement aussitôt qu'elle est mouillée. On prévient par là l'irritation, l'inflammation et l'excoriation de la peau des fesses, qu'il faut laver souvent avec de l'eau de guimauve et enduire ensuite de cérat.

Chez la plupart des personnes qui ont subi l'opération de la taille, il se manifeste, le soir de l'opération, un peu d'élévation dans le pouls, qui revient bientôt à son état naturel. Vers la fin du second jour ou au commencement du troisième, une légère fièvre s'annonce par la chaleur de la peau, l'élévation et la fréquence du pouls. Cet état ne dure guère que jusqu'au lendemain; le ventre n'est ni tendu, ni douloureux au toucher. Lorsque le malade reste dans cet état jusqu'au sixième jour, on doit porter un jugement favorable. Il est rare, en effet, qu'il survienne après cette époque des accidens dépendans immédiatement de l'opération.

L'urine passe entièrement par la plaie durant les huit ou dix premiers jours; quelquefois il en sort une certaine quantité par la verge dans les trois ou quatre jours qui suivent l'opération, parce que les lèvres de la plaie sont tuméfiées; mais lorsque la suppuration est établie, que les bords de la plaie commencent à se dégorger, ce qui arrive vers le cinquième ou sixième jour, l'urine prend tout-à-fait son cours par cette voie. Alors la plaie, qui jusque-là avait une couleur pâle et blafarde, devient rouge et vermeille; ses bords s'affaissent; son étendue diminue de jour en jour. L'urine commence à couler par la verge du dixième au quatorzième jour; il n'en passe d'abord qu'une petite quantité; cette quantité augmente à mesure que la plaie du col de la vessie diminue d'étendue. Lorsqu'elle est fermée, l'urine passe en totalité par la verge. La plaie est entièrement guérie du vingtième au trentième jour, rarement plus tôt, quelquefois plus tard.

Accidens qui peuvent être le résultat de l'opération de la lithotomie. — Ces accidens sont nombreux et variés : les uns se manifestent pendant l'opération, les autres quelques jours après ; quelques-uns enfin ne se déclarent qu'au bout d'un temps plus ou moins long. On doit ranger parmi ces accidens la syncope, les convulsions, l'hémorrhagie, la rétention d'urine, l'inflammation de la vessie, du péritoine, une affection vermineuse, la fistule urinaire, la blessure du rectum, la lésion des réservoirs et des conduits spermatiques, etc., etc.

Syncope. — Cet accident peut avoir lieu avant ou pendant l'opération. Il est prudent, dans le premier cas, de remettre le malade dans son lit et d'attendre un moment plus favorable pour l'opérer. Une simple défaillance qui survient pendant l'opération nécessite l'emploi de quelques aspersions froides; mais si elle persiste, il faut suspendre l'opération et en remettre la fin à un autre moment.

Convulsions. — Les convulsions qui se manifestent pendant l'opération sont toujours graves et souvent funestes : aussi dès que cet accident se déclare, il faut suspendre l'opération, transporter le malade dans son lit et lui administrer des remèdes propres à faire cesser l'état de spasme.

Hémorrhagie. — L'hémorrhagie qui a lieu à la suite de l'opération de la taille est veineuse ou artérielle. La première est le résultat de la lésion du lacis veineux qui recouvre la prostate dans tous les sens; elle ne doit pas inquiéter ordinairement. Cette espèce d'hémorrhagie est même avantageuse, lorsque le malade est doué d'une forte constitution. On ne doit s'occuper de cet accident que dans les cas où l'âge et la faiblesse des malades peuvent faire regarder comme nuisible une perte de sang même peu considérable. L'immobilité, le rapprochement des cuisses, et parfois l'application de quelques compresses froides sur le périnée, sont les seuls moyens que l'on doive employer alors.

On ne doit pas porter le même jugement sur l'hémorrhagie artérielle, que je considérerai spécialement dans la méthode latéralisée; ici, le sang peut être fourni par l'artère du bulbe ou transverse du périnée, par la branche inférieure de la honteuse interne (artère du périnée ou de la cloison), enfin par le tronc même de la honteuse interne. La lésion de ces vaisseaux peut dépendre d'une omission des préceptes établis ou des variétés nombreuses et indéterminées que ces branches ou troncs vasculaires présentent dans leur distribution. Je ne parle pas des artérioles qui vont se rendre à l'extrémité inférieure du rectum; on les ouvre inévitablement, mais leur peu de grosseur permet à l'hémorrhagie de s'arrêter d'elle-même.

La lésion de l'artère du périnée est celle qu'on a occasion d'observer le plus fréquemment; on ouvre bien moins souvent l'artère du bulbe, qui ne donne pas lieu, du reste, à une perte de sang assez considérable pour compromettre la vie du malade. Enfin il est très-rare d'intéresser le tronc de la honteuse interne, qui est protégé, comme on le sait, par les branches de l'ischion et du pubis, le long desquelles il se porte pour aller gagner la racine de la verge : pour l'atteindre, il faudrait prolonger beaucoup l'incision en bas et en dehors et raser les parties osseuses

qui le défendent. L'hémorrhagie qui dépend de l'ouverture de
l'artère du périnée est plus ou moins considérable suivant le
volume extrêmement variable de cette branche vasculaire, et
suivant qu'elle est ouverte ou plus près ou plus loin de son origine. Le sang jaillit ou bien s'écoule en nappe vers l'angle inférieur de l'incision, ou vers la partie inférieure de la lèvre
externe. On juge que l'artère du bulbe est ouverte par la sortie
d'une moindre quantité de sang vers l'angle supérieur de la plaie;
enfin le sang sort très-abondamment de la lèvre externe, lorsque le tronc de la honteuse interne est intéressé. Ce liquide s'é-
chappe au moment où les vaisseaux sont ouverts, si les artères
lésées sont situées superficiellement; on aperçoit leurs orifices et
le jet que le sang forme en s'échappant; mais si les artères intéressées sont plus en arrière, le sang coule en nappe par la
plaie. Que l'hémorrhagie soit superficielle ou soit fournie par
une artère profonde, il arrive souvent que le froissement des
lèvres de la plaie par la tenette et la pierre, que le contact de
l'air et le spasme général modèrent ou suspendent même l'éffu-
sion du sang; mais au bout de quelques heures, le spasme se
dissipant et la circulation se ranimant, l'hémorrhagie se manifeste de nouveau; de là la distinction établie par les pathologistes
de l'hémorrhagie en primitive et en consécutive.

Lorsque le sang coule abondamment au moment même où
l'on vient de pratiquer l'incision, on doit chercher à reconnaître le lieu d'où il s'échappe; s'il est fourni par la branche inférieure de la honteuse interne, et que le sujet soit maigre, il est
presque toujours facile d'apercevoir dans le tronc externe de la
plaie l'orifice du vaisseau lésé, de le saisir et d'en faire la ligature; si on éprouve quelque difficulté à le voir, on doit introduire un ou deux doigts dans le rectum, faire saillir les lèvres
de la plaie du périnée, mettre en évidence les parties profondes,
afin de pouvoir saisir les vaisseaux; lorsqu'ils sont situés de manière à ne pouvoir être aperçus ni liés, on doit continuer l'opération si le sang ne coule pas avec abondance; quand il sort
très-abondamment, on fait appliquer le doigt d'un aide sur le
point de la plaie où l'on présume que se trouve le vaisseau ouvert.
Si ce moyen ne suffit pas, on tamponne la plaie et l'on remet
l'extraction de la pierre à un autre moment.

Lorsque le malade a perdu une certaine quantité de sang
pendant l'opération, on doit examiner, aussitôt qu'elle est ter-

minée, la conduite qu'il faut tenir. Si le malade est jeune, fort, si l'extraction de la pierre a été laborieuse, on ne doit pas craindre beaucoup l'hémorrhagie consécutive; et en supposant qu'elle ait lieu, elle deviendra salutaire si elle n'est pas excessive: on remarque, en effet, que les malades qui ont perdu une certaine quantité de sang pendant l'opération sont moins exposés à la cystite et à la péritonite. Si le malade, au contraire, est avancé en âge, d'une constitution faible, s'il a perdu beaucoup de sang pendant l'opération, on doit chercher à prévenir l'hémorrhagie consécutive. Lorsque le tamponnement est jugé nécessaire, il faut y procéder avant de transporter le malade dans son lit.

L'hémorrhagie consécutive, qu'il ne faut pas confondre avec le suintement sanguin modéré, qui se fait à la surface de la plaie dont il opère le dégorgement et dont il prévient la tuméfaction trop considérable. L'hémorrhagie consécutive, dis-je, se manifeste à une époque assez variable: elle survient le plus ordinairement deux, trois ou quatre heures après l'opération, rarement le lendemain ou le surlendemain, et plus rarement encore le neuvième, dixième ou douzième jour. L'hémorrhagie qui se déclare plusieurs jours après l'opération est bien plus fâcheuse que celle qui a lieu pendant l'opération. Lorsqu'on peut craindre l'hémorrhagie consécutive, il faut surveiller le malade avec soin. Si les caillots sont en petite quantité, si le pouls se soutient et que le visage ne s'altère pas, on se borne à prescrire le repos; c'est une saignée locale qui prévient une trop grande inflammation; mais si les caillots sont gros et nombreux, si le visage s'altère, si le pouls devient faible, il faut chercher à se rendre maître du sang. Lorsque l'hémorrhagie est peu considérable, on l'arrête quelquefois en appliquant des compresses trempées dans l'eau froide et vinaigrée sur l'hypogastre, les bourses et le périnée, en promenant des styptiques dans le canal de la plaie; mais si l'hémorrhagie est considérable, il faut avoir recours à la ligature, à la cautérisation ou à la compression.

La ligature est beaucoup plus sûre dans ses effets que la compression, et n'expose point les parties, comme celle ci, à la contusion, à la meurtrissure et à l'inflammation; mais elle est souvent difficile à cause de l'étroitesse de la plaie, de la profondeur à laquelle est située l'artère ouverte et à cause de l'incertitude que l'on éprouve sur le lieu qu'elle occupe. On est obligé alors de faire une ligature médiate : on se sert avec avantage de l'aiguille de Deschamps.

Lorsque la ligature paraît impossible, ou lorsqu'elle a été tentée sans succès, on peut avoir recours à la cautérisation; on porte sur le vaisseau ouvert l'extrémité d'un petit cautère en roseau chauffé à blanc.

Ces deux procédés sont impraticables, lorsque l'hémorrhagie se fait en nappe à travers une multitude de vaisseaux capillaires, ou lorsqu'on ne peut pas découvrir l'orifice du vaisseau blessé; la compression directe doit être considérée alors comme le seul moyen efficace. La plupart des chirurgiens se servent, pour l'exercer, d'une canule d'argent ou de gomme élastique entourée de charpie ou d'agaric. Cette canule, qu'on enfonce dans la plaie, comprime les vaisseaux qui se trouvent dans les lèvres de la plaie, et donne issue aux urines; mais son introduction forcée est toujours douloureuse, et la forme conique qu'on lui donne ordinairement la rend peu propre à remplir le but qu'on se propose. En effet, le sommet du cône qu'elle représente correspond aux vaisseaux ouverts et n'exerce point sur eux une compression suffisante. L'extérieur de la plaie étant fortement comprimé, le sang, à la vérité, ne coule point au dehors, mais il se dirige dans la vessie; si la canule ressemble à un cylindre, elle ne comprime pas vers les angles de la plaie, endroits où les vaisseaux ouverts se trouvent presque toujours. On peut éviter ces inconvéniens et arrêter sûrement l'hémorrhagie, en plaçant dans l'angle inférieur de la plaie une canule terminée en cul-de-sac et percée d'un œil double pour faciliter l'écoulement des urines; ensuite on introduit profondément dans la plaie un gros bourdonnet attaché par un fil double, dont les deux brins séparés reçoivent dans leur écartement un second bourdonnet sur lequel on les noue avec force. M. Boyer se sert avec succès de ce moyen simple. M. Dupuytren exerce la compression de la manière suivante : une canule est placée au centre d'une espèce de chemise fixée sur son extrémité interne. La canule et la chemise sont introduites dans la plaie; autour de la première et dans la cavité de la seconde, on entasse de la charpie brute, qui s'applique uniformément à toute la surface de la plaie. L'action de ce mode de tamponnement est encore augmentée par le froncement de la partie extérieure de la chemise, que l'on ferme exactement au moyen d'un cordonnet reçu dans une coulisse circulaire qui est placée à son entrée.

Il arrive quelquefois que, malgré les moyens compressifs dont je viens de parler, le sang continue de couler. Lorsqu'il se porte au dehors, il est facile de reconnaître la persistance de l'accident et de le faire cesser en réappliquant l'appareil avec plus de soin. Le sang s'épanche quelquefois dans la vessie, distend ce viscère et l'irrite ; l'hypogastre se tuméfie ; il sort une certaine quantité de sang par la canule ou par la verge ; le malade ressent des épreintes. Il faut lever l'appareil, faciliter la sortie des caillots en portant des injections émollientes dans la vessie ; on exerce ensuite la compression d'une manière plus convenable.

Je dois dire enfin que l'hémorrhagie qui accompagne la lithotomie ne vient pas toujours des vaisseaux ouverts dans le trajet de la plaie : le sang peut être fourni par les vaisseaux de la vessie déchirés dans les cas de pierres chatonnées ou adhérentes aux parois de ce viscère. Cette espèce d'hémorrhagie, heureusement très-rare, est presque toujours mortelle ; elle exige des applications froides sur l'hypogastre, les bourses, le périnée, et des injections astringentes dans la vessie.

Rétention d'urine. — Cet accident est produit par la tuméfaction des lèvres de la plaie ou par un caillot qui en bouche complétement l'ouverture. On le reconnaît à l'absence de l'urine sur l'alèze, et à la tumeur ovoïde qui s'élève dans l'hypogastre : on y remédie en portant un doigt dans la plaie pour rompre les caillots qui la remplissent, et en y plaçant une canule, si le spasme des parties incisées cause la rétention d'urine.

Inflammation de la vessie, du tissu cellulaire qui l'environne, et du péritoine. — Les trois quarts des malades qui succombent après l'opération de la lithotomie meurent d'inflammation de la vessie ou du péritoine. Cet accident survient quelquefois à la suite des tailles les plus heureuses et les mieux faites ; cependant, toutes choses égales d'ailleurs, on doit le redouter lorsque le malade est fort, vigoureux, pléthorique ; lorsque l'opération a été longue et laborieuse, que la vessie a été meurtrie par l'introduction répétée des tenettes pour en retirer plusieurs calculs ou les fragmens d'une pierre volumineuse que l'on a brisée en voulant l'extraire. Cette phlegmasie se déclare ordinairement dans les premières vingt-quatre heures, quelquefois le deuxième ou le troisième jour ; elle ne survient presque jamais après le quatrième. Un frisson en marque communément l'invasion ; il est suivi de chaleur générale, puis de douleur dans l'hypogastre ou dans quelque autre région de l'abdomen. Le plus souvent la douleur commence dans la région de la vessie, et s'étend de là vers les parties voisines ; cette douleur plus ou moins vive augmente par la pression ; des nausées ou même des vomissemens se déclarent ; le pouls est serré, petit, intermittent ; le ventre se gonfle, se tend ; la respiration est gênée, l'anxiété extrême ; la figure se décompose ; la surface de la plaie est ordinairement sèche, et ses bords sont quelquefois renversés. Lorsque ces symptômes se montrent avec intensité, les malades succombent dans l'espace de quelques jours. On peut espérer quelque chose des remèdes, si l'affection est moins grave. Les saignées du bras, l'application d'un grand nombre de sangsues sur le ventre dès les premiers signes d'inflammation, des bains tièdes prolongés, les fomentations émollientes et anodines, les demi-lavemens émolliens, les boissons adoucissantes données à petite dose et souvent répétées, les laxatifs, l'huile d'amande douce, une diète sévère, etc., etc., font quelquefois avorter l'inflammation.

Affection vermineuse. — Cette maladie se manifeste quelquefois après la lithotomie, spécialement chez les enfans qu'on met à une diète trop sévère. On prévient et on combat les accidens causés par les vers en permettant des alimens légers ; on prescrit en même temps quelques purgatifs doux et des vermifuges amers.

Fistule urinaire. — La plaie que laisse l'opération de la lithotomie dégénère quelquefois en une fistule par laquelle l'urine s'échappe chaque fois que le malade satisfait au besoin d'uriner. On peut craindre que la plaie ne reste fistuleuse lorsque l'urine y passe encore au bout de cinquante ou soixante jours. Cependant on a vu des individus dont la plaie n'a été complétement cicatrisée qu'après six ou sept mois. La contusion et les déchiremens du col de la vessie et de l'urètre, la maigreur extrême du malade, le rétrécissement de l'urètre sont les causes les plus ordinaires de la fistule. On favorise, dans le premier cas, la cicatrisation de la plaie en introduisant par l'urètre une sonde de gomme élastique qu'on laisse à demeure et qu'on a soin de renouveler de temps en temps. L'usage de la sonde n'est d'aucune utilité lorsque la fistule est entretenue par la maigreur du sujet. Il n'y a que l'embonpoint qui puisse procurer le rapprochement et la réunion des lèvres de la plaie. On prescrit au malade une nourriture succulente, un exercice modéré, l'air de la campagne, etc. Il est très-rare qu'un petit calcul ou un fragment de pierre arrêté dans la plaie en empêche la réunion. Toutefois il est convenable de faire des recherches, et de l'extraire, si on le trouve. La fistule entretenue par le rétrécissement de l'urètre est très-rare; elle réclame d'abord l'usage d'une bougie; on emploie plus tard une sonde de gomme élastique. Il arrive quelquefois que, malgré l'usage long-temps continué de la sonde, la fistule ne guérit pas, soit parce que l'urine passe entre la sonde et le canal, soit parce que la fistule n'a pas les conditions nécessaires pour se cicatriser. Dans le premier cas, on peut essayer une sonde d'un plus grand·calibre; dans le second, on avive la plaie, on exerce ensuite l :compression pour en rapprocher les parois et les appliquer fortement l'une contre l'autre.

Incontinence d'urine. — Cet accident, assez rare, ne survient guere que lorsque le col de la vessie a été fortement contus ou déchiré; il est dû presque toujours à la gangrène des parties froissées; lorsque l'urine s'écoule au dehors à mesure qu'elle arrive dans la vessie, l'incontinence d'urine est ordinairement incurable. Les astringens locaux la font cesser quelquefois, lorsque l'excrétion de ce liquide ne se fait que quand il s'en est accumulé une certaine quantité dans la vessie.

Blessure de l'intestin rectum. — Cet accident peut être attribué, dans quelques cas, au défaut d'attention ou au peu d'adresse du chirurgien; mais l'homme le plus habile, le plus exercé et le plus attentif, n'est pas certain de l'éviter toujours. Le rectum est si large chez quelques sujets habituellement constipés, qu'il occupe la presque totalité du petit bassin et qu'il couvre les parties latérales de la prostate. Ce n'est pas seulement en incisant la prostate et le col de la vessie que l'on peut blesser le rectum; on peut l'atteindre aussi en pratiquant l'incision extérieure. On s'aperçoit quelquefois de .cet accident, au moment de l'opération, par la sortie des matières fécales à travers la plaie, et par l'odeur des gaz qui s'échappent. En général, ce n'est que quelques jours après qu'on acquiert la certitude que le rectum est ouvert. Lorsque cet intestin a été intéressé en pratiquant l'incision extérieure, si l'ouverture est très-petite, elle peut se guérir d'elle-même. Lorsqu'elle a plus d'étendue, le cours de l'urine se rétablit peu à peu, et il reste ensuite une fistule stercorale dont on obtient facilement la guérison en incisant la portion du rectum comprise entre son ouverture et l'anus. Dans ce cas, si le cours de l'urine par la voie naturelle tarde trop à se rétablir, on favorise la cicatrisation de la plaie de l'urètre et du col de la vessie en introduisant dans ce viscère, par l'urètre, une sonde de gomme élastique. Lorsqu'on ouvre le rectum en incisant la portion membraneuse de l'urètre, la prostate et le col de la vessie, que l'ouverture a peu d'étendue et avoisine l'anus, le malade peut guérir sans fistule, si l'on a la précaution de placer de bonne heure une sonde de gomme élastique dans la vessie et d'empêcher l'accumulation des matières fécales dans le rectum ; mais, lorsque la blessure de cet intestin est grande et éloignée de l'anus, il se forme au périnée une fistule urinaire et stercorale qui est presque toujours incurable. Il arrive cependant quelquefois que la plaie extérieure se cicatrise ; mais il reste une communication entre le col de la vessie et le rectum ; le malade rend une plus ou moins grande quantité d'urine par l'anus et un peu de matière fécale par la verge. On doit employer dans ce cas une sonde de gomme élastique ; on prescrit un régime propre à rendre au malade son embonpoint. Si malgré ces moyens l'urine continue de passer dans le rectum et à sortir par l'ouverture du périnée, on peut considérer cette maladie comme incurable.

Lésion des réservoirs et des conduits spermatiques. — La lésion des canaux éjaculateurs a lieu dans la méthode de Celse et dans la taille recto-vésicale ; elle n'est nullement à craindre dans la méthode transversale ou bilatérale, les conduits se trouvant très-rapprochés l'un de l'autre, et la portion moyenne de la prostate restant toujours intacte dans cette nouvelle méthode. Dans la taille latérale, l'incision prolongée trop loin peut comprendre la partie externe de la vésicule séminale gauche. Il est vraisemblable que, lorsque l'impuissance succède à l'opération de la taille latéralisée, elle est occasionnée par des escharres formées dans le trajet de la plaie, ou par la dilacération des conduits éjaculateurs, au moment de l'extraction du calcul. Cet accident est sans remède.   (MURAT.)

LIVÈCHE, s. f., *ligusticum levisticum*, L. Plante vivace de la famille des ombellifères, de la pentandrie digynie, qui croît au milieu des prairies, dans les montagnes du midi de la

France. La racine de cette plante est allongée, épaisse, charnue, noirâtre à l'extérieur, blanche intérieurement ; son odeur est forte, sa saveur aromatique est chaude. On l'employait beacoup autrefois comme stomachique, excitante, etc. Elle entre encore dans le sirop d'armoise composé. Du reste, elle est aujourd'ui tout-à-fait inusitée.   (A. R.)

LOBE, s. m., *lobus;* portion arrondie et saillante d'un organe. *Lobes du cerveau, du poumon, du foie.* M. Chaussier a appliqué aux hémisphères du cerveau cette dénomination, par laquelle les autres anatomistes désignaient les éminences situées à la face inférieure de ces hémisphères, éminences que cet auteur a nommées alors *lobules. Voyez* ENCÉPHALE.

LOBÉLIE, s. f., *lobelia syphilitica*, L., Rich., *Bot. méd.*, tome 1, page 346. Plante vivace de la famille des Campanulacées, et dont les auteurs modernes font le type d'un ordre naturel nouveau sous le nom de *Lobéliacées;* mais les caractères de cette famille diffèrent à peine de ceux des Campanulacées. (*Voyez* ce mot.) La lobélie syphilitique est originaire de l'Amérique septentrionale. Sa tige, qui est droite et simple, peut atteindre une hauteur d'un pied et demi à deux pieds. Ses feuilles sont alternes, sessiles, rapprochées, lancéolées, sinueuses et denticulées sur leurs bords, légèrement pubescentes. Les fleurs sont violettes, et forment un long épi à la partie supérieure de la tige. Les fleurs ont une corolle monopétale irrégulière et fendue ; cinq étamines soudées entre elles par les filets et les anthères, et pour fruit une capsule globuleuse couronnée par le limbe du calice, à deux loges polyspermes et à deux valves.

De même que la plupart des autres plantes de la famille des Campanulacées, la lobélie est lactescente, et répand, quand elle est récente et qu'on la froisse entre les doigts, une odeur un peu vireuse. Les habitans du Canada employaient depuis fort long-temps sa racine dans le traitement de la syphilis, et en faisaient un secret. Le Dr Johnson parvint à le leur acheter, et le communiqua au voyageur Klam, qui en répandit la connaissance en Europe vers l'année 1756. Cette racine, telle qu'on la trouve dans le commerce, est de la grosseur d'une plume à écrire, ou de celle du petit doigt, d'une teinte grise-jaunâtre, avec des stries longitudinales et transversales, assez rapprochées pour lui donner un aspect écailleux que quelques auteurs ont comparé à celui de la peau d'un lézard. Intérieurement, les rayons médullaires se fendent, en sorte qu'elle paraît formée de lamelles perpendiculaires partant du centre vers la circonférence. Son odeur est faiblement aromatique, et sa saveur un peu âcre et sucrée. M. Boissel pharmacien en a fait récemment une analyse chimique, qu'il a publiée dans le *Bulletin de pharmacie* (décembre 1824). Les matières qu'il en a retirées sont : 1° une matière grasse de consistance butyreuse ; 2° du sucre incristallisable et infermentescible ; 3° une matière mucilagineuse ; 4° du malate acide de chaux ; 5° du malate de potasse ; 6° des traces d'une matière amère très-fugace ; 7° quelques sels et du ligneux.

La racine de lobélie syphilitique est très-peu employée en France, malgré les éloges qui lui ont été prodigués en Suède par Kalm et Linné, par Havermann en Allemagne, et par Dupau en France. Ce dernier médecin, qui a publié le résultat de ses observations dans le *Journal de Paris* de l'année 1780, l'a employée tantôt seule, et tantôt conjointement avec le mercure, et il dit en avoir retiré de grands avantages dans l'un et l'autre cas. Donnée à faible dose, la décoction de racine de lobélie excite la transpiration cutanée ; à dose un peu plus élevée, elle augmente les déjections alvines ou détermine le vomissement. Cependant M. Boissel, dont nous avons rapporté l'analyse, dit qu'il a fait prendre à plusieurs chats un gros et même un gros et demi d'extrait de lobélie, sans que cette substance ait jamais provoqué le vomissement. Nous le répétons, ce médicament est à peu près inusité en France, et ce que nous savons à son égard nous porte à croire qu'il mérite peu d'être administré.

Plusieurs autres espèces du genre lobélie sont douées d'une grande âcreté, qui les rend des végétaux suspects et dangereux. Telles sont en France la lobélie brûlante, *lobelia urens*, L., qui croît dans les bois humides, et aux Antilles ; la *lobelia longiflora*. *Voyez* POISONS. (A. RICHARD.)

LOBULE. s. m., *lobulus ;* petit lobe. Le plus petit lobe du foie, le lobe dit de Spigel, est quelquefois appelé simplement *lobule.* On donne aussi ce nom à la partie arrondie et molle qui termine inférieurement le pavillon de l'oreille.

LOCAL, adj., *localis ;* qui a trait à une seule des parties du corps. On entend de deux manières cette épithète quand on s'en sert pour caractériser le mot *maladie.* Ainsi tantôt on veut dire que la maladie est bornée à une partie quelconque du corps, sans déranger d'autres fonctions que celles de la partie malade; tantôt on désigne par-là indistinctement les maladies bornées à une partie, qu'elles soient accompagnées ou non du trouble sympathique de la plupart des fonctions, sans que le reste de l'économie soit altéré dans son organisation. On voit donc que, dans un cas, l'expression *maladie locale* est opposée à celle qui désigne une lésion bornée à un organe, mais entraînant un trouble plus ou moins général des fonctions; et que, dans un autre cas, cette même expression est opposée aux mots *maladie générale*, maladie qu'on suppose altérer toute l'économie, ou l'un des tissus généraux de l'économie tout entier. (*Voyez*, pour l'indication des théories qui regardent ce point important de pathologie, l'article MALADIE.) On donne encore le nom de *médication locale* au changement opéré dans un but thérapeutique sur une partie du corps, par opposition à *médication générale*, dans laquelle toute l'économie est modifiée dans le même but. Voyez MÉDICATION.

LOCHIES, s. f. pl., *lochia, puerperii purgatio, purgamenta*; excrétion qui a lieu par les organes sexuels pendant le temps des couches. Ce mot est emprunté du mot grec λοχεῖα, λόχια, qui signifie la même chose, et est dérivé de λοχός, une femme en couches. L'histoire physiologique des *lochies* a été exposée lorsque j'ai traité des *couches*, dont cette évacuation est un des principaux phénomènes. Il me reste à parler ici des altérations pathologiques dont les lochies sont susceptibles. Ces altérations sont leur suppression ou leur diminution, leur flux immodéré, leur changement de couleur, d'odeur, etc. On a aussi parlé de leur *rétention* dans la cavité utérine; mais tout ce qu'on a dit à cet égard se rapporte à l'*hémorrhagie* utérine interne qui a lieu après la délivrance, et ne se rattache pas à l'histoire des lochies. La considération de cette circonstance de l'hémorrhagie utérine entrera naturellement dans le plan de l'article où il sera spécialement traité de cette hémorrhagie. (*Voyez* MÉTRORRHAGIE.)

Suppression et diminution des lochies. — Il a été avancé à l'article *couches* que la suppression des lochies, quoique étant le plus ordinairement le symptôme d'une maladie déjà existante, est quelquefois aussi la suite immédiate de quelque cause appréciable. Elle précède alors l'apparition des symptômes morbides, et peut être par cela même considérée comme la cause de leur développement. Il est en effet naturel de penser que la suppres-

sion brusque d'une sécrétion aussi abondante, ou la cessation
subite d'une action organique telle que celle qui produit cette
sécrétion, sont bien capables d'apporter du trouble dans les
autres fonctions. Pour reconnaître la réalité de cette influence,
il n'est pas nécessaire d'adopter une théorie sur le mode suivant lequel elle s'opère; il suffit d'observer la succession des
phénomènes. Qu'importe en effet que l'on admette que la matière de cette sécrétion, intacte ou altérée, est transportée sur
un autre organe, ou que, refluant dans la masse des humeurs,
elle produit une pléthore nuisible, ou que l'irritation suspendue
dans l'organe siége de la sécrétion se reproduit vicieusement
sur un autre, ou que l'irritation, développée primitivement
sur l'organe sécréteur, suspend la sécrétion et se réfléchit en
même temps sur d'autres organes ? Qu'importe qu'on admette
telle hypothèse qu'on voudra, pourvu qu'on reconnaisse que,
dans quelques cas, la suppression des lochies précède le développement des autres phénomènes morbides et semble leur
donner naissance, et que le rétablissement de cette sécrétion,
obtenu à temps, arrête ce développement et ramène le calme
dans l'économie ? Or, c'est ce que prouvent un certain nombre
de cas. J'en pourrais rapporter plusieurs que j'ai observés, et
qui paraîtraient, je pense, concluans; mais je ne pourrais entrer ici dans les détails qui seraient nécessaires pour en faire
ressortir toutes les conséquences; et d'ailleurs ce point de pathologie doit être traité ailleurs d'une manière générale. (*Voyez
pathogénie.*) Les considérations que je viens d'exposer m'autorisent à regarder comme suffisamment établi ce que j'ai avancé
plus haut, que la suppression des lochies, le plus souvent symptomatique, est quelquefois aussi primitive et cause de maladies. Quand je dis primitive, je n'entends pas que la cause qui
la détermine n'agit pas d'abord sur l'organe sécréteur, mais
seulement qu'elle n'est pas l'effet sympathique d'une affection
existante dans un autre organe, ou le symptôme de l'inflammation de l'utérus.

La suppression symptomatique est généralement regardée
comme une circonstance très-fâcheuse dans les maladies. On
s'est peut-être trop exagéré le danger qui en résulte; mais certainement il n'est pas imaginaire, comme quelques médecins
le prétendent. Cette suppression paraît bien certainement être
une des causes qui rendent si graves les maladies des nouvelles

accouchées. Cependant on voit quelquefois dans ces maladies, dans des péritonites très-intenses, par exemple, les lochies continuer de couler jusqu'à la fin, quoique souvent en moindre quantité, et offrir seulement une altération notable dans leurs qualités physiques. Quand la suppression des lochies a lieu, elle doit inspirer d'autant plus de crainte, qu'elle survient à une époque plus rapprochée de l'accouchement et où cette sécrétion est plus abondante. On peut l'attribuer soit à une irritation vive fixée sur un organe qui détermine une fluxion très-active vers ce point et suspend l'action sécrétoire de l'utérus, soit à la chaleur fébrile qui arrête cette sécrétion comme toutes les autres, soit à l'inflammation de l'utérus lui-même. D'après cette étiologie, l'indication de rétablir le cours des lochies se confond avec les indications générales que présente la maladie elle-même. Souvent en effet, dès que les symptômes de cette maladie diminuent, on voit les lochies reparaître, et cette circonstance est d'un heureux augure. Quelquefois cependant la santé revient, sans que la sécrétion se rétablisse; c'est ce qui arrive surtout quand la maladie a duré un certain temps. Lorsque la cause de la suppression n'est pas dans l'utérus même, en même temps que l'on emploie les moyens propres à faire cesser cette cause, il convient de solliciter l'action de l'utérus; mais il est évident que ce n'est pas aux médicamens appelés *aristolochiques* qu'il faut avoir recours. Les substances que l'on rangeait sous cette dénomination et sous celle d'*emménagogues*, sont toutes plus ou moins fortement excitantes, et augmenteraient le mal loin d'y remédier. Des pédiluves chauds, quelquefois stimulans, des vapeurs simplement aqueuses, ou aromatiques, dirigées vers les organes sexuels, la saignée du pied, l'application des sangsues à la partie supérieure et interne des cuisses, ou à l'intérieur des grandes lèvres, celle des ventouses ou des vésicatoires aux cuisses, sont les meilleurs moyens à mettre en usage pour rappeler l'écoulement des lochies; leur emploi, sagement coordonné avec les autres indications que présente l'état des malades, est souvent suivi de succès, et n'offre jamais d'inconvéniens.

Une affection morale subite et vive, quoique la cause en soit parfois fort légère, l'impression brusque du froid appliqué soit aux environs des organes génitaux, soit à la surface des membres inférieurs, sont les causes de la suppression des lochies

que j'appelle *primitive*. L'immersion prolongée des mains dans
l'eau chaude me semble aussi capable de la produire. L'application imprudente des astringens sur les organes génitaux a
également été considérée comme une de ses causes. On trouve
un grand nombre d'autres causes mentionnées dans les observations; mais elles se rapportent évidemment à des cas de suppression symptomatique, c'est-à-dire aux maladies dont elle
n'est que la conséquence. La suppression primitive est souvent
suivie du développement d'affections très-graves, telles que la
métrite, la péritonite, d'autres inflammations, des congestions,
des névroses; ces maladies sont d'autant plus graves, il est d'autant plus à craindre de les voir survenir, que l'écoulement était
plus abondant au moment de la suppression. Quelquefois aussi
cette suppression n'est suivie d'aucun accident; la santé des
femmes n'en est nullement troublée, soit que les lochies se
rétablissent bientôt naturellement, soit qu'elles ne reparaissent pas. Il est inutile de parler du diagnostic; le rapport
des malades l'établit suffisamment. Le prognostic ressort de
ce qui vient d'être dit. Il se tire aussi et surtout de
la gravité de l'affection qui s'est développée. Il convient
d'ajouter qu'on doit d'autant moins espérer de ramener l'é-
coulement des lochies, que l'on est plus loin de l'époque de
l'accouchement. Souvent les accidens peu graves, ou l'état douteux de santé, qui ont succédé à la suppression des lochies arrivée à une époque avancée, persévèrent jusqu'au retour de la
première période menstruelle. On ne connaît pas la cause prochaine, la condition organique qui détermine la cessation de
cette sécrétion. On n'a encore à cet égard que des hypothèses.
Celle qui paraît la plus vraisemblable l'attribue au spasme
des vaisseaux. Quelles qu'aient été les vues théoriques qui ont
dirigé les médecins dans la détermination des moyens qu'ils ont
mis en usage, il faut convenir que le traitement de cette suppression est encore purement empirique. Cependant la considération de la constitution des malades fournit des indications
qu'il importe de ne pas négliger : ainsi, chez une femme forte et
pléthorique, on insiste principalement sur les saignées; chez
une femme nerveuse, on ne craint pas d'associer les antispasmodiques aux autres moyens; et chez une femme faible, quelques excitans, de ceux qu'on nomme *emménagogues* ou *aristolochiques*, peuvent être conseillés avec succès; mais il faut tou-

jours songer que ce sont surtout des maladies inflammatoires que la suppression des lochies entraîne à sa suite. J'ai indiqué plus haut les moyens que l'on met en usage pour rétablir la suppression des lochies. Il serait superflu d'y revenir. Quand on les emploie à temps, on en obtient fréquemment l'effet désiré, et on voit souvent alors les symptômes morbides qui avaient commencé à se montrer disparaître entièrement et sans autre traitement. Mais quand déjà une maladie s'est développée, il faut lui opposer un traitement approprié, et ne pas compter uniquement sur l'effet du retour des lochies, qui est incertain, quelques soins que l'on prenne pour les rappeler. Ce qui vient d'être dit s'applique avec quelques légères modifications aux cas dans lesquels la sécrétion des lochies est simplement diminuée, cas beaucoup moins graves, et qu'il ne faut pas confondre avec ceux dans lesquels cette sécrétion naturellement n'a pas lieu, est peu abondante, ou cesse bientôt.

Flux immodéré des lochies. — Il est souvent fort difficile de fixer la limite qui sépare les lochies naturellement fort abondantes et en rapport avec les forces de la femme, de celles dont l'excès constitue une véritable maladie. En effet, la quantité et la durée du flux lochial varient singulièrement chez les différentes femmes. A moins que la quantité de l'écoulement ne soit évidemment hors de toute proportion avec l'état naturel, le médecin doit établir son jugement d'après l'effet produit par cet écoulement abondant, et d'après l'irrégularité de la marche de cette sécrétion. Le flux lochial peut être immodéré par sa quantité ou par sa durée, et cet effet peut se manifester aux diverses périodes de cette sécrétion. L'excès des lochies sanguinolentes est une véritable hémorrhagie utérine, et doit faire la matière d'un article à part (*voyez* MÉTRORRHAGIE); l'excès des lochies laiteuses ou puriformes se rapporte à la *leucorrhée*, dont il a été traité dans un article spécial.

Les *altérations* que les lochies éprouvent dans leur couleur, leur odeur, leur consistance, s'observent assez souvent. Elles sont le plus ordinairement l'effet de quelque maladie qui doit spécialement fixer l'attention du médecin. Ce symptôme, par lui-même, est de peu d'importance. Quelquefois cependant les lochies, plusieurs jours après l'accouchement et quand elles sont déjà puriformes, prennent une couleur brune ou même noire, et conservent ce caractère pendant quelques jours, sans qu'on remarque aucun dérangement dans les fonctions. Parfois elles conservent dans le même temps leur odeur naturelle ; d'autres fois elles deviennent fétides. Ces altérations me paraissent devoir être attribuées à la décomposition de quelque portion de placenta ou de quelque caillot resté dans l'utérus, et ne demandent d'autres soins que des injections destinées à entraîner ces débris. Chez les femmes qui étaient affectées d'ascite ou d'anasarque pendant leur grossesse , les lochies sont ordinairement séreuses et excessivement abondantes. Cet écoulement, qui coïncide avec la diminution rapide de l'hydropisie, paraît être la voie que la nature s'est choisie pour évacuer la sérosité surabondante. Je l'ai vu, dans une circonstance entre autres, porté à un tel degré, qu'un coucher fort épais en était traversé, et que la sérosité s'écoulait en grande quantité sur le parquet; cela continua avec cette abondance pendant deux jours. Je ne chercherai pas à déterminer par quelles voies la sérosité passe des cavités dans lesquelles elle est épanchée dans celles de l'utérus ; il me suffit d'avoir constaté le fait.   (DESORMEAUX.)

LOCOMOTEUR. adj. *Appareil locomoteur*. On appelle ainsi le groupe des diverses parties du corps de l'homme et des animaux, qui servent à l'accomplissement de leur locomotion, et à la production de leurs mouvemens volontaires. Nous en présenterons le tableau au mot LOCOMOTION. (ADELON.)

LOCOMOTION, s. f. Par le mot *locomotion*, qui a pour radicaux les mots latins *locus* et *movere*, on n'entend pas seulement le pouvoir qu'ont les animaux de se transporter d'un lieu dans un autre, mais encore la faculté qu'ils ont de produire tout mouvement volontaire quelconque. Ce mot, en physiologie, est le nom d'une fonction qu'on doit définir : la fonction par laquelle les animaux meuvent, sous la dépendance de leur volonté, ou tout leur corps en masse, ou seulement quelques unes des parties de leur corps, dans la vue d'effectuer les différens actes extérieurs que leur sensibilité leur a fait juger leur être nécessaires.

En effet, la première remarque à faire en commençant l'étude de la locomotion, est qu'elle a été donnée aux animaux au même titre que la sensibilité, c'est-à-dire, pour qu'ils puissent présider eux-mêmes à leur conservation; et que, coexistant toujours avec cette faculté, elle est, comme elle, caractéristique du règne animal. Si, effectivement, par la sensibilité les animaux ont la notion des corps dont ils doivent user, et le sentiment de leurs besoins, c'est par la locomotion qu'ils accomplissent les rapports extérieurs que ces besoins réclament. Aussi tout animal qui a la faculté de sentir a celle de se mouvoir à volonté, sinon dans sa totalité, au moins partiellement; et même on voit que dans la série des animaux la locomotion est proportionnelle à l'étendue de la sensibilité, ce qui devait être, puisque c'est par elle que celle-ci se satisfait et exprime ses impressions.

Il est nécessaire de faire précéder l'étude de la locomotion de quelques considérations sur les parties qui l'accomplissent, et qui fondent ce qu'on appelle l'*appareil locomoteur*. Ces parties diffèrent dans la généralité des animaux. Dans ceux qui sont au plus bas degré de l'échelle, dont le corps est homogène, la locomotion ne paraît pas avoir, plus que la sensibilité, un appareil distinct; c'est la masse même du corps qui, en se contractant, exécute le mouvement, comme c'est cette même masse qui a senti les impressions des objets extérieurs. Mais dans les animaux plus compliqués, et, à plus forte raison, dans les animaux supérieurs, en même temps que le système nerveux s'isole des autres élémens organiques et est reconnu l'appareil distinct de la sensibilité et le moteur commun de tous les organes, en même temps apparaît aussi un appareil spécial pour la locomotion. D'abord cet appareil ne se compose que de deux sortes de parties : 1° les *nerfs*, qui, étendus des centres nerveux où se font les volontés, aux muscles qui se contractent pour produire les mouvemens, portent à ceux-ci les volitions, qui règlent toutes les particularités de leurs contractions; 2° les *muscles*, qui, se contractant sous l'influence des nerfs, sont les agens spéciaux de la locomotion. Mais, lorsque les animaux ont dans leur structure des parties dures, comme ces parties dures déterminent la forme les dimensions du corps, sont celles qui sont mues par les muscles, elles exercent par leur disposition une grande influence sur le caractère des mouvemens, et elles forment une troisième partie intégrante de l'appareil locomoteur. Les deux premières constituent ce qu'on appelle les *organes actifs des mouvemens*, et les dernières en sont les *organes passifs*. Ceux-ci, ou les parties dures, tantôt sont situés dans l'épaisseur de la peau dont ils sont des dépendances, comme dans les animaux articulés externes, tantôt sont placés au centre des chairs, sont de véritables *os* que les muscles entourent, comme dans les animaux vertébrés. Dans le 1er cas, la partie dure étant à l'extérieur, elle a besoin d'être figurée en tube pour contenir dans son intérieur les muscles moteurs ; et comme alors elle ne peut s'articuler avec une aûtre que par deux points, cela limite forcément le nombre des mouvemens. Dans le second cas, au contraire, les muscles étant placés en dehors de l'os, et l'entourant de toutes parts, ils peuvent le mouvoir en tous sens ; et cela fonde une disposition plus favorable pour la locomotion. Ce dernier mode est celui de l'homme : animal vertébré et à squelette intérieur, son appareil locomoteur se compose donc de trois sortes de parties : 1° les *nerfs*, qui dès centres nerveux portent aux muscles les ordres de la volonté ; 2° le *système musculaire*, assemblage de muscles nombreux, placés çà et là dans l'économie, partout où il y avait des mouvemens à produire ; 3° enfin, le *système osseux*, assemblage de pièces dures, solides, qui forment la charpente du corps, et sont mues par les muscles. A ces deux dernières parties se rattachent beaucoup d'organes divers, savoir : les *tendons*, qui terminent les muscles et sont les cordons par lesquels ils s'attachent aux os ; les *aponévroses*, qui sont de grandes toiles résistantes qui embrassent les muscles, les soutiennent, et préviennent leur déplacement au moment de leur contraction ; les *cartilages*, qui revêtent les extrémités par lesquelles les os s'articulent et se meuvent les uns sur les autres ; les *ligamens*, qui sont des cordons fibreux fort résistans, enveloppant les articulations, et tout à la fois prévenant les déplacemens des os par leur résistance, et permettant leurs mouvemens par leur souplesse ; les *fibro-cartilages*, qui placés dans quelques articulations entre les deux os qu'elles unissent, mais sans être continus à aucun des deux, paraissent servir à augmenter l'étendue des mouvemens ; enfin les *membranes synoviales*, qui fournissent dans les articulations ce fluide onctueux qui lubrifie les extrémités articulaires des os, les rend plus glissantes, et qu'on appelle *synovie*.

Ce n'est pas ici le lieu de traiter de chacune de ces parties, non-seulement dans leurs dispositions de détails, mais même d'une manière générale ; nous devons renvoyer à chacun des mots qui les désignent, sinon nous ferions de cet article un long volume. Nous devons supposer à nos lecteurs une connaissance générale de ces divers organes, et d'après elle nous borner à faire l'histoire physiologique de la locomotion. Pour nous guider dans l'exposition d'une fonction aussi étendue et comprenant tant de faits, voici l'ordre que nous suivrons : nous allons d'abord chercher comment se produit un mouvement volontaire quelconque, abstraction faite de son but, indiquant quelle part a à cette production chacune des trois parties qui composent l'appareil locomoteur : nous passerons ensuite en revue chacune des espèces de mouvemens déterminés que produit l'homme, car c'est à cet être seul que nous devons borner nos considérations.

§ I. *De la locomotion en général.* Dans tout mouvement volontaire quelconque, il faut considérer, d'abord la volonté qui en est le principe, ensuite la contraction musculaire qui l'effectue, et enfin le mode selon lequel cède à cette dernière l'os qui forme la charpente du corps et qui est vraiment le levier auquel s'applique la force motrice. En d'autres termes, il faut décrire successivement le jeu de chacune des parties de l'appareil locomoteur ; d'abord celui des organes actifs du mouvement, qui sont les organes nerveux et les muscles ; ensuite celui des organes passifs, c'est-à-dire, des os et de leurs dépendances.

1° *De la volonté, ou de l'action des organes nerveux dans la locomotion.* La volonté étant le principe de tout mouvement volontaire, on conçoit d'abord que, chez les animaux supérieurs, et par conséquent dans l'homme, les centres nerveux dans lesquels siége cette volonté ont une part principale à l'accomplissement de la locomotion. En effet, bien que ce soient les muscles qui produisent les contractions desquelles dépend tout mouvement volontaire, il est sûr qu'aucun de ceux-ci n'est effectué sans l'intervention de l'encéphale. Comment pourrait-il en être autrement, si d'une part c'est la volonté qui imprime à la contractilité musculaire toutes ses particularités, et si d'autre part, cette volonté siége dans l'encéphale? Or, il est certain, d'un côté, que tous les mouvemens volontaires sont par leur énergie, leur durée, par tous leurs caractères en général, en rapport avec les conditions spéciales de la volonté : et, d'un autre côté, nous avons prouvé au mot *encéphale*, que ce centre nerveux était, chez l'homme au moins, le siége du *moi pensant, sentant* et *voulant,* et à ce dernier titre présidait à tous les mouvemens volontaires. A défaut de ces raisonnemens, on aurait d'ailleurs, pour appuyer cette proposition, des faits directs : toute lésion grave de l'encéphale entraîne l'impossibilité de tout mouvement volontaire : il en est de même, si par une section, une ligature, soit de la moelle spinale, soit des nerfs qui se rendent aux muscles, on a fait cesser la communication entre ces derniers organes et le cerveau : enfin une irritation du cerveau agit sur les muscles comme l'action cérébrale de la volonté, et en excite les contractions. Il resterait dès lors à dire ce qu'est cette action cérébrale qu'on appelle *volition*, et qui régit la contractilité musculaire de manière à faire de celle-ci l'exécutrice fidèle des ordres de la volonté. Il resterait aussi à déterminer si toute la masse encéphalique a part à cette importante action, ou, dans le cas contraire, quelle est dans cet organe si complexe la partie qui paraît en être le siége spécial. Or, en ce qui concerne la première question, au mot *encéphale*, nous avons déjà avoué notre ignorance absolue : bien convaincu qu'il y a pour la production de tout mouvement volontaire une action du cerveau, et une action qui doit tenir la plus grande place dans l'histoire du phénomène, puisqu'elle en détermine toutes les particularités, nous avons cependant avoué que cette action nous était tout-à-fait inconnue, et que nos notions sur elle se bornaient à savoir qu'elle a lieu, et qu'il n'est aucun phénomène physique ou chimique auquel on puisse la rattacher. Quant à la seconde question, il paraît que toute la masse encéphalique n'est pas utile à l'action de volition, puisqu'on peut enlever quelques tranches de l'encéphale sans anéantir les mouvemens volontaires. Mais alors quelle est la partie de l'encéphale qui est plus spécialement le siége de la volonté ? et même n'y a-t-il pas en cet organe diverses parties qui président chacune à chacun des nombreux mouvemens déterminés que présente l'économie si complexe de l'homme ? C'est sur quoi les physiologistes sont dans la plus grande dissidence. D'un côté, selon MM. Rolando et Flourens, la partie de l'encéphale qui préside aux mouvemens est la même que celle qui recueille les impressions sensitives, savoir : les hémisphères cérébraux, jusqu'au lieu où les tubercules quadrijumeaux adhèrent à la moelle allongée; ils se fondent sur ce que toute irritation, et au-dessus et au-dessous de ce point, quand la communication avec lui est interrompue, ne détermine pas de contractions convulsives. Selon ces mêmes physiologistes, le cervelet a aussi une part prochaine à la production des mouvemens; car, si sur un animal vivant on enlève cette partie cérébrale, le reste de l'encéphale étant laissé intact, cet animal n'a perdu que la faculté de se mouvoir. M. Rolando, par exemple, exprime nettement, 1° que le cervelet est un appareil electro-moteur, sécrétant un fluide analogue au fluide galvanique, et qui conduit par les nerfs aux muscles, en provoque la contraction ; 2° que les hémisphères cérébraux, comme siége de la volonté, règlent le jeu du cervelet, et par-là donnent de la régularité aux mouvemens. M. Flourens est un peu moins absolu, et présente seulement le cervelet comme le régulateur, le balancier des mouvemens de l'animal. M. Magendie, sans adopter ces idées de MM. Rolando et Flourens, croit pourtant aussi que le cervelet a quelque influence sur les mouvemens; car il a expérimenté que toute lésion un peu grave de cette partie encéphalique, non-seulement ôtait à l'animal la faculté de se mouvoir en avant, mais lui imprimait la singulière disposition de ne se mouvoir qu'en reculant. D'un autre côté, selon M. Foville, tandisque que la sensibilité siégerait dans la substance grise cérébrale, la faculté du mouvement dériverait de la substance blanche. De plus, selon ce même anatomiste, et selon M. Serres, les couches optiques et les lobules postérieurs du cerveau président aux mouvemens des membres supérieurs; les corps striés et les lobes antérieurs à ceux des membres inférieurs; et les lobules temporaux et les cornes d'Ammon à ceux de la langue. Cette dernière assertion est contredite par M. Bouillaud, qui établit que c'est le lobule antérieur du cerveau qui régit les mouvemens de la parole, la substance grise du lobule présidant à ce qu'il y a d'intellectuel dans cet acte, et la substance blanche aux mouvemens qui lui appartiennent. Enfin M. Bellingeri, de Turin, croit, d'après des expériences, que le cerveau et ses productions, savoir, les cuisses du cerveau, les corps pyramidaux, les faisceaux antérieurs de la moelle spinale, et les nerfs qui naissent de ces parties, président aux mouvemens de flexion; et qu'au contraire, le cervelet et ses productions, c'est-à-dire, les faisceaux postérieurs de la moelle spinale, et les filamens qui naissent de ces faisceaux et des racines postérieures des nerfs spinaux, président aux mouvemens d'extension. Il suffit sans doute de toutes ces divergences des auteurs sur ce point de la science pour nous commander le doute. S'il est vrai que chaque partie du cerveau ait sa fonction propre, et particulièrement que chacune préside à un mouvement déterminé, il faut, pour déterminer cette fonction, interroger toutes les sources de lumières, et que toutes fournissent le même résultat; il faut, par exemple, que les mutilations des animaux vivans dans des expériences physiologiques, que la physiologie comparative qui offre des mutilations toutes faites, que la succession des développemens des âges, qui montre de même les cerveaux acquérant chaque jour de nouvelles parties, enfin que les observations pathologiques conspirent à fonder une même proposition. Or, que nous sommes loin encore de cet état! Chaque physiologiste n'a généralement conclu que d'après un seul de ces genres de preuves; et loin qu'on voie le physiologiste expérimentateur, le zoologiste et le pathologiste arriver chacun de leur côté au même principe, ce qui devrait être, s'ils avaient trouvé la vérité, on les voit se contredire tous. Nous bornant donc à présenter comme conjectures les résultats divers de leurs efforts, contentons-nous de proclamer d'une manière générale la nécessité d'une action quelconque de l'encéphale pour la production de tout mouvement volontaire.

Mais ce n'est pas immédiatement que le cerveau imprime aux muscles les déterminations de la volonté; il en est trop éloigné; c'est au moyen des nerfs qui proviennent, les uns de la moëlle allongée, les autres de la moëlle spinale, et qui communiquent avec eux par l'intermédiaire de ces deux centres. De là la nécessité qu'à l'action encéphalique s'ajoutent une action de la moëlle spinale, et une des nerfs qui d'elle se rendent aux muscles.

D'abord le fait est incontestable; la moelle spinale est-elle mutilée, où cesse-t-elle de communiquer avec l'encéphale, en vain celui-ci forme des volitions, tout mouvement volontaire devient impossible. Il en est de même quand il y a section ou ligature des nerfs qui de la moelle spinale se rendent aux muscles.

Mais cette action de la moelle spinale et de ses nerfs n'est-elle que la transmission de celle qui s'est passée dans l'encéphale, et que nous avons appellée volition? ou bien en est-elle une autre toute différente, qui déterminerait spécialement la contraction musculaire, et dont seulement la volition règlerait la mesure? En d'autres termes, la moelle spinale et les nerfs ne sont-ils que des conducteurs des volitions encéphaliques? ou bien sont-ils les producteurs immédiats de l'influx nerveux qui décide les contractions des muscles, étant seulement dans leur travail subordonnés à l'influence des volitions ? A l'appui de cette dernière manière de voir, on fait remarquer qu'une irritation de la moelle spinale détermine dans tous les muscles situés au-dessous du point irrité des contractions analogues à celles que suscite la volonté, avec cette seule différence, que ces contractions ne sont plus régulières; on fait même observer que dans ces cas la volonté est impuissante à empêcher, à modifier en rien ces contractions; enfin, on cite les cas nombreux dans lesquels on a vu la moelle spinale, seule et sans le concours de l'encéphale, déterminer des mouvemens, comme chez les animaux inférieurs que l'on voit se mouvoir encore long-temps après la décapitation, comme les exemples d'acéphales et d'anencéphales le montrent dans les animaux supérieurs eux-mêmes, dans l'homme. Nous nous avouons incapable de décider entre ces deux opinions; la question qu'elles soulèvent se rattache d'ailleurs à la recherche de la condition matérielle qui fonde l'unité du *moi*. Nul doute que dans les animaux inférieurs cette unité ne soit moins absolue que dans les animaux supérieurs; et peut-être alors que chez eux la partie nerveuse renfermée dans chaque segment de l'animal peut également et tout à la fois, comme le veut M. Bailly, sentir, ordonner des mouvemens, et développer des sentimens et des pensées. Mais dans les animaux supérieurs, et dans l'homme surtout, cette unité paraît entière, au moins dans l'âge adulte, et l'encéphale paraît être la partie nerveuse, la condition matérielle dans laquelle est son siége. Dès lors la moelle spinale et ses nerfs ne seraient que des conducteurs. Toutefois, sans nous arrêter davantage sur ces points obscurs de la science, il est sûr que ces organes agissent pour la production de tout mouvement volontaire. Que font-ils? on ne peut en rien dire, leur action étant trop moléculaire pour tomber sous les sens. On a généralement soupçonné qu'ils conduisaient un fluide impondérable, du genre du fluide galvanique, et qui était l'âme de la contraction des muscles. Il y a sans contredit beaucoup de vraisemblance dans cette assertion; neanmoins elle est bien loin d'avoir le degré de démonstration qui est exigible dans une science; et tout en la mentionnant, il est sage de dire que, dans l'état actuel de la physiologie, l'influx nerveux, qui est le préalable obligé de toute contraction musculaire, est un acte qu'on ne peut rattacher rigoureusement à aucun acte physique ou chimique, et qu'à cause de cela, on qualifie de *vital* ou d'*organique*. Du reste, on reviendra sur cette question à l'article de la contraction musculaire, au mot *muscle*. Le seul fait que nous croyons devoir rappeler ici, est celui que, d'après des expériences, a récemment avancé M. Magendie, savoir : que les cordons antérieurs de la moelle spinale, ainsi que les racines antérieures des nerfs spinaux, sont spécialement affectés à la production des mouvemens; tandis que les cordons postérieurs de la moelle rachidienne et les racines postérieures des nerfs rachidiens ne serviraient qu'à la sensibilité. Nous nous retrouvons à son égard dans le même embarras que relativement aux fonctions locomotrices des diverses parties de l'encéphale. M. Bellingeri, en effet, dit avoir vu dans ses expériences, d'un côté, les racines postérieures des nerfs spinaux présider évidemment aux mouvemens d'extension des animaux; et, de l'autre, la section des faisceaux postérieurs de la moelle spinale ne pas entraîner la perte de la sensibilité. Ce sont là, comme on voit, des assertions toutes contraires à celles de M. Magendie; et on les déduit aussi d'expériences : quel parti prendre dès lors entre les deux expérimentateurs? celui d'attendre de nouveaux faits, et de provoquer par le doute de nouvelles recherches.

2° *De la contraction musculaire, ou de l'action des muscles dans la locomotion.*— Dès qu'une volonté est formée, les muscles propres à effectuer l'acte extérieur qu'elle réclame entrent en contraction, c'est-à-dire, rapprochent leurs extrémités de leur centre, et par-là deviennent une véritable force motrice. On n'avait rien pu saisir du jeu des organes nerveux dans la locomotion; on avait reconnu seulement la nécessité de leur intervention; au moins on voit les muscles agir, et leur action consiste en une contraction qui les raccourcit, et leur fait tirer en tel ou tel sens déterminé les os auxquels ils sont attachés. Leur raccourcissement est évalué le tiers de leur longueur, et même plus, et est d'ailleurs en proportion de la longueur des fibres qui les composent. Ils ont en même temps acquis une solidité supérieure à celle qu'ils avaient d'abord. Du reste, nous renvoyons à l'article *muscle* à traiter de la contraction musculaire : comme on y exposera les recherches sur la structure de la fibre musculaire, on y comprendra mieux les phénomènes de sa contraction et les hypothèses par lesquelles on a cru en pénétrer l'essence; il nous suffit ici d'admettre cette contraction comme un fait. Nous rappellerons ce que nous avons déjà dit, que la volonté est ce qui en fixe toutes les particularités, intensité, mesure, durée. Non seulement c'est la volonté qui décide quels muscles de l'économie entrent en action, mais c'est elle qui règle le caractère de la contraction, sous les rapports de la force, de la vitesse du temps pendant lequel elle se prolonge; et que de variétés elle peut produire sous tous ces rapports! Cette contraction peut s'exécuter réellement en mille degrés, qui ne sont séparés les uns des autres que par des infiniment petits, et qui cependant sont en même temps des plus fixes et des plus précis; voyez, par exemple, les mouvemens de l'écriture, de la parole, du chant. Si c'est avec la rapidité de l'éclair que se sont accomplies les actions de la volition et du nerf locomoteur, ce n'est pas moins rapidement que consécutivement à ces actions s'effectue la contraction du muscle. Il y a d'ailleurs un rapport entre elle et l'influx nerveux qui la suscite; elle est plus ou moins forte et vive, selon qu'elle succède à une volonté énergique ou faible; quelle différence dans nos mouvemens, selon que nous sommes dans le calme de l'âme ou dans les orages des passions! En un mot, c'est toujours l'influx cérébral et nerveux, soit régulier, comme dans les volitions, soit irrégulier, comme dans les irritations cérébrales, qui détermine tous les caractères qu'offre la contraction; et si celle-ci généralement ne peut être prolongée long-temps, si elle alterne avec le relâchement, et est intermittente, cela tient moins à l'action du muscle lui même qu'à l'acte nerveux qui est le principe de sa contraction.

Tel est le rôle des organes actifs du mouvement. On voit qu'à cet égard nos connaissances sont très-bornées; qu'elles se réduisent à signaler l'action de l'encéphale, celle de la moelle spinale et des nerfs locomoteurs, et celle des muscles; mais que nous ne pouvons apercevoir les deux premières actions; que nous ignorons pourquoi elles déterminent la troisième; et que nous avons lieu seulement d'être émerveillés de la rapidité avec laquelle toutes se produisent et s'enchaînent. Exposons maintenant le rôle des organes passifs, c'est-à-dire, des os et de leurs dépendances.

3° *De l'action des os et de leurs dépendances dans la locomotion.* — Comme c'est aux os que s'implantent les muscles, et que ces os sont articulés entre eux de manière à pouvoir se

mouvoir sur une de leurs extrémités, on conçoit qu'un muscle
ne peut se contracter sans que l'os auquel il s'attache ne cède à
la traction qui est exercée sur lui. C'est en effet en se mouvant
passivement sur l'une ou l'autre de leurs extrémités, consécutivement aux contractions des muscles, que les os servent dans la
locomotion; et tandis que, pour la production des mouvemens
qui constituent cette fonction, la contractilité musculaire peut
être dite *la force motrice*, les os peuvent à aussi bon droit être
considérés comme des *leviers* à mouvoir.

Dès lors on conçoit que non-seulement la force, la vitesse
avec lesquelles un os est mu, seront en raison du nombre des
muscles qui y sont implantés, et de la rapidité avec laquelle la
contraction de ces muscles s'effectuera, mais encore qu'il y
aura beaucoup de variétés dans les résultats, selon la direction
des fibres des muscles moteurs, selon la disposition de leurs attaches à l'os, en un mot, selon les rapports mécaniques qu'ils
auront avec cet os. En effet, une fois la contractilité musculaire
reconnue comme force motrice, et l'os considéré comme le levier qui sert à mouvoir, on peut appliquer à celui-ci tous les
principes de la mécanique. Ainsi on sait qu'en mécanique,
dans tout levier mis en œuvre, on distingue trois parties: celle
autour de laquelle le levier se meut, qui est le *point d'appui* ou
centre de mouvement; celle à laquelle est appliquée la force qui
le meut, et qu'on appelle la *puissance*, et celle à laquelle s'applique la force qui s'oppose à sa motion et qu'on appelle la *résistance*. On sait encore que, selon le point du levier auquel se
trouve située chacune de ces trois parties, on distingue trois
espèces de levier : celui du *premier genre* ou *intermobile*, dans
lequel la puissance est à une des extrémités du levier, la résistance à l'autre, et le point d'appui dans l'intervalle : celui du
deuxième genre ou *interrésistant*, dans lequel le point d'appui
et la puissance sont chacun à une extrémité, et la résistance entre
les deux : et celui du *troisième genre* ou *interpuissant*, dans lequel la puissance est entre la résistance et le point d'appui. Il est
connu, en troisième lieu, que, dans ces divers genres de leviers,
la puissance et la résistance ont d'autant plus de pouvoir, qu'elles
agissent par un bras de levier plus long, c'est-à-dire, qu'elles sont
appliquées à un point du levier plus distant du centre de mouvement; d'où il suit, 1° que le levier du deuxième genre est de tous
le plus avantageux pour la force, puisque, la puissance y étant à

une des extrémités et le point d'appui à l'autre, le bras de la puissance y est le plus long possible; 2° qu'au contraire le levier du troisième genre est de tous le plus défavorable à cet égard, la résistance y étant ce qu'était la puissance dans le levier du deuxième genre; 3° qu'en compensation, le levier du troisième genre est le plus favorable pour la rapidité et l'étendue des mouvemens, puisqu'il suffit qu'un petit espace soit parcouru par le levier de la puissance pour qu'il en soit parcouru un plus grand par le levier de la résistance qui se prolonge au delà du premier. Enfin il est reconnu encore que l'effet est le plus grand possible quand la puissance est perpendiculaire au levier à mouvoir, parce qu'alors elle est employée tout entière à vaincre la résistance; et qu'au contraire cet effet diminue à mesure que son insertion au levier est plus oblique, une partie de cette puissance tendant alors à mouvoir le levier dans sa propre direction, et étant par conséquent perdue relativement à la résistance. Or, toutes ces lois de mécanique sont rigoureusement applicables aux os dans l'acte de la locomotion. D'abord, évidemment, tout os en mouvement a son *point d'appui* à l'articulation dans laquelle il se meut, sa *puissance* au point de sa surface auquel sont implantés les muscles qui le meuvent, et sa *résistance* à l'autre lieu de son étendue où se font sentir son poids et celui des pièces dont il est le soutien. En second lieu, comme, dans tout os se mouvant, l'articulation sur laquelle se fait le mouvement est tantôt entre le point d'insertion des muscles moteurs et celui où agit la résistance, tantôt à une des extrémités de l'os, l'insertion des muscles moteurs étant à l'autre, quelquefois enfin à une des extrémités encore, mais la résistance étant à l'autre, et l'insertion des muscles moteurs dans l'intervalle; il en résulte que cet os représente tour à tour un levier du premier, ou du second, ou du troisième genre. Dès lors il doit avoir les attributs mécaniques du genre de levier qu'il constitue; et c'est ainsi que, lorsque les muscles moteurs s'insèreront à l'extrémité de l'os a mouvoir, l'articulation dans laquelle doit se passer le mouvement étant à l'autre extrémité, les mouvemens seront plus faciles, exigeront moins de force, mais seront moins rapides et moins étendus; et qu'au contraire, lorsque ces muscles s'insèreront entre les deux extrémités de l'os, l'articulation mobile étant à l'une, et la résistance à l'autre, les mouvemens exigeront d'autant plus de force que cette insertion sera plus rapprochée

de l'articulation, mais en compensation auront plus de rapidité
et d'étendue. Enfin qui ne sait que les muscles s'insèrent aux os
à mouvoir, tantôt perpendiculairement, tantôt plus ou moins
obliquement? et qui ne conçoit que la force qu'ils déploient
est en entier employée dans le premier cas, et qu'au contraire
une partie est perdue dans le second ?

Ainsi, pour analyser en quelle mesure les os cèdent à la traction qu'exercent sur eux les muscles contractés, il ne suffisait
pas d'avoir égard au nombre, au volume de ces muscles, à
l'énergie et à la rapidité avec lesquelles ont lieu leurs contractions; il fallait encore apprécier leurs rapports mécaniques avec
les os, savoir quel genre de levier représentent ceux-ci, sous
quel degré de perpendicularité ou d'obliquité les muscles leur
sont attachés, enfin à quelle distance cette attache est de l'articulation mobile, quand le levier osseux est du 1er ou du 3me genre.

Sous tous ces rapports, le corps humain est édifié le plus
merveilleusement possible : partout il offre les dispositions mécaniques les plus favorables, soit relativement au résultat particulier qu'il s'agissait d'obtenir, soit relativement à ce qu'exi-
geait l'ensemble général de l'économie. Ainsi, où il y a une
grande résistance à vaincre, se trouvent réunies toutes les conditions qui engendrent une grande force; muscles, en grand
nombre, d'un gros volume, insérés perpendiculairement aux
os, surtout implantés à ceux-ci de manière à en faire des leviers
du 2me genre. Là au contraire où il importait davantage d'avoir
des mouvemens rapides et étendus, se trouve le levier du
3me genre, et les muscles y sont insérés très-près du point
d'appui. Il est bien vrai que généralement ces deux dernières
dispositions prédominent dans l'appareil locomoteur de l'homme;
que, de plus, c'est très-obliquement que les muscles y sont insérés
aux os ; qu'ainsi, sous ce triple rapport, nos muscles ont besoin
de déployer la plus grande force pour la production de nos
mouvemens, puisqu'ils sont par rapport aux os dans les conditions mécaniques les plus défavorables à la force, ainsi que l'a
fait voir très-anciennement Borelli. Mais il n'y a qu'une vue
superficielle qui pourrait en inférer que la nature n'a pas ici
montré sa sagesse accoutumée. Si, dans l'appareil locomoteur,
elle a employé les dispositions mécaniques les moins favorables
à la force, c'est pour obtenir d'autres effets qui lui importaient
davantage. Si, par exemple, elle a préféré le levier du 3me genre,

et y a inséré les muscles très-près de l'articulation, c'est que ces deux dispositions sont plus favorables à l'étendue et à la rapidité des mouvemens, et qu'il lui importait surtout d'avoir des mouvemens rapides et étendus. En effet, en multipliant le nombre des muscles et celui des fibres qui composent chacun d'eux, elle pouvait, en dernière analyse, se procurer toute la force motrice nécessaire : et au contraire, l'étendue des mouvemens dépendant de la quantité dont se raccourcit le muscle, et cette quantité n'étant au plus que du tiers de cet organe, qui ne peut jamais être long, il y avait besoin que des dispositions mécaniques convenables vinssent suppléer à ce que ne pouvaient pas faire ici les muscles seuls. Quant à l'obliquité des muscles par rapport aux os, il y avait obligation de donner à nos membres des formes et des proportions sveltes ; et dès lors il était indispensable que les muscles fussent couchés sur les os dans une direction presque parallèle aux axes de ces leviers, et attachés à ces organes de manière à les constituer des leviers du 3me genre. Enfin, indépendamment de ce que, dans l'appareil locomoteur, la nature sacrifie tour à tour, selon ses besoins, ces diverses dispositions mécaniques les unes aux autres, ce qui est déjà une preuve de sa sagesse, que de précautions accessoires on la voit prendre pour amoindrir les effets des dispositions défavorables auxquelles elle a été obligée de se soumettre ! ici, pour augmenter la force, elle multiplie le nombre des muscles et celui de leurs fibres ; là, pour atténuer les effets du parallélisme de ces organes, elle emploie des os sésamoïdes, elle fait saillir en dehors les éminences auxquelles sont insérés les muscles ; elle donne beaucoup de volume aux extrémités articulaires des os, etc. Que de dispositions anatomiques elle rassemble pour faire produire facilement, avec précision et sans crainte de déplacement des os, tous les mouvemens possibles et nécessaires ! Les diverses surfaces articulaires ont partout une disposition qui est en rapport avec la direction que doivent avoir les mouvemens. Des cartilages revêtent ces surfaces articulaires, et facilitent les mouvemens par leur élasticité. Divers organes albuginés, ligamens, capsules articulaires entourent toutes les articulations, et préviennent les déplacemens des os par leur solidité, tout en permettant les mouvemens par leur souplesse. La synovie les lubrifie, ainsi que tous les lieux où il y a des glissemens, et remplit l'office de cette huile par laquelle nous cherchons à atténuer les frottemens dans nos machines artificielles. Enfin des gaînes tendineuses, des gouttières osseuses fixent les tendons, et précisent ainsi la direction des mouvemens; de grandes et solides aponévroses recouvrent tous les muscles d'une seule et même partie, et en préviennent les déplacemens, etc. Tout dans l'appareil locomoteur est donc aussi sagement établi que dans les autres appareils. Les derniers faits que nous venons de présenter à l'appui de cette assertion devaient d'autant plus être rappelés, qu'ils ont trait au jeu des diverses parties de l'appareil locomoteur, et qu'ainsi nous achevons l'indication' des fonctions des divers organes passifs des mouvemens.

En somme, les os étant passifs dans la locomotion, voici les données tant organiques que mécaniques qui règlent la direction, l'étendue et la force des mouvemens qu'ils exécutent. 1° Pour la *direction*, ce sera : l'espèce d'articulation que présente l'os ; la situation des muscles moteurs par rapport à cet os ; le degré d'obliquité de leurs fibres ; et enfin les dispositions de leurs tendons, selon que ces tendons sont libres, ou fixés dans une gouttière, ou réfléchis par une poulie. Certainement la direction des mouvemens ne peut être la même dans une arthrodie et un ginglyme ; certainement aussi, l'obliquité des fibres du muscle a une influence ; car, lors de la contraction, toute fibre musculaire se meut en ligne droite, et tire la résistance dans la direction de cette ligne, et celle-ci ne peut être la même pour des fibres qui sont diversement obliques. 2° L'*étendue* des mouvemens tient : au mode d'articulation, chacun a sa mesure sous ce rapport ; au degré de l'influx cérébral et de la volonté ; à la longueur des fibres des muscles ; car plus ces fibres sont longues, plus le raccourcissement qu'elles éprouvent est considérable, et plus, conséquemment, est étendu le mouvement qu'elles produisent ; au genre de levier que fait l'os qui est mu, on sait que le levier du 3me genre est le plus avantageux sous ce rapport ; enfin, à la distance qui existe dans ce dernier cas entre le point d'appui et l'insertion des muscles moteurs, on sait aussi que plus cette insertion est près de l'articulation, plus les mouvemens sont étendus. 3° Enfin la *force* avec laquelle un os est mu dépend : du degré d'énergie de la volonté et de l'influx cérébral ; du nombre des muscles et de celui des fibres qui les composent, car chaque fibre peut-être considérée comme un petit muscle ; du degré d'irritabilité intrinsèque des muscles, cette irritabilité variant peut-être dans chacun; de la direction des fibres qui composent ces muscles· les unes par rapport aux autres, la force étant moindre quand ces fibres sont obliques; de la direction perpendiculaire ou plus ou moins oblique selon laquelle le tendon de terminaison s'attache à l'os; du genre de levier que fait l'os qui est mu; et enfin de la distance du point d'appui à l'endroit où s'insère le muscle, si c'est un levier du 3me genre.

§ II. *De la locomotion en particulier.* Maintenant que nous avons exposé le mécanisme par lequel tout mouvement volontaire quelconque est produit, et spécifié le rôle de chacune des parties de l'appareil locomoteur dans la production de ce mouvement, il faut traiter des divers mouvemens déterminés qu'exécute l'homme. Ces mouvemens sont en très-grand nombre, et nous les rapportons à sept groupes. Dans un premier, nous rangeons les mouvemens par lesquels l'homme maintient fixes les unes sur les autres les diverses parties qui composent son corps, les empêche de se dérober les unes sous les autres par le fait seul de leur poids, en un mot, assure sa *station.* La station de l'homme, en effet, n'est pas comme celle de beaucoup d'animaux, un état passif : son corps est formé de la tête aux pieds de diverses brisures, qui non-seulement sont mobiles les unes sur les autres, mais qui ne sont pas superposées de manière à rester continuellement en équilibre dans une même position verticale par le fait seul de leur poids; et il faut dès lors que des muscles étendus d'une de ces brisures à l'autre, faisant office de crampons, les y maintiennent par leurs contractions. Effectuer cette station est donc un des offices de la locomotion, et un office d'autant plus étendu que l'homme est susceptible de plusieurs espèces de stations, de la station sur ses deux pieds, sur un seul, sur les genoux, de la station assise, en un mot qu'il peut prendre des attitudes très-variées. 2° Un second groupe comprend les mouvemens par lesquels l'homme se transporte en entier d'un lieu en un autre, et effectue ce qu'on appelle *ses progressions.* Cet autre office de la locomotion n'est pas moins étendu que le précédent; car non-seulement l'homme peut se mouvoir en plusieurs milieux, sur la terre et dans l'eau, mais encore il peut varier ses modes de progression dans chacun d'eux; c'est ainsi qu'il *marche, saute, court, nage,* etc. 3° Dans un troisième groupe nous réunissons les mouvemens par lesquels l'homme agit sur les corps extérieurs, et particulièrement emploie son *organe de préhension*. D'un côté, l'homme est dans des rapports continuels et inévitables avec les objets extérieurs; d'un autre côté, sa destination est de travailler, de se procurer lui-même par ses efforts ce qui lui est nécessaire. Dès lors il a besoin d'agir sans cesse sur les corps, de les rapprocher ou de les éloigner de lui, de les porter d'un lieu dans un autre, d'en diviser ou comprimer la substance, en un mot, de les travailler et modifier à son profit. Or, il ne le fait que par des mouvemens volontaires, pour l'accomplissement desquels il emploie, tantôt son corps tout entier, comme dans les efforts, tantôt une seule des parties de son corps, et spécialement ses membres supérieurs et ses mains. Dès lors quel vaste champ de mouvemens déterminés s'offre ici à nous! et nous serait-il possible seulement de les énumérer tous ? 4° Un quatrième groupe se compose des mouvemens par lesquels nous appliquons ou dérobons, selon notre désir, les organes de nos sens au contact de leurs excitans. Les organes de nos sens destinés à nous faire connaître le monde extérieur, à présider à nos rapports avec lui, ont dû être situés à l'extérieur de notre corps; mais nous avons le pouvoir de les soumettre ou de les soustraire aux contacts qui les impressionnent; à chacun d'eux est annexé un petit appareil locomoteur qui, à notre volonté, les place dans les conditions nécessaires à leur jeu, ou les en retire; ainsi la bouche s'ouvre pour laisser la langue accessible aux corps sapides, ou se ferme; les paupières découvrent ou enveloppent l'œil; les inspirations se pressent ou se suspendent, selon qu'on désire faciliter ou empêcher l'entrée des odeurs dans le nez; la tête éloigne ou approche l'oreille du corps sonore; enfin le bras balance la main et la promène partout où l'appelle le toucher. Il est bien vrai que, sous ce rapport, certains de nos sens sont plus que d'autres subordonnés à la volonté; le goût, par exemple, et la vue sont plus libres que l'odorat et l'ouïe; mais enfin c'est à l'aide de mouvemens volontaires que nous les constituons serviteurs de nos volontés. 5°. Dans un cinquième groupe nous réunirons tous les mouvemens qui ont pour but de fonder des phénomènes d'expressions volontaires, soit ceux qui ne s'adressent qu'à la vue et qu'on appelle *gestes*, soit ceux qui consistent en des sons et parlent à l'oreille, comme la *voix* et la *parole*. A l'article *langage*, nous avons prouvé que l'homme possédait la faculté de se créer un système de signes, et qu'il avait dû irrésistiblement composer ce système d'actes qu'il avait pouvoir de produire, modifier, combiner à son gré. Or, les mouvemens volontaires sont les seuls actes de son économie qui soient ainsi absolument soumis à sa volonté; et c'est aussi par eux qu'il se procure des signes quelconques, tant ceux qui consistent en un geste ou une figure que ceux qui consistent en un son. La langue en gestes des sourds et muets ne se compose-t-elle pas de mouvemens volontaires déterminés? et les actes de la voix et de la parole ne sont-ils pas eux-mêmes des dépendances de la locomotion? 6°. Un sixième groupe comprend tous les mouvemens volontaires qui appartiennent aux fonctions organiques nutritives, comme les mouvemens de *mastication* et de *déglutition*, qui introduisent les alimens dans l'estomac; ceux *d'inspiration* qui font pénétrer dans le poumon l'air nécessaire à la respiration; ceux enfin qui servent à certaines excrétions, comme celles de *l'expiration*, de la *défécation*, de *l'excrétion urinaire*, etc. Il est certain, d'un côté, que notre nutrition exige de nous des rapports avec l'extérieur, soit pour y prendre les matériaux nouveaux que nous nous approprions, soit pour y rejeter ceux dont nous nous dépouillons : il est certain, d'un autre côté, que tous rapports extérieurs, quel que soit leur but, sont laissés à notre volonté, et que c'est par la locomotilité seule que nous les accomplissons. N'est-il pas inévitable, dès lors, que certains mouvemens volontaires soient affectés au service des fonctions nutritives? Aussi aux organes de ces fonctions, comme à ceux des sens, sont annexés de petits appareils locomoteurs qui agissent dans la direction de notre volonté pour l'utilté de ces fonctions; tels sont les appareils de mastication et de déglutition à l'appareil digestif; ceux d'inspiration et d'expiration à l'appareil de la respiration, etc. 7°. Enfin dans un dernier groupe sont tous les mouvemens volontaires qui se rapportent à la fonction de la génération, tels que ceux qui accompagnent la copulation, l'éjaculation du sperme, ceux qui dans l'accouchement se joignent à l'action expulsive de l'utérus, etc. Ils existent au même titre que les précédens, et pour en justifier l'origine nous ne pouvons en appeler qu'aux mêmes considérations.

Il s'agirait maintenant de décrire successivement tous les mouvemens qui appartiennent à chacun de ces groupes; et nul doute qu'en suivant cet ordre, on ne présentât le tableau le plus complet de la locomotion de l'homme. Il faudrait nécessairement faire précéder cette description d'une exposition abrégée des différens appareils locomoteurs affectés à la production de chacun d'eux ; car, comme on le conçoit, leur mécanisme doit être en raison de la nature de ces appareils. Mais, en procédant ainsi, nous donnerions à notre article une extension démesurée, et nous y rassemblerions des notions qui peuvent sans inconvénient être séparées et qui doivent se trouver à d'autres mots. Déjà même plusieurs des mouvemens que nous avons présentés dans notre cadre sont décrits dans les premiers volumes de notre Dictionnaire; par exemple, les mouvemens de *mastication* et de *déglutition* au mot *digestion*. Nous croyons donc devoir nous borner ici à l'énumération que nous en avons faite, et renvoyer, pour leur exposition détaillée, aux mots *station*, *progression*, *main*, *membre*, *mutéose*, *voix*, *parole*, etc. (ADELON.)

LOMBAIRES, adj. et s.; *lumbaris* ou *lumbalis*; qui appartient aux lombes, qui a rapport aux lombes.

LOMBAIRES (artères). Ces artères, au nombre de quatre ou cinq de chaque côté, naissent des parties latérales et postérieures de l'aorte, et se dirigent plus ou moins transversalement jusqu'auprès des apophyses transverses des vertèbres, en passant derrière les muscles situés au devant de la portion lombaire du rachis pour gagner les muscles larges de l'abdomen. Dans ce trajet, elles correspondent chacune à la gouttière que le corps de chaque vertèbre présente dans son milieu, et distribuent un grand nombre de ramifications au muscle grand psoas, au carré des lombes, aux piliers du diaphragme, aux ganglions lymphatiques et aux vertèbres lombaires. Arrivées à la base des apophyses transverses, elles se divisent en rameaux rachidiens, musculaires postérieurs, et musculaires antérieurs.

Les rameaux rachidiens, ordinairement d'un petit calibre, naissent de la branche musculaire postérieure, pénètrent dans le canal vertébral par les trous de conjugaison, se répandent dans le tissu cellulaire extérieur à la dure-mère et dans l'épaisseur de cette membrane, se distribuent à la partie inférieure de la moelle épinière et aux nerfs correspondans; ils s'anastomosent avec ceux du côté opposé, ainsi qu'avec l'artère spinale. Les rameaux musculaires postérieurs, après avoir fourni les rameaux rachidiens, s'enfoncent dans l'épaisseur du muscle sacrospinal, en donnant des ramifications à ce muscle, ainsi qu'aux transversaires épineux et à la peau. Ces rameaux s'anastomosent entre eux. Les rameaux musculaires antérieurs se portent derrière le muscle carré lombaire, auquel ils fournissent beaucoup de ramifications, et pénètrent ensuite entre les muscles larges de l'abdomen, se répandent dans ces muscles et les tégumens, en s'anastomosant avec les artères iliaque antérieure, épigastrique, mammaire interne et intercostales inférieures.

Les artères lombaires sont sujettes à beaucoup de variations dans leur origine; il n'est pas très-rare de les voir naître par un tronc commun qui se divise ensuite en deux branches. Meckel, qui a rencontré cette anomalie plusieurs fois, a remarqué qu'elle affectait la plupart du temps toutes les artères lombaires; le plus souvent il n'y a que quatre artères lombaires aortiques de chaque côté, et la cinquième est fournie par la branche antérieure de la quatrième, ou bien par la sacrée moyenne. Ces artères n'offrent pas d'ailleurs une symétrie constante dans leur disposition de l'un et l'autre côtés.

LOMBAIRES (veines). Elles correspondent aux artères de ce nom, et s'ouvrent dans la veine cave inférieure. Celles du côté gauche, qui passent derrière l'aorte, sont plus longues que celles du côté droit. Elles s'anastomosent fréquemment entre elles, et communiquent avec les sinus veineux vertébraux à travers les trous de conjugaison et avec les veines azygos.

LOMBAIRE (citerne), nom donné par quelques anatomistes à une dilatation assez considérable que présente quelquefois le canal thoracique au devant de la colonne vertébrale, à l'endroit où il naît de la réunion des vaisseaux lactés et des lymphatiques des membres inférieurs. Cette dilatation a été aussi nommée *réservoir de Pecquet, cisterna chyli. Voyez* LYMPHATIQUES.

LOMBAIRE (muscle). Plusieurs anatomistes ont désigné sous ce nom le muscle grand PSOAS. *Voyez* ce mot. Winslow l'appelait *lombaire externe*, et il nomme le CARRÉ DES LOMBES *lombaire interne*.

LOMBAIRES (nerfs), au nombre de cinq de chaque côté, et présentant deux racines de même que tous les nerfs RACHIDIENS. Ces nerfs sortent très-près les uns des autres du renflement inférieur de la moelle épinière et se dirigent en bas et en dehors à travers les trous de conjugaison de la colonne vertébrale, mais en parcourant un trajet bien plus oblique, dans le canal rachidien, que les autres nerfs spinaux. Le premier de ces nerfs sort entre les deux premières vertèbres lombaires, le cinquième entre la dernière et le sacrum. Leurs racines antérieures se réunissent aux postérieures, après que ces dernières ont formé le ganglion intervertébral.

Aussitôt après leur sortie des trous de conjugaison, ces nerfs se divisent en deux branches, une postérieure ou lombaire, et l'autre antérieure ou abdominale. Les branches postérieures, qui diminuent successivement de grosseur depuis la première jusqu'à la dernière, passent entre les apophyses transverses des vertèbres lombaires, donnent des rameaux au transversaire épineux, et d'autres plus considérables, qui se distribuent dans l'épaisseur de la masse commune au sacro-lombaire et au long dorsal. Quelques filets des branches supérieures traversent même ces muscles, et se répandent dans les tégumens des lombes, des fesses et de la partie supérieure des cuisses. Celles des deux derniers nerfs lombaires sont beaucoup plus petites, et deviennent rarement cutanées.

Les branches antérieures ou abdominales présentent moins d'uniformité dans leur trajet. Celle du premier nerf lombaire, après avoir donné un filet de communication au grand sympathique, et en avoir reçu un de la branche antérieure du dernier nerf dorsal, fournit un rameau assez gros qui se réunit à la branche antérieure du deuxième nerf lombaire, et se divise ensuite en trois rameaux dont l'un est externe, l'autre moyen et le troisième interne. Le rameau externe traverse obliquement le muscle psoas, se porte vers la crête de l'os des isles, en passant devant le carré des lombes, traverse obliquement le bord inférieur du muscle transverse, et fournit un filet qui se répand dans les trois muscles larges de l'abdomen, tandisque l'autre suit la crête iliaque, parvient à l'arcade crurale, passe sous l'aponévrose du petit oblique, traverse celle du grand oblique, et se termine dans les tégumens de l'aine, du pubis et du scrotum. Le rameau moyen, moins oblique que le précédent, donne des filets au psoas, au carré des lombes, à l'iliaque, aux trois muscles larges de l'abdomen, aux tégumens de l'aine, de la partie supérieure externe de la cuisse et du scrotum. Le rameau interne communique par un filet avec le deuxième nerf lombaire, passe au-devant du muscle psoas, et se divise en deux ramifications près de l'arcade fémorale : l'un accompagne le cordon testiculaire, et se distribue au cremaster, au scrotum et à la peau de la partie interne de la cuisse; l'autre sort du bassin avec les vaisseaux fémoraux, traverse l'aponévrose fémorale, et se répand dans l'épaisseur de la peau des régions antérieure et supérieure de la cuisse. Quelques-unes de ses ramifications se réunissent à celles du nerf crural.

La branche antérieure du deuxième nerf lombaire communique d'abord avec le grand sympathique et la branche antérieure du premier nerf lombaire, donne un filet de communication au troisième, et en fournit un autre en dehors, qui traverse le psoas, passe devant le muscle iliaque, et sort du bassin au-dessous de l'épine iliaque antérieure et supérieure. Ses ramifications se distribuent aux tégumens de la partie externe de la cuisse jusque vers le genou.

La branche antérieure du troisième nerf lombaire communique également avec le grand sympathique, et contribue à la formation du plexus lombaire, en se réunissant à la branche antérieure du quatrième nerf lombaire. Cette dernière, après avoir aussi donné un filet de communication au grand sympathique, envoie un gros cordon au plexus lombaire, et un autre plus petit qui se réunit à la branche antérieure du cinquième nerf lombaire; celle-ci, à laquelle vient de s'ajouter ainsi le gros cordon du quatrième nerf lombaire, se porte dans le bassin, donne en arrière le nerf FESSIER, et se joint au premier nerf sacré pour concourir à la formation du plexus sacré ou SCIATIQUE.

LOMBAIRE (plexus); il résulte de la réunion des rameaux de communication des branches antérieures des quatre premiers nerfs lombaires, et se trouve situé derrière le muscle psoas, audevant de la base des apophyses transverses des seconde, troisième et quatrième vertèbres des lombes. Il fournit plusieurs filets qui se distribuent aux muscles psoas, carré, iliaque, à la peau, aux glandes inguinales, et deux nerfs particuliers désignés sous les noms de CRURAL et OBTURATEUR.

LOMBAIRE (région). *Voyez* LOMBES.

LOMBAIRE (renflement). On donne ce nom au renflement inférieur de la moelle épinière, qui se trouve en rapport avec les racines des nerfs lombaires : on le nomme aussi *crural*. *Voyez* MOELLE ÉPINIÈRE.

LOMBAIRES (vertèbres), *Voyez* VERTÈBRES.

LOMBES, s. m. pl., *lumbi*, dérivé, suivant Isidore, de *libido*. On désigne ordinairement sous ce nom la région postérieure de l'abdomen, qui est comprise entre le bassin et la base de la poitrine ; les parties qui entrent dans sa composition ont été indiquées à l'article ABDOMEN. Cette région a chez quelques sujets une étendue remarquable en hauteur, ce qui dépend des vertèbres lombaires qui sont quelquefois au nombre de six. La distance plus grande qui sépare alors la poitrine du bassin, donne aux individus qui présentent cette disposition, une démarche singulière. C'est également dans cette région qu'on observe le plus souvent les tumeurs plus ou moins irrégulières qui accompagnent l'hydrorachis avec spina bisida. MARJOLIN.

LOMBRIC, s. m. *Voyez* ASCARIDE LOMBRICOÏDE et VERS.

LOMBRIC TERRESTRE OU VER DE TERRE, *lumbricus terrestris*, Linnæus. On donne ces noms à un animal invertébré de la famille des Abranches sétigères, et que chacun, en Europe, où il est très-commun, reconnaît à son corps rougeâtre, cylindrique, long quelquefois de près d'un pied, divisé en cent vingt anneaux au moins, armé en dessous de huit rangées de petites pointes. Il manque d'ailleurs d'yeux, de membres, de dents, de tentacules, de branchies et de cirrhes, et il est hermaphrodite. Il perce l'humus de tous les sens, et il paraît s'en nourrir spécialement, se montrant surtout en abondance, après la pluie, à la surface du sol, où il rampe lentement.

Naguère encore, on faisait, en thérapeutique, un grand usage du lombric terrestre pour préparer un macératum huileux, que l'on vendait dans les officines des pharmaciens sous le nom d'*huile de vers*, et dont Van den Bossche, Schroëder, Ettmuller, Arnault de Nobleville, Salerne, Lémery, Mouffet, Aldrovandi et autres ont préconisé l'efficacité contre le rachitis, la paralysie et la goutte. On donnait aussi à l'intérieur la poudre de cet animal, comme apéritive, diurétique et sudorifique, à la dose d'un scrupule dans des bouillons médicamenteux. On en tirait encore par la distillation un *esprit* et un sel *volatils*, recommandés par Vedel contre le rhumatisme et les affections nerveuses. Il faisait partie de la *poudre anti-arthritique de Weffer*, de l'*emplâtre de Ranis*, du *diabotanum*, etc. Mais aujourd'hui toutes ces préparations sont abandonnées, et, quoique l'emploi de l'*huile de vers* ait résisté plus long-temps que les autres, comme on convient généralement qu'elle n'a d'autre vertu que celle de l'huile commune, elle est pareillement proscrite de la pratique ordinaire de l'art, et avec d'autant plus de raison, que souvent la rancité qu'elle contracte par son long séjour dans les officines la rend irritante et âcre au point de déterminer des inflammations érythémateuses des tégumens. •

Ce que certains auteurs ont dit de l'habitation du lombric terrestre dans le corps de l'homme, n'est fondé sur aucun fait exactement observé, et prouve seulement la grande ressemblance extérieure de cet animal avec l'entozoaire appelé *ascaride lombricoïde.* (HIPP. CLOQUET.)

LOMBRICAL, adj., *lumbricalis, vermicularis,* qui ressemble à un ver. On donne ce nom à de petits muscles situés dans la paume de la main, et à la plante du pied.

Les muscles LOMBRICAUX de la main sont de petits faisceaux fusiformes, au nombre de quatre, désignés numériquement de dehors en dedans. Ils se fixent d'une part aux tendons du muscle fléchisseur profond, lorsqu'il passe au-dessous du ligament annulaire, et de telle sorte, que le premier s'implante à la partie antérieure externe du premier de ces tendons, et les trois autres s'infèrent dans l'écartement des autres tendons du même muscle, de manière que leurs fibres charnues sont fixées aux deux tendons qui forment l'écartement; ils s'attachent, de l'autre part, au côté externe et postérieur de l'extrémité supérieure des premières phalanges des quatre derniers doigts, et assez souvent ils se terminent sur le côté interne des premières phalanges. Ils sont tendineux à leur extrémité inférieure, et charnus dans le reste de leur étendue. Ces petits muscles sont recouverts par le fléchisseur sublime, l'aponévrose palmaire, les vaisseaux et les nerfs collatéraux des doigts; ils sont appliqués d'abord sur les muscles interosseux, sur le ligament palmaire antérieur et sur les phalanges. Les deux premiers recouvrent assez souvent les muscles adducteur et court fléchisseur du pouce.

Ces muscles fléchissent les doigts sur le métacarpe et les portent en même temps un peu dans l'adduction ou l'abduction, suivant le côté auxquels ils se fixent; ils concourent aussi à fixer les tendons extenseurs.

Les muscles LOMBRICAUX du pied sont analogues aux précédens pour leur forme, leur nombre et leur disposition. Ils s'étendent des tendons du muscle long fléchisseur commun aux quatre derniers orteils. Ils se fixent postérieurement aux tentions du long fléchisseur commun, et antérieurement au côté interne de la base des premières phalanges des quatre derniers doigts; ils sont tendineux à leur extrémité antérieure, et charnus dans le reste de leur longueur. Ces muscles, situés au-dessous des muscles adducteurs, oblique et transverse du gros orteil, et des interosseux, reposent sur l'aponévrose plantaire.

Ces muscles portent les orteils un peu en dedans, contribuent à la flexion des premières phalanges; mais surtout, quand elles sont déjà un peu fléchies, parce qu'ils agissent alors perpendiculairement à ces petits os.   (MARJOLIN.)

LOMBRICOÏDE, ou ASCARIDE LOMBRICOÏDE. *Voyez* VERS.

LONG, adj., *lungus*. Epithète donnée en anatomie à diverses parties dont l'étendue en longueur l'emporte sur la largeur et l'épaisseur.

LONGS DU COU (muscles). Ils sont situés à la partie supérieure et antérieure du rachis, s'étendant depuis le tubercule de l'arc antérieur de la première vertèbre cervicale auquel ils se fixent, jusqu'à la partie latérale et antérieure du corps de la troisième vertèbre dorsale. Allongés, étroits, plus larges supérieurement qu'inférieurement, ils sont recouverts par le muscle grand droit antérieur de la tête, le pharynx, l'artère carotide, le pneumo-gastrique, le grand sympathique et l'œsophage; tandis qu'ils sont appliqués sur la partie latérale de la face antérieure des six vertèbres cervicales, et des trois premières dorsales auxquelles ils s'attachent, ainsi qu'aux ligamens intervertébraux, au bord antérieur des apophyses transverses des cinq premières vertèbres cervicales, dans l'intervalle desquelles ils couvrent l'artère vertébrale. Ces muscles sont tendineux à toutes leurs attaches et charnus dans le reste de leur épaisseur.

Ces muscles fléchissent la tête sur le cou, et la ramènent à sa position naturelle, lorsqu'elle a été portée en arrière par l'action des muscles de la région postérieure du cou.

LONGS (muscles); on a aussi désigné sous ce nom certains muscles, pour les distinguer de leurs congénères dont l'étendue est moindre : tels sont les *longs fléchisseurs*, *longs extenseurs*, relativement aux *courts fléchisseurs*, *courts extenseurs*.

LONGS (os); on nomme généralement ainsi les os dont la longueur excède beaucoup les autres dimensions. Tels sont ceux des membres, des parois thoraciques. *Voyez* os.   (MARJOLIN.)

LONGÉVITÉ, s. f., *longævitas*; longue durée de la vie, et plus particulièrement sa prolongation au delà du terme ordinaire.

CHAPITRE PREMIER. *Longévité en général.* —Les corps vivans jouissent d'une durée de vie *propre*, très-différente entre les uns et les autres, et qui, comme un fait primordial de l'organisme, ne laisse que bien peu de prise aux explications. (*Voy.* VIE) Mais il n'en est pas ainsi des bornes plus ou moins étendues, observées dans la vie des individus d'une même espèce; on peut le plus souvent, en effet, se promettre de juger alors des circonstances diverses et opposées qui rendent pour les uns la vie si courte, et qui en prolongent si loin la durée pour les autres.

Mais, en parcourant les travaux des naturalistes sous ce point de vue, on s'aperçoit facilement que ce qu'ils ont observé sur la durée respective d'existence des corps vivans, laisse presque tout à désirer sous le point de vue du plus long terme de vie possible accordé à chacune de leurs espèces. Aussi Hufeland (*Art de prolonger la vie humaine*, Lausan., 1809), et ceux qui l'ont suivi, nous paraissent-ils, à ce sujet, avoir grossi leurs ouvrages d'une foule de faits au fond étrangers à la question générale de longévité, et dès lors plus ou moins incapables de répandre quelque jour sur l'étude du plus grand âge de l'homme, qui est l'objet particulier de cet article. On sait, toutefois, quant à l'*organisation végétale*, qu'entre les végétaux semblables et qui vivraient le même temps sous des influences uniformes, les qualités diverses de terrains, de température, de climat, d'exposition, de soins de culture, en changent considérablement la durée, et la peuvent rendre des plus inégales. Tandis, en effet, que celles de ces modifications qui hatent le développement de la graine ou du bourgeon, l'accroissement de la plante, favorisent sa floraison, augmentent ses produits, activent sa propagation, précipitent rapidement ainsi le végétal vers sa fin, on observe, au contraire, que les conditions qui arrêtent ces phénomènes, en retardent la succession, principalement celles qui éloignent la reproduction, comme le fait l'enlèvement, à temps, des parties qui portent le fruit, la destruction des fleurs du palmier, etc., etc., prolongent toutes plus ou moins notablement la vie de ces mêmes êtres. On sait, d'ailleurs encore, que certaines influences propres à augmenter la consistance, l'étendue, la solidité du végétal, qui transforment les plantes herbacées en arbustes ligneux, développent en elles plus ou moins de principes résineux, huileux et balsamiques, capables d'en diminuer l'alitérabilité, deviennent également propres à reculer pour elles le terme de la vie.

Dans le règne *animal*, les effets des modificateurs sur le plus ou moins de vie des animaux, plus difficiles à apprécier, nous paraissent n'avoir fourni encore que bien peu de données précises et laisser dès lors encore beaucoup à désirer. On juge bien, sans doute, pour un petit nombre d'animaux en particulier, placés sous nos yeux et faciles à observer, que l'alimentation bonne ou mauvaise, l'exercice ou l'inaction, le travail modéré ou son excès, les conservent ou hâtent leur fin : on connaît encore, à l'égard des insectes à métamorphoses, d'un grand nombre d'animaux ovipares, de ceux qu'atteint la léthargie conservatrice, combien la température de l'atmosphère, ses autres qualités variables et quelques circonstances environnantes, peuvent abréger ou étendre le temps de leur développement, de leur accroissement, et par suite la durée totale de leur vie. Mais après ces faits, tout n'est dans cette partie de la physiologie comparée qu'objet de conjectures. Qui pourrait dire, en effet, entre des animaux d'une même portée, également nourris, et parvenus cependant dans un temps qui n'est pas le même à une stature inégale, à qui d'entre eux seront dévolus les plus longs jours ? que peuvent dans les espèces à la fois sauvages et domestiques sur la durée respective de leur vie les soins de l'homme et le travail qu'il exige, oppposés à la vie libre et à ses hasards ? L'observation prouve qu'entre les animaux qui se nourrissent différemment, les carnivores l'emportent généralement sur les herbivores par la durée de leur vie ; mais dans les espèces qui sont omnivores, ne reste-t-il pas encore à déterminer lequel des deux genres d'alimens les pourrait plus particulièrement conduire à la longévité ? On sait bien qu'entre les animaux différens, les polygames et ceux qui sont le plus remarquables par leur lasciveté, sont les moins *persistans*; mais est-il bien avéré qu'à l'égard des mêmes animaux le retard, le ralentissement et l'empêchement complet de la génération puissent en prolonger la vie ? On a bien dit que le serin isolé vivait plus long-temps que lorsqu'il produisait (Hervieux, *Traité des Sereins*); il paraît également que le *mulet*, incapable d'engendrer, vit plus vieux que le cheval et l'âne dont il provient ; mais si ces faits sont vrais, on sait d'autre part que les animaux mutilés, comme le bœuf, le cheval, et le chapon, par exemple, quoiqu'également impropres à la reproduction, vivent cependant moins que le coq, le taureau et le cheval entier, si ardens pour la copulation, et, de plus, que dans l'espèce humaine en particulier la séquestration rigoureuse et l'état d'eunuque se montrent contraires à la longévité.

Ces remarques, auxquelles nous nous bornerons, porteront peut-être à penser que les applications qu'on a cru pouvoir faire des circonstances qui modifient la durée de la vie dans l'ensemble des corps organisés, à la longévité humaine, ne reposent le plus souvent encore que sur des bases incertaines, fausses ou mal assurées.

CHAPITRE DEUXIÈME. *Longévité de l'homme en particulier.* — L'instinct de conservation universel aux animaux sans exception, et que seconde puissamment chez l'homme tout ce que peut y ajouter le haut développement de son intelligence, explique suffisamment le grand intérêt que cet être attache à la durée de son existence, en même temps qu'il motive l'emploi des moyens à l'aide desquels les hommes de tous les temps se sont efforcés de prolonger leur vie.

§ I. *Circonstances générales qui influent sur la longévité.*

1° Le terme ordinaire de la vie de l'homme qui parvient à la vieillesse est, comme on sait, de quatre-vingts ans; mais un grand nombre d'exemples anciens et modernes rassemblés par Hufeland, Haller et beaucoup d'autres, constatent que ce terme est loin d'être absolu, et que la durée de vie possible de l'espèce humaine peut être de cent cinquante et même de deux cents ans. (Hufeland.) Citons quelques faits à l'appui de cette assertion.

Les patriarches, dont la longue suite d'années attestée par la Genèse a paru toute miraculeuse et a exercé l'imagination de Burnet et Hooke, n'auraient cependant guère eu que ce dernier âge, s'il était prouvé, comme le pense Hensler, que l'année des premiers hommes jusqu'à Abraham, n'avait été que de trois mois, de huit, après lui, et en avait eu douze seulement depuis Joseph. Ce calcul réduirait, en effet, à deux cents ans, à peu près, les neuf cents années vécues par Mathusalem, le plus vieux des patriarches. (*Voyez*, d'ailleurs sur ce point, les *Acta Helvetica*, tome III, page 169.)

D'après les recherches d'Hufeland sur la longévité des *temps anciens*, on trouve, chez les Égyptiens, les rois d'Arcadie, les Serres ou *Macrobiotiques*, ainsi nommés par Lucien; chez les Grecs et les Romains, une foule d'hommes célèbres parvenus à quatre-vingt-dix, cent ans, et dont quelques-uns arrivèrent même jusqu'à cent trente ans et plus. Un récensement mémorable fait sous l'empereur Vespasien a constaté qu'il existait alors dans la seule partie de l'Italie comprise entre le Pô et l'Apennin plus de cent vingt-quatre centenaires, parmi lesquels on comptait : cinquante-sept individus de cent dix ans; deux de cent quinze, quatre de cent trente-cinq à cent trente-sept, et trois de cent quarante.

Mais les temps modernes offrent encore bien des exemples de haute longévité ; le célèbre Haller énumerait plus de mille centenaires, parmi lesquels se trouvaient comprises soixante-deux personnes de cent dix à cent vingt ans, vingt-neuf de cent vingt à cent trente, et quinze de cent trente à cent quarante.

A ces nombreux faits de longévité nous ajouterons seulement encore ici les exemples si mémorables des deux Anglais, Thomas Parre et A. Jenkins. Le premier, dont Harvey nous a transmis l'histoire, pauvre, tempérant, sain de corps et d'esprit, vécut sous neuf rois, et prolongea sa carrière jusqu'à cent trente-deux ans et neuf mois. Il n'existait dans ses organes rien à sa mort qui pût expliquer sa fin, que l'on dût raisonnablement attribuer dès lors au changement qu'il avait introduit dans sa manière de vivre, depuis qu'il jouissait d'une pension que le roi d'Angleterre, Charles Ier, lui venait d'accorder. Le second, qui mourut dans le comté d'York, à cent soixante-neuf ans, était un pauvre pêcheur, fort et vigoureux, qui nagea jusqu'à l'âge de cent ans dans les courans les plus forts. Cet homme extraordinaire avait témoigné en justice pendant cent quarante ans.

De ces exemples divers, pris chez les anciens et parmi nous, il est permis de conclure que la longévité n'a point d'*époques*, et que de tout temps elle a favorisé les hommes à peu près au même degré. *Voyez* d'ailleurs, sur cette question, Naudœus (Tubing, 1800), qui s'en est spécialement occupé.

2° Les différentes *latitudes* du globe, et les *températures* qui leur correspondent, ne sont pas également favorables à la grande prolongation de la vie. C'est du nord et des régions froides, comme la Suède, la Norvège, la Pologne, la Russie, et l'Angleterre, que nous viennent les exemples de plus haute longévité. La France vient ensuite et, après elle, les états du midi de l'Europe où l'on en trouve le moins. Les extrêmes de température, particulièrement l'âpreté du froid, abrègent la vie : on sait à ce sujet que les peuples des régions polaires (lapons, esquimaux, samoyèdes et autres) vivent très-peu, et qu'il paraît en être ainsi de la plupart de ceux situés entre les tropiques. Cependant il convient de remarquer à l'égard de ces derniers, que les voyageurs assurent avoir trouvé sous le ciel le plus brûlant de la zone torride, des nègres d'un âge extrêmement avancé. La constance de la température et les bienfaits de l'habitude qui façonnent l'homme à tout, rendraient peut-être raison de ce fait, si la manière équivoque dont les nègres comptent le temps, l'absence ou l'imperfection de leur registres d'état civil, ne permettaient pas d'élever les plus grands doutes sur son exactitude.

3°. *Les pays et les lieux de qualités diverses*, exercent une influence opposée et connue sur la longévité. Les campagnes ouvertes et libres, riantes et fertiles, les montagnes d'une élé-vation qui n'est pas extrême, les pays secs la favorisent sin-gulièrement. Les lieux bas, les contrées humides et maréca-geuses, les grandes villes, abrègent beaucoup au contraire la durée de la vie humaine. Sous les premières conditions on rencontre une foule de vieillards, c'est ainsi que Bacon (*His-toria vitœ et mortis*. Lond. 1623.) dit de certaines contrées de l'Irlande et notamment du petit village de *Dumfort*, qui les réunit, que l'on y comptait constamment plus de quatre-vingt octogénaires, qu'Hufeland cite particulièrement encore dans le nord la campagne de *Remda* près d'Jena, dans laquelle on vit si vieux qu'il y périt à peine chaque année un individu sur soixante. On sait au contraire que dans les grandes villes, no-tamment Londres et Paris, l'on trouve tout au plus un cente-naire sur trois mille individus, tandis que la proportion géné-rale est pour les campagnes d'un sur mille quatre cent, et d'un individu de quatre-vingt-dix-sept ans, sur mille. (Sussmilch.) *L'humidité* des terrains, envisagée en particulier, diminue sensiblement la durée de la vie, et parconséquent le nombre des vieillards. On connaît l'affligeante mortalité des marais, celle des pays à riz, des forêts vierges de la Guyanne, et les observations de Kerserboom et Struyeck ont prouvé qu'en Hollande et au milieu même de toutes les mesures de salubrité d'un peuple civilisé, il meurt chaque année un individu sur vingt-quatre, tandis que dans les pays voisins ce rapport n'est que de 1 à 26, et qu'il se trouve assez universellement comme on sait de 1 à 33. Or cette remarque ne doit-elle pas conduire à douter de la réalité des observations sur lesquelles ont s'est cru fondé à répéter d'après de Rochefort (*Histoire des ·îles Antilles*) que les *îles*, qu'on sait être généralement humides, favo-risaient spécialement la durée de la vie, et que les Caraïbes en par-ticulier y pouvaient parvenir jusqu'à l'âge de cent cinquante ans.

4°. *Des races d'hommes*, la race arabe européenne, ou la caucasique, est celle qui vit le plus long-temps, ce qui paraît dû autant à sa nature qu'aux climats tempérés sous lesquels on la rencontre. Après elle se place la race mongole, surtout dans l'Inde et la Chine, où la douceur des mœurs et la constante uniformité des habitudes de la vie paraissent en prolonger le plus la durée. Les races nègre et hyperboréenne vivent le moins; l'une semble se consommer rapidement sous l'influence d'un ciel brûlant, éminemment trop excitant, et l'autre, comprimée par l'âpreté d'un froid toujours glacial, est comme rabougrie, et dès lors arrêtée dans son développement naturel et sa durée.

5°. Parmi les hommes des différens *tempéramens*, les sanguins et les bilieux vivent le plus long-temps, et le mélange de ces deux tempéramens offre surtout le type constitutionnel sous lequel l'homme vit le plus. Alors, en effet, la taille est médiocrement élevée, le corps un peu ramassé, la peau brune, les chairs fermes, l'embonpoint modéré, les membres à la fois robustes et agiles, la poitrine large, les poumons amples, le cœur développé, les vaisseaux sanguins, souples et dilatés; les nerfs et les sens développés, mais sans offrir de prédominance spéciale; les fluides enfin en harmonie, ou proportionnés avec les solides. Les tempéramens nerveux donnent à la vie trop d'intensité pour qu'elle ait une longue durée. Ils font vivre en tout trop précipitamment pour permettre de vivre long-temps. La prédominance des humeurs, la mollesse des tissus, le manque d'énergie des solides expliquent le peu de durée des personnes lymphatiques, et l'on sait depuis Hippocrate, que le tempérament athlétique ne donne pas de longs jours. Certaines *familles* offrent encore une disposition constitutionnelle à vivre longtemps. On cite entre autres exemples de cette longévité héréditaire, la famille de Parre dont l'arrière petite fille ne mourut à Corke qu'à l'âge de cent trois ans révolus, tandis que les quatre générations qui l'avaient précédé n'avaient pas vécu moins de 112 à 124 ans. Il est d'ailleurs presque partout d'observation vulgaire, que de père en fils certaines personnes arrivent à un grand âge, tandis que d'autres ne passent guère 40 à 50 ans. Aussi leur appartenir devient-il avec raison un préjugé favorable ou désavantageux. (*Voyez*, du reste pour la longévité *héréditaire*, les *Ephemer. curios. nat.*, *dec.* 111, *ann.* 1, *obs.* 25; *ann.* 111 *obs.* 116.) On sait encore que, par une heureuse exception, des personnes éminemment *faibles* et *débiles*, mêmes contrefaites et paraissant vouées à une fin prochaine, arrivées à force de soins à l'âge de consistance, peuvent parvenir à dépasser de beaucoup, dans la suite, le terme ordinaire de la vie, et qu'on a pu dès lors leur appliquer à bon droit le proverbe connu, *pot fêlé va long-temps.*

5° *Les institutions* publiques et *l'état social* ne sauraient être sans influence sur la prolongation de la vie. Une foule de Grecs et de Romains célèbres, qui devinrent très-vieux, ne durent-ils pas à la rigidité des mœurs antiques l'avantage de leur longue durée? Les Germains, sobres, tempérans, qui, au rapport de Tacite, ne se mariaient qu'après vingt-six ans révolus, et se montraient à la guerre avec tant de supériorité physique, acquéraient presque tous encore un âge avancé. En comparant l'enfance des peuples avec leur état le plus élevé de perfectibilité sociale, on est forcé de convenir qu'en devenant heureux, et s'entourant de toutes les recherches du luxe, l'homme abrège considérablement sa vie; mais de cette observation vraie, on est loin d'être en droit de conclure, comme l'on fait quelques-uns, que l'état sauvage puisse être favorable à la longevité. Cette vie, contre nature, expose l'homme à trop de fatigues et de dangers pour subvenir à ses besoins : en l'accablant de misère elle le condamne à une mort prématurée. Ainsi les deux extrêmes abrègent la vie, et le degré moyen de civilisation se montre seul le plus favorable à son étendue.

6°. C'est parmi les *femmes* que l'on rencontre communément le plus de personnes âgées. (*Acta med. Berol., dec.* 3, *vol.* VIII, *dec.* 2 *vol.* X.) Les labeurs de la maternité, les orages de l'âge critique en enlèvent sans doute un très-grand nombre, mais une fois cette époque passée, la longue persistance des femmes fait qu'au total elles jouissent d'une vie supérieure à celle de l'homme. Suivant des calculs d'une grande exactitude, que nous ferons connaître au mot *vie*, et qui établissent quelle est pour chaque sexe en particulier la durée moyenne de l'existence, on a constaté qu'il existe en faveur des femmes une différence de quatre ans, huit jours et trois quarts de jour. Tous les savans sont d'accord sur cette survie, mais quelques-uns tels que Buffon, Hufeland et d'autres avancent que la faiblesse de la constitution des femmes ne leur permet que bien rarement d'arriver à ce plus haut terme de longevité que l'homme peut atteindre. D'autres au contraire émettent la proposition entiè-rement opposée : indépendamment, en effet, des exemples mémo-rables de longevité de plusieurs femmes célèbres, comme Térence, épouse de Cicéron, qui vécut, malgré les circonstances les plus pénibles, cent trente ans ; Livie, femme d'Auguste qui par-vint à quatre-ving dix ans, et un grand nombre de femmes vieillies même au théâtre tant chez les anciens que chez les modernes, les partisans de cette opinion pensent devoir s'ap-puyer encore des résultats dus aux recherches de M. Mour-gues de Montredon (*Mémoires de la Société de méd.*, années 1781 et 1782), et desquelles il résulte pour la ville de Mont-pellier, en particulier, que, parmi les personnes de 70 à 80 ans, il existe plus de femmes que d'hommes ; que de 80 à 90, le nombre des femmes est double de celui des hommes ; que de 90 à 100 il est quadruple, et qu'au-dessus de cent ans, le rap-port est encore plus à l'avantage des femmes.

§ II. *Conditions spéciales de la longévité déduites des cir-constances de la vie.* Nous noterons parmi les principales, 1° *Une naissance heureuse et à terme*, qui se montre en effet comme la première condition de la durée. Elle suppose des parens sains, jeunes, et parvenus au complément de leur développement, communément fixé parmi nous à dix-huit ans pour la femme, et à vingt-cinq ans pour l'homme. On sait que les enfans des trop jeunes gens sont entachés d'une délicatesse radicale qui met en problème la possibilité de les élever, que ceux des vieillards naissent infirmes, sont comme vieillis dès leur enfance, et que la plupart des enfans nés avant terme meurent aussitôt ou ne survivent plus ou moins long-temps que par artifice. 2°. L'*allai-tement* maternel après la naissance, ou la nourriture au sein d'une bonne nourrice continués pendant un an au moins, et qui offre, pour le développement si rapide qui se fait alors, les avantages d'une incubation prolongée. 3° L'*éducation* phy-sique et morale de l'enfant, qui doit tendre à tout ménager afin, si l'on peut s'exprimer ainsi, de ne rien mûrir avant le temps, et de favoriser d'une manière égale, la marche de la nature dans le complément de tous les organes. 4°. Des diverses parties de *la manière de vivre* qui influent le plus sur la prolongation de la vie, et que nous devons successivement parcourir, il convient de noter en première ligne,

A. La *sobriété* dans le boire et le manger, et le soin à ap-

porter dans le choix d'alimens sains, naturels et peu diver-
sifiés. La presque totalité des exemples de grande longévité appartiennent, en effet, à des personnes remarquables par leur
grande frugalité, en même temps que par l'usage habituel de
l'eau et leur éloignement pour les liqueurs spiritueuses. Tout le
monde connaît l'histoire du célèbre Cornaro, qui, énervé et
comme ruiné par tous les excès d'une jeunesse très-orageuse,
adopta à trente ans une semblable manière de vivre, et lui
dut non-seulement de rétablir sa santé délabrée, mais encore
d'arriver à une vieillesse saine et fort avancée.

B. C'est presque toujours au milieu des *exercices* d'une vie
laborieuse et occupée, que l'homme prolonge fort avant sa
carrière, comme le constatent la plupart des exemples de haute
longévité; cependant si les *travaux* prolongent l'existence de
l'homme, ce n'est que lorsqu'ils sont pris dans la mesure des
forces; on ne trouve, en effet, que bien rarement des personnes
avancées en âge parmi celles qui exercent les métiers les plus
rudes; l'énorme dépense d'action qui s'ensuit use rapidement
leur vie. Mais les travaux manuels, constans, réguliers et modérés auxquels l'homme se livre, surtout à l'air libre, contribuent efficacement à sa durée. On observe à ce sujet beaucoup
de vieillards parmi les jardiniers, les pâtres, les pêcheurs. Je
suis frappé, à l'hospice de Bicêtre, où l'on n'admet au plutôt
que des septuagénaires, du grand nombre de fleuristes, de
jardiniers, de pépiniéristes et d'élagueurs qui s'y trouvent rassemblés.

C. Les *rangs* et les *conditions élevées* ne sont pas généralement favorables à la durée de la vie. A peine trouve-t-on quelques octogénaires dans la liste des empereurs et des rois. Le
grand Frédéric, Louis xiv, quelques princes de l'auguste dy-
nastie qui règne sur la France, forment seuls parmi les modernes une heureuse exception. Parmi 300 papes pour la plupart arrivés tard au pontificat, on n'en cite guère que 4 qui
aient atteint ou dépassé quatre-vingts ans. En revanche les
exemples de longévité fourmillent parmi les ermites et les reli-
gieux retirés du monde et soumis aux règles d'une stricte discipline. Les hommes livrés au culte de la philosophie (Epiménide,
Démocrite, Pythagore, Zénon, Platon, Bacon, Kant), des sciences
(Képler, Newton, Euler, Buffon, Monge), et des lettres
(Anacréon, Sophocle, Fontenelle, Formey, Voltaire, Métas-

tase, etc.), se sont souvent rendus remarquables par le grand âge auquel les a conduits une vie spéculative, régulière, embellie par l'étude, et le plus ordinairement dégagée des soucis et des peines attachés au tourbillon du monde. Remarquons toutefois que ces exemples favorables d'ailleurs à beaucoup d'*académiciens* sont loin de faire autorité à leur égard. La mauvaise santé des gens de lettres, si souvent moissonnés à la fleur de l'âge, ne permet guère en effet qu'au très-petit nombre de ceux qui peuvent atteindre l'âge mûr ou la viellesse, d'arriver au fauteuil académique. Aussi la longévité des académiciens constatée par soixante-neuf ans passés de vie moyenne que leur accorderaient certains calculs, rentre-t-elle à notre sens dans le simple fait de longue persistance que les tables de mortalité donnent, sans distinction de conditions, aux périodes déjà très-avancés de la vie. Les *médecins* que le savoir de leur *profession* associe à l'étude générale de la nature et de la philosophie, et que la pratique de leur art place dans la catégorie de ceux qui exercent à la fois leurs facultés morales et leur corps, paraîtraient ainsi placés dans les meilleures conditions d'une longue vie, si plus économes d'un temps et de veilles consacrés au soulagement des autres, ils étaient libres de s'appliquer cette règle de modération dans les travaux, de tranquilité d'esprit et de calme d'âme qu'ils érigent en précepte, mais dont ils sont eux-mêmes si souvent éloignés. Aussi peu de médecins vieillissent; cependant ceux qui à l'exemple d'Hippocrate, de Galien, Avenzoar, Ripome, Forestus, Plater, Hoffmann, Haller, Boerhaave, Van-Swieten, etc., atteignent une longue vie, doivent particulièrement cet avantage à la supériorité de raison, à la force d'âme qu'ils ont acquise en passant, comme le dit Hufeland, le terme de difficile épreuve, auquel les premières années de leur pratique ont si cruellement exposé leur sensibilité. (*Voyez* du reste sur ce fait Bajerus. *Diss. epistolica de longævitate medicorum. Altd.* 1785 *p.* 9.)

D. Le *mariage*, le premier et le plus doux lien de la société, lorsqu'il est heureux et assorti, contribue puissamment à la durée de la vie. Tous les exemples de haute longévité sont tirés en effet de personnes qui ont été mariées, et dont quelques unes l'ont été un grand nombre de fois et même jusqu'à dix. Or, il est probable que l'heureux effet de ce lien tient d'une part à la fixité qu'il donne à l'existence de l'homme, et qui vient modérer l'ambitieuse inquiétude que produit son isolement, et, de l'autre, qu'incessamment favorable à la satisfaction des besoins de la reproduction, il prévient ce que l'irritation non satisfaite de ceux-ci leur imprime de trop impérieux, en leur donnant, par là même, un caractère de régularité qui constitue la tempérance. La plupart des hommes remarquables par la vigueur de leur corps et par la force de leur esprit ont dû cette heureuse prérogative à la chasteté du mariage qui les a soustraits aux funestes effets de l'abus des plaisirs vénériens. L'état régulièrement *célibataire* serait préferable, sans doute, aux excès du libertinage, mais réellement contraire à la nature de l'homme, il ne saurait concourir à prolonger sa vie. Le véritable élément de force et de durée est donc pour l'homme viril de suivre pendant toute la période de la virilité, sans résistance comme sans provocation, l'instinct qui le porte à l'acte de la reproduction. Les célibataires qui courent, sans doute, moins de dangers que quelques-uns ne l'ont avancé par le fait d'une continence absolue, paraissent cependant plus exposés à la mort que ceux chez lesquels il est permis de supposer moins d'austérité. On sait en effet, d'après Déparcieux, que les femmes célibataires et les religieuses meurent plus tôt que les hommes célibataires. La raison de ce fait n'a pas besoin de développement, elle naît de la différence des mœurs entre les deux sexes.

E. Les idées *dominantes*, gaies ou tristes, les occupations du même genre; le caractère ouvert ou concentré, heureux ou chagrin, l'agitation de la crainte ou la sérénité de l'âme, prolongent ou abrègent la vie. Tout n'est en effet qu'amertume et soucis pour les uns dont les ennuis flétrissent et abrègent l'existence. Tout est bonheur, ou du moins heureuse indifférence pour les autres qui trouvent dans la joie, ou le calme et l'impassibilité de leur âme, le premier secret d'une longue vie.

F. Les *maladies* interrompent si communément le cours ordinaire de la vie, qu'il est bien rare qu'elles laissent à l'homme le temps de parvenir à sa fin naturelle : on observe toutefois, que des personnes très-débiles, obligées de vivre d'un extrême régime, ont dû à la faiblesse même de leur constitution l'avantage de prolonger leurs jours. On sait encore que la folie, et principalement l'idiotisme offrent très souvent le même résultat. Les goutteux passent dans le monde pour vivre vieux, et l'on doit rappeler que l'école de Stalh a constaté le même avantage en faveur de ceux qui sont atteints des hémorrhoïdes. (*Alberti diss. Hal.* 1717.)

§ III. *Moyens de prolonger la vie* ou *macrobiotique.* L'homme ne veut point mourir, il s'accroche à tout ce qui lui promet un long avenir. Jeune, il ne peut envisager que passé vingt-six ans et quelques mois il a déjà rempli le contingent de vie de son espèce, il se persuade que c'est à lui de vieillir ; octogénaire il entrevoit encore dans les exemples connus de haute longévité le terme possible d'une vie auquel il doit atteindre. De cette disposition naît, sans doute, la haute faveur que les hommes de tous les temps ont accordée à l'emploi des moyens de prolonger leur vie.

S'il nous était permis de passer ici en revue les prétendus secrets de conserver la jeunesse et d'arriver à l'immortalité, vantés par la fourberie et accueillis par l'enthousiasme et la crédulité, nous indiquerions l'usage bannal des émétiques et de la sueur, pratiqué dans la plus haute antiquité, celui des élixirs, des baumes, des pilules, de *longue-vie* , accrédité dans les temps de barbarie, et parmi lesquels figure, entre autres arcanes, le *soufre végétable* ou la vraie *pierre philoso-phale* du fameux Paracelse. Nous ne passerions pas non plus sous silence tous les talismans, les horoscopes et les amulettes qui remontent aux rêves de l'astrologie, et nous indiquerions, comme non moins bizarres, les inventions plus modernes et trop souvent accréditées, du *thé de longue-vie* du comte de Saint-Germain, de l'*élixir de vie* du fameux Cagliostro, du *lit céleste* de Graham , du *mesmérisme* ou magnétisme animal préconisé encore aujourd'hui, comme on sait, à la honte de notre époque, et enfin la *transfusion du sang* de jeunes animaux dans les veines des vieillards, tentée sans succès, et depuis long-temps justement abandonnée.

Mais d'autres pratiques plus rationnelles méritent de fixer l'attention. Par un système né dans l'ancienne Grèce, on conseille l'exercice le plus continu de nos forces, et les jouissances de la nature, comme les moyens les plus sûrs d'augmenter la consistance des organes et la durée des principes de la vie. Hippocrate et les philosophes de son siècle mettaient tout le secret d'une longue vie, dans la tempérance, un air pur, l'usage des bains , de l'exercice et principalement celui des frictions journalières.

D'autres plaçaient au premier rang les pratiques variées de la gymnastique appropriée chez les anciens à toutes les situations et à tous les besoins. Hérodicus, qui en exagéra les applications, parut ainsi, en redoublant les efforts, triompher de l'épuisement lui-même, et Platon lui fait comme un reproche d'avoir prolongé de la sorte les plus misérables existences.

Les préceptes de Plutarque, qui leur dut de devenir très-vieux lui-même, et qui sont de ne pas oublier le corps en songeant à l'esprit, de conserver la tête froide et les pieds chauds, et d'opposer d'abord le jeûne aux simples indispositions avant de recourir aux remèdes, méritent encore d'être conservés.

Nous ne passerons pas sous silence les vues de l'illustre Bacon, qui, se représentant la vie comme une flamme que consume sans cesse l'air ambiant, s'applique d'une part à diminuer toute consomption, et de l'autre à renouveler de temps en temps les humeurs du corps. C'est ainsi qu'il recommande, spécialement contre la consomption venue du dehors, les bains froids et les frictions huileuses et aromatiques en sortant du bain, et contre celle de l'intérieur, le régime alimentaire froid ou rafraîchissant, l'opium, le nitre et la tranquillité de l'esprit qui lui paraissent les meilleurs tempérans. Quant au renouvellement des humeurs, ce philosophe prétend l'opérer, en changeant le régime tous les deux ou trois ans, par l'usage d'alimens maigres et de purgatifs, auquel on ferait succéder celui des meilleurs analeptiques et des bains fortifians; on sent assez tout ce qu'offre d'hypothétique cette dernière indication et les prétendus moyens de la remplir.

Quelques observations tirées des végétaux, et notamment des arbres renouvelés par la résection de leurs branches, des serpens qui changent de peau, des oiseaux qui prennent un bec et un plumage nouveaux, de certains vieillards, enfin, auxquels il pousse des dents, qui retrouvent des forces, de l'embonpoint et récupèrent leurs facultés viriles, ont fait penser à la possibilité du rajeunissement des vieillards, ou à la *gérocomique* par laquelle on s'était flatté de l'opérer. Son principal moyen fourni par l'exemple du roi David, dont de jeunes filles réchauffaient incessamment le corps, consistait en effet à rapprocher les vieillards affaiblis et glacés par l'âge, du corps de jeunes personnes bien portantes, dont les émanations cutanées, la douce haleine et la chaleur leur offriraient plus ou moins constamment une atmosphère de principes réparateurs, en même temps qu'une source d'impressions tactiles et de sentimens agréables. L'épitaphe connue de *Claude Hermippus* qui, maître d'école de jeunes filles, vécut sain et bien portant, cent quinze ans et cinq jours, au milieu d'elles, prouve que cette pratique était connue des Romains. On se rappelle encore pour les temps modernes l'heureux emploi qu'en fit le célèbre Boerhaave sur un vieux bourgmestre d'Amsterdam, et de nos jours une foule de vieillards y suppléent, en partie du moins, par le contact de jeunes animaux dont ils se plaisent à s'entourer. Contens d'avoir tracé l'histoire de ce moyen singulier, nous abandonnons au lecteur le soin de le juger. Nous ferons toutefois remarquer que, tout au plus palliatif heureux de la décrépitude sénile, il ne saurait en rien concourir au rajeunissement réel du corps. L'usure ou la détérioration des organes, produits nécessaires d'une longue vie, n'attendent donc de changemens que du seul bienfait de la fabuleuse fontaine.

De ce que nous venons d'exposer, on peut avancer que la macrobiotique, ou l'art de prolonger la vie, ne saurait reposer ni sur quelque spécifique, ni sur un moyen de régime particulier, mais qu'elle consiste dans la direction générale imprimée à la manière de vivre et principalement dans la modération et l'uniformité de tous les actes de la vie. Distincte de la médecine pratique, proprement dite, dont la thérapeutique guérit souvent, en effet, immédiatement les maladies, sans s'occuper de ce qu'elle peut retrancher à l'étendue générale de la vie, la macrobiotique, branche importante de l'hygiène, embrasse, d'une part, la prophylactique universelle des maladies qui menacent d'interrompre le cours de l'existence, et de l'autre, elle applique les règles de l'hygiène à toutes les circonstances de la vie de l'homme. Sous ce double point de vue nous ne saurions en traiter ici à part, attendu qu'elle rentre dans plusieurs articles de ce Dictionnaire, auxquels nous devons renvoyer. *Voyez*, plus particulièrement, HYGIÈNE, DIÉTÉTIQUE, PROPHYLACTIQUE et RÉGIME.   (RULLIER.)

LOOCH, s. m., *linctus, eclegma.* Le mot *looch*, qui est d'origine arabe, est employé pour désigner un médicament magistral, formé ordinairement d'une émulsion à laquelle est joint un mucilage qui lui donne une consistance sirupeuse plus ou moins grande suivant la quantité qu'on emploie. Les propriétés émollientes de ce mélange l'ont en quelque sorte fait consacrer exclusivement dans le traitement des maladies inflammatoires des organes de la respiration. Toutefois on modifie souvent ces propriétés par l'addition de substantes excitantes, telles que le kermès, l'ipecacuanha, la scille, etc. Il est alors expectorant, et est employé dans le traitement des mêmes maladies à l'époque où l'inflammation, moins aiguë, décline ou semble rester stationnaire. Du reste ce médicament pourrait être également mis en usage dans les irritations des organes digestifs; et il devient quelquefois l'excipient de diverses substances actives qui en changent totalement les propriétés; il sert alors à remplir différentes médications.

Les loochs sont sujets à s'aigrir en très-peu de temps; c'est pourquoi il faut les tenir au frais. On ne doit jamais y incorporer de substances acides.

L'émulsion, qui fait la base du looch, peut être fournie par diverses amandes émulsives, ou formée par une huile suspendue, ou par le jaune d'œuf. De-là les différentes sortes de loochs, dont nous allons parler.

Le *looch amygdalin*, communément appelé *looch blanc*, est composé ainsi qu'il suit : amandes douces mondées de leur pellicule, n° xij, ou demi-once; amandes amères, n° ij; sucre blanc, quatre gros. On pile dans un mortier de marbre avec un pilon de bois, en ajoutant peu à peu quatre onces d'eau commune. On passe avec expression, et l'on a ainsi une émulsion. Puis on prend : gomme adragant en poudre, seize grains; huile d'amandes douces fraîche, demi-once; sucre blanc, deux gros. On mêle dans un mortier de marbre en versant peu à peu l'émulsion; et l'on ajoute sur la fin : eau de fleurs d'oranger, deux gros. Le looch est fait. Si l'on voulait y faire entrer du kermès ou quelqu'autre poudre, il faudrait les triturer avec la gomme et le sucre; autrement elles ne seraient pas bien mêlées. Nous passons tous les détails minutieux de la manipulation qu'il est nécessaire d'observer pour que le looch soit bien fait et que ses élémens ne se divisent pas; détails qu'on trouvera dans les traités spéciaux de pharmacie. Le looch amygdalin s'administre par cuillerées à des intervalles de temps plus ou moins rapprochés, suivant l'indication.

Le *looch vert* ou *de pistaches* se fait de la même manière à

peu près. On prend : sirop de violettes, une once ; teinture de
safran, vingt grains ; eau commune, quatre onces ; on mêle et
l'on fait une émulsion avec six gros de pistaches sèches. D'un
autre côté on prend : gomme adragant en poudre très-fine,
seize grains ; huile d'amandes douces, une demi-once. On mêle
ensuite en triturant long-temps. On verse peu à peu l'émulsion
et l'on continue de triturer jusqu'à ce que le tout ait pris la
consistance d'un mucilage. L'on ajoute sur la fin : eau de fleurs
d'oranger, deux gros. Ce looch est peu usité aujourd'hui ; il est
un peu moins adoucissant que le précédent à cause de la teinture de safran qui entre dans sa composition. On l'administre
de la même manière et dans les mêmes cas.

Le *looch d'œuf* ou *looch jaune* se fait avec : jaune d'œuf, n° 1
ou demi-once ; huile d'amandes douces, une once et demie ;
sirop de guimauve, une once ; eau distillée de fleurs d'oranger, une
once ; — de coquelicot, deux onces. On commence par délayer le
jaune d'œuf dans un mortier de marbre avec quelques gouttes des
eaux distillées. On ajoute peu à peu l'huile, et l'on forme une
masse bien homogène dans laquelle on incorpore ensuite le sirop et le reste des eaux distillées. Ce looch, ainsi préparé, a le
même usage que les précédens. Il peut servir d'excipient commode. L'albumine et l'huile du jaune d'œuf se divisent dans
l'eau et forment une liqueur émulsive qui peut tenir en suspension les huiles, le camphre et les résines.

Le *Looch gommeux* est formé de : gomme adragant en poudre, seize grains, ou gomme arabique, trois gros ; huile d'a-
mandes douces, une demi-once ; sucre, une once ; eau commune,
trois onces ; eau de fleurs d'oranger, deux gros. On triture la
gomme, le sucre et l'huile, et on ajoute l'eau peu à peu. Ce
looch, lorsqu'il n'est pas bien mélangé, se sépare plus tôt encore que les autres.

Quelques autres médicamens ont été désignés sous le nom de
looch, parce qu'ils avaient quelque analogie de consistance ou
de propriétés avec les loochs que nous venons d'indiquer. Tels
sont entr'autres :

Le *looch* dit *de Gordon*, qui est composé de sirop de choux
rouge, une livre ; d'eau, demi-livre ; de safran, trois gros ; et
qu'on prend par cuillerée dans les affections catarrhales.

Le *looch d'amidon*, composé de blanc d'œuf battu dans un
peu d'eau, et de sirop de Tolu, de chaque une once ; d'amidon,

deux gros ; de cachou , un gros ; préparation qu'on recommande dans les diarrhées chroniques.

Le *looch savonneux*, formé avec : huile d'amandes douces, une once ; sirop de limon, un grain et demi ; savon médicinal, un gros ; et qui est administré, comme le savon qui en est la base , dans les engorgemens chroniques des viscères abdominaux.

LOQUACITÉ, s. f. ; *loquacitas*. Considérée médicalement, la loquacité peut être définie une action désordonnée et insolite des organes de la parole. Une foule d'idées plus ou moins incohérentes sont exprimées par un flux de mots qui se succèdent avec rapidité. Ce phénomène dépend d'une excitation du cerveau; il est souvent le principal de ceux qui marquent le délire et la folie. Chez beaucoup de personnes la loquacité annonce une attaque de cette dernière maladie, ou un paroxysme d'une affection aiguë. *Voyez* DÉLIRE, FOLIE.

LOTION, s. f., *lotio*. Ce mot a deux acceptions différentes ; tantôt on s'en sert pour désigner l'opération à l'aide de laquelle on lave une partie quelconque du corps, tantôt on l'applique aux différens liquides qu'on emploie pour cet usage. On pratique les lotions avec une éponge ou un linge, qu'on imbibe du liquide, qu'on exprime ensuite sur la partie qu'on veut lotionner ; quelquefois seulement on se sert de la main. La lotion diffère de la douche en ce que les liquides, dans cette opération, ne sont pas jetés de très-haut, et ne doivent pas percuter la partie malade, comme dans l'action de la douche. La lotion s'éloigne de l'affusion, en ce que, dans cette opération, le liquide doit être versé en abondance, et, pour ainsi dire, à flots sur une partie assez étendue du corps; tandis que la lotion se fait toujours avec une petite quantité de liquide et sur une surface assez circonscrite. Enfin, la fomentation se distingue de la lotion en ce que, dans la première, on applique à la surface du corps des éponges, des flanelles ou des linges imbibés, mais on n'exprime pas le liquide pour le faire ruisseler et laver la partie malade.

On lotionne certaines parties du corps pour les débarrasser des impuretés et des corps étrangers qui y adhèrent, ou pour déterger les ulcères qui offrent des clapiers dans lesquels le pus séjourne ; on se sert souvent de ce moyen pour ranimer l'énergie de la peau et accélérer la guérison des plaies et des ulcères. On emploie pour cet usage de l'eau seulement ou des liquides chargés de principes médicamenteux. La lotion est donc à la fois un moyen hygiénique et thérapeutique. Les lotions peuvent être froides ou chaudes. Lorsque l'intention du médecin est d'augmenter le ton d'un organe, les lotions doivent être employées froides; elles doivent être froides aussi, si le médecin se propose de diminuer la chaleur de la peau et de refroidir une partie du corps. Les lotions froides sur la face sont souvent employées dans le cas de congestions cérébrales ou d'excitation trop vive vers le cerveau. Ces lotions réussissent alors d'autant mieux, qu'on les fait coïncider avec des dérivatifs appliqués sur les extrémités inférieures. On emploie avec succès les lotions froides lorsqu'on veut seulement diminuer la chaleur et l'irritation de la peau, comme on le fait dans quelques érysipèles fort étendus, et dans la scarlatine, surtout lorsque ces maladies s'accompagnent de symptômes ataxiques : les lotions froides agissent alors à la manière des bains et des affusions. (*Voyez* ces mots.) Les lotions froides, comme les moyens réfrigérans dont nous venons de parler, seraient nuisibles dans la plupart des affections aiguës ou chroniques des organes de la respiration.

Les lotions doivent être chaudes lorsqu'on a pour but de déterger une partie quelconque du corps ou de produire un effet thérapeutique à l'aide de décoctions ou de solutions médicamenteuses appliquées sous cette forme. Les lotions tièdes n'agissent ordinairement que localement et comme simples topiques. Cependant, lorsqu'elles sont souvent répétées et qu'elles contiennent des principes très-actifs, elles peuvent être absorbées en partie et donner lieu à des effets généraux, et même produire quelquefois des accidens graves. C'est ce qu'on a observé plusieurs fois dans les lotions faites avec le deutochlorure de mercure.

Les lotions simples sont faites avec l'eau tiède; les lotions composées, soit avec des infusions ou des décoctions de plantes, soit avec des solutions salines. On peut distinguer les lotions composées, par rapport à leurs propriétés, en lotions relâchantes, astringentes, toniques, excitantes et narcotiques.

Les lotions relâchantes, qu'on obtient avec toutes les décoctions de substances mucilagineuses, sont principalement employées dans les inflammations cutanées aiguës, douloureuses, telles que l'érysipèle, le zôna ; dans les ulcérations accompagnées de beaucoup de douleur, dans les blennorrhées da la vulve.

Les lotions astringentes dites *résolutives*, faites avec la solution d'acétate de plomb, sont d'un usage presque banal dans le pansement de la plupart des plaies contuses. Les infusions de roses de Provins, les solutions de sulfate d'alumine, qui sont beaucoup plus actives, sont mises en pratique dans les prolapsus du rectum et du vagin; mais il faut être réservé dans l'emploi de ces astringens, qui déterminent souvent des indurations et des callosités des membranes muqueuses.

Les lotions toniques, préparées avec les décoctions de quinquina, de gentiane, de centaurée, sont surtout recommandables dans les ulcères atoniques et gangréneux; on accroît leurs propriétés en y joignant des liquides stimulans, tels que l'alcohol camphré.

Parmi les lotions excitantes, on distingue surtout les solutions de deutochlorure de mercure ou de nitrate de mercure, employées dans les ulcères syphilitiques, et les lotions sulfureuses acides préparées avec le sulfure de potasse et l'acide sulfurique, qu'on emploie pour la gale. Toutes ces lotions irritent fortement la peau, réagissent souvent sur les organes intérieurs, et ne doivent être mises en usage qu'avec précaution et dans les cas déterminés par le médecin.

Les lotions narcotiques, préparées avec les solutions opiacées ou les extraits de jusquiame et de stramonium, sont souvent appliquées comme moyen palliatif dans les ulcères carcinomateux de la peau, pour diminuer les douleurs.

Toutes les lotions indiquées précédemment peuvent être modifiées ou mélangées de diverses manières, suivant l'indication que le médecin se propose de remplir.   (GUERSENT.)

LOUCHE, adj. On désigne ainsi celui qui est affecté de *strabisme*. *Voyez* ce mot.

LOUP, s. m., *lupus;* nom appliqué jadis à certains ulcères rongeans. *Voyez* ULCÈRE. Dans la classification des maladies de la peau, Willan et Bateman ont adopté le terme *lupus* pour désigner l'affection décrite par la plupart des pathologistes sous les noms de *dartre rongeante*, de *noli me tangere. Voyez* ces mots.

LOUPE, s. f., *ganglion, lupia.* On a généralement donné ce nom à des tumeurs placées sous la peau, indolentes, circonscrites, mobiles, susceptibles pour la plupart d'acquérir un vo—

lume très-considérable. Parmi ces tumeurs, les unes sont formées par un kyste contenant un fluide analogue par sa consistance à du blanc d'œuf, ou une matière grumeleuse ressemblant à du miel, ou une substance que l'on a cru pouvoir comparer à de la bouillie (*voyez* KYSTE); d'autres, dépourvues de kyste, n'ont qu'une enveloppe celluleuse très-mince; on les rencontre particulièrement dans les régions où le tissu adipeux est abondant, et on les rapporte à deux espèces, à cause de leur texture différente : les unes sont nommées *lipômes*, les autres *stéatômes*.

Le lipôme est caractérisé par sa pesanteur spécifique peu considérable, les bosselures arrondies, et nombreuses que l'on sent à travers les tégumens sur sa surface, la mollesse et le peu d'élasticité de son tissu, la couleur jaune de la graisse qui le forme, le petit nombre de vaisseaux qui le nourrissent, et qui pénètrent ordinairement dans sa substance par sa surface profonde. Lors qu'on enlève une tumeur de cette espèce, on reconnaît qu'elle n'adhère que très faiblement aux parties voisines, on peut quelquefois l'en isoler facilement avec le doigt; alors la tumeur paraît circonscrite par une membrane celluleuse très-mince, qui envoie des prolongemens entre les différens lobes. Ceux-ci sont formés de lobes moins volumineux, qui sont eux-mêmes composés d'un nombre plus ou moins grand de vésicules celluleuses remplies de graisse, et plus grandes que dans l'état naturel.

Le stéatôme a plus de pesanteur spécifique que le lipôme; il offre des bosselures moins saillantes à sa surface, et des lobes moins distincts dans son intérieur; son tissu est plus dense, sa couleur et sa consistance se rapprochent de celle du suif; les vaisseaux que l'on trouve dans sa substance sont plus développés; les cloisons y sont plus épaisses; il est beaucoup plus susceptible que le lipôme, de devenir douloureux, de s'enflammer, de suppurer, de passer à l'état cancéreux.

Plusieurs auteurs très-recommandables, parmi lesquels nous citerons, Louis et M. le professeur Delpech, n'admettent pas la distinction établie par Littre et conservée par M. Boyer, entre le lipôme et le stéatôme. Si nous nous rangeons de leur opinion, il nous faudrait rejeter l'existence des stéatômes primitifs, et penser que l'ancienneté de la maladie, que des irritations ou des inflammations répétées peuvent changer la nature primitive du lipôme, donner lieu à l'augmentation de sa densité, au mé lange d'une certaine quantité de lymphe albumineuse avec la graisse, à l'épaississement de ses cloisons intérieures, au développement plus considérable de ses vaisseaux. D'après cette manière de voir, le lipôme et le stéatôme ne seraient pas deux maladies distinctes, mais deux états différens de la même affection. Une circonstance digne de remarque et que j'ai observée plusieurs fois, circonstance qui n'a pas échappé à l'observation de plusieurs autres anatomistes ou chirurgiens, c'est que l'on trouve assez fréquemment dans la même tumeur des portions qui offrent tous les caractères du lipôme simple, et d'autres portions plus denses véritablement stéatômateuses. Ce mélange des deux tissus dans une même tumeur pourrait être considéré comme une preuve que le stéatôme n'est qu'un lipôme déjà altéré dans sa texture primitive.

Les lipômes et les stéatômes se forment le plus souvent sur la nuque, sur les régions latérales du cou, sur le dos, sous la peau des parois abdominales, sur les fesses, sur les cuisses. On en trouve rarement sous les tégumens du crâne, et là ils peuvent facilement être pris pour une loupe enkystée. M. Delpech range avec raison les hernies graisseuses au nombre des lipômes; il considère aussi comme des lipômes les tumeurs lymphatiques et graisseuses énormes, que l'on rencontre quelquefois dans les grandes lèvres de la vulve, plus souvent encore dans le scrotum, et au milieu desquelles le testicule se trouve plongé tantôt encore sain, d'autres fois passé à l'état cancéreux. Ces tumeurs du scrotum, plus fréquentes dans les pays chauds que dans les régions tempérées, appartiennent, je pense, à un genre d'affection différente du lipôme. (*Voyez* ÉLÉPHANTIASIS.) Les lipômes et les stéatômes sont ordinairement ovoïdes, ou irrégulièrement arrondis, ou piriformes; les uns ont une base très large, d'autres sont soutenus par un pédicule dont l'épaisseur n'est pas toujours proportionnée au volume du reste de la tumeur. Ce volume est d'ailleurs très-variable; on trouve des lipômes qui égalent à peine un pois en grosseur, et d'autres ayant plusieurs pieds de circonférence et si lourds que les personnes qui les portent sont obligées de les soutenir avec des bandages. Plusieurs de ces tumeurs existent souvent sur le même individu, et parviennent à un grand volume. J'ai vu à l'hospice de la Salpêtrière une femme qui avait été affectée plusieurs fois de syphilis, et chez laquelle le visage, le cou, le tronc, les bras et les cuisses étaient couverts de plus de cent lipômes pédiculés ; la peau qui les enveloppait était de couleur bleuâtre ; le volume de la plupart de ces lipômes, à leur base, n'excèdait pas celui d'une noix ; beaucoup d'entre eux étaient plus petits.

Les lipômes croissent en général lentement ; ils peuvent rester stationnaires pendant plusieurs années, et on les voit quelquefois ensuite prendre dans l'espace de quelques mois un accroissement considérable. Ne serait-ce pas alors qu'ils commenceraient à passer à l'état stéatomateux. Les causes qui donnent lieu à leur développement sont encore peu connues. Il paraît que dans quelques cas ils sont originairement produits par des froissemens répétés, par des pressions, par des contusions, mais le plus souvent leur causes reste ignorée. En voulant rendre raison de tout, on ne fait que reculer la difficulté sans la résoudre. N'est-ce pas ce qui arrive en attribuant la formation de ces tumeurs à une irritation qui augmente la sécrétion de la graisse dans une portion du tissu adipeux ? Les lipômes et les stéatômes pourraient être confondus avec des tumeurs enkystées ; ils pourraient également l'être avec des tumeurs fongueuses, sanguines, saillantes, sans changement de couleur notable à la peau, et dans lesquelles les pulsations artérielles seraient très-obscures ; la méprise serait très-dangereuse, si l'on portait inconsidérément l'instrument dans une de ces tumeurs.

Le lipôme simple n'est pas dangereux par lui-même ; mais il peut devenir très-incommode ou produire beaucoup de difformité. Le stéatôme soit qu'on le considère comme une maladie primitive, soit qu'on le regarde comme un lipôme dégénéré, est une affection plus fâcheuse puisqu'il est susceptible de passer à l'état cancéreux. Ces deux espèces de tumeurs ne se terminent pas par résolution, et on les voit conserver leur volume chez des sujets qui perdent entièrement leur embonpoint. Il n'est pas prudent d'attendre, pour en débarrasser les malades, qu'elles aient acquis un volume énorme, parce qu'alors elles ont aminci extrêmement la peau, qu'elles ont envahi les tégumens des parties voisines, et qu'il devient alors nécessaire, en les enlevant, de mettre à découvert de grandes surfaces ; à moins qu'elles ne soient soutenues par un pédicule peu volumineux.

La cautérisation, la ligature, l'amputation, l'extirpation,

sont les méthodes curatives qui ont été proposées contre le lipôme et le stéotôme.

Pour cautériser les lipômes, on introduit dans leur épaisseur des morceaux de potasse caustique. Ce mode d'opération est peu employé, parce qu'il est douloureux, qu'il expose les malades à des accidens inflammatoires graves, à une suppuration abondante et prolongée, et qu'il peut faire dégénérer la tumeur.

La ligature peut convenir pour lès lipômes pédiculés lorsque les malades se refusent absolument à l'emploi de l'instrument tranchant; elle a cependant des inconvéniens, voici ce qu'en pense M. le professeur Boyer : « La ligature cause des douleurs très-vives, jusqu'après la destruction de la peau du pédicule de la tumeur, par la constriction du lieu qui l'embrasse. Pour éviter ces douleurs, on est dans l'usage de désorganiser d'abord les tégumens par le moyen d'un caustique, et cette précaution est importante; on peut entourer le pédicule d'un ou de plusieurs fils de coton trempés dans une dissolution concentrée de potasse caustique, ou bien placer autour de la base étroite de la tumeur une bandelette de diachylon gommé, dans l'épaissenr de laquelle on a enchâssé des fragmens rapprochés de potasse. A la levée de cet appareil, on trouve une escarre circulaire qui comprend toute l'épaisseur de la peau, et que l'on fend pour placer la ligature dans le fond de l'incision. Le lien ne portant alors que sur le tissu cellulaire, son action ne cause presque point de douleur. La tumeur ne tarde point à se séparer, et il ne reste qu'une plaie simple peu étendue et facile à cicatriser. Si, après la chute de la tumeur, il restait quelque portion du tissu cellulaire altérée et participant à l'état de la maladie, on la détruirait facilement par l'action d'un caustique. » La ligature conviendrait peu pour les loupes placées sur les parties apparentes, car elle doit laisser une cicatrice large et difforme.

L'amputation est bien préférable à la ligature pour les loupes pédiculées : on comprend la tumeur entre deux incisions semi-elliptiques réunies en angle aigu, et l'on réunit, par première intention. L'extirpation en la seule méthode opératoire qui convienne pour les lipômes et les stéatômes à base large; lorsqu'ils sont aplatis, que la peau n'a point éprouvé une grande distension, on peut conserver en totalité les tégumens en pratiquant soit une incision cruciale, soit une incision en forme de T, soit

une incision curviligne faite de manière que le lambeau qui doit
en résulter ait sa base tournée en haut. Quand la tumeur est
très-volumineuse, très-saillante, que la peau a été fortement
distendue, il faut comprendre une portion de cette membrane
entre deux incisions semi-elliptiques; ou bien, si dans ce cas on
préfère pratiquer une incision cruciale, il faut, après l'extirpation de la tumeur, réléguer une portion de chacun des lambeaux
pour ne leur laisser qu'une étendue convenable après qu'ils se
seront rétractés.   (MARJOLIN.)

LUETTE, s. f., *uva, uvula, columella*, etc. Appendice conoïde, libre et flottant, situé à la partie moyenne du bord inférieur du voile du palais. Sa longueur et sa largeur varient suivant les individus. Ce prolongement, qui renferme un grand
nombre de follicules muqueux, est entièrement charnu et
formé par le rapprochement des deux muscles PALATO-STAPHY-
LINS (*voyez* ce mot), qui sont tantôt distincts, tantôt complètement confondus en un seul, et recouverts par la membrane
muqueuse qui tapisse les cavités de la bouche et du pharynx.
La luette peut ne pas exister, et quelquefois elle est très-courte;
d'autres fois elle est bifurquée, et sa division peut se prolonger
dans toute la hauteur du voile du palais. (*Voyez* BEC-DE-LIÈVRE.)
Son tissu s'infiltre quelquefois de manière à lui donner une apparence gélatiniforme. *Voyez* CHUTE DE LA LUETTE.

LUETTE VÉSICALE. Ce nom a été donné par Lieutaud à un
petit tubercule situé à la partie inférieure du col de la vessie,
répondant à l'angle antérieur du trigone vésical. Il est quelquefois peu marqué, et d'autres fois il offre un volume assez considérable; Morgagni en a cité plusieurs exemples.   (MARJOLIN.)

LUMBAGO, s. m.; terme latin qu'on a conservé dans la
langue française pour désigner le rhumatisme qui affecte la
région lombaire. *Voyez* RHUMATISME.

LUMIÈRE, s. f., *lux, lumen*, λύκη. Fluide impondérable, généralement répandu dans la nature, au moyen duquel les objets placés à diverses distances sont perçus par les organes de la vision.

Trois parties formeront cet article. La PREMIÈRE traitera de
la lumière considérée physiquement; elle sera divisée elle-même
en quatre sections : 1° *lumière directe* ou *optique;* 2° *lumière*
réfléchie ou *catoptrique;* 3° *lumière réfractée* ou *dioptrique;*
4° *double réfraction, polarisation,* etc. Dans la SECONDE, nous
parlerons de l'action chimique de la lumière; la TROISIÈME sera

consacrée à l'influence de la lumière sur les corps organisés, et en particulier sur le corps humain.

PREMIÈRE DIVISION. *De la lumière considérée physiquement.*

Première section. *De la lumière directe* ou *de l'optique.* — *Nature de la lumière* — Quelques physiciens ont pensé que la lumière était un fluide extrêmement subtil, généralement répandu dans la nature, mis en mouvement par les corps lumineux, et transmettant son agitation de proche en proche à la manière des ondes sonores. Ce fut l'opinion de Descartes, qui voulait en même temps que les particules de ce fluide fussent contiguës et inflexibles. Quelques modernes, Euler entre autres, admirent l'hypothèse de Descartes, avec cette modification que les molécules de la lumière sont élastiques et ne se touchent point. Huyghens adopta cette opinion et la modifia. Newton pensa que la lumière provenait d'une émission continue des particules mêmes des corps lumineux, comme les molécules odorantes des corps. Des objections plus ou moins fortes ont été faites à ces divers systémes, et, quoique le premier compte des partisans d'un grand poids, celui de Newton réunit le plus de suffrages ; et si ce dernier n'est pas entièrement démontré, on doit l'adopter comme expliquant presque tous les phénomènes de la manière la plus satisfaisante.

Sources de la lumière. — Dans l'hypothèse newtonienne, la lumière émane des astres, et surtout du soleil. Les étoiles fixes n'en envoient sur notre planète qu'une quantité infiniment moindre. Celle qui nous vient des planètes n'est qu'une lumière réfléchie ; celle qui est produite ici bas par la combustion, la phosphorescence, l'électricité, doit être seulement indiquée. Nous devons cependant arrêter un moment notre attention sur un phénomène lumineux dont la cause n'est pas encore parfaitement déterminée, je veux parler de l'aurore boréale. Mairan la décrit avec beaucoup d'exactitude, mais l'explication qu'il en donne nous a paru tout-à-fait hypothétique. L'aurore boréale se montre presque toujours du côté du Nord. Elle commence trois ou quatre heures après le coucher du soleil. Elle n'est d'abord qu'une espèce de vapeur blanchâtre formant une portion de cercle dont l'horizon est la corde. Bientôt la circonférence en est dessinée par un cercle lumineux ; d'autres cercles plus petits paraissent inscrits dans le premier et séparés les uns des autres par des espaces plus obscurs ; des gerbes lumineuses, brillantes de couleurs, s'élancent de la circonférence du grand arc; tout l'hémisphère lumineux paraît agité par des secousses, des vibrations, de véritables éclairs. Une multitude de figures d'une variété infinie et les plus richement colorées se succèdent dans l'atmosphère embrasée. Tous ces phénomènes diminuent ensuite par degrés, le mouvement cesse, le cercle lumineux diminue d'étendue, et finit par disparaître graduellement ou d'une manière presque subite. On a attribué l'aurore boréale à une infinité de causes. Les exhalaisons terrestres, la réflexion des rayons solaires sur les glaces du pôle, l'électricité ont tour à tour été considérées comme la cause de ce phénomène singulier. Mairan crut l'avoir trouvée dans l'attraction par notre planète de l'atmosphère lumineuse du soleil. Les dernières observations de MM. Dalton et Arago semblent prouver qu'il existe un rapport incontestable entre l'action du fluide magnétique et l'aurore boréale. Cependant, pour fonder sur ce sujet une théorie satisfaisante, il est nécessaire que des faits ultérieurs viennent nous éclairer.

Cause du décroissement, de l'affaiblissement de la lumière. — Dans l'une et l'autre hypothèse, le fluide lumineux se propage en ligne droite par une multitude de cônes dont le sommet touche le corps lumineux, et la base l'œil de l'observateur. Et comme ces cônes lumineux sont composés d'un égal nombre de rayons de leur sommet à leur base, il en résulte que plus on s'éloigne du sommet, c'est-à-dire du corps lumineux, et moins il y a de rayons dans une même étendue. La base du cône allant en croissant comme le carré de la distance au sommet, il en résulte que l'intensité de la lumière est en raison inverse du carré de cette distance.

Si un corps lumineux était vu dans le vide, il conserverait pour nous une intensité de lumière toujours la même. La surface de l'image d'un corps qui se peint dans l'œil varie en raison de la distance de ce corps; ces images décroissent en raison directe du carré de la distance, c'est-à-dire que leur grandeur est en raison inverse de ce carré. Ainsi, un objet vu à une distance 1, sera 1; à une distance 2, il sera $\frac{1}{4}$; à 3, il sera $\frac{1}{9}$, etc.; si à la distance 1 il recevait un certain nombre de rayons, à la distance 2, il n'en recevra que le $\frac{1}{4}$; à la distance 3, que le 9e; mais comme à ces distances ce corps n'est plus lui-même que le $\frac{1}{4}$ ou le 9e de son étendue, il s'ensuit qu'il reçoit toujours

pour nous une somme de rayons proportionnelle à son volume.
Il doit donc nous paraître toujours également éclairé.

Certains corps de la nature, ainsi que nous le verrons plus
bas, se laissent traverser par la lumière; ils ont reçu le nom de
corps *transparens, translucides, diaphanes.* L'air, l'eau, le
verre, etc., sont de ce nombre. Lorsque la lumière traverse ces
corps, elle perd à chaque instant une partie de son intensité,
plus ou moins considérable suivant leur nature. Un corps placé
à une certaine distance dans l'atmosphère paraît plus ou moins
éclairé, suivant qu'il est plus ou moins éloigné, c'est-à-dire
que les rayons lumineux qu'il nous envoie doivent traverser
une plus ou moins grande quantité d'air. C'est la raison pour
laquelle les astres placés à l'horizon sont moins brillans que
lorsqu'ils se trouvent à leur plus grande élévation.

Il est très-facile de démontrer que la lumière se propage en
ligne droite : si l'on place sur la ligne qui vient d'un foyer
lumineux un corps non perméable à la lumière et à l'œil, on
cesse d'apercevoir ce foyer. Une expérience aussi facile que
celle-ci prouve que les rayons lumineux divergent. Si l'on perce
d'un trou d'environ une ligne de diamètre une feuille de carton,
qu'on la présente au soleil, un faisceau de lumière traversera
ce trou; si on coupe par un plan ce faisceau de lumière, on
aura des images lumineuses circulaires d'autant plus grandes,
qu'on s'éloignera davantage de l'ouverture. Si l'on perce de plusieurs trous d'épingle une carte, qu'on présente un plan très-
près de ces trous, on aura autant d'images lumineuses que de
trous ; mais si on éloigne ce plan, les images circulaires, s'agrandissant, se confondront et ne donneront plus qu'une image
unique. Si l'ouverture pratiquée est triangulaire, l'image formée sur un plan très-voisin sera triangulaire ; mais si l'on éloigne
ce plan, cette image deviendra circulaire. Les cônes lumineux,
qui d'abord étaient assez petits pour dessiner exactement la
forme de l'ouverture, venant à s'agrandir, empiètent les uns
sur les autres, et finissent par se confondre en une seule image
circulaire. D'après ce que nous venons de dire de la propagation
des rayons lumineux en ligne droite, il est facile de concevoir
pourquoi les objets qui se peignent sur un plan placé derrière
un plan opaque percé d'un trou, sont dans une situation renversée : supposons des cônes de lumière partant d'une obélisque,
traversant l'ouverture pratiquée au volet d'une chambre tenue

obscure, et allant se rendre sur un plan situé par derrière ; qu'arrivera-t-il ? les rayons partis du sommet obliqueront de haut en bas vers le trou du volet, le traverseront, et, continuant leur route en bas, iront s'arrêter sur un point inférieur du plan placé derrière le volet. Les rayons qui partiront de la base de l'obélisque obliqueront de bas en haut, et iront se fixer à un point élevé de ce même plan ; ceux qui partiront du milieu occuperont la région mitoyenne ; et ainsi de suite. On voit donc qu'il est impossible que l'objet retracé ne soit pas vu dans une situation renversée.

La vitesse avec laquelle la lumière se propage est inconcevable ; elle est telle, que long-temps on l'a crue instantanée. L'observation des éclipses des satellites de Jupiter a prouvé à Rœmer, que la lumière emploie environ huit minutes pour venir du soleil jusqu'à nous, c'est-à-dire pour parcourir un espace d'environ vingt-sept millions de lieues, cinquante-sept mille lieues par seconde.

De l'ombre. — La plupart des corps ne se laissent pas traverser par la lumière ; une seule partie de leur surface est éclairée par elle, l'autre partie est nécessairement obscure. On dit alors qu'elle est dans l'*ombre*. Cette ombre varie suivant le corps lumineux, suivant le corps opaque, suivant leur position respective. Lorsqu'un corps ne se laisse pas pénétrer par les rayons lumineux, si l'on place ce corps entre le foyer de lumière et un autre corps, ce dernier représente une figure semblable au corps interposé, et qui varie suivant les circonstances dont nous venons de parler, et de plus, suivant la configuration du plan qui reçoit l'ombre. Ce phénomène se conçoit aisément. Si aucun obstacle n'était interposé entre la lumière et la surface qui doit la recevoir, celle-ci serait uniformément éclairée ; mais si l'on place un corps opaque entre le foyer et cette surface, on comprend facilement que les rayons qui frapperont le corps opaque et qui ne le traverseront pas, ne se porteront plus sur le dernier plan, et cesseront de l'éclairer. Il y aura donc sur le dernier plan absence des rayons lumineux interceptés par le corps opaque, par conséquent une ombre semblable au corps interceptant. Si le foyer lumineux était un point unique, les bords de l'ombre seraient nets et tranchés ; mais comme le foyer est ordinairement composé d'une multitude de cônes, il s'ensuit que l'ombre portée va nécessairement en dégradant. Il y aura un point où cette ombre portée sera pure; mais sur les côtés de ce point, l'ombre sera successivement plus faible, parce qu'ils commenceront à recevoir quelques cônes lumineux émanés du foyer; cette ombre diminuera de plus en plus jusqu'au moment où le plan venant à recevoir la totalité des rayons, cette ombre disparaîtra complétement. Cette lumière graduellement décroissante porte le nom de *pénombre*.

Au delà de la pénombre d'un corps il existe ordinairement un cercle très-lumineux. Si l'on suspend au milieu d'une fenêtre sur laquelle frappe le soleil une boule noire, et qu'on reçoive l'ombre sur un carton, on obtiendra une ombre vraie, une pénombre, et une auréole très-lumineuse. Si on augmente la distance de la boule au carton, l'auréole augmente d'étendue et diminue d'éclat; le centre de l'ombre s'éclaircit. La boule suspendue à la la fenêtre est elle-même entourée d'un cercle brillant. On a cherché à expliquer ce phénomène par des attractions et des répulsions qu'éprouveraient les rayons lumineux, mais ces phénomènes étant toujours les mêmes, quels que soient les corps employés à l'expérience, M. Fresnel a pensé qu'on devait leur chercher une autre cause, et par l'hypothèse des vibrations il en a donné une explication satisfaisante.

Deuxième section. — *De la lumière réfléchie* ou de la *catoptrique.* — Le rayon lumineux arrêté par un corps opaque est brisé et renvoyé par ce corps. Cette déviation se nomme *réflexion.* L'angle que forme le rayon, avant sa réflexion, sur un plan tangent au point où le rayon vient frapper, a reçu le nom d'*angle d'incidence.* L'angle que forme ce rayon avec le même plan, après avoir été brisé, se nomme *angle de réflexion.* La manière dont ce phénomène se passe varie suivant que la surface sur laquelle tombent les rayons est plane, concave ou convexe, et suivant que les rayons sont convergens, parallèles ou divergens. Dans tous les cas, l'expérience prouve que l'angle de réflexion est égal à l'angle d'incidence.

Si des rayons frappent une surface plane, après avoir été réfléchis, il continueront leur route sans changer de position respective. Des rayons parallèles se réfléchiront parallèlement; des rayons divergens, continueront à diverger; et des rayons convergens, convergeront encore.

Si la surface où se fait l'incidence est concave ou convexe, la direction et la position respective des rayons éprouvent des changemens remarquables. Pour bien comprendre ce qui se passe dans ces dernières circonstances, il faut considérer une courbe comme une série de petits plans diversement inclinés entre eux. En les prolongeant ensuite par la pensée, ce qui équivaut à mener une suite de tangentes au cercle, on conçoit parfaitement les changemens de rapports éprouvés par les rayons lumineux, en partant toujours du principe de l'égalité des deux angles de réflexion et d'incidence. Si deux rayons parallèles tombaient sur deux plans parallèles, ils seraient réfléchis dans la même direction; mais s'ils tombaient sur des plans diversement inclinés entre eux sur une surface concave, on conçoit qu'ils ne peuvent pas se relever parallèles. Supposons que l'un des rayons tombe sur la portion de cercle qui correspond à l'horizontale, l'angle d'incidence et celui de réflexion seront, par exemple, de 45°; mais, si l'autre rayon parallèle à celui-ci tombe sur un plan incliné à l'horizon, son angle d'incidence ne sera plus de 45°, mais se rapprochera plus ou moins de l'angle droit; l'angle de réflexion ayant le même degré, il s'ensuit que le dernier rayon réfléchi convergera avec le premier, et ira le couper à une hauteur variable.

Si les rayons incidens convergent entre eux, les rayons réfléchis convergeront bien davantage encore, puisqu'ils convergeaient déjà, les rayons d'incidence étant parallèles. Si les rayons incidens divergent, les rayons réfléchis convergeront moins, pourront devenir parallèles, ou même divergens.

Un faisceau de rayons qui tombent sur une surface concave parallèlement au rayon de la sphère, se réfléchissent de manière à ce que ceux qui sont le plus voisins de l'axe se réunissent vers un point commun situé à peu près au milieu du rayon de la sphère. Cet espace circonscrit est regardé comme le foyer des rayons parallèles. Avant de se réunir en foyer, les rayons réfléchis se coupent à différentes hauteurs, la courbe formée par ces intersections porte le nom de *caustique par réflexion.*

Si les rayons, au lieu d'être parallèles, divergent légèrement, ils se réuniront encore en une espèce de foyer qui variera en raison du point de départ du faisceau incident. Si le point de départ se trouvait au premier foyer, le nouveau foyer serait alors au premier point de départ.

Les phénomènes qui se passent sur des surfaces convexes sont précisément inverses des précédens. Ainsi, les rayons parallèles arrivant sur une surface convexe divergent ; les divergens divergent davantage ; les convergens divergent moins, deviennent parallèles ou même convergens, mais toujours moins qu'avant la réflexion, selon les circonstances.

Des rayons parallèles tombant sur une surface convexe produiront un foyer imaginaire derrière la surface convexe, exactement semblable à celui des rayons parallèles réfléchis par une surface concave, si l'on prolonge par la pensée les rayons réfléchis derrière cette surface convexe.

Troisième section. — *De la lumière réfractée* ou *dioptrique.* — Lorsque la lumière arrive sur un corps de la nature de ceux que nous avons appelés *transparens*, elle les traverse en subissant diverses modifications. Les corps que le rayon lumineux traverse, portent le nom de *milieux.* Le point où le rayon de lumière pénètre d'un corps dans un autre porte le nom de point d'*immersion* ; le point par lequel il en sort est le point d'*émergence* ; le changement de direction que subit le rayon dans le nouveau milieu a été nommé *réfraction* ; l'angle que forme le rayon lumineux avec la perpendiculaire à la tengente au point d'immersion se nomme *angle d'incidence.* On nomme *angle de réfraction* celui que forme le rayon de lumière qui a pénétré dans le nouveau milieu avec la même perpendiculaire. L'angle de réfraction varie suivant que la lumière passe d'un milieu moins dense dans un milieu plus dense, et réciproquement, suivant le degré de densité de ces mêmes milieux, selon la configuration de leur surface, qui peut être plane, convexe, ou concave, suivant la direction des rayons lumineux.

Un rayon de lumière qui passe d'un milieu moins dense dans un milieu d'une plus grande densité, change de direction et se rapproche de la perpendiculaire. S'il tombe perpendiculairement, il continue sa route ; mais s'il est oblique, il subit une réfraction.

Le sinus de l'angle d'incidence et celui de l'angle de réfraction sont en rapport constant, lorsque le milieu que quitte la lumière et celui où elle entre restent les mêmes. Si la lumière passe de l'air dans l'eau, le rapport est de 4 à 3 ; de l'air dans le verre de 3 à 2. Ce rapport est inverse, lorsque la lumière rentre dans le premier milieu, c'est-à-dire de 3 à 4, dans le premier cas, et de 2 à 3 dans le second ; d'où il suit que le rayon incident et le rayon émergent seront parallèles entre eux, si les deux surfaces du milieu que la lumière traverse sont parallèles.

Quelques substances font subir au rayon qui les traverse une
double réfraction. Ce rayon se divise en deux parties. Le spath
d'Islande jouit entre autres de cette singulière propriété.

La propriété réfringente des corps est ordinairement en
raison de leur densité; cependant il paraît que leur nature chimique influe beaucoup sur cette faculté. L'esprit de
vin et l'huile qui sont moins denses que l'eau, réfractent plus
fortement la lumière que ce fluide. En général les corps combustibles ont une puissance réfringente plus grande que les autres. C'est d'après cette observation que Newton fut conduit à
soupçonner la combustibilité du diamant.

Lorsque le rayon lumineux passe d'un milieu plus réfringent dans un milieu qui l'est moins, il s'écarte de la perpendiculaire. Or, comme dans ce cas le sinus de réfraction est
toujours plus grand que celui d'incidence, il doit arriver un
moment où le rayon réfracté doit être parallèle à la surface du
corps réfringent, tandis que le rayon incident est encore oblique à cette surface. Si l'on incline encore davantage ce dernier, il ne pourra plus être réfracté, il se trouvera réfléchi et
pour lors dans un angle égal à celui d'incidence. C'est par ce
phénomène que le célèbre Monge a donné une explication satisfaisante du mirage.

Il se passe un phénomène important à connaître, parce que
sa théorie est une des branches de l'optique analytique; lorsque les surfaces des deux milieux réfringens sont planes. Si
nous supposons par exemple un point lumineux placé dans
l'eau, les rayons qu'il enverra autour de lui divergeront à la
surface du liquide; si par la pensée, nous prolongeons dans
l'eau ces rayons dans la direction de leur réfraction, ils se couperont tous à une certaine hauteur, et par leur intersection
formeront une courbe à laquelle on a donné le nom de *caustique par réfraction*. Il suit de là que le corps placé dans l'eau
ne paraît pas à sa véritable place. Il se trouve toujours au point
de tangence de la caustique et de la droite menée de l'œil de
l'observateur. Ce point est toujours plus élevé que l'objet lui-
même. L'inverse a lieu si le milieu dans lequel l'observateur est
placé, est plus dense que celui où se trouve le point lumineux.
Dans ce dernier cas la caustique se forme au-delà de ce point.

Lorsque les divers milieux sont terminés par des surfaces courbes, les phénomènes varient. Ainsi que nous l'avons fait pour expliquer les lois de réflexion, considérons toujours la surface courbe comme une série de plans diversement inclinés, de cette manière nous concevrons que la lumière se comporte exactement comme sur les surfaces planes, nous n'aurons plus à tenir compte que des diverses inclinaisons des petits plans.

Si plusieurs rayons de lumière partent d'un point radieux placé à une certaine distance d'une surface convexe, le milieu dans lequel ils pénètrent étant plus dense que celui d'où ils sortent, ces rayons se rapprocheront de la perpendiculaire; or, comme la perpendiculaire à un point du cercle est toujours un prolongement d'un rayon, il s'ensuit que les faisceaux se rapprocheront du centre de la sphère et formeront un cône opposé par sa base au cône formé par les rayons immergens, et dont le sommet sera placé plus ou moins loin du centre de la sphère. Ce point s'appelle foyer des rayons partis d'un point radieux, et c'est sur la considération de ces foyers qu'est fondée la construction des instrumens d'optique. A mesure que le point radieux s'éloigne ou s'approche de la surface réfringente, le foyer s'approche ou s'éloigne de la même surface, le foyer radieux peut même s'approcher au point que les rayons réfractés ne convergeant plus deviendront parallèles, ou même divergeront. Alors le foyer étant disparu, il faudra prolonger les rayons au-dessus de la surface réfringente, où ils iront se réunir au-delà du point radieux. C'est ce qu'on appelle le foyer *virtuel* ou foyer *imaginaire*, etc.

Si le milieu réfringent est plus rare, les rayons s'éloigneront de la perpendiculaire; si c'est un cône lumineux les rayons réfractés divergeront plus que les rayons immergens, il se formera un foyer imaginaire du côté du point radieux; mais plus voisin que celui-ci de la surface réfringente.

Supposons maintenant que la surface du milieu réfringent soit concave, que ce milieu soit en même temps plus rare que celui d'où partent les rayons, la divergence de ceux-ci augmentera encore après leur immersion, et il se formera encore un foyer virtuel plus ou moins voisin du point radieux. Si le rapport des densités est inverse, les rayons réfractés divergeront moins qu'avant leur immersion, ils deviendront parallèles ou même convergens.

Le milieu réfringent peut être terminé par deux surfaces courbes opposées. Dans ce cas la lumière subit de nouvelles modifications dans sa marche. Si la lentille est convexe et d'une substance plus dense que le milieu ambiant, le rayon parti d'un point radieux, se comporte ainsi que nous l'avons vu plus haut, c'est-à-dire qu'il se rapproche de la perpendiculaire et converge plus ou moins suivant la distance du foyer ; lorsque ce même rayon sort de la lentille pour rentrer dans le premier milieu, il converge bien davantage encore, puisqu'il passe d'un milieu plus dense dans un milieu moins dense par une surface concave, et qu'il s'éloigne alors de la perpendiculaire portée au point d'émergence. Le point de réunion des divers rayons lumineux sera le plus voisin de la surface émergente qu'ils ne l'auraient été en continuant leur route sans déviation. La convergence sera d'autant plus forte que le point radieux sera plus éloigné ; et lorsque les rayons seront parallèles, le foyer sera le plus près possible de la surface émergente et portera le nom de foyer des *rayons parallèles* ou *foyer principal*. Ce foyer sera d'autant plus éloigné que le point radieux s'approchera davantage de la lentille, et pourra même s'évanouir ; il se formera alors un foyer imaginaire.

Il serait trop long d'exposer ici ce qui se passe lorsque les deux surfaces du corps réfringent sont concaves. Lorsqu'elles sont concaves d'un côté et convexes de l'autre ; lorsqu'elles sont plan-concaves ou plan-convexes ; enfin lorsque dans toutes ces configurations, le corps réfringent est plus dense ou moins dense que le corps environnant, on peut jusqu'à un certain point déduire ce qui survient dans ces circonstauces des principes que nous venons de tracer.

L'expérience a prouvé que la lumière était susceptible de décomposition. C'est encore au génie de Newton qu'on doit la démonstration de cette vérité. Ayant introduit un rayon solaire par une petite ouverture pratiquée au volet d'une chambre obscure, il reçut ensuite ce rayon sur un prisme, qui après l'avoir réfracté projetait sur un mur opposé à la fenêtre l'image diversement colorée connue sous le nom de *spectre solaire*. Cette image était oblongue, arrondie à ses extrémités mal terminées et droite sur ses côtés ; forme qui est due à la différence de réfrangibilité des rayons lumineux. La série des couleurs formant le spectre solaire est ainsi disposée ; en procédant du côté le plus réfrangible : le violet, l'indigo, le bleu, le vert, le jaune, l'orangé et le rouge. Cette expérience prouve que la lumière blanche est un assemblage de molécules de diverses couleurs, qui sont séparées par l'action du prisme. L'image qu'on obtient étant oblongue au lieu d'être ronde, nous apprend que les divers rayons qui la forment ne sont pas également réfrangibles, car elle devrait être circulaire. Le rayon rouge, étant situé au bas du spectre solaire, subit nécessairement une réfraction moins forte que les rayons situés au-dessus de lui, et le violet qui est le rayon le plus élevé doit subir la réfraction la plus forte. Chaque rayon du spectre est simple et indécomposable, car si on le fait traverser le plan sur lequel il se peint, et qu'on le reçoive sur un second prisme, il n'éprouvera plus aucune espèce d'altération.

Non seulement les différens rayons primitifs ne sont pas doués de la même réfrangibilité; mais ils ne sont pas également réflexibles. Ce sont encore les plus refrangibles qui sont les plus réflexibles. Si l'on tourne le prisme, de manière à ce que la lumière puisse être réfléchie dans l'intérieur, on verra successivement disparaître le rayon violet, puis l'indigo, puis le bleu et enfin le rayon rouge sera réfléchi le dernier.

Si l'on concentre les rayons colorés au moyen d'une lentille, on obtiendra une image blanche circulaire, formée par la réunion des rayons primitifs, ce qui est la preuve par synthèse de la composition de la lumière. La théorie de cette décomposition et les admirables conséquences qu'on en a tirées, ne peuvent trouver place dans un travail aussi élémentaire que le nôtre, où nous sommes forcés de nous en tenir aux idées sommaires. C'est dans les traités spéciaux qu'il faut chercher des détails sur ce sujet intéressant. Nous nous arrêterons bien moins encore sur la théorie des anneaux colorés, dont l'illustre physicien anglais a déduit l'explication de la coloration des corps, tant un phénomène, minime en apparence, est fécond en résultats élevés entre les mains du génie.

Indépendamment des sept rayons que nous venons d'énumérer, quelques physiciens ont pensé qu'il en existait deux autres, non colorés, au-delà des limites du spectre solaire. L'un placé au-delà du rayon violet jouissait d'une propriété chimique, modifiait la composition des corps, et l'autre situé au-delà du rayon rouge, était un véritable rayon calorifique ; mais il s'en faut que ces opinions soient admises sans contestation.

Schécle, chércha l'un des premiers à prouver que les divers rayons lumineux n'échauffaient pas les corps au même degré. Rochon vit que le thermomètre montait à mesure qu'il était exposé successivement du violet au rouge, et le rapport des deux extrêmes lui parut de 8 à 1. Herschell après de nombreuses recherches sur ce sujet, conclut que ce rapport était de 7 à 2. Leslie avec un instrument particulier, très-sensible, a trouvé un rapport double de celui de Rochon. Herschell avait aussi pensé que la faculté calorifique résidait encore à un demi-pouce au-delà du rayon rouge; mais Leslie après un examen très-attentif ne put découvrir aucun indice de chaleur au-delà de ce rayon. M. Bérard est du même avis.

Cette diversité d'opinion ne se rencontre plus lorsqu'il s'agit de constater les propriétés chimiques, d'un rayon obscur, situé hors du rayon violet. Les expériences faites par Wolaston, Ritter et Beckman, s'accordent pour en confirmer l'existence. M. Bérard a retrouvé cette propriété dans les rayons indigo et bleu.

Quant à la propriété essentiellement lumineuse, elle paraît surtout appartenir au rayon jaune; ce qui est d'accord avec l'énoncé de Newton.

Quatrième section. — *Double réfraction de la lumière.* — Nous avons dit qu'il existait dans la nature des substances qui jouissaient de la propriété de doubler les images des corps qu'on regardait à travers. Ce qui prouve que le rayon lumineux qui traverse le cristal est divisé en deux dans son passage. Si l'on reçoit un rayon lumineux sur un cristal doué de la double réfraction, on obtient deux rayons émergens, dont l'un suit la réfraction ordinaire, et l'autre une loi particulière. C'est dans la chaux carbonatée ou spath d'Islande qu'on a d'abord découvert cette singulière propriété; plus tard on l'a reconnue dans une multitude de substances cristallisées. La cause de la réfraction extraordinaire réside dans une ligne située dans l'intérieur du cristal et qu'on nomme *axe de double réfraction*; cet axe se confond souvent avec l'axe de cristallisation du corps. On obtient toujours deux images lorsque le rayon lumineux fait un angle aigu avec l'axe de cristallisation.

L'axe de double réfraction n'agit pas de la même manière dans toutes les substances douées de cette propriété. On admet bien une force qui fait dévier de leur route une portion des particules lumineuses, mais cette force est tantôt une répulsion et tantôt une attraction. La chaux carbonatée, l'arragonite, l'apatite, le béril, la tourmaline, etc., repoussent les particules lumineuses, elles sont attirées au contraire par le quarz, la barite sulfatée, la chaux sulfatée, la topaze, etc. Toutes les substances qui n'ont qu'un axe de cristallisation sont douées de la double réfraction. Celles qui ont deux axes de cristallisation présentent des phénomènes particuliers.

Polarisation de la lumière, etc. — Malus a donné le nom de *polarisation* de la lumière à une disposition particulière imprimée à ses molécules par l'action de certains corps réfringens ou réfléchissans, telles qu'après avoir subi l'action de ces corps, toutes les molécules lumineuses ont leurs axes parallèles et leurs faces homologues tournées dans le même sens. Il comparait cette action à celle qu'une série d'aiguilles magnétiques éprouverait de la part d'un aimant qui tournerait leurs pôles dans le même sens.

Nous venons de voir que lorsqu'un rayon lumineux tombait, sous un certain angle, sur un rhomboèdre de spath d'Islande, il se divisait en deux rayons, dont l'un était soumis à la réfraction ordinaire et l'autre à la réfraction extraordinaire. En sortant du cristal, si ces rayons tombent perpendiculairement sur la face d'un autre rhomboèdre dont la section principale soit parallèle à celle du premier, ils continuent à marcher sans éprouver d'autre réfraction. Mais si l'on fait tourner le rhomboèdre superposé, de manière à déranger le parallélisme des coupes principales, on aperçoit deux nouvelles images du point que l'on examine, qui, faibles d'abord, augmentent d'intensité à mesure qu'on tourne le cristal. En même temps des images primitives s'affaiblissent, et finissent par disparaître, lorsque les deux coupes se trouvent à angle droit. Alors les réfractions changent de nature, celle qui était ordinaire devient extraordinaire. En tournant le rhomboèdre, on produit le même effet dans tous les cadrans, ce qui dépend des positions respectives des axes de réfraction des substances qu'on emploie.

Le même auteur a trouvé que la lumière, réfléchie par certaines substances et sous de certains angles, pouvait être modifiée de la même manière. Il a disposé un appareil simple et ingénieux, très-propre à démontrer ce phénomène. On peut se servir d'un rhomboèdre opposé à la surface réfléchissante, ou d'une seconde glace, on obtient toujours la polarisation de la lumière. Cet effet est encore produit, ainsi que l'a découvert M. Biot, par certaines substances minérales composées de feuillets, et par quelques autres non lamelleuses et taillées en lames très-minces. C'est ainsi que la tourmaline taillée en lame parallèlement à son axe, présentée perpendiculairement aux rayons émanés d'un corps lumineux, polarise la lumière dans un sens perpendiculaire à l'axe du cristal.

Avant de prendre d'une manière fixe les positions respectives particulières dont nous venons de parler et qui constituent la polarisation, les molécules lumineuses paraissent soumises à une espèce d'hésitation, d'oscillation, qui dépend de ce qu'elles tournent leurs axes dans divers sens avant de s'arrêter d'une manière définitive. Elles ne s'arrangent que progressivement à des profondeurs variables dans le cristal, suivant sa force attractive ou répulsive. C'est ce qu'on a nommé *polarisation mobile*. Mais des détails suffisans tant sur la théorie que sur les expériences propres à faire connaître ces phénomènes nous entraîneraient bien au-delà des bornes qui nous sont prescrites.

DEUXIÈME DIVISION. — *De la lumière considérée chimiquement*. — On a reconnu, avons-nous dit, dans la lumière des rayons de diverse nature; il en est qui paraissent jouir principalement d'une action chimique; mais soit que cette propriété appartienne à un ordre particulier de rayons, soit qu'elle appartienne au fluide lumineux tout entier, on voit naître dans les corps soumis à son influence des modifications notables. Nous n'entrerons pas non plus dans la discussion établie parmi les physiciens pour savoir si la lumière et le calorique ne sont que deux modifications du même fluide, et si, par conséquent, on doit attribuer les effets chimiques dont nous parlons, au calorique uni à la lumière, ou seulement à celle-ci. Il suffit pour nous que ces effets soient produits par l'action de ce dernier fluide. Or, on a remarqué qu'il avait la faculté de colorer ou de décolorer certains corps, et d'en altérer plus ou moins la composition. Si l'on soumet à l'action de la lumière solaire le chlorure d'argent, ce corps prend une couleur noire. L'hydrogène et le chlore se combinent avec rapidité lorsqu'on les expose à son influence. Elle produit la desoxydation de la plupart des métaux, et surtout du mercure dont le deutoxyde est promptement réduit par ses rayons directs. Ces derniers phénomènes ont fait dire à Fourcroy, que la lumière *débrûlait* les corps. Elle colore fortement la résine de gayac; elle détruit en quelques heures la couleur rose du carthame. Dans toutes ces circonstances, la composition de ces corps est modifiée, soit qu'il se forme de nouvelles combinaisons, soit que quelqu'un de leurs composans se dégage et se combine avec quelques-uns des principes de l'air, etc.

TROISIÈME DIVISION. *Action de la lumière sur les corps organisés, et en particulier sur le corps humain.* — Nous ne traiterons pas ici de l'influence de la lumière sur l'œil relativement aux phénomènes de la *vision* considérée physiologiquement; ce sujet sera traité au mot *vision*; mais nous parlerons des effets hygiéniques de la lumière sur l'œil, et sur l'économie animale tout entière.

Il est très-vraisemblable que sans la lumière il n'existerait aucun être organisé. Je ne parle pas seulement des animaux dont les relations seraient impossibles, et qui, privés de la vue, seraient sans cesse exposés à une destruction certaine, et par les dangers innombrables qu'ils courraient, et par l'impossibilité de trouver leurs moyens de subsistance, etc.; mais je veux dire que l'action de la lumière est un des élémens indispensables de toute organisation, et que, sans son influence, cette organisation ne saurait exister. Celle-ci n'existe en effet que dans les lieux où celle-là pénètre, et l'on peut suivre le décroissement de l'organisation, son affaiblissement progressif, ou son accroissement par la diminution ou l'augmentation de la lumière. La lumière verse la vie; elle pare les corps qu'elle en a doués des plus riches couleurs; on les voit se décolorer et périr dans les lieux dépourvus de ce principe fécondant. Cet effet est surtout remarquable sur les végétaux; ils sont revêtus des couleurs les plus intenses lorsqu'ils sont exposés à l'insolation; ils s'étiolent lorsqu'on les prive de lumière; on les voit, en effet, pâlir, s'alonger, devenir grêles, dans les lieux obscurs; se diriger de tous leurs efforts vers les lieux éclairés, enfin périr lorsqu'ils ne peuvent les atteindre. L'art a mis à profit cette observation. C'est en privant les végétaux de l'action de ce fluide, qu'on en décolore, qu'on en attendrit un grand nombre pour notre usage. Alors ils perdent non-seulement leur couleur, mais encore leur saveur. En effet, ils abandonnent leur amertume, leur arome et leur consistance; propriétés qui les rendaient impropres à notre alimentation.

C'est à la lumière, autant qu'à la chaleur, que les plantes doivent leurs parfums et leurs saveurs. Les plantes qu'on fait croître dans les serres, en élevant beaucoup la température, n'ont jamais l'arome ni la saveur de celles qui croissent à l'air libre, ce qu'on doit attribuer à ce qu'elles sont privées du bienfait de la lumière.

Ce fluide n'exerce pas une influence moindre sur les animaux. Ceux du nord sont pâles, blafards, décolorés, bruns, fauves, ou blancs; ceux des pays où la lumière abonde sont éclatans de pourpre, d'or et d'azur. Tels sont les beaux papillons et la plupart des oiseaux des régions tropicales. Cette influence n'est pas moins sensible sur l'homme; il pâlit, s'étiole, se décolore comme les végétaux, lorsqu'il est privé des rayons du jour. Dans les rues basses, étroites, où l'air circule à peine, où la lumière ne pénètre jamais, les habitans ont une figure sépulcrale, et tous leurs organes languissent dans l'atonie. L'homme vit-il au contraire dans un air pénétré des rayons vivifians du soleil, il se colore, il devient fort, agile, dispos; ses fonctions s'exécutent avec énergie, d'où l'on peut conclure que la lumière agit comme un excitant, et convient merveilleusement aux individus dont la constitution est caractérisée par la faiblesse des divers appareils, aux femmes molles et délicates, aux enfans débiles. Elle pourra nuire aux personnes douées des qualités contraires. C'est à la lumière, bien plus qu'à la chaleur, ou même uniquement, que les habitans des diverses contrées du globe doivent les nuances qui les distinguent. Voltaire, méconnaissant le pouvoir des climats, admettait des races d'hommes doués de caractères originels indépendans de leur influence. Il est cependant hors de doute qu'ils peuvent avec le temps métamorphoser entièrement la constitution. Les Juifs originaires d'Asie, où ils sont bruns, sont très-blancs en Pologne.; ils brunissent, à mesure qu'on les observe, dans des régions plus méridionales. Ils sont, en Afrique, aussi noirs que les indigènes, et l'on sait que cette nation ne mêle pas son sang à celui des autres peuples. Ainsi, au bout d'un temps plus ou moins long, les climats changent entièrement l'organisation, et c'est à la lumière qu'on doit attribuer la couleur plus ou moins intense du corps muqueux. Les peuples du nord sont blancs, ceux des pays tempérés sont plus bruns ou mélangés ; ceux qui s'approchent du midi sont basanés ; ceux des tropiques sont cuivreux, mulâtres ou noirs, suivant que l'influence de la lumière est plus ou moins modifiée par d'autres causes locales. On peut dire qu'en général l'espèce humaine noircit aux feux du soleil, et pâlit à la froide lumière des pôles. Nous n'ignorons pas que la peau, et même les membranes muqueuses peuvent noircir par d'autres causes qui nous échappent. Mais nous croyons qu'il est impossible de révoquer en doute les preuves sur lesquelles nous venons d'appuyer notre opinion.

. Nous croyons que c'est avec raison que l'on a attribué à l'absence de la lumière les paroxysmes qui arrivent ordinairement dans les maladies au moment où le soleil abandonne l'horizon. Nous sommes aussi portés à croire que l'air qui reçoit l'influence de la lumière est bien plus propre à la respiration que celui qui en est privé, bien qu'elle ne pénètre pas avec lui dans la cavité pulmonaire; et je me fonde sur ce que dans les maladies thoraciques, et surtout celles des organes de la circulation, qui donnent lieu à des dyspnées périodiques, la difficulté de respirer est bien plus grande le soir, dans la nuit, et surtout le matin ; lorsqu'il y a plus long-temps que l'obscurité règne sur l'horizon, et dans l'hiver que dans les circonstances opposées ; dans la plupart des cas, ce n'est que dans ces momens que la suffocation survient, et les exceptions sont bien rares où les malades n'étouffent que le jour ou durant l'été. En général, la dyspnée se dissipe à mesure que la lumière se répand avec plus d'abondance. Je ne suis pas éloigné de croire que la présence de la lumière modifie les qualités de l'air; mais nos moyens d'exploration ne nous ont pas encore appris la nature de ces modifications. Il est pour nous hors de doute que la lumière agit sur le système de l'innervation. Est-ce à son absence qu'on doit attribuer les effets surprenans que les éclipses produisent sur les animaux ? Comment expliquer ce sentiment de terreur instinctif qui plonge les êtres qui respirent dans un abattement si profond ? Les animaux de nos basse-cours fuyent avec précipitation et cherchent à se cacher. Les personnes délicates chez lesquelles domine l'appareil de l'innervation, éprouvent des défaillances, des syncopes, des convulsions. Les exemples de ce genre sont très-nombreux dans les auteurs. L'un des plus remarquables est celui de Bacon de Vérulam, qui tombait en défaillance lorsqu'il y avait une éclipse de lune, lors·même qu'il ne l'avait pas prévue. Cette espèce de bouleversement des lois de la nature cesse au retour de la lumière. L'obscurité de la nuit favorise le sommeil qui doit réparer nos organes.

Si la lumière exerce sur l'économie animale un si grand pouvoir, nul doute qu'elle ne puisse être considérée comme une cause fréquente de maladies. Les auteurs ont fait peu d'attention à ce modificateur de l'organisme, agissant dans ce sens. Ils se sont tout aussi peu arrêtés sur son action, comme moyen thérapeutique : cependant nous pensons que l'on pourrait l'employer avec succès dans un grand nombre d'affections. Elle serait utile dans les cas d'une profonde atonie. Les scrofuleux, les rachitiques, les scorbutiques, la plupart des individus languissans dans les douleurs d'une maladie chronique, ceux qui sont œdématiés, infiltrés, etc., retirent les plus grands avantages des bienfaits de l'insolation, combinés avec les autres moyens indiqués.

Mais si la lumière est utile dans ces circonstances, le plus simple raisonnement suffira pour faire reconnaître qu'elle pourra nuire dans les cas contraires. Il faudra l'éviter avec soin dans toutes les maladies aiguës, surtout celles du cerveau, et en général dans toutes celles qu'une surexcitation caractérise. L'obscurité concourt alors avec le silence et le repos à ramener la santé lorsque d'ailleurs la nature n'est point entravée dans sa marche par une médecine perturbatrice, et qu'elle est au contraire aidée par des moyens rationnels convenablement dirigés.

L'obscurité est surtout utile dans les inflammations des parties constituantes de l'œil.

Il nous reste maintenant à examiner l'action hygiénique de la lumière sur les organes de la vision. Cette action varie suivant que la lumière est trop forte, trop faible, moyenne ou nulle. La lumière décomposée, c'est-à-dire les couleurs, enfin la lumière artificielle et le volume des corps ont aussi un mode d'agir qui leur est propre, et qui mérite toute notre attention. Nous terminerons cet article par quelques considérations sur les cas où la vue doit être aidée par l'art, et par conséquent sur les moyens de corriger la myopie et la presbyopie.

La plupart des maladies des yeux peuvent dépendre de l'éclat d'une lumière trop vive. L'ophthalmie, l'amaurose, la cataracte ne reconnaissent souvent pas d'autres causes. Les individus qui par état sont obligés de fixer long-temps leurs regards sur des objets très éclatans, tels que des métaux incandescens, le feu, la réflexion d'une vive lumière, sont exposés à ces affections et à la plupart des maladies des yeux. Les rayons directs du soleil produisent les mêmes effets. Lors de la dernière éclipse visible à Paris, beaucoup de personnes perdirent la vue, pour l'avoir fixée sans précaution ; le foyer d'un réverbère, la réflexion d'un miroir, les éclairs, surtout dans une nuit obscure, ont occasioné les mêmes accidens. La continuité de l'impression d'une lumière éclatante finit par *affaiblir* la vue. Et cela, d'après cette loi physiologique invariable, que toute surexcitation mène nécessairement à sa suite une prostration proportionnée.

Tout organe surexcité par un moyen artificiel tombe bientôt dans un collapsus plus ou moins profond, lorsque la cause cesse d'agir. Le cerveau, monté à un degré au-dessus de son exaltation ordinaire, se fatigue bientôt et devient incapable d'agir, soit pour les phénomènes intellectuels, soit pour les mouvemens. Pour ces derniers, on sait que la fatigue est d'autant plus prompte et plus grande qu'ils ont été plus violens. L'estomac, excité par des stimulans divers, finit par devenir incapable d'agir. Des érections et des éjaculations réitérées font tomber les organes génitaux dans une inertie plus ou moins complète. Ils sont bien peu physiologistes, bien ignorans des lois de l'organisme, ceux qui ont contesté ces effets, et qui ont cru reconnaître dans leur énoncé des traces de brownisme.

Pour obvier aux inconvéniens d'une lumière trop vive, il faut garantir les yeux par des lunettes dont les verres soient colorés et dont les côtés soient garnis d'un taffetas de la même couleur. On pourrait aussi obtenir le même résultat en se couvrant le visage d'un voile fin et transparent. Il faudra se garder de se livrer à la lecture, ou de fixer ses regards sur des objets très-ténus, à la clarté du soleil, ou même à l'ombre d'un arbre. Si l'on travaille dans un appartement exposé aux rayons du soleil, on interceptera cette lumière vive au moyen de rideaux colorés.

Si la lumière est tellement faible qu'elle exige un effort considérable pour qu'on puisse apercevoir les objets, il faut en conclure que ce degré d'obscurité peut être nuisible. Il en résulte en effet un sentiment pénible dans les organes de la vision, et si le travail est prolongé, l'inflammation de ces parties et la plupart des maladies déjà signalées pourront se manifester. Il n'est pas d'autre moyen que de cesser cet exercice dangereux.

Existe-t-il des lieux parfaitement obscurs? Il paraît qu'il se trouve toujours, à quelque profondeur que ce soit, et malgré tous les moyens que l'on peut prendre pour empêcher la lumière de pénétrer, qu'il se trouve toujours, dis-je, quelques rayons épars de ce fluide, puisqu'on raconte que des individus plongés dans les cachots les plus sombres ont fini par y distinguer les objets qui les environnaient. Quoiqu'il en soit, ce n'en est pas moins une chose funeste pour la vue que la privation de la lumière, et, comme tous les organes qui sont dans un repos absolu, l'œil doit perdre alors la faculté d'agir. On dit qu'en revenant au jour, les malheureux qui avaient long-temps gémi dans les cachots perdirent la vue sans retour. Cela se conçoit parfaitement, et confirme ce que nous avons avancé tout-à-l'heure. Les accidens que nous avons dit être le résultat d'un travail à une lumière trop faible, seront bien plus à redouter dans une obscurité plus profonde.

La lumière moyenne, c'est-à-dire celle dont l'impulsion ne détermine aucune sensation douloureuse, est l'excitant le plus convenable; c'est celle qu'on doit rechercher.

Les couleurs éclatantes produiront les mêmes effets qu'une lumière trop vive. Ainsi, le blanc, qui réunit le plus grand nombre de rayons lumineux, fatigue singulièrement la vue. Le rouge, premier rayon du spectre solaire, moins généralement répandu que le blanc, et par cela même plus insolite, fatigue plus promptement encore; les couleurs qui occupent le centre de l'échelle sont les plus favorables, et nulle n'est plus avantageuse à l'œil que le vert, que la nature semble pour cette raison avoir répandue avec une sorte de prodigalité. Les couleurs sombres, telles que l'indigo, le violet et le noir, qui est l'absence de toute couleur, produisent des effets analogues à l'obscurité. L'opposition tranchée des couleurs doit être évitée avec beaucoup d'attention. Il serait avantageux que nos livres fussent imprimés sur du papier légèrement coloré en vert.

Ce que nous avons dit de la lumière naturelle trouve son application à la lumière artificielle, d'autant plus funeste que, refusée par la nature, son usage n'est qu'une violation de ses lois. On ne saurait éviter avec trop de soin les foyers lumineux trop ardens ; il faut surtout éviter que ces foyers ne frappent directement les regards. On tempérera cet effet en entourant ces foyers de corps à demi transparens et légèrement colorés, en se couvrant les yeux d'une espèce d'auvent en taffetas vert, et surtout en dirigeant sur l'objet que l'on fixe une lumière diffuse. Pour cela on placera le foyer à une grande distance et derrière soi ou bien au-dessus de sa tête. Dans tous les cas, la lumière ne devra être ni trop forte ni trop faible.

Toutes les matières combustibles dont on se sert pour l'éclairage ne sont pas également avantageuses : l'huile et la bougie convenablement préparées produisent la lumière la moins fatigante.

Les objets d'une très-grande ténuité exercent sur les organes de la vision une influence fâcheuse. Les personnes dont les professions les obligent à diriger continuellement leurs regards sur les objets d'une extrême petitesse sont les plus exposées aux diverses maladies des yeux ; les horlogers, les graveurs, les peintres en miniature sont dans ce cas.

Il est des personnes douées d'une excessive sensibilité de la vue. Elles ne peuvent supporter sans douleur une lumière un peu vive. Si cette exaltation est symptomatique d'une maladie du cerveau ou de ses annexes, si elle dépend de quelques phlegmasies des parties constituantes de l'œil, elle est du ressort de la pathologie ; mais si elle est due au repos prolongé de l'organe, pour la faire disparaître, on commencera par soustraire l'individu qui en sera affecté à la cause déterminante, avec toutes les précautions nécessaires, et on l'accoutumera par degrés à l'impression d'une lumière vive, et cela au moyen de verres colorés. Un autre état bien plus fâcheux est la diminution de cette même sensibilité. Si elle est due à l'impression habituelle d'une lumière trop vive ou de couleurs trop éclatantes, ou à un travail soutenu sur des objets d'une grande ténuité, etc. La première indication est encore ici de faire disparaître la cause, et de condamner l'organe au repos, etc.

Tous les hommes ne voient pas distinctement les mêmes objets à une égale distance. Pour les uns, le point où les objets sont le plus distincts est très-voisin de l'œil, pour les autres, il en est très-éloigné. On a donné le nom de *myopie* à la première de ces dispositions, et celui de *presbytie* ou *presbyopie* à la seconde. Il est bon de rappeler ici que les foyers des points radieux sont d'autant plus près de la surface réfringente, que le point radieux est plus éloigné, *et vice versâ*; que ce même foyer doit aussi être d'autant plus près de cette même surface, que le corps est doué d'une force réfringente plus considérable, et réciproquement. Si, pour que la vue soit distincte, il faut que le foyer se trouve sur un point donné, il doit arriver que la vue cesse d'être distincte si ce foyer se forme en deçà ou au delà de ce point; si la force réfringente est trop considérable, il s'ensuivra nécessairement que le foyer aura son siége en deçà du point où il devrait être. Dans ce cas l'individu ne devra voir distinctement que les objets très-voisins de l'œil; car alors le point radieux étant très-près de la surface réfringente, son foyer sera plus éloigné, et se trouvera convenablement placé pour la vision distincte.

Nous savons que la lumière est réfractée d'autant plus fortement, et qu'elle se rapproche d'autant plus de la perpendiculaire, qu'elle passe d'un milieu moins dense dans un milieu plus dense, et que ce dernier est de surface plus convexe. Si donc vous placez sur les yeux d'un homme qui ne peut voir les objets que de très-près, un verre qui diminue la convergence des rayons lumineux, vous concluerez avec raison que la force de réfraction est trop considérable dans cet organe, s'il acquiert par ce moyen la faculté de voir de plus loin. Nous pensons, avec la plupart des physiciens et des médecins, que c'est, en effet, dans cette exagération de réfrangibilité que consiste la myopie. (*Voyez* le *Cours élémentaire d'Hygiène*, tome II, page 31.) On a attribué ce phénomène à des causes différentes, telles que la trop grande convexité du globe de l'œil, celle du cristallin et sa trop grande densité, l'allongement du globe de l'œil, la densité ou la quantité trop considérable des fluides qu'il contient : c'est la *myopie*.

Lorsqu'on avance en âge, vers la cinquantième année environ, les objets ténus et voisins des yeux perdent de leur netteté. On n'aperçoit bien que ceux qui sont placés à une certaine distance, ce qui dépend d'une disposition inverse à la précédente, c'est-à-dire de la diminution de la force réfringente. Le point de rebroussement des caustiques, ou foyer des rayons partis d'un point radieux, se trouve au delà du lieu où il devrait se faire.

La diminution des humeurs de l'œil en est la cause principale; on doit y joindre l'opacité commençante du cristallin, et la diminution de la sensibilité de la rétine, résultat des progrès de l'âge. La presbyopie est donc produite principalement par le défaut de réfringence de l'œil. En effet, les rayons lumineux, n'étant plus assez réfractés, traversent la rétine avant d'avoir formé le foyer nécessaire à la vision distincte; ils y arrivent épars, y forment un cône tronqué, et donnent lieu à une vision confuse. On conçoit dès lors que les individus presbytés verront mieux les objets qui enverront à l'œil les rayons lumineux sous un angle plus aigu, et qui, étant presque parallèles, n'auront pas besoin d'une grande force de réfraction pour être rapprochés de la perpendiculaire. N'oublions pas que les foyers sont d'autant plus voisins de la surface réfringente, que le point radieux est plus éloigné. Si le point radieux est rapproché de l'œil, les rayons lumineux qui arriveront sur cet organe ne pourront pas être réfractés assez fortement, et seront perdus pour la vision.

Maintenant il est facile de concevoir comment on peut remédier à ces inconvéniens. On obviera à la myopie en plaçant entre l'œil et les objets une lentille divergente, c'est-à-dire des verres concaves. Une lentille de ce genre substituant aux objets réels les images qui se forment à son foyer, il n'y a qu'à lui donner une distance focale égale à celle de la vision distincte pour l'organe auquel on la destine; alors, en plaçant cette lentille tout près de l'œil, le myope verra les objets éloignés aussi distinctement que s'ils étaient placés près de lui. Pour voir les objets très-voisins de l'œil, le myope devra ne faire usage d'aucun verre puisque les objets très-rapprochés sont ceux qu'il aperçoit le plus distinctement à l'œil nu. Il sera nécessaire que la distance focale principale des lentilles divergentes excède un peu celle à laquelle les petits objets sont vus distinctement; car les yeux seraient bientôt fatigués par une si grande proximité des objets.

D'après ce que nous venons d'avancer tout à l'heure, il serait évident que des verres semblables seraient très-désavantageux aux individus presbytes. Les lentilles diminuant la convergence des rayons lumineux, augmenteraient encore la disposition qu'on veut corriger; ou, pour parler plus exactement, rapprochant par leur foyer virtuel les objets éloi-

.gnés, exigeraient de la part de l'œil un effort plus considérable que s'il n'y avait qu'un verre interposé. Il faut donc dans ce cas trouver le moyen d'eloigner les images au delà de l'objet qui les forme, c'est ce qu'on obtient au moyen de lentilles convergentes, c'est-à-dire de verres convexes. Si l'objet est trop près de l'œil pour que celui-ci puisse faire converger sur la rétine les rayons qui en émanent, il n'y a qu'à réfracter ces rayons par une lentille convergente, placée près de l'objet, et d'une telle courbure que l'image se trouve rejetée au point de vue distinct. Les personnes presbytes peuvent, par ce moyen, distinguer nettement les objets ténus et rapprochés des yeux, mais elles doivent regarder à la vue simple les objets éloignés.

Les verres des lunettes doivent être d'une transparence et d'une netteté parfaites; leur courbure doit être exacte et rigoureuse. La négligence de ces précautions produirait une réfraction inégale et imparfaite, et la vue pourrait en souffrir; leur réfrangibilité doit surtout être proportionée à l'état de l'organe auquel on les applique.

L'usage habituel des lunettes fatigue la vue, augmente la disposition qui en exige l'usage; mais cet inconvénient est bien moindre que celui qui résulterait de leur privation. On en usera avec sobriété.

L'usage habituel des loupes, des lorgnettes de spectacle, des télescopes, des microscopes, etc., est bien autrement dangereux. Presque toutes les personnes condamnées par leur état à s'en servir journellement sont exposées à une multitude de maladies des yeux, et perdent souvent la vue d'une manière prématurée.   (ROSTAN.)

LUNATIQUE, adj., *lunaticus*, qui est sous l'influence de la lune. On a jadis caractérisé ainsi les maladies dont le développement ou les accès paraissent coïncider avec des phases déterminées de la lune. On supposait que cet astre avait une influence sur le corps humain; influence qui est loin d'être démontrée, quoique le vulgaire n'en doute nullement. Les personnes qui étaient atteintes de ces maladies étaient dites lunatiques. Les Grecs et les Latins désignaient les épileptiques par les termes qui correspondent à ce dernier dans leur langue (Σεληνιακοι et *lunatici*).

LUNETTE, s. f. On désigne ainsi collectivement des instrumens d'optique destinés à corriger différens vices de la vision. Ils consistent en verres de forme ronde ou ovale, tantôt planc, et alors colorés en vert ou en bleu, tantôt convexe ou concave sur leurs deux surfaces, ou enfin convexe d'un côté et concave de l'autre. Ces verres sont maintenus devant les yeux, et servent, dans certains cas, à garantir uniquement la retine de l'impression de la lumière blanche, les rayons se colorant en vert ou en bleu, en traversant les lunettes qui portent alors plus particulièrement le nom de *conserves;* dans les autres cas, qui sont ceux des presbytes et des myopes, les lunettes corrigent la divergence ou la refringence trop grande des yeux. Nous ne nous étendons pas ici sur la théorie et l'usage des lunettes, cet objet devant être traité aux divers articles LUMIÈRE, MYOPIE, PRESBYTIE, VISION.

LUPIN, s. m., *lupinus albus,* L., Rich., *Bot. méd.,* tom. II, p. 545. On ignore la patrie de cette plante que nous voyons citée dans les ouvrages de Théophraste et de Pline comme l'un des alimens des Grecs et des Romains. Le lupin blanc est annuel. Sa tige, qui est simple et haute d'environ un pied, est cylindrique, très-velue, ainsi que les autres parties de la plante. Ses feuilles sont alternes, pétiolées, composées de cinq à sept folioles digitées en forme d'éventail, oblongues, lanceolées aiguës. Les fleurs sont blanches et forment un épi à la partie supérieure de la tige. La gousse est allongée, épaisse, velue, contenant de six à huit graines arrondies et un peu comprimées.

Les graines de lupin ou les lupins, ainsi qu'on les appelle communément, ont, lorsqu'elles sont crues, une saveur amère et désagréable, que l'eau bouillante leur enlève facilement, c'est alors qu'elles sont agréables et nutritives. Nous avons déjà dit qu'anciennement les Romains et les Grecs s'en nourrissaient. En France on n'en fait aucun usage sous ce rapport; mais en Italie, surtout au-delà des Apennins, on les mange encore aujourd'hui, après les avoir laissé tremper quelque temps dans l'eau bouillante. C'est même un aliment très-recherché des gens du peuple, qui le considèrent comme une sorte de friandise. Le seul usage que nous fassions des lupins en France, c'est d'en employer la farine en cataplasme; elle est rangée parmi les farines dites résolutives. Pour donner à ces cataplasmes plus d'activité, on y joint quelquefois du vinaigre ou du miel. Quelques médecins ont prescrit la décoction de lupin, qui est fort amère, pour faire des lotions dans le traitement de la gale et d'autres maladies de la peau. D'autres ont recommandé la poudre de ces graines crues, contre les vers intestinaux. Mais nous le répétons, on ne fait plus usage que de la farine de lupins.   (A. RICHARD.)

LUPULINE, s. f.; substance retirée du houblon et qui n'existe que dans la matière jaune granulée placée sous les aisselles des écailles membraneuses qui contiennent la graine dans leur centre. Elle est solide, d'un blanc jaunâtre, légèrement déliquescente, d'une saveur très-amère, soluble dans l'eau, dans l'alcohol et dans l'éther : elle précipite les nitrates de cobalt et de fer, les hydrochlorates de platine, d'étain et de mercure, et le sulfate de fer ; tandis qu'elle ne trouble point l'acétate, le sous-acétate de plomb ni l'infusion de noix de galle. Elle est regardée comme aromatique, tonique et narcotique. On a proposé de l'employer en médecine sous forme de poudre, de pilules, de teinture, d'extrait et de sirop.   (ORFILA.)

LUXATION, s. f., *luxatio* ; déplacement complet ou incomplet, persistant et contre nature, des éminences et des cavités dont les surfaces forment une articulation mobile; ce déplacement est produit instantanément, soit par une violence extérieure, soit par l'action musculaire, ou par ces deux causes réunies; il est presque toujours accompagné de déchirure aux ligamens qui entourent l'articulation.

En admettant cette définition, nous ne pouvons ranger parmi les luxations les déplacemens des surfaces articulaires occasionnés par leur gonflement, leur carie, leur érosion, par des hydrarthroses, des abcès articulaires, par l'engorgement des ligamens ou autres parties molles voisines des jointures. Ce sont là les déplacemens que l'on a nommés *luxations spontanées, luxations consécutives, luxations symptomatiques.* Nous ne comprendrons pas non plus dans les luxations les déplacemens qui ne reconnaissent pour cause que la paralysie simple ou compliquée d'atrophie des muscles qui entourent une articulation, et doivent soutenir le poids du membre; mais nous pourrions, avec plus de raison, y rapporter quelques déplacemens effectués avec lenteur dans des ginglymes, dans le genou, par exemple, à la suite de la flexion constante et long-temps prolongée de la partie inférieure du membre. Notons cependant que dans ces cas, il arrive quelquefois que les surfaces articulaires se déforment à mesure qu'elles se déplacent, ou plutôt lorsqu'elles ont perdu depuis quelque temps leurs rapports naturels.

Toutes les articulations mobiles sont sujettes aux luxations ; elles y sont d'autant plus exposées qu'elles permettent des mouvemens plus nombreux, plus étendus ; qu'elles sont placées à l'extrémité d'un levier plus long ; que leurs surfaces sont moins grandes, et leur forme plus simple ; que l'emboitement de ces surfaces est moins profond ; que les ligamens extérieurs et intérieurs sont moins forts et moins nombreux. On conçoit de là facilement pourquoi les luxations sont plus fréquentes dans les articulations orbiculaires que dans les ginglymes, dans les arthrodies orbiculaires que dans les énarthroses. On a prétendu que les luxations des articulations orbiculaires sont plus difficiles à réduire que celles des ginglymes, lorsque les unes et les autres sont très-récentes ; que celles des ginglymes cessent d'être réductibles au bout d'un petit nombre de jours. L'histoire des luxations, en particulier, prouvera que ces deux propositions sont trop générales. Il est plus généralement vrai que les luxations des ginglymes, que les luxations des articulations planiformes, serrées, pourvues de ligamens inter-articulaires, sont plus fâcheuses par leurs accidens primitifs et consécutifs que les luxations des jointures orbiculaires, et que les luxations de celles-ci peuvent être encore réductibles chez quelques sujets, quoiqu'elles soient anciennes de plus d'un mois.

On distingue les luxations en *complètes* et en *incomplètes* : dans les premières, les surfaces articulaires ont entièrement cessé de se correspondre ; dans les secondes, elles conservent encore entre elles un contact plus ou moins étendu, mais elles ont des rapports nouveaux et contre nature. Les luxations complètes sont seules possibles dans les articulations orbiculaires ; dans les ginglymes, les luxations incomplètes sont les plus fréquentes ; les luxations complètes de ces jointures ne peuvent avoir lieu sans qu'il n'y ait en même temps déchirure de tous les ligamens et de la plupart des muscles qui entourent l'articulation. On a dit que les luxations peuvent se faire par tous les points de la circonférence de la cavité articulaire dans les articulations orbiculaires ; cependant la disposition de cette circonférence, celle des muscles et des apophyses qui avoisinent ces jointures restreignent de beaucoup le nombre des luxations possibles : ainsi la tête de l'humérus ne peut se luxer que sur le bord axillaire de l'omoplate, sous le muscle sous-scapulaire, sous le muscle sous-épineux; et la tête du fémur ne peut s'échapper que par quatre points de la cavité cotyloïde. Dans les ginglymes angulaires, les luxations ont lieu par les extrémités du diamètre antero-postérieur, ou du diamètre transversal de l'articulation, et dans ce dernier cas, les ligamens latéraux doivent être complétement ou incomplétement rompus.

Les dénominations des luxations sont tirées de la direction suivant laquelle l'os le plus éloigné du tronc s'est déplacé, ou des nouveaux rapports qu'il a pris en se déplaçant : ainsi on distingue trois espèces de luxations dans l'articulation scapulohumérale, nommées luxation en bas ou sur le bord axillaire de l'omoplate; luxation en avant, ou en dedans, ou dans la fosse sous-scapulaire; luxation en arrière, ou en dehors, ou dans la fosse sous-épineuse. Dans les ginglymes, on en compte quatre, et on les désigne sous les dénominations d'antérieure, de postérieure, d'interne et d'externe, suivant que les os s'échappent par la partie antérieure, postérieure, interne ou externe de l'articulation. Disons ici que les dénominations préférables sont celles qui indiquent les nouveaux rapports que l'os luxé a pris en se déplaçant.

Un os luxé peut ne conserver que momentanément les rapports qu'il a pris en se déplaçant; s'il les abandonne ensuite pour en prendre de nouveaux, on désigne ce second déplacement sous le nom de luxation consécutive : ainsi lorsque la tête de l'humérus luxée sur le bord axillaire de l'omoplate, l'abandonne, et qu'entraînée par les muscles elle glisse entre l'omoplate et le muscle sous-scapulaire, elle éprouve une luxation consécutive. Il importe beaucoup de ne pas confondre ces déplacemens avec les déplacemens primitifs, parce que pour parvenir à réduire un os luxé, il faut, quand il a éprouvé deux déplacemens successifs, commencer par le replacer dans les rapports qu'il avait d'abord pris en se luxant, pour qu'il puisse rentrer par l'ouverture de la capsule articulaire.

Aucune luxation de cause externe ne peut avoir lieu, à moins qu'il n'existe quelque vice de conformation des os, ou un relâchement accidentel ou congénial des ligamens, sans que les ligamens, les muscles, les nerfs, et les petits vaisseaux voisins, ne soient plus ou moins distendus, meurtris, rompus. Dans toutes les luxations des articulations orbicu-

laires, la capsule synoviale et la capsule fibreuse sont nécessairement déchirées pour donner passage à la tête de l'os. Lorsque
ces diverses lésions sont peu graves, qu'elles sont insépara-
bles, en quelque sorte, de la luxation, elles n'en sont pas
considérées comme complications; mais il n'en est pas de même
lorsqu'elles sont portées à un haut degré, elles présentent
alors des indications spéciales, et urgentes à remplir.

On peut en quelque sorte distinguer trois périodes dans la
durée des luxations : dans la première, très-rapprochée de
l'époque de l'accident, et plus courte pour les luxations des
articulations ginglymoïdales et des arthrodies serrées à surface large, que pour les luxations des articulations orbiculaires, le blessé n'éprouve que la douleur qui doit nécessairement résulter de la déchirure, du tiraillement des ligamens
et des autres parties molles; le gonflement est encore
nul ou peu considérable, c'est plutôt une fluxion qu'une
véritable inflammation. Dans la seconde, qui commence au
moment où l'inflammation se déclare, la douleur, le gonflement, la tension, la chaleur, augmentent, souvent la fièvre se
déclare, et avec elle des symptômes sympathiques plus ou
moins nombreux. Cette période longue et dangereuse dans les
luxations des ginglymes et des arthrodies serrées, pourvues
de ligamens inter-articulaires, dure plus ou moins long-temps.
Les accidens qui l'accompagnent exigent impérieusement l'emploi des moyens les plus actifs propres à combattre l'inflammation et la douleur. Il n'est guère possible, tant que les accidens
qui l'accompagnent persistent avec violence, de faire des tentatives rationnelles de réduction. Cette période se termine lorsque
le gonflement, l'inflammation, et les autres accidens diminuent;
mais le déplacement et la difformité restent, et des changemens
importans à connaître sont survenus, ou surviendront dans l'articulation elle-même, et dans les parties qui l'entourent. Le
déplacement primitif a souvent été remplacé par un second déplacement qui a plus ou moins éloigné l'os luxé de l'ouverture
de la capsule articulaire; les ligamens, le tissu cellulaire, voisins de la jointure sont engorgés, et ont perdu leur souplesse;
la déchirure faite à la capsule ou autres bandes ligamenteuses
s'est rétrécie ou fermée, ou bien elle est masquée par des muscles qui ont pris de nouveaux rapports avec l'articulation depuis que la luxation a eu lieu. Il n'est pas rare de trouver quel-

ques-uns de ces muscles tendus en quelque sorte comme des cordes, et agissant continuellement de manière à éloigner de plus en plus l'os luxé de la cavité articulaire, ou disposés à opposer la plus grande résistance aux efforts que l'on pourrait tenter pour réduire la luxation. Les surfaces articulaires de la cavité et des éminences de la jointure perdent peu à peu leur forme naturelle. Les cavités s'effacent, les éminences s'aplatissent; elles se creusent insensiblement une nouvelle cavité de réception sur la surface avec laquelle elles sont actuellement en contact; et autour de l'os luxé et de la nouvelle cavité qui le reçoit, le tissu cellulaire comprimé prend la forme membraneuse; il finit par former une capsule articulaire, lisse intérieurement comme une membrane synoviale, cellulo-fibreuse, extérieurement, dont l'épaisseur et la consistance augmentent à mesure qu'elle devient plus ancienne. Parmi ces articulations accidentelles ou contre nature, quelques-unes permettent des mouvemens assez étendus : telles sont celles qui se forment à la suite des luxations non réduites de la tête de l'humérus, de la tête du fémur; d'autres au contraire ne jouissent que de mouvemens difficiles, obscurs, presque nuls. C'est ce qu'on observe le plus souvent dans les fausses articulations qui succèdent aux luxations non réduites des ginglymes.

Les différences que les luxations, considérées en général présentent entre elles, et qui résultent des circonstances variées que nous venons de passer en revue, ne sont pas les seules qu'elles offrent. Il en est d'autres encore fort importantes à signaler : elles dépendent de l'état de simplicité ou de complication de ces déplacemens.

On doit regarder comme simple toute luxation susceptible d'être immédiatement réduite, et dont la réduction doit être promptement suivie du retour de l'articulation luxée et des parties environnantes à leur état naturel. Une luxation est compliquée lorsque d'autres lésions graves, par conséquent susceptibles de procurer par elles-mêmes des indications spéciales, ont lieu en même temps que le déplacement; ou bien encore, lorsqu'avant ou après la réduction de la luxation, des accidens consécutifs, soit à la luxation elle-même, soit aux lésions concomitantes, viennent à se déclarer.

Les lésions qui compliquent le plus fréquemment les luxations sont : la contusion violente des parties molles qui entou-

rent la jointure; les plaies qui pénètrent jusque dans l'articulation; la rupture des vaisseaux avec ou sans plaie extérieure;
la contusion violente ou la déchirure de quelque tronc nerveux principal ; la fracture de l'os luxé ou de l'os avec lequel
il est articulé.

Les accidens produits par les luxations ou par une ou plusieurs de ces lésions concomitantes, et que l'on a coutume
de signaler aussi comme *complications* des luxations, sont
l'état de stupeur du membre luxé, la tension presque convulsive des muscles qui entourent la jointure, le gonflement inflammatoire considérable des parties molles; des hémorrhagies
extérieures, ou des épanchemens de sang; des convulsions, le
tétanos, la paralysie. Nous reviendrons sur ces diverses complications en exposant le traitement des luxations.

Les causes des luxations, ont été distinguées en *prédispo-
santes* et en *efficientes* ou *immédiates*. Les causes prédispo-
santes sont principalement la laxité accidentelle ou congéniale
des ligamens, la faiblesse des muscles qui entourent les articulations, le défaut de profondeur des cavités articulaires, l'absence ou le défaut de longueur de quelques apophyses destinées à borner certains mouvemens.

Les causes efficientes ou immédiates, sont tantôt des chocs,
des pressions, des tractions violentes; d'autres fois l'action
musculaire; dans quelques cas ces deux ordres d'agens réunis.

Les luxations des ginglymes angulaires sont constamment
produites par une violence extérieure, à moins qu'il n'existe
dans une ou plusieurs de ces jointures quelque vice de conformation qui y rende le déplacement extrêmement facile. Les
luxations de quelques articulations planiformes peu serrées,
très-mobiles, telles que les articulations de la première vertèbre du cou avec la seconde, de l'os maxillaire avec les
temporaux, sont occasionées, dans le plus grand nombre des
cas, par l'action musculaire seule; enfin les luxations des articulations orbiculaires vagues, telles que la scapulo-humérale,
la coxo-fémorale (*voyez* ces luxations), sont ordinairement le
résultat de l'action simultanée d'une violence extérieure, et de
l'action musculaire qui agit sur l'os qui se luxe, en lui impri-
mant un mouvement accidentel, contre nature, qui se passe
dans son articulation supérieure, tandis que son extrémité inférieure, devenue point d'appui, reste immobile, arcboutant sur

le sol ou sur un autre corps résistant. On doit concevoir facilement que plus les agens extérieurs contribuent à la production des luxations, plus celles-ci doivent être compliquées de
contusions ou d'autres blessures.

Les signes des luxations sont nombreux : tous n'ont pas la
même valeur ; mais dans les cas assez fréquens où le diagnostic
est difficile, aucun d'eux ne doit être négligé. On les a distingués en *rationnels* et en *sensibles*.

Les signes rationnels se tirent en partie de la connaissance
de la situation du corps en général, et du membre luxé en
particulier au moment de l'accident ; de la hauteur et de la
direction de la chute si le blessé est tombé ; des sensations qu'il
a ressenties dans le moment même de sa blessure : ainsi on peut
présumer qu'un individu est affecté d'une luxation de l'humérus
dans le creux de l'aisselle, lorsque l'on apprend qu'il est tombé
avec violence et de côté, sur un sol dur, ayant le bras écarté
du corps, et que dans le même moment il a éprouvé une sensation de déchirement dans le creux de l'aisselle.

La douleur gravative ou tensive, un gonflement plus ou
moins considérable autour de l'articulation souffrante, sont encore d'autres signes rationnels ; mais il sont communs aux luxations, aux contusions, aux fractures ; dans quelques circonstances les phénomènes qui font reconnaître qu'il n'existe pas
de fracture mettent sur la voie pour découvrir l'existence
d'une luxation, et réciproquement.

La difficulté de la plupart des mouvemens d'un membre,
l'impossibilité pour lui d'exécuter certains mouvemens qui lui
étaient faciles dans l'état naturel, et surtout l'impossibilité que
l'on éprouve à lui faire exécuter ces mouvemens, deviennent
des signes plus certains des luxations, et doivent être comptés
au nombre de leurs signes sensibles. Remarquons cependant
qu'une très-forte contusion suivie de gonflement, et occasionant une vive douleur, met quelquefois momentanément les
muscles dans un état de rigidité convulsive ; que tous les mouvemens sont alors très-difficiles, presqu'impossibles, quoiqu'il n'y
ait pas de luxation. Dans quelques cas au contraire, par exemple
dans les luxations complètes des ginglymes, l'excessive mobilité
des extrémités articulaires pourrait suffire pour faire reconnaître la maladie.

Des signes sensibles plus certains des luxations sont fournis par la déformation particulière de l'articulation luxée, par la perte des rapports naturels des apophyses qui appartiennent aux deux os disjoints, quelquefois par l'allongement ou le raccourcissement du membre, par la direction contre nature qu'il présente, par les saillies en forme de corde tendue que les muscles déplacés ou tiraillés forment sous la peau. Ces différentes assertions trouveront leur démonstration dans l'histoire des luxations considérées en particulier.

On ne peut indiquer d'une manière générale, et en même temps avec précision le pronostic des luxations. On l'établit sur leurs différences, et nous nous bornerons à dire que les accidens qui les suivent dépendent plus souvent des lésions concomitantes que du déplacement des os et de la rupture des ligamens ; que les luxations des articulations orbiculaires ont ordinairement des suites moins fâcheuses que celles des ginglymes ; que ces dernières deviennent très-graves quand elles sont complètes et qu'elles ont lieu par l'une des extrémités du diamètre transversal de la jointure ; que ces mêmes luxations des ginglymes, compliquées de violente contusion, de plaies qui pénètrent jusque dans l'articulation, donnent fréquemment lieu à une inflammation profonde, à des dépôts, à l'ankylose, et que, dans quelques cas, elles rendent l'amputation immédiatement ou consécutivement nécessaire. Ajoutons encore que quelques luxations qui ne sembleraient devoir occasioner aucun accident, telles que celles des phalanges des doigts et des orteils, ont, chez certains sujets, les suites les plus graves, résultant probablement de la distension violente des ligamens et des tendons produite par le déplacement ou par les tractions destinées à le faire cesser.

Le traitement des luxations consiste à replacer les os luxés dans leurs rapports naturels, à les maintenir réduits, à prévenir ou combattre leurs complications primitives ou consécutives. Ce traitement difficile est encore dans quelques villes, et surtout dans beaucoup de campagnes, confié par les malades à des hommes dépourvus de toutes connaissances anatomiques et chirurgicales, et guidés seulement par une aveugle routine ; leurs méprises fréquentes et dangereuses, les accidens graves qui résultent souvent de leurs manœuvres irrégulières et violentes, sont insuffisans près d'un public prévenu pour lui faire apprécier ces hommes ignorans à leur juste valeur.

La réduction d'une luxation est ordinairement la première indication que ce mode de lésion présente à remplir. On doit y procéder sans délai, toutes les fois qu'une complication grave ne force pas à la différer, parce que cette réduction est d'autant plus facile à obtenir que le déplacement est plus récent.

Trois ordres de manœuvre doivent concourir simultanément à opérer la réduction : ce sont l'*extension*, la *contre-extension*, la *coaptation*.

L'extension est l'effort exercé sur la partie inférieure du membre luxé, tendant à dégager l'os déplacé de la position contre nature qu'il a prise, et à le ramener au niveau ou un peu au-dessous du niveau de la cavité articulaire. La puissance extensive doit en général être appliquée sur une large surface pour ne pas meurtrir la peau, et à l'extrémité inférieure des membres, afin de ne pas comprimer les muscles qui passent autour de l'articulation luxée. Le degré de force qu'il faut déployer dans l'extension doit être proportionné au nombre et à la résistance des muscles dont il faut obtenir l'allongement ; c'est ainsi qu'une luxation de la cuisse exige des efforts extensifs plus considérables qu'une luxation du bras. Dans quelques luxations le chirurgien peut lui-même exercer l'extension et faire la coaptation. Dans le plus grand nombre des cas, il faut confier l'extension à des aides plus ou moins nombreux, et alors, pour que ces aides agissent avec ensemble et avec facilité, ils exécutent l'extension au moyen d'un lacs large de trois à quatre travers de doigt, préparé avec un drap ou avec une autre pièce de linge plus longue que large, et pliée dans le sens de sa longueur. Lorsque l'extension doit être très-forte, il est convenable d'entourer d'abord d'un bandage roulé et mouillé, ou de garnir avec de la charpie ou du coton la surface sur laquelle le lacs sera appliqué. Astley Cooper, qui conseille l'application de ce bandage roulé, fait placer par dessus une courroie en cuir, large, fixée avec des boucles, et à laquelle sont solidement cousues deux autres courroies moins larges, qui forment avec elle un angle droit, et terminées par des anneaux dans lesquels on passe les cordes destinées à faire l'extension. Nous ferons remarquer que ce célèbre chirurgien recommande de toujours employer les poulies dans les luxations de la cuisse et dans les luxations anciennes de l'épaule, et que Cline, son maître, en recommandait également l'emploi. J.-L. Petit avait aussi conseillé l'usage des moufles pour réduire les luxations de la cuisse, et cette machine avec laquelle on peut déployer lentement, sans secousses, et d'une manière continue , une très-grande force, me paraît préférable pour réduire les luxations dont nous venons de parler, à l'emploi d'un grand nombre d'aides qui tirent avec violence et par saccades. A. Cooper veut que le chirurgien tire lui-même sur la corde passée dans la moufle, et qu'il la confie à un aide lorsqu'il juge l'extension suffisante pour pouvoir alors procéder à la coaptation, si la tête de l'os n'est pas rentrée d'elle-même dans la cavité articulaire. Nous ferons aussi remarquer que ce praticien fait en général opérer l'extension sur l'os luxé, tandis que les chirurgiens français recommandent de la faire sur la partie inférieure du membre, pour éviter, comme nous l'avons dit, de comprimer des muscles qui doivent être allongés. Il déduit ce précepte des observations qu'il a faites sur un grand nombre de malades, sans l'appuyer sur aucune considération anatomique ou physiologique. L'extension avec les poulies doit être continuée sans interruption jusqu'à ce que les muscles aient cédé, à moins qu'il ne faille réappliquer les bandages relâchés, ce qu'il faut faire promptement, pour ne pas donner aux muscles le temps de recouvrer leur force. A. Cooper fait encore remarquer que, quand on emploie les poulies, le fémur ne rentre pas avec bruit dans sa cavité, parce que les muscles sont tellement relâchés qu'il ne leur reste plus de tonicité, et que le chirurgien ne reconnaît que la luxation est réduite qu'en desserrant les lacs.

L'extension doit être faite d'abord suivant la direction que l'os a prise en se déplaçant, et , à mesure que les muscles cèdent, l'aide auquel on a confié la partie inférieure du membre le ramène peu à peu dans sa direction naturelle. On est privé de cet avantage, de modifier successivement la direction de l'extension, en se servant des moufles, et c'est là probablement une des raisons pour lesquelles on ne s'en sert plus en France.

J.-L. Petit a donné le conseil extrêmement sage de placer le membre qu'il s'agit de réduire dans une situation moyenne entre l'extension et la flexion, afin d'éviter de laisser des muscles puissans allongés et tendus. L'omission de cette précaution importante , que recommandent aussi la plupart des praticiens éclairés de nos jours, a souvent rendu très-difficile ou impossible la réduction de certaines luxations, qu'il eût été cependant assez facile de réduire si l'on eût opéré plus méthodiquement.

La contre-extension ou la résistance à l'extension doit être toujours opérée avec des forces égales à celles de l'extension. On la fait aussi avec les mains ou avec des lacs, et ils doivent être placés au pourtour ou un peu au-dessus de l'articulation luxée, avec les précautions convenables pour qu'ils ne meurtrissent pas la peau, qu'ils ne compriment pas les muscles qui passent autour de la jointure, et qu'ils puissent empêcher toute espèce de mouvement soit direct, soit de bascule, soit de rotation de la part de l'os qu'ils doivent maintenir immobile. (Voyez *luxation de l'humérus, du fémur.*) On confie ordinairement la contre-extension à des aides; mais il vaut mieux, comme on le pratique dans la plupart des hôpitaux, fixer à un poteau, à un anneau, ou à une barre de fer ou à tout autre corps résistant, les lacs employés pour cette manœuvre : on est bien plus sûr, de cette manière, d'exercer des efforts égaux sur les deux extrémités du membre.

La *coaptation* résulte des mouvemens que le chirurgien imprime à l'os luxé pour le replacer dans sa situation naturelle, quand l'extension l'a ramené au niveau de sa cavité. Elle est assez souvent inutile dans les luxations des articulations orbiculaires, parce que les muscles font rentrer l'os luxé dans la cavité articulaire aussitôt que l'extension a ramené sa tête vis-à-vis de la déchirure de la capsule. Elle est toujours nécessaire dans les luxations des ginglymes. En décrivant les manœuvres propres à la réduction des différentes luxations, nous indiquerons les circonstances dans lesquelles il ne faut, pour pratiquer la coaptation, que faire exécuter à l'os luxé un mouvement de rotation; celles dans lesquelles il convient de le soulever, ou de lui faire exécuter un mouvement de bascule en agissant sur lui comme sur un levier de premier genre; celles enfin où il faut se borner à repousser en sens opposé les deux os luxés, ou à maintenir l'un des deux immobile pendant qu'on presse sur l'autre pour le replacer. La résistance des muscles étant le principal obstacle à surmonter dans la réduction des luxations, il importe beaucoup de placer le blessé de manière à ce qu'il ne puisse, pendant l'opération s'arcbouter contre les corps environnans. Il n'est pas moins important, et nous devons particulièrement cette observation à M. Dupuytren, de chercher, pendant la réduction, à le distraire des douleurs qu'il éprouve, et de le forcer à inter-

rompre la contraction de ses muscles, en l'obligeant, en quelque
sorte malgré lui, à répondre à des questions pressantes, soit
sur les circonstances de son accident, soit sur les sensations qu'il
éprouve, soit sur d'autres sujets qui pourraient être pour lui d'un
grand intérêt.

Toutes les fois que la constitution vigoureuse du sujet blessé
(et les saillies prononcées de ses muscles doivent faire présumer
de leur part une longue et forte résistance), il est prudent de ne
pas insister avec violence sur les tentatives de réduction ; il faut
alors les suspendre, et mettre en usage les moyens propres à
diminuer la contractilité musculaire. Mais, avant de parler des
moyens qui ont été proposés pour remplir cette indication, nous
ferons remarquer qu'immédiatement après l'accident, lorsque
l'os luxé est encore très-mobile, une personne seule parvient
quelquefois à réduire une luxation du bras ; qu'un état de syncope produit par la frayeur occasionée par la blessure, que chez
d'autres sujets l'ivresse complète, ayant diminué immédiatement
la contractilité musculaire, ont également permis de réduire
avec facilité des luxations dans la réduction desquelles on éprouve
ordinairement beaucoup de résistance.

Les moyens conseillés pour affaiblir l'action musculaire sont
la saignée, les bains chauds, le tartre stibié, donné à petites
doses répétées à de courts intervalles, les préparations opiacées.

La saignée, pour produire l'effet qu'on en attend, doit être
abondante, et pratiquée par une large ouverture à une grosse
veine, afin que le sang s'écoule avec rapidité, et que la syncope
survienne plus promptement. Si la syncope n'a pas lieu, on parvient presque toujours à la déterminer en faisant prendre au
blessé, immédiatement après l'avoir saigné, un bain très-chaud.

Astley Cooper recommande particulièrement l'usage du tartre
stibié pour abattre les forces des sujets robustes affectés de luxation. Suivant lui, il convient d'en administrer, toutes les dix
minutes, un grain. A cette dose, ce praticien assure qu'il ne fait
ordinairement que provoquer du malaise, un affaiblissement
général et des nausées, sans exciter le vomissement, et ce sont
là les résultats que l'on a intérêt d'obtenir, le vomissement n'é-
tant dans cette circonstance d'aucune utilité. On profite du
temps pendant lequel ces phénomènes existent pour réduire la
luxation. Nous ferons remarquer que la dose de tartre stibié
indiquée par Cooper serait trop forte, chez beaucoup de sujets,

pour ne provoquer que des nausées. On emploie peu ce moyen en France, quoiqu'il paraisse être très-efficace, et dans les meilleurs traités publiés récemment sur les maladies chirurgicales, notamment dans celui de M. le professeur Boyer, on conseille, pour remplir la même indication, l'usage intérieur de l'opium. Ce médicament ne peut d'ailleurs convenir que quand la contraction violent des muscles résulte des vives douleurs qu'éprouve le blessé, et que le gonflement inflammatoire n'est pas encore survenu.

Quelques complications des luxations peuvent forcer à en différer la réduction; c'est ainsi que la contusion violente des parties qui entourent la jointure, lorsqu'elle a déjà donné lieu à un gonflement inflammatoire très - douloureux, oblige à recourir aux moyens antiphlogistiques jusqu'à ce que l'inflammation soit presque entièrement dissipée. Toutes les plaies qui pénètrent dans une jointure luxée ne contre - indiquent pas la réduction; il faut au contraire se hâter de la faire si l'on peut espérer la conservation du membre; les bords de la plaie doivent, aussitôt après la réduction, être rapprochés le plus exactement possible, et on prescrira des applications froides, souvent répétées, sur le membre blessé; des saignées copieuses et souvent répétées, un repos absolu, la diète la plus sévère, des boissons rafraîchissantes abondantes. Mais lorsque la jointure est largement ouverte, que les tendons et les muscles voisins sont déchirés, que les surfaces articulaires ont été lésées, ou qu'elles sont restées long - temps en contact avec l'air, le parti le plus sage à prendre est de pratiquer sans délai l'amputation.

La blessure ou la rupture d'une artère avec ou sans hémorrhagie extérieure doit faire différer la réduction d'une luxation, à moins qu'on ne puisse la réduire avec la plus grande facilité. On doit étendre ce précepte à certains cas où une fracture complique une luxation; mais nous ferons cependant remarquer que, si la luxation est encore très-récente, et qu'elle ait lieu dans un ginglyme, elle est presque toujours facilement réductible, et il faut alors promptement la réduire. Si au contraire la luxation a lieu dans les articulations scapulo-humérale ou coxo-fémorale, et si l'humérus ou le fémur est en même temps fracturé, on ne pourrait parvenir, dans le plus grand nombre des cas, à réduire la luxation, et il faut alors ne s'occuper que de la fracture. Après sa consolidation, on parvient encore quelquefois à replacer l'os luxé dans la cavité articulaire.

Lorsque l'on a réduit une luxation, il faut, pour l'empêcher de se reproduire, maintenir dans un état de repos absolu le membre blessé, et le placer dans une situation telle que les muscles qui entourent l'articulation ne puissent agir de manière à déplacer l'os de nouveau. On doit aussi prescrire les topiques, les médicamens et le régime indiqués pour calmer la douleur, prévenir l'inflammation et les accidens spasmodiques.

A la suite de quelques luxations, les membres qui en ont été affectés restent partiellement ou totalement paralysés. Cette paralysie se dissipe peu à peu quand elle est l'effet du froissement des muscles ou de la contusion légère des nerfs, mais elle est incurable, et souvent suivie d'atrophie, quand elle a été occasionée par la distension excessive ou la contusion très-violente d'un plexus ou d'un gros cordon nerveux.

Les luxations des ginglymes occasionent, chez quelques sujets, pour long-temps, du gonflement autour de la jointure, et beaucoup de gêne dans ses mouvemens. On y remédie par des mouvemens modérés que l'on fait exécuter avec précaution aux surfaces articulaires; par des embrocations huileuses, des douches émollientes ou thermales, des bains de même nature, et souvent il est utile d'entourer le membre avec un bandage roulé en flanelle pour accélérer la résolution de l'engorgement, et pour empêcher que les ligamens n'éprouvent de distension.

DES LUXATIONS EN PARTICULIER. — *Luxation de la mâchoire inférieure.*—Chez les jeunes sujets, les branches de la mâchoire inférieure suivant presque la même direction que son corps avec lequel elles forment un angle très-ouvert, les condyles de cet os ne quittent jamais les cavités glénoïdes des temporaux, tel écartement qui puisse exister entre les mâchoires.

L'os maxillaire inférieur ne peut être luxé qu'en avant; les dispositions naturelles des parties rendant le déplacement latéral et en arrière entièrement impossible. Cette luxation peut se borner au déplacement d'un seul condyle, ou avoir lieu des deux côtés en même temps.

Cette luxation est ordinairement produite par des causes qui donnent lieu à un écartement extraordinaire des mâchoires : les plus ordinaires sont les bâillemens, les cris, les efforts du vomissement, les chutes obliques sur le menton, etc. Dans l'abaissement forcé de la mâchoire inférieure, les condyles, glissant d'arrière en avant sous les apophyses temporales, viennent se loger dans les fosses zygomatiques. Les angles de cet os se portent en haut et en arrière, et les condyles s'abaissent et se portent en avant. On a longuement disserté sur le mécanisme de cette luxation : maintenant on s'accorde à penser qu'elle est produite, dans le plus grand nombre des cas, par les muscles qui agissent de la manière suivante : les abaisseurs de l'os maxillaire inférieur contractés avec force, portent le menton en bas et les angles de cet os en arrière et en haut ; les condyles glissent en même temps d'arrière en avant sous les apophyses transverses des arcades zygomatiques. Si les muscles petits ptérygoïdiens viennent alors à se contracter, ils entraînent avec violence les condyles et les fibro-cartilages interarticulaires en avant, et hors des cavités articulaires. Ils peuvent même être secondés dans cette action par les fibres obliques des muscles masséter et grand ptérygoïdien, qui, lorsque la bouche est fortement ouverte, agissent plutôt de manière à faire exécuter à l'os maxillaire un mouvement de rotation autour d'une ligne qui passerait de droite à gauche par la partie moyenne de ses branches, que comme muscles élévateurs.

Dans la luxation qui n'affecte qu'un seul condyle, celui qui n'abandonne pas la cavité articulaire exécute dans cette cavité ou sous la racine transverse de l'apophyse zygomatique, un mouvement de rotation qui porte son extrémité interne en devant, et le condyle luxé se porte au devant de l'apophyse transverse de son côté en se dirigeant en dedans.

Dans cette luxation la bouche est plus ou moins ouverte, le menton abaissé, les joues sont aplaties par l'allongement des muscles masséters, temporaux, et buccinateurs. On sent au-dessous de la pommette, et mieux encore dans l'intérieur de la bouche, une saillie formée par l'apophyse coronoïde ; l'arcade dentaire inférieure dépasse la supérieure, l'écartement des lèvres permet à la salive de s'écouler involontairement, l'articulation des sons est difficile. On trouve au devant du canal auditif et à la place qu'occupaient les condyles une dépression formée par le bord externe de la cavité glénoïde du temporal. A ces signes, qui sont communs au déplacement d'un ou des deux condyles, se réunissent des phénomènes particuliers qui servent à caractériser la première de ces luxations. Ainsi, dans le déplacement d'un seul condyle, le menton, et l'arcade dentaire inférieure sont sensiblement portés du côté opposé à la luxation, le doigt introduit dans le conduit auditif ne sent le vide produit par l'absence du condyle que du côté luxé; la tension des muscles n'est remarquable que de ce même côté. La bouche est moins ouverte, et l'articulation des sons moins difficile que dans la luxation des deux condyles.

Au bout de quelque temps, si la luxation de la mâchoire inférieure n'est pas réduite, les condyles remontent en s'enfonçant dans la fosse zygomatique. La mâchoire s'élève un peu, les lèvres se rapprochent et empêchent l'écoulement de la salive; la déglutition, d'abord impossible, peut avoir lieu; le malade recouvre la faculté de parler, mais avec peine, et au bout d'un laps de temps plus ou moins long, la mastication peut se faire à peu près complétement.

Le traitement de la luxation de la mâchoire inférieure se borne à la réduire, et à empêcher le déplacement de récidiver, ce qui arrive assez fréquemment.

Pour réduire la luxation, le malade est assis sur un tabouret peu élevé, la tête appuyée sur la poitrine d'un aide, qui l'assujétit dans cette position en croisant ses mains sur le front. L'opérateur, placé en face du malade, porte ses pouces qu'il a garnis de linge, le plus en arrière possible sur les dernières dents molaires de la mâchoire luxée, et embrasse le corps de l'os avec les autres doigts qu'il fléchit sous le menton. Appuyant d'abord directement en bas, il abaisse l'os en pressant fortement avec les pouces sur les grosses molaires, et porte ainsi les condyles en arrière et en bas, puis, en continuant de passer sur les molaires, il ramène le menton en haut et en devant avec les autres doigts. Alors les condyles se dégagent et sont reportés si brusquement dans leurs cavités articulaires, par la contraction spasmodique des élévateurs de la mâchoire, que l'opérateur pourrait être mordu dans le prompt rapprochement des arcades dentaires, s'il ne retirait promptement les pouces et ne les portait entre les dents et les joues.

On réduit la luxation qui n'affecte qu'un seul condyle en agissant fortement sur le côté affecté. Cette luxation, facile à réduire chez les vieillards faibles, peut offrir beaucoup de difficultés chez les sujets jeunes et robustes : il faut alors avoir recours aux moyens généraux dont nous avons parlé précédemment. On peut aussi, comme on l'a proposé, fatiguer les muscles qui s'opposent à la réduction, en introduisant entre les dents un levier garni de linge avec lequel on tient long-temps les mâchoires très-écartées.

Pour maintenir la luxation réduite, et en prévenir la récidive, on doit soutenir le menton et s'opposer à son abaissement ; la fronde ou mentonnière remplit très-bien cette double intention. On nourrit le malade pendant les premiers jours avec des alimens liquides, et on lui recommande de soutenir le menton pendant le bâillement, et toutes les fois qu'il veut faire exécuter quelques mouvemens à la mâchoire, le moindre écartement de cet os suffisant, dans les premiers temps de la réduction, pour opérer un nouveau déplacement. A la suite de cette luxation, les muscles masséter restent quelquefois douloureux, ou engourdis, ou paralysés. Ces accidens résultent de la distension ou de la déchirure des nerfs masséterins qui passent au devant du col des condyles.

Luxations de la clavicule. — Située obliquement à la partie supérieure et antérieure de la poitrine, entre l'omoplate et le sternum, la clavicule forme une espèce d'arc-boutant qui empêche l'épaule de se porter trop en avant, et devient le point d'appui des mouvemens du bras. Les fractures de cet os sont beaucoup plus fréquentes que ses déplacemens. Cependant ses deux extrémités, dont l'interne s'articule avec le sternum, et l'externe avec l'apophyse acromion, sont susceptibles de se luxer.

La luxation de l'extrémité interne ou sternale est la plus fréquente. Elle peut avoir lieu en avant, en arrière et en haut. Le cartilage de la première côte, situé immédiatement audessous de l'échancrure articulaire du sternum, rend le déplacement en bas impossible. De ces trois déplacemens l'antérieur est le plus ordinaire.

La luxation de l'extrémité externe ou humérale est très-rare et ne s'effectue qu'en haut ; les déplacemens de cette extrémité dans les autres sens sont rendus presque impossibles par la disposition des surfaces articulaires.

Les causes de la luxation de l'extrémité interne de la clavicule sont les coups ou les chutes qui éloignent avec violence cet os de sa direction naturelle. Le déplacement a lieu en avant, si la violence extérieure porte fortement l'épaule en arrière ; un effort opposé produit la luxation en arrière ; enfin la luxation en haut, que l'on doit regarder comme très-difficile, ne peut arriver que par un abaissement violent et subit de l'épaule.

Le déplacement en avant de l'extrémité sternale de la clavicule reconnaît pour cause ordinaire les chutes ou les chocs sur la partie antérieure de l'épaule, et quelquefois les chutes sur la paume des mains ou sur le coude, lorsqu'elles poussent violemment et subitement l'omoplate en arrière.

On reconnaît la luxation en avant de l'extrémité sternale de la clavicule aux signes suivans : il existe une tumeur plus ou moins volumineuse devant le sternum; l'os luxé, porté fortement en devant et en bas, affecte une direction plus oblique que celui du côté opposé; on sent une dépression formée par la cavité articulaire que la clavicule a abandonnée; la tête est inclinée vers l'épaule affectée, et le bras ne peut que difficilement être porté en devant et exécuter un mouvement d'élévation. Les signes qui peuvent servir à caractériser la luxation en arrière de l'extrémité sternale de la clavicule, sont : une dépression au lieu qu'occupait l'extrémité déplacée; la gêne de la respiration et de la circulation causée par la compression qu'exerce cette extrémité sur la trachée-artère et les veines jugulaires, etc. Astley Cooper cite un cas où le blessé courut le plus grand danger par suite de la compression de l'œsophage.

On reconnaît la luxation en haut de l'extrémité humérale de la clavicule, à la difformité du moignon de l'épaule, formée par cette extrémité qui fait saillie et dépasse le niveau de l'acromion; à une douleur qu'augmentent les mouvemens qu'on veut faire exercer au bras, et à l'impossibilité de lui faire exécuter le mouvement d'élévation.

Pour réduire la luxation en devant de l'extrémité sternale de la clavicule, on fait asseoir le malade sur un siége peu élevé, et son corps étant retenu par un aide situé derrière lui, l'opérateur, placé du côté de l'articulation luxée, fixe dans le creux de l'aisselle le coussin cunéiforme de l'appareil de Desault, en l'assujétissant au moyen de deux cordons qu'il lie sur l'épaule, du côté sain. Il saisit ensuite la partie inférieure et externe du bras, la pousse vers le tronc en portant le coude en devant, et la partie supérieure du bras en dehors et en haut. Le coussin placé sous l'aisselle sert alors de point d'appui au bras, et porte en dehors la partie supérieure de l'épaule. L'os luxé ayant repris sa position naturelle, on porte l'épaule en devant et le coude en arrière, et on empêche ainsi la clavicule de se porter en avant, et le déplacement de récidiver.

Dans les luxations en arrière et en haut, les moyens réductifs sont semblables à ceux que nous venons d'exposer, à la seule différence que, lorsque l'os a repris sa rectitude naturelle, l'épaule doit être portée fortement en arrière, dans le premier cas, et en haut dans le second.

La réduction de l'extrémité humérale de la clavicule est très-facile : on se borne à relever l'épaule en agissant sur la partie inférieure du bras, à porter en même temps l'épaule en dehors, et à presser avec le pouce sur l'extrémité luxée jusqu'à ce qu'elle soit de niveau avec l'acromion.

On se sert du bandage de Desault pour maintenir la luxation de la clavicule réduite, et, comme il est sujet à se relâcher, il faut fréquemment le réappliquer; on doit y joindre l'application de plusieurs compresses épaisses et graduées sur l'extrémité sternale dans le déplacement de cette extrémité, et on les y assujétit par quelques tours de bande. On agira de même dans la luxation de l'extrémité humérale, à la seule différence que les compresses graduées seront fixées sur elle. Il est rare que l'on puisse obtenir une guérison complète de ces luxations, et souvent elles récidivent quand on cesse la compression, un nouveau déplacement étant rendu facile par le peu d'étendue des surfaces articulaires, et la rupture des ligamens.

M. Boyer a proposé pour les luxations de la clavicule un bandage moins compliqué et d'une application plus facile que celui de Desault. On en trouvera la description à l'article *fracture* de ce Dictionnaire.

Luxation du bras. — La disposition anatomique de l'articulation scapulo-humérale rend très-faciles les luxations de l'humérus; aussi sont-elles plus fréquentes que celles des autres os. Elles ne peuvent avoir lieu que selon trois directions : *en bas, en avant* ou *en dedans*, et *en dehors* ou *en arrière*. La luxation *en haut* ne saurait s'effectuer directement sans la fracture simultanée de l'extrémité humérale de la clavicule, et des apophyses acromion et coracoïde.

Luxation en bas, ou sur le bord axillaire de l'omoplate. — De tous les déplacemens du bras, celui-ci est le plus ordinaire. Il est presque toujours produit par une chute dans laquelle le coude, étant éloigné du corps, s'appuie sur le sol ou sur tout autre corps résistant; la tête de l'os, glissant de haut

en bas sur la cavité glenoïde est alors entraînée par la contraction des muscles grand pectoral, grand dorsal et grand rond
vers la partie inférieure du ligament capsulaire, qui, dans cet
endroit, mince et faible, et n'étant soutenu par aucun tendon, se déchire avec facilité, et l'extrémité luxée vient se placer sur le côté interne du bord antérieur de l'omoplate, entre
le bord antérieur du muscle sous-scapulaire, en avant, et la
longue portion du triceps en arrière. Cette luxation peut encore être causée *directement* par un coup violemment porté
sur la partie externe du moignon de l'épaule, au-dessous de
l'acromion, ainsi que le prouve une observation de M. le professeur Richerand, consignée dans la *Nosographie*, et *par l'action musculaire seule* dans un violent effort d'élévation du bras
pour soulever un fardeau. On la reconnaît aux signes suivans : le
bras est plus long que celui du côté opposé; sa direction est
oblique en dehors, le coude est écarté du corps et ne peut
en être rapproché; l'épaule est déformée, l'apophyse acromion
est saillante, on sent au-dessous d'elle une dépression causée
par l'absence de la tête de l'humérus, et dans le creux de
l'aisselle une tumeur dure et arrondie formée par cette tête.
L'élévation et la rotation du bras causent beaucoup de douleur.
Enfin la tête et le corps sont penchés du côté affecté.

Quand cette luxation n'est pas réduite, elle devient *luxation en dedans* ou *en avant consécutive*, le déplacement con-
sécutif en arrière étant empêché par le tendon de la longue
portion du triceps brachial. La tête de l'os est amenée pas la
contraction des muscles dans la fosse sous-scapulaire, se porte
entre le muscle de ce nom et l'omoplate, et parvient avec le
temps jusqu'auprès de l'apophyse coracoïde. Dans cette luxation,
le bras est dirigé en dehors et en arrière, le coude qui affecte
la même direction est écarté du corps, on sent au-dessous
de la clavicule et au devant du moignon de l'épaule, qui est
moins déformé que dans la luxation en bas, une tumeur formée
par la tête de l'os, et le coude ne peut être ramené en devant sans causer de fortes douleurs. Ces signes sont communs
à la *luxation en dedans primitive*, qui arrive lorsque, dans une
chute sur le coude, cette partie étant éloignée du corps, est
portée en arrière.

L'humérus peut se luxer *en dehors* ou *en arrière* dans une
chute sur le coude porté fortement en avant de la poitrine

et en haut. Dans ce déplacement, le bras qui est peu écarté de la poitrine est dirigé en devant et en dedans ; l'épaule, peu déformée, est seulement légèrement aplatie, à sa partie antérieure ; on ne rencontre point la tête de l'os dans le creux de l'aisselle, elle fait une saillie prononcée au-dessous de l'épine de l'omoplate, vers le côté externe de l'angle antérieur de cet os.

Pour réduire ces luxations on procède de la manière suivante. Le malade étant assis sur un tabouret de hauteur ordinaire, on place au-dessus de la face dorsale du poignet la partie moyenne d'un lacs formé d'une serviette, plié en diagonale, et ses deux chefs tordus et rassemblés vers la face palmaire sont confiés à un nombre d'aides proportionné aux efforts d'extension qu'on veut faire exercer. Pour opérer la contre-extension, on place dans le creux de l'aisselle un tampon de linge assez gros pour que le lacs qui doit être appuyé sur lui ne puisse comprimer les tendons des muscles grand pectoral, grand dorsal et grand rond. La partie moyenne de ce lacs, fait avec une nappe pliée dans le sens de sa longueur sur une largeur de quatre travers de doigts, est placée sur le tampon, et ses extrémités ramenées obliquement devant et derrière la poitrine sont croisées et tordues sur l'épaule saine, et confiées à un nombre d'aides égal à celui des aides chargés de l'extension. Un troisième lacs, destiné à retenir la partie supérieure de l'omoplate et à l'empêcher d'obéir aux efforts extensifs, est fait avec une serviette pliée selon sa longueur. On en applique le milieu sur le bord saillant de l'apophyse acromion, et ses extrémités, que l'on ramène obliquement devant et derrière la poitrine, sont confiées à un aide qui est chargé de les tirer vers le bas du thorax du côté sain ; un autre aide assujétit la partie de ce lacs qui correspond à l'acromion, et l'empêche de glisser en haut.

L'opérateur, ayant ainsi disposé les puissances extensives et contre-extensives, se place au côté externe du membre et commande l'extension. Les aides chargés de la contre-extension doivent se borner à résister à l'extension, en tirant dans le sens indiqué sur les deux lacs destinés à faire celle-là.

Dans la luxation en bas, l'extension doit d'abord être faite suivant la direction oblique que l'os a prise en se déplaçant ; au signal du chirurgien, on la ramène ensuite en bas et en devant jusqu'à ce que le bras touche à la partie latérale du corps ; le chirurgien aide l'effet de cette manœuvre en appuyant le côté externe du coude contre sa poitrine, et ramenant en même temps la tête de l'humérus en haut et en dehors; pendant ce mouvement, l'extension doit être toujours continuée, et ne doit cesser que quand l'os a repris sa position naturelle.

Dans la luxation en dedans l'extension doit être faite presque horizontalement en dehors et en arrière, jusqu'à ce que la tête de l'os soit dégagée; on ramène ensuite le membre à sa direction naturelle, et l'opérateur aide ce dernier mouvement, en portant la tête de l'humérus en dehors, et en lui facilitant ainsi le retour dans sa cavité articulaire.

On réduit la luxation dans la fosse sous-épineuse, en faisant d'abord faire l'extension d'arrière en avant; à mesure que la tête de l'humérus se dégage, il faut tirer plus directement en dehors; enfin quand elle est parvenue au niveau de la cavité glénoïde, le chirurgien l'entraîne ou la pousse d'arrière en avant dans cette cavité, pendant que les aides agissent sur la partie inférieure du membre dans une direction opposée, et en rapprochant en même temps le bras contre le tronc.

Dans le cas de luxation consécutive dans la fosse sous-scapulaire, mode de déplacement assez fréquent à la suite de la luxation dans le creux de l'aisselle, les premiers efforts de réduction doivent avoir pour but de ramener la tête de l'os au-dessous-de la cavité glénoïde; lorsqu'elle y est parvenue, on achève de la réduire, en agissant comme nous l'avons indiqué en parlant de la luxation dans le creux de l'aisselle.

Il n'est pas de luxations pour lesquelles on ait proposé autant de procédés de réduction que pour celles de la tête de l'humérus, et il est en outre à remarquer que tous ces procédés ne sont applicables qu'à la luxation dans le creux de l'aisselle, qui est à la vérité la plus fréquente. C'est pour ce déplacement que l'on a long-temps employé l'instrument connu sous le nom d'*ambi* ou *banc d'Hippocrate*; que l'on a conseillé de faire placer le bras du blessé au-dessus d'une porte, d'un bâton d'échelle, d'un bâton soutenu sur les épaules de deux personnes très-grandes, et de faire en sorte que les pieds du blessé touchassent à peine le sol par les orteils. Des aides devaient en même temps tirer sur le poignet pour faire l'extension, la contre-extension étant opérée par le poids du corps. Le banc d'Hippocrate, appliqué méthodiquement, pourrait être employé avec

succès, mais tous les autres procédés sont essentiellement vi-
cieux. En les mettant en usage, on s'expose à déchirer les bords
de l'aisselle, à contondre violemment le nerf circonflexe, à cas-
ser le col de l'humérus : aussi ont-ils été abandonnés par tous
les praticiens instruits.

Un procédé également connu des anciens, peu usité en France,
et qui paraît encore être celui auquel Astley Cooper donne la
préférence dans les luxations en bas encore récentes, est celui-ci :
le blessé doit être couché sur le dos ; le chirurgien couché à
côté de lui, mais ayant la tête placée vers les pieds du malade,
place son talon nu dans le creux de l'aisselle, au-dessous de la
tête de l'humérus, qu'il repousse de bas en haut, en même
temps qu'il fait avec ses deux mains l'extension sur le poignet.
Dans cette opération, il peut arriver que l'on fasse appuyer avec
trop de force la tête de l'humérus contre le bord inférieur de
la cavité glénoïde, et que l'extension soit beaucoup trop faible
pour la dégager.

On reconnaît que l'on a réduit une luxation de l'humérus, au
bruit que la tête de l'os fait en rentrant dans sa cavité, au rétablissement des formes naturelles de l'articulation; au soulagement instantané qu'éprouve le blessé ; à la facilité avec laquelle
on peut faire exécuter les mouvemens impossibles avant la réduction.

Pour maintenir ces luxations réduites, il suffit de rapprocher
le bras contre le tronc, de l'y assujétir avec un bandage de
corps, et de soutenir le coude et l'avant-bras avec une écharpe.
Voyez *luxations en général*, pour les complications.

Luxations de l'articulation de l'avant bras avec le bras (articulation *huméro-cubitale*). — Nous ferons remarquer d'abord
que l'on suppose toujours dans la description de ces luxations
que ce sont les os de l'avant-bras qui se luxent sur l'humérus;
cependant en étudiant leur mécanisme, il est facile de juger que,
dans beaucoup de cas, le contraire a lieu, c'est-à-dire qu'il arrive que l'humérus, soutenant le poids du corps, glisse sur les
surfaces articulaires du cubitus sur lesquelles il appuie obliquement; dans d'autres cas, les surfaces articulaires des deux os sont
poussées dans une direction opposée, et parcourent un espace
à peu près égal en se déplaçant.

Ces luxations peuvent avoir lieu en arrière, en avant, en dedans et en dehors.

Luxation en arrière. — Elle est la plus fréquente, et reconnaît ordinairement pour cause une chute sur la paume de la main, l'avant-bras étant légèrement fléchi sur le bras. Dans ce cas le poids du corps presse obliquement sur l'humérus, dont la poulie articulaire glisse d'arrière en avant sur le cubitus, tandis que celui-ci est repoussé de bas en haut, et de devant en arrière par le sol sur lequel il appuie. Dans cette luxation l'extrémité inférieure de l'humérus rompt ou distend avec violence les bandes fibreuses qui revêtent la partie antérieure de l'articulation ; elle soulève les muscles brachial antérieur et le biceps, quelquefois même elle les déchire ; l'extrémité supérieure du cubitus remonte obliquement entre la face postérieure de l'humérus et la face profonde du triceps brachial ; les ligamens latéraux sont déchirés ; le ligament annulaire du radius peut aussi éprouver une dilacération, et l'extrémité supérieure de cet os se déplacer en arrière. J.-L. Petit rapporte l'observation d'une luxation de l'avant-bras en arrière, dans laquelle l'humérus rompit le brachial antérieur, le biceps et la peau ; la portion du biceps qui sortait à travers la plaie dans une longueur d'un pouce ne put être replacée, et fut coupée ; la réduction se fit avec facilité, et la malade guérie au bout de six semaines avait recouvré tous les mouvemens de l'avant bras, à l'exception de l'extension qui resta bornée par la perte de substance éprouvée par les muscles fléchisseurs.

Dans cette luxation, l'avant-bras vu par sa partie antérieure paraît raccourci, il est fléchi à angle obtus sur le bras ; l'extension et la flexion complètes de l'avant-bras sont impossibles ; on sent l'olécrâne au-dessus des tubérosités de l'humérus, tandis que cette apophyse, dans la demi-flexion naturelle, doit se trouver au niveau de la partie inférieure de ces tubérosités ; quelquefois on peut facilement distinguer en devant, dans le pli du bras, la saillie que forme l'extrémité inférieure de l'humérus.

On peut confondre cette luxation avec une fracture de l'extrémité de l'os du bras, à cause d'une espèce de crépitation qui résulte des frottemens de l'apophyse coronoïde contre l'humérus ; mais il peut aussi arriver que la fracture dont nous parlons soit prise pour une luxation. Dans quelques cas il est arrivé que ces luxations ont été entièrement méconnues, soit par défaut d'attention ou d'instruction des chirurgiens, soit à cause du gonfle-

ment considérable survenu avant qu'on ait pu examiner les parties blessées.

Cette luxation très-récente est facile à réduire, et le chirurgien y parvient quelquefois seul, en exécutant une légère extension sur le poignet, tandis qu'en même temps, il pousse l'olécrâne
de haut en bas et d'arrière en avant. Lorsque la difficulté est
plus considérable, on procède de la manière suivante : le malade est assis sur un tabouret, le bras modérément écarté du
corps, et dirigé obliquement en avant ; un aide saisit le membre
près de l'aisselle, en évitant de comprimer le triceps et le biceps ; un autre aide est chargé d'exercer graduellement l'extension sur le poignet ; pendant qu'il l'exécute, le chirurgien,
placé à la partie externe de l'articulation, presse de haut en bas
avec les deux mains sur l'olécrane, et quand cette éminence est
parvenue au-dessous des tubérosités de l'humérus, il continue
de presser sur elle d'arrière en avant, tandis qu'il recommande
à l'aide chargé de l'extension de faire fléchir l'avant-bras.

On a conseillé d'autres procédés beaucoup moins méthodiques
pour réduire cette luxation : l'un d'eux consiste à passer dans
une poulie élevée une corde fixée à un brasselet placé au-dessus
du poignet, et à tirer sur cette corde jusqu'à ce que le poids
du corps puisse faire cesser le chevauchement des os déplacés.
D'autres veulent qu'on appuie le pli du bras contre une colonne
cylindrique de quelques pouces de diamètre ; que des aides plus
ou moins nombreux soient chargés de l'extension et de la contre-extension, pendant que le chirurgien procède à la coaptation en pressant sur l'olécrâne. Dans cette manœuvre la colonne
appuie douloureusement sur les muscles soulevés par l'extrémité
inférieure de l'humérus, et la pression peut être assez forte
pour empêcher cet os de remonter au niveau de la cavité articulaire de l'apophyse coronoïde. Si l'on était appelé au moment
où un gonflement inflammatoire rénitent et très-douloureux
se serait déjà emparé des parties voisines de la jointure, il
faudrait différer les tentatives de réduction, et combattre sans
délai l'inflammation par les moyens locaux et généraux les plus
énergiques.

Cette luxation étant réduite, les mouvemens de l'avant-bras
deviennent faciles ; l'olécrâne dans la flexion se place directement au-dessous des tubérosités humérales, et à un pouce au
moins au-dessous d'elles. On peut se borner dans les cas simples

à entourer l'articulation de compresses imbibées de liqueurs sédatives, réfrigérantes ; à appliquer par dessus un bandage en huit de chiffre, médiocrement serré, et à soutenir l'avant-bras avec une écharpe. Au bout de huit à dix jours, on commence à faire exécuter à l'articulation de légers mouvemens pour prévenir l'ankylose.

La luxation du cubitus en avant ne peut avoir lieu qu'à la suite de la fracture transversale de l'olécrâne. Cette apophyse est entraînée en haut par le triceps ; l'avant-bras est fléchi par le biceps et le brachial antérieur. Le traitement de cette luxation facile à réduire, ne diffère pas, après la réduction, de celui de la fracture de l'olécrâne. *Voyez* FRACTURE.

Les luxations latérales des os de l'avant-bras sur l'humérus sont très-rarement complètes, à cause du grand nombre et de la profondeur des engrenures articulaires, et surtout à cause de la force et de l'épaisseur des muscles qui couvrent les côtés de l'articulation. Elles ne peuvent être produites que par des puissances qui poussent avec violence les os du bras et ceux de l'avant-bras dans une direction opposée. Leur diagnostic n'offre aucune difficulté.

Il n'en est pas de même dans les luxations latérales incomplètes. Celles-ci ont plusieurs signes communs, tels que l'augmentation de longueur du diamètre transversal de l'articulation ; l'impossibilité de faire fléchir complétement l'avant-bras, de lui faire exécuter la pronation et la supination ; la douleur vive que l'on développe en cherchant à faire exécuter les mouvemens ; la tension du biceps et du brachial antérieur dont la direction est nécessairement changée. On a vu souvent ces luxations compliquées de fracture simple ou composée de l'extrémité inférieure de l'humérus. Dans la luxation en dedans, la petite tête de l'humérus en dehors, et une partie de l'apophyse coronoïde en dedans forment saillie sous les muscles et la peau. Dans la luxation en dehors, les saillies contre nature appartiennent à la tête du radius, et à une portion de la poulie articulaire de l'humérus.

On réduit ces luxations à l'aide d'une extension et d'une contre-extension modérées, pendant lesquelles, et tandis que l'avant-bras est un peu fléchi, on repousse doucement en sens opposé l'humérus et les os de l'avant-bras. Il importe ensuite de s'assurer si le radius n'a point abandonné la petite cavité sigmoïde du cubitus. On maintient ces luxations réduites au moyen de compresses croisées autour de l'articulation, et d'un bandage en huit de chiffre; on peut même, pour plus de sûreté, placer pendant quelque temps des attelles minces, en forme d'équerre brisée, sur les côtés de la jointure.

Luxations des os de l'avant-bras dans leurs articulations latérales. — Le radius et le cubitus sont disposés de telle manière par leurs formes différentes à leurs deux extrémités, et par leurs modes de connexions, que le radius doit abandonner le cubitus dans l'articulation supérieure, tandis que c'est le cubitus qui paraît se luxer dans l'articulation inférieure.

L'extrémité supérieure du radius peut se luxer en arrière, et en avant.

La luxation en arrière est la plus fréquente; elle est presque toujours produite par un mouvement forcé de pronation; elle pourrait aussi l'être par un choc imprimé de devant en arrière à la partie supérieure de l'os qui forcerait l'extrémité supérieure du radius de quitter la petite cavité sigmoïde du cubitus, et de se diriger vers le côté externe de l'olécrâne.

Dans cette luxation l'avant-bras est à demi fléchi, la main est dans la pronation; toute tentative pour la ramener dans la supination produit de vives douleurs; le biceps paraît tendu; on sent en avant une dépression au-dessous de la petite tête de l'humérus, et l'extrémité supérieure du radius déplacée fait saillie à la partie postérieure de cette éminence articulaire.

Pour réduire cette luxation, le chirurgien doit repousser, d'arrière en avant, l'extrémité supérieure du radius, pendant que deux aides sont chargés l'un de faire l'extension sur le poignet, l'autre la contre-extension sur le bras. Celui qui est chargé de l'extension, doit, à mesure que les muscles cèdent, ramener peu à peu la main dans le sens de la supination. Le rétablissement des formes naturelles de l'articulation, la possibilité d'étendre facilement l'avant bras sur le bras, et de faire exécuter la supination annoncent que la luxation est réduite.

Afin que le déplacement ne puisse récidiver, il faut empêcher complétement le mouvement de pronation, et maintenir l'articulation immobile pendant quinze jours ou trois semaines : pour cela, on place une compresse graduée derrière l'extrémité supérieure du radius, une compresse épaisse et pliée en long au devant de l'avant-bras et de la partie inférieure du bras; l'avant-bras doit être légèrement fléchi sur le bras, et la main dans la supination. On applique un bandage roulé et des compresses imbibées d'une liqueur résolutive, et enfin une attelle coudée qui doit remonter de la paume de la main jusqu'au tiers inférieur du bras.

Faut-il ranger parmi les luxations proprement dites le déplacement lent de la tête du radius en arrière, ou bien faut-il considérer ce déplacement comme la suite de lésions organiques des ligamens qui entourent l'articulation supérieure de cet os? La marche de cette affection nous porte à adopter cette dernière opinion. Ce déplacement n'est pas très-rare : M. Boyer pense que les mouvemens de pronation forcée qu'on imprime à la main des enfans, en les soulevant par cette partie, en sont une des causes les plus fréquentes ; mais nous ferons remarquer qu'il survient aussi à la suite de contusions qui n'ont point allongé les ligamens, et que, dans quelques cas, on ne peut l'attribuer à aucune cause extérieure. Quoi qu'il en soit, dans cette affection on remarque du gonflement autour de l'extrémité supérieure du radius ; ce gonflement est douloureux, la main reste dans la pronation et l'avant-bras fléchi ; peu à peu la tête du radius devient plus saillante en arrière. Tantôt cette affection se dissipe peu à peu, et les mouvemens se rétablissent ; tantôt elle dure plus long-temps et le radius reste déplacé, alors la supination reste également impossible. Dans quelques cas cet os s'ankylose avec le cubitus, et enfin dans d'autres circonstances l'inflammation se termine par des abcès dans les parties molles, et par la carie des os.

On peut juger par ces circonstances combien il serait peu méthodique d'appliquer à cette maladie les préceptes généraux du traitement des luxations : les saignées locales, le repos absolu, les applications émollientes ; plus tard les révulsifs extérieurs, les douches gélatino-sulfureuses ou sulfureuses, sont les moyens principaux qui conviennent dans son traitement. Notons cependant qu'il faut chercher de bonne heure, et dès que la diminution de la douleur le permet, à contre-balancer, par l'application d'une attelle coudée à la partie antérieure de l'avant-bras et du bras, l'action trop puissante des muscles fléchisseurs et pronateurs.

Luxation de l'extrémité supérieure du radius en avant. — Ce déplacement fort rare ne peut avoir lieu que quand la main est renversée avec violence dans le sens de la supination, ou quand la partie supérieure du radius est poussée brusquement d'arrière en avant.

Dans ce déplacement la pronation est impossible; un vide contre nature existe derrière le radius et au-dessous de la petite tête de l'humérus, un gonflement douloureux survient promptement autour de l'articulation.

Pour réduire cette luxation, le chirurgien doit, pendant que l'on exécute l'extension et la contre-extension, repousser peu à peu l'extrémité supérieure du radius de devant en arrière. La luxation étant réduite, on applique un bandage roulé médiocrement serré; l'avant-bras est fléchi, et la main placée dans un état moyen entre la pronation et la supination.

Luxations de l'articulation inférieure du cubitus avec le radius. — Dans cette articulation les déplacemens paraissent appartenir au cubitus, et le ligament horizontal ou triangulaire, qui unit les deux os entre eux doit être ou violemment distendu, ou souvent même déchiré.

Le cubitus se luxe en arrière lorsque la main est tournée avec effort dans la pronation; la luxation peut aussi avoir lieu dans une chute sur le poignet renversé, ou sur le bord cubital du talon de la main. Dans ce déplacement l'avant-bras est fléchi, la main est dans une pronation forcée; les deux os de l'avant-bras se croisent à angle aigu, la supination est impossible, l'extrémité inférieure du cubitus forme une saillie irrégulière et oblique derrière le radius.

Pour réduire cette luxation, on fait exécuter l'extension sur la main, et la contre-extension sur la partie inférieure du bras; le chirurgien cherche d'abord à repousser l'extrémité inférieure du cubitus au niveau de la partie interne du radius, et quand elle y est parvenue, il presse sur elle d'arrière en avant; en même temps l'aide qui tient la main lui imprime lentement un mouvement de supination, et incline son bord cubital vers le bord interne de l'avant-bras.

La luxation étant réduite, il faut appliquer un bandage roulé sur la main, des compresses imbibées de liqueurs résolutives sur les deux faces et sur les deux bords de l'avant-bras, quatre attelles sur ces compresses, et les assujétir avec la bande déjà employée pour commencer le bandage roulé. On place la main dans un état moyen entre la pronation et la supination, et on la soutient, ainsi que l'avant-bras, au moyen d'une écharpe.

Le cubitus peut aussi se luxer en avant sur l'extrémité inférieure du radius. Cette luxation est rare; un mouvement de supination forcé, une chute oblique sur la partie interne et postérieure du poignet peuvent y donner lieu.

Dans ce déplacement la pronation est impossible, l'extrémité inférieure du cubitus croise obliquement en avant celle du radius, et fait une saillie irrégulière sous les tendons des muscles fléchisseurs; on sent un vide au côté interne et postérieur du radius.

On procède à la réduction en faisant d'abord fléchir légèrement la main par l'aide qui exécute l'extension ; le chirurgien repousse le cubitus en dedans pour faire cesser son croisement, ensuite il presse directement sur lui de devant en arrière pour le faire rentrer dans la cavité articulaire. Dans ce moment l'aide ramène peu à peu la main dans la pronation. L'appareil après la réduction est le même que dans la luxation précédente.

Luxations de l'articulation radio-carpienne. — Ces luxations sont beaucoup plus rares que les auteurs ne l'ont prétendu, et il arrive souvent que l'on prend pour des luxations des fractures de l'extrémité inférieure du radius.

Les luxations de la main sur l'avant bras peuvent avoir lieu en arrière, en avant, en dehors, en dedans; le plus souvent elles sont incomplètes, mais elles peuvent être complètes.

Ces luxations sont produites soit par des chutes obliques, soit par des mouvemens violens et contre nature imprimés aux mains, en les renversant brusquement sur un des côtés de l'avant-bras Quelquefois ces luxations ont lieu lentement à la suite de la contracture de quelques-uns des muscles de l'avant-bras, d'autres fois à la suite d'une inflammation qui a maintenu la main fléchie pendant un temps très-long.

La luxation en arrière est celle que l'on considère comme la plus fréquente, mais c'est aussi celle dont les signes ont le plus de ressemblance avec ceux des fractures de l'extrémité inférieure du radius. Dans l'une et l'autre de ces deux affections, la main est à demi fléchie, une saillie plus ou moins forte se fait remarquer au-dessus de la partie postérieure de l'articulation, cette saillie soulève les tendons des muscles extenseurs ; l'extension complète de la main est impossible, les mouvemens de pronation et de supination sont très-limités et douloureux. La crépitation est obscure dans les cas de fracture; le frottement des tendons déplacés peut y donner lieu dans la luxation; ajoutons encore que, dans ces deux genres de lésions, la main a de la tendance à s'incliner sur le bord radial de l'avant-bras, et qu'il peut y avoir diastase entre le radius et le cubitus dans l'un et l'autre cas. Pour peu qu'il soit survenu de gonflement depuis l'accident, si la fracture est très-voisine de l'articulation, on ne peut plus guère établir de diagnostic que sur la connaissance exacte de toutes les circonstances qui l'ont accompagnée.

Pour réduire cette luxation, l'avant-bras doit être fléchi sur le bras; un aide saisit ce membre pour faire la contre-extension, un second aide exécute l'extension sur la main qu'il embrasse par le métacarpe entre les siennes, et le chirurgien, quand il juge que l'extension est suffisante, presse de haut en bas et d'arrière en avant sur la saillie qui soulève les muscles extenseurs.

Après avoir réduit cette luxation, on doit appliquer l'appareil dont nous avons parlé précedemment à l'occasion des luxations de l'extrémité inférieure du cubitus; cet appareil convient aussi pour les autres déplacemens de l'articulation radio-carpienne.

Dans la *luxation en avant*, la main est renversée sur l'avant-bras, et forme un angle obtus rentrant avec la face postérieure de ce membre; la peau est plissée transversalement vers le sommet de cet angle; le carpe fait saillie au-dessous de la partie antérieure et inférieure du radius; la flexion de la main est impossible, il en est de même des mouvemens de pronation et de supination. Remarquons encore ici que quelques fractures de l'extrémité inférieure du radius offrent des signes semblables.

On réduit cette luxation par un procédé analogue à celui que l'on met en usage pour la luxation précédente, à cette différence près que le chirurgien presse de devant en arrière sur la saillie du carpe pour le repousser sous le radius, tandis que dans la luxation en arrière, il presse, comme nous l'avons dit, d'arrière en avant.

Les luxations latérales de la main, plus rares encore que les luxations en arrière et en avant, sont, comme elles, produites par des chutes ou par des tiraillemens violens. Elles sont presque toujours incomplètes; il peut facilement arriver qu'il existe en même temps diastase dans l'articulation inférieure du radius avec le cubitus.

Dans la luxation en dehors, la main est inclinée vers le cubitus ; la partie supérieure externe du carpe forme au-dessous de l'apophyse styloïde du radius une saillie plus ou moins large, suivant l'étendue du déplacement.

La luxation en dedans est caractérisée par le renversement de la main vers le bord externe du radius ; le carpe fait saillie au-dessous du cubitus. Dans l'un et dans l'autre de ces déplacemens les mouvemens de flexion et d'extension sont presque complétement empêchés et très-douloureux.

Pour réduire ces luxations, il suffit de faire exécuter une extension et une contre-extension modérées, l'avant-bras étant à demi fléchi ; à mesure que les muscles cèdent, le chirurgien repousse la main luxée sous les os de l'avant-bras.

Après la réduction, on applique le même appareil que celui dont on se sert après la réduction des autres luxations du poignet.

Luxations des os du carpe entre eux. — Les articulations de ces os sont tellement serrées, et les mouvemens qu'elles permettent si bornés, que les luxations sont fort rares ; une seule paraît être possible, c'est celle du grand os dans son articulation avec le scaphoïde et le sémi-lunaire. Ce déplacement ne peut se faire qu'en arrière, soit dans une chute sur la face dorsale de la main, soit dans un effort violent pour soutenir un corps lourd, la main étant renversée vers la face antérieure de l'avant-bras.

Dans cette luxation on remarque, sur la face dorsale du carpe et vers le milieu de sa largeur, une saillie arrondie qui augmente par la flexion de la main, et diminue pendant son extension. La pression exercée sur cette saillie peut la faire disparaître entièrement.

Pour empêcher ce déplacement de se reproduire, il faut appliquer une compresse épaisse sur la face postérieure du carpe, l'assujétir avec un bandage roulé, et placer une attelle pour soutenir la main et empêcher sa flexion sur l'avant-bras.

Luxations des os du métacarpe. — On n'a jusqu'à présent observé que la luxation en arrière de l'os métacarpien qui soutient le pouce ; cependant on conçoit facilement que cet os pourrait, malgré les muscles qui l'entourent, se luxer en avant et en dedans; sa luxation en dehors doit être impossible tant que le second métacarpien conserve sa continuité.

La luxation en arrière ne peut être occasionée que par un choc ou par des tractions agissant de manière à ce que la partie supérieure de l'os soit poussée avec violence, soit directement en arrière, soit en arrière et en dedans.

Cette luxation est caractérisée par la direction oblique de l'os luxé, la saillie que son extrémité supérieure forme derrière le trapèze, la flexion de la première phalange du pouce, et l'impossibilité de l'étendre.

Pour réduire cette luxation, le chirurgien fait exercer l'extension sur les phalanges du pouce, et la contre-extension sur l'avant-bras, en même temps il repousse, de haut en bas et d'arrière en avant, l'extrémité de l'os déplacé. Pour s'opposer à un nouveau déplacement, on applique une compresse longue, épaisse et étroite, sur chacune des faces dorsale et palmaire du premier métacarpien sur le carpe et les phalanges du pouce; sur les compresses des attelles de même longueur, et on les assujétit avec une bande étroite.

Luxations des phalanges des doigts. — Les luxations des premières phalanges sont plus fréquentes que celles des deuxièmes et des troisièmes; celle du pouce est susceptible d'être luxée en avant, en arrière, sur les côtés; les premières phalanges des quatre autres doigts sont moins exposées aux luxations latérales et à la luxation en arrière.

La surface articulaire du premier os métacarpien est, ainsi que les bandes fibreuses qui entourent son articulation avec la première phalange, tellement disposée chez certains sujets, qu'ils peuvent à volonté renverser cette phalange à angle droit sur le métacarpe et lui faire ainsi éprouver une luxation. C'est à ce mode de déplacement, qui est ordinairement occasioné par des puissances extérieures qui poussent la phalange vers le dos de la main, que M. Boyer donne le nom de *luxation en arrière,* mais je pense qu'il faudrait le nommer *luxation en avant.* Suivant ce professeur, « la base de la phalange glisse de devant en arrière sur la tête du premier os du métacarpe, et passe derrière cette éminence en déchirant le ligament capsulaire, et distendant les tendons des muscles extenseurs. » Dans quelques cas où j'ai eu occasion d'observer cette luxation, il m'a paru, au contraire, que dans le mouvement d'extension forcé des premières phalanges elles glis-

sent d'arrière en avant sur les os du métacarpe, et qu'elles viennent former une saillie assez apparente au devant de la face palmaire de ces os. M. le professeur Delpech est de la même opinion.

Dans cette luxation en avant, la phalange luxée fait avec la
face dorsale du métacarpe un angle presque droit ; la base de
cette phalange forme une saillie plus ou moins apparente au devant de l'extrémité inférieure de l'os métacarpien ; la seconde
phalange est fléchie à angle droit sur celle qui est luxée ; une
douleur plus ou moins forte se fait sentir vers la partie antérieure de l'articulation, l'extension complète du doigt est impossible.

La luxation en arrière des premières phalanges est beaucoup
plus rare et plus difficile que la précédente, parce que la flexion
des doigts est limitée par la paume de la main, et parce que le
ligament antérieur et les latéraux sont disposés de manière à
résister efficacement aux efforts qui tendent à repousser en arrière l'extrémité supérieure des phalanges.

Dans ce mode de déplacement les signes sont les mêmes que
ceux que l'on observe dans la luxation en arrière du premier
os du métacarpe : la phalange est oblique dans le sens de la
flexion, son extrémité métacarpienne fait saillie en arrière, l'extension du doigt est impossible.

Les luxations en avant et en arrière des deuxième et troisième
phalanges offrent des signes semblables. Quant aux luxations
latérales, elles sont également faciles à reconnaître à l'obliquité
du doigt luxé, et à la saillie formée par la phalange du côté où
le ligament latéral a été déchiré.

On réduit quelquefois très-aisément les luxations des phalanges ; d'autres fois on éprouve de grandes difficultés ; dans
quelques cas, notamment quand les blessés sont très-forts, et
que le déplacement n'est pas très-récent, toutes les tentatives
de réduction échouent.

On procède ordinairement à leur réduction en faisant exercer
l'extension sur la phalange luxée, soit immédiatement avec la
main, soit avec un lacs, et la contre-extension sur l'avant-bras
fléchi. Il importe beaucoup, dans ce cas, de faire d'abord agir
la puissance extensive suivant la direction actuelle de la phalange luxée pour la dégager, avant de la ramener à sa direction naturelle. Pendant que l'on exécute l'extension, le chirurgien presse obliquement sur la base de la phalange pour

la repousser au-dessous de la surface articulaire qu'elle a abandonnée.

M. Boyer rapporte que Desault, n'ayant pu réduire une luxation du pouce existant déjà depuis douze ou quinze jours, proposa au blessé d'inciser derrière l'articulation, et d'introduire dans l'incision un levier pour replacer la phalange. Cette opération, qui nous paraît peu méthodique, ne fut pas exécutée; le malade s'y refusa.

Plusieurs obstacles peuvent rendre la réduction pénible : le plus considérable sûrement est la résistance des muscles et de leurs tendons qui passent devant et derrière l'os luxé; les ligamens latéraux, lorsqu'ils n'ont pas été déchirés, contribuent aussi à rendre la réduction difficile; enfin un autre genre de difficulté résulte du peu de prise qu'offrent les phalanges pour l'application des moyens d'extension. Nous avons indiqué , en parlant des luxations en général, les moyens que l'on peut mettre en usage pour faire cesser la résistance des muscles; dans le cas où ces moyens seraient insuffisans, pourrait on rationnellement faire une incision sur la face dorsale de la phalange, et couper en travers les tendons des muscles extenseurs ? pourrait-on , si la résistance paraissait exister dans les ligamens latéraux, tenter à leur égard une opération analogue ? Nous devons attendre de l'expérience la solution de ces questions ; mais avant de finir ce qui est relatif aux luxations des phalanges, nous devons faire mention d'un appareil pour leur réduction qui nous a été montré, il y a douze ou quinze ans, par M. Kirchoff chirurgien étranger. Cet appareil se compose d'un morceau de bois long de huit pouces, de dix-huit lignes environ d'épaisseur, cylindroïde, légèrement aplati sur deux côtés opposés. Vers le milieu de ce morceau de bois et sur les côtés aplatis, deux mortaises éloignées d'un pouce l'une de l'autre sont pratiquées dans toute son épaisseur; on passe dans ces mortaises une courroie en cuir fort et souple. Cette courroie sert à assujétir sur le morceau de bois la phalange sur laquelle on se propose d'exercer l'extension lorsque le doigt y est fixé; un ou plusieurs aides saisissent l'avant-bras, et le chirurgien lui-même, en faisant tourner la pièce de bois sur son axe et en le tirant à soi en même temps, peut déployer une très-grande force en opérant l'extension. Cet appareil, avec lequel on réussit assez fréquemment, a cependant l'inconvénient de faire appuyer la phalange luxée contre l'os qu'elle a quitté, avant que les surfaces articulaires ne soient replacées au niveau l'une de l'autre.

Lorsque l'on a échoué à plusieurs reprises, il faut renoncer à faire de nouvelles tentatives, si la douleur devient très-vive, si la main se gonfle, si le blessé est menacé de convulsions ou de tétanos.

Luxations de la cuisse sur le bassin.— On retrouve dans les auteurs, relativement au nombre possible des luxations de l'extrémité supérieure du fémur, et relativement aux dénominations par lesquelles on doit les désigner, autant d'opinions différentes que pour les luxations de la tête de l'humérus. Suivant J.-L. Petit, le fémur peut se luxer en haut et en dedans, en haut et en dehors, en bas et en dedans, et peut-être en bas et en dehors. B. Bell admet en outre la possibilité d'une luxation directement en bas, mais il ne paraît pas qu'il l'ait observée. M. Boyer n'admet comme primitives que les trois premières espèces de J.-L. Petit; il considère comme luxation consécutive celle que l'on a quelquefois observée en bas et en arrière. MM. Delpech, Richerand et Astley Cooper décrivent comme primitives les luxations sur l'ileum, sur le pubis, dans le trou ovale, et enfin sur l'échancrure ischiatique. Ce dernier praticien en rapporte plusieurs observations dans les *OEuvres chirurgicales* qu'il a publiées avec M. Travers. Enfin M. Ollivier d'Angers a décrit dans le tome III des *Archives générales de médecine* une luxation du fémur directement en bas, observée par lui. Notons ici que des praticiens très-habiles, et entre autres S. Scharp, ont révoqué en doute la possibilité des luxations de cet os.

D'après les observations recueillies par A. Cooper, « sur quinze luxations de la cuisse, neuf ont eu lieu sur l'ileum, quatre dans l'échancrure ischiatique, et deux dans le trou ovale. » Suivant les observations recueillies en France, ces luxations, sous le rapport de leur fréquence, devraient être placées dans l'ordre suivant : L. sur l'iléum; L. dans le trou ovale; L. sur le pubis; L. dans l'échancrure ischiatique; L. en bas ou sur la tubérosité de l'ischion.

Ces différentes espèces de luxations sont toutes produites par des chutes ou par des chocs violens imprimés à la cuisse, et qui agissent de manière à faire exécuter au fémur des mouvemens directs et de rotation trop étendus, dans lesquels la tête de l'os vient appuyer avec violence contre la capsule articulaire qui cède et se déchire ainsi que le ligament inter-articulaire. Il faut aussi observer que, dans quelques cas, les muscles fémoraux agissent accidentellement de manière à seconder l'action des puissances extérieures qui tendent à déplacer l'os.

La *luxation sur l'iléum* ou *en haut et en dehors* a lieu lorsque l'extrémité inférieure du fémur est poussée avec violence en avant et en dedans et que le genou tourne dans le même sens; les muscles fessiers et fascia-lata, se contractant en même temps, entraînent la tête de l'os en haut et en dehors. La *luxation en bas et en dedans* ou *sur le trou ovalaire* survient lorsque l'extrémité inférieure du fémur est portée et tourne fortement en dehors; si la partie inférieure et interne de la cuisse appuie sur le sol, les muscles qui se fixent à la partie interne du fémur et au bassin, ne pouvant plus agir comme adducteurs, leur mode d'action change, et leur contraction contribue à entraîner en bas et en dedans la tête du fémur.

La *luxation sur le corps du pubis* ou *en haut et en dedans* s'opère dans un mouvement violent de la cuisse en arrière et en dehors; le poids du corps dans les chutes, et en même temps la contraction des muscles iliaque et psoas, pectiné, etc., concourent a opérer ce déplacement.

La *luxation en arrière* ou *dans l'échancrure ischiatique* ne peut avoir lieu que quand la cuisse fortement fléchie est en même temps poussée en dedans. Dans un cas rapporté par A. Cooper, un homme éprouva cette luxation de la manière suivante: pendant qu'il avait le pied appuyé sur une caisse de fruits, une autre caisse lui tomba sur la cuisse et sur la partie interne du genou, et il fut renversé. La *luxation directement en bas* observée par M. Ollivier fut produite par le choc d'une grosse branche d'arbre qui, en tombant, atteignit la partie interne et inférieure de la cuisse d'un homme tombé à terre, et la poussa violemment dans l'abduction.

Les signes de la luxation sur l'iléum sont les suivans : la cuisse est plus courte que celle du côté opposé; elle est fléchie, portée dans l'adduction; le genou et la pointe du pied sont tournés en dedans; le grand trochanter est situé plus haut et plus en avant que dans l'état naturel; le pli de jonction de la fesse avec la cuisse est plus élevé, la rotation de la cuisse en dehors, son extension, sont impossibles. MM. Boyer et Delpech attribuent à la résistance de la partie inférieure et antérieure de la capsule articulaire restée intacte la fixation du grand trochanter contre la cavité cotyloïde, et la rotation du membre en dedans. Dans ce déplacement, la tête du fémur se place obliquement au-dessus de la cavité cotyloïde, entre l'ileum et la face interne du muscle petit fessier.

Dans la luxation sur le trou ovalaire, la cuisse est plus longue, elle est dans l'abduction et inclinée en avant ; le genou et la pointe du pied sont tournés en dehors, la jambe est légèrement fléchie, le grand trochanter est dirigé en arrière et placé plus bas et plus en avant que dans l'état naturel ; le corps est penché en avant, la rotation de la cuisse en dedans est impossible ; la fesse est aplatie, les muscles de la partie interne de la cuisse alongés forment une espèce de corde facile à sentir à travers la peau ; on peut aussi sentir la tête du fémur au-dessous du pli de l'aine.

Dans cette luxation, la capsule articulaire est déchirée à sa partie inférieure et interne ; le ligament inter-articulaire peut conserver sa continuité ; la tête du fémur est placée sur le muscle obturateur, ou au-dessus de son bord supérieur déprimé ; la partie postérieure externe du col du fémur correspond à la partie antérieure et inférieure de la cavité cotyloïde. Tous les muscles de la fesse sont distendus par suite de l'éloignement de leurs surfaces d'insertion.

On reconnaît la luxation sur le pubis à des phénomènes qui ne sont pas moins évidens : la cuisse est raccourcie ; le genou et la pointe du pied sont tournés en dehors ; la cuisse est étendue, la tête du fémur fait saillie dans l'aine en dehors des vaisseaux fémoraux, le grand trochanter est placé plus en avant et plus haut que dans l'état naturel ; la fesse est aplatie, le pli qui la sépare de la cuisse est plus élevé, la rotation en dedans et la flexion de la cuisse sont impossibles.

Dans ce déplacement, la capsule articulaire est déchirée en haut et en avant, le ligament inter-articulaire, ou au moins son faisceau postérieur, est rompu ; la tête du fémur et une partie de son col sont placés entre le pubis et les muscles iliaque et psoas soulevés.

La luxation sur l'ischium ou dans la fosse ischiatique est souvent plus difficile a reconnaître que les précédentes, parce qu'il n'existe quelquefois que peu ou point de raccourcissement de la cuisse, la tête du fémur pouvant rester à peu près au niveau du centre de la cavité cotyloïde. Suivant M. A. Cooper, le raccourcissement est ordinairement d'un demi pouce ; le grand trochanter est porté en arrière et un peu incliné en avant, il

forme un angle presque droit avec l'iléum. La tête du fémur est
tellement enfoncée dans l'échancrure ischiatique qu'on ne peut
la sentir distinctement que chez les personnes maigres, en faisant exécuter à l'os un mouvement de rotation aussi étendu que
le permet la position fixe du membre. L'aine paraît un peu enfoncée, le genou et le pied sont légèrement inclinés en dedans;
lorsque le malade est debout, le gros orteil touche la terre,
mais le talon ne peut y atteindre, le genou est légèrement fléchi ; le membre est fixé, de sorte que la flexion et la rotation
sont presque impossibles. Sur un homme affecté de cette luxation et observé à Angers par M. Billard, le grand trochanter
formait en dehors et un peu en avant du pli de l'aine une saillie
assez forte ; la fesse, légèrement déprimée en haut et en dedans,
était saillante en dehors et en bas. Ce blessé étant mort deux
heures après son accident, on trouva en le disséquant la tête
du fémur située au devant de l'échancrure ischiatique, appliquée au côté externe de l'épine sciatique ; elle était passée au-
dessous des tendons réunis des muscles pyramidal et obturateur interne qui croisaient obliquement le col de l'os en passant
au-dessus de lui ; les deux muscles jumeaux étaient déchirés, et
le carré soulevé et fortement distendu. La cavité cotyloïde était
en partie couverte par les muscles iliaque et psoas, dont les
fibres contournées étaient fortement tendues, ainsi que celles
des muscles pectinée, obturateur externe et premier adducteur.
Les recherches anatomiques de M. A. Cooper ont donné des
résultats analogues. Nous ferons cependant remarquer que,
dans les diverses luxations du fémur, on observe chez les divers
sujets de légères différences dans les rapports de la tête du fémur, et dans les lésions des parties voisines, différences qui
dépendent probablement de la violence plus ou moins grande
avec laquelle s'est opéré le déplacement, et du temps plus ou
moins long depuis lequel il existe.

Dans la seule luxation directe en bas connue jusqu'à ce jour,
les signes observés étaient ceux-ci : légère flexion de la cuisse sur
le bassin, avec abduction, et faible rotation du membre en dedans. La jambe était un peu fléchie. Il n'y avait pas d'allongement
sensible de la cuisse, à cause de la direction oblique de l'os
luxé. Le pli de l'aine était plus profond que celui du côté opposé,
sans qu'il y eut cependant une grande dépression ; le grand trochanter était situé plus bas que dans l'état naturel, et la fesse

arrondie, plus saillante que celle du côté opposé, surtout lorsqu'on examinait le malade en se plaçant au pied du lit, après lui
avoir fait fléchir les deux cuisses ; il ne formait pas de plis inférieurement avec la cuisse. On ne sentait pas distinctement la tête du
fémur; l'extension de la cuisse sur le bassin était impossible; les
mouvemens d'adduction, quoique douloureux, s'exécutaient légèrement; l'abduction était possible dans une plus grande étendue;
le malade, couché sur le dos, tenait sa cuisse légèrement fléchie.

Malgré les signes assez nombreux qui appartiennent à chacune
des luxations du fémur, on cite un grand nombre de cas dans lesquels elles ont été méconnues ou confondues avec des fractures
du col de cet os. (*Voyez* FRACTURES.) Les méprises sont d'autant
plus fâcheuses qu'elles peuvent d'abord faire perdre le moment
le plus opportun pour réduire la luxation, et que, si elles se
prolongent trop long-temps, la réduction devient absolument
impossible.

Le pronostic des luxations du fémur est en général plus grave
que celui des fractures de l'humérus, parce qu'il faut un effort
plus violent pour les produire, qu'elles sont assez fréquemment
compliquées de forte contusion, et qu'elles sont beaucoup plus
difficiles à réduire.

Pour procéder méthodiquement à la réduction de ces luxations,
il faut d'abord, si l'indication en est manifeste, employer les
moyens débilitans dont nous avons parlé précédemment. Ils ne
sont pas toujours nécessaires, car il est quelquefois arrivé que deux
personnes seulement, l'une tirant sur la jambe, et l'autre assujétissant le bassin, sont parvenues à replacer le fémur. Le blessé,
convenablement préparé, doit être couché sur une table solide
ou sur un lit sans dossier, garni d'un ou de plusieurs matelas.
Deux lacs sont nécessaires pour la contre-extension : l'un d'eux,
le plus long, fait avec un drap roulé dans le sens de sa longueur, est placé entre le scrotum et la cuisse du côté sain, ses
extrémités ramenées obliquement en avant et en arrière au-
dessus du bassin, sont réunies et confiées à des aides, ou mieux
encore fixées à un corps résistant, tel qu'un anneau ou un crochet en fer, une barre de bois, etc. Le second lacs, destiné à
empêcher le bassin de s'incliner latéralement, embrasse obliquement le bassin; le milieu en est appliqué au-dessous de la
crête iliaque du côté de la luxation, et les deux extrémités,
réunies au-dessus de la même crête du côté opposé, sont con-

fiées à un aide. On doit garnir avec des compresses ou avec du coton les parties sur lesquelles ces lacs et celui qui est destiné à l'extension presseront avec plus de force. Le lacs destiné à l'extension est placé, avec les précautions convenables, au-dessus des malléoles, et les extrémités descendent au delà du pied parallèlement à la jambe; nous avons déjà fait remarquer que M. A Cooper se sert de mouffles, et qu'il fait fixer la courroie d'extension au-dessus du genou, disposition qui lui permet de conserver plus parfaitement au membre luxé, pendant l'extension, la déviation que lui a donnée la luxation, et qui ne le force pas à faire étendre la jambe sur la cuisse. Le blessé doit être couché sur le côté sain, et le chirurgien placé en dehors du membre luxé. La manœuvre des aides chargés de l'extension et celle du chirurgien chargé de la coaptation sont différentes dans les cinq espèces de déplacement.

Dans les cas de luxation sur l'iléum, les aides doivent d'abord tirer en portant la cuisse en devant et en dedans, le chirurgien presse de haut en bas sur le grand trochanter, et quand la tête du fémur a franchi le rebord de la cavité cotyloïde, l'aide qui tient le pied doit lui imprimer avec lenteur un mouvement de rotation en dehors.

Lorsque le déplacement a lieu dans l'échancrure ischiatique (en arrière et en dehors), la réduction peut offrir de plus grandes difficultés. L'extension doit être faite comme dans la luxation sur l'iléum, mais il faut que le chirurgien soulève avec ses mains, ou avec une serviette passée et nouée derrière son cou, la partie supérieure de la cuisse pour ramener au devant du bord postérieur de la cavité cotyloïde la tête du fémur profondément engagée derrière cette cavité. Si le chirurgien se sert de l'anse formée avec une serviette et passée autour de son cou, il appuie une ou ses deux mains sur le bassin. On peut aussi essayer de faire pousser d'arrière en avant le grand trochanter pendant que l'on soulève la cuisse.

Si le fémur est luxé dans le trou ovalaire, l'extension doit d'abord être faite dans le sens de l'abduction, et pendant que le chirurgien soulève la partie supérieure interne de la cuisse pour ramener le grand trochanter en haut et en dehors, les aides, à mesure que les muscles cèdent, ramènent peu à peu la cuisse en dedans, et celui qui tient le pied lui fait exécuter un mouvement de rotation dans le même sens.

Pour réduire la luxation sur le pubis, on doit faire coucher le blessé sur le dos ; le chirurgien soulève d'abord la partie supérieure interne de la cuisse pour faciliter le dégagement de la tête du fémur, et ensuite, pendant que les aides continuent l'extension dans une direction presque parallèle à l'axe du corps, il peut appuyer sur la tête du fémur pour la repousser en bas et en dehors, et quand elle est parvenue au niveau de la cavité cotyloïde, un mouvement de rotation en dedans est imprimé au pied.

On procède pour réduire la luxation directement en bas comme pour la luxation sur le trou ovalaire.

Après avoir réduit ces luxations, on doit faire transporter le blessé dans son lit, et, pour prévenir la récidive du déplacement, on assujétit les deux cuisses l'une contre l'autre, on les fait fléchir légèrement, et on soutient les jarrets au moyen d'un oreiller.

Luxations du genou. — Cette articulation, formée par le fémur, le tibia et la rotule, est susceptible d'éprouver deux genres de luxations : celles de la rotule sur le fémur, et celles du tibia sur le même os.

Luxations de la rotule. — Cet os ne peut se luxer qu'en dehors et en dedans ; ses déplacemens en haut en bas sont des effets de la rupture du tendon des muscles extenseurs de la jambe ou du ligament rotulien inférieur : on ne doit pas les ranger parmi les luxations.

La saillie du condyle externe du fémur protégeant le bord externe de la rotule contre l'atteinte des corps extérieurs, cet os doit être bien plus souvent luxé en dehors qu'en dedans. Ses luxations sont presque toujours incomplètes, excepté chez quelques sujets qui, par un vice de conformation ou par suite d'une maladie articulaire, ont les ligamens rotuliens extrémement lâches : chez eux la rotule se déplace par la simple action musculaire, et glisse sur la partie externe du genou.

Les luxations de la rotule en dehors surviennent lorsque la rotule est poussée avec violence par son bord interne, la jambe étant faiblement étendue ou à demi-fléchie. Les luxations en dedans ont lieu dans des circonstances opposées.

Dans la luxation incomplète en dehors, le bord interne de la rotule appuie sur l'espace qui sépare les deux condyles du fémur ; son bord externe est tourné en avant et en dehors ;

sa face antérieure est dirigée obliquement en dedans, la moitié environ de sa surface postérieure déborde le condyle externe du fémur, les mouvemens de flexion et d'extension de la jambe sont impossibles, une douleur vive se fait sentir dans le genou. Dans la luxation incomplète en dedans, les mouvemens de la jambe sont également impossibles, et la face antérieure de la rotule est tournée en dehors, tandis que son bord interne, dépassant le condyle du fémur, est dirigé obliquement en avant.

Pour réduire ces luxations, il faut faire fléchir fortement la cuisse sur le bassin, et étendre autant que possible la jambe sur la cuisse. Dans la luxation en dehors, le chirurgien presse obliquement de bas en haut, de dehors en dedans, et d'avant en arrière sur le bord externe de la rotule; dans la luxation en dedans, c'est sur le bord interne de l'os qu'il faut exécuter la pression. Si ces luxations étaient complètes, il faudrait d'abord ramener la rotule jusqu'au niveau de la partie antérieure des condyles, avant de chercher à la repousser transversalement.

Lorsque la rotule se luxe par suite d'un vice de conformation ou d'une maladie articulaire, on la réduit avec la plus grande facilité, et on peut prévenir son déplacement par l'usage d'une genouillère lacée, garnie d'un petit coussin du côté qui correspond à celui par lequel elle abandonne la cavité articulaire.

Luxations du tibia sur le fémur. — Le tibia peut se luxer en dehors et en dedans, en avant et en arrière. Ses luxations sont distinguées en complètes et en incomplètes ; celles-ci sont les plus fréquentes. Cet os, à la suite de la flexion prolongée de la jambe, éprouve assez souvent une sorte de luxation dans laquelle ce membre reste fléchi, et alors la partie inférieure des condyles du fémur fait saillie au devant des cavités articulaires du tibia. Quand cette espèce de luxation n'est pas trop ancienne et que le genou n'est pas douloureux, on parvient à redresser la jambe au moyen d'une gouttière à charnière transversale, et à crémaillère, que l'on applique à la partie postérieure de la jambe et de la cuisse, ou en se servant d'un appareil à bascule, composé de deux tiges d'acier aplaties, unies supérieurement et inférieurement par un demi-cercle de même métal, dont la convexité doit être tournée en avant. Une large courroie en cuir fixée aux tiges latérales appuie sur la partie antérieure et inférieure de la cuisse. Deux autres courroies, également fixées aux tiges latérales, embrassent, l'une la partie supérieure et postérieure de la cuisse, l'autre la partie postérieure et inférieure de· la jambe. A mesure que ce membre se redresse, on diminue la longueur des courroies. M. Bouchet emploie à Lyon la gouttière dont je viens de parler; je me suis servi avec avantage, dans plusieurs cas, de l'autre appareil qui agit comme un levier de premier genre, et qui m'a été communiqué par M. Divernois habile chirurgien orthopédiste. Dans quelques circonstances, et notamment à la suite des hydrarthroses chroniques du genou, cette articulation éprouve un déplacement latéral, le tibia glisse ordinairement en dehors sous le fémur, et les ligamens étant relâchés, il peut en même temps arriver que le genou vienne à former un angle saillant en dedans; d'autres fois, au contraire, la jambe représente avec la partie interne de la cuisse la concavité d'un arc. Une genouillère en cuir, lacée, et l'appareil à bascule dont je viens de faire mention, peuvent encore être employés utilement pour remédier au déplacement de l'articulation, et à la déviation du membre. La courroie moyenne doit appuyer sur la partie interne inférieure du fémur, si l'articulation fait saillie en dedans.

Les *luxations latérales du tibia* produites instantanément sont occasionées par des chocs qui poussent cet os et le fémur en sens opposé, ou qui ne portent que sur l'un d'eux; elles peuvent aussi survenir lorsque la jambe étant engagée entre deux corps résistans, le corps est renversé, soit en dedans, soit en dehors.

Dans les luxations latérales incomplètes et peu considérables, les ligamens latéraux ne sont pas déchirés; ils le sont nécessairement en partie ou en totalité quand le déplacement est plus grand, et même alors tous les autres ligamens du genou doivent avoir plus ou moins souffert. Dans les luxations complètes tous ces corps fibreux sont nécessairement rompus. Plus le déplacement est grand, plus le diagnostic est facile; il peut offrir beaucoup de difficultés quand les os n'ont éprouvé que peu de changement dans leurs rapports, et qu'il est déjà survenu du gonflement. On reconnaît ces luxations latérales du genou à l'augmentation du diamètre transversal de l'articulation, aux saillies contre nature que le fémur et le tibia forment en dedans et en dehors, aux dépressions situées au-dessus de la partie saillante du tibia, et au-dessous de la portion du condyle du fémur qui porte à faux; la jambe est légèrement fléchie; on ne peut l'étendre complétement sans exciter une vive douleur.

On réduit facilement ces luxations incomplètes récentes en repoussant le fémur et le tibia en sens opposé, pendant qu'un aide exécute l'extension sur la jambe qu'il laisse légèrement fléchie.

Après la réduction, on applique des compresses épaisses sur les parties latérales du genou, et un bandage roulé autour de l'articulation ; on laisse la jambe demi-fléchie et soutenue, ainsi que la cuisse, par un coussin placé sous le jarret.

On pourrait confondre ces luxations avec une fracture oblique entre les condyles du fémur ; cette fracture peut aussi compliquer la luxation.

Le diagnostic et la réduction n'offrent aucune difficulté quand les luxations latérales sont complètes. Mais on doit s'attendre à des accidens graves et de longue durée, à cause de la rupture de tous les ligamens et d'un grand nombre de petits vaisseaux. La position demi-fléchie est plus favorable que l'extension de la jambe pour modérer la douleur ; mais il faudrait adopter l'extension, après la diminution des accidens, si on avait des motifs de croire à la formation prochaine d'une ankylose. La gravité des lésions qui accompagnent souvent ces luxations complètes peut forcer à pratiquer l'amputation de la cuisse immédiatement après l'accident.

La *luxation du tibia en avant* ne paraît pas pouvoir être produite par une violente flexion de la jambe sur la cuisse, mais on conçoit qu'elle peut avoir lieu si un homme étant renversé, une masse de terre ou tout autre corps lourd, et à large surface vient à presser fortement sur le fémur de devant en arrière. On conçoit encore la possibilité de la luxation du tibia en avant par un mouvement de torsion imprimé à la jambe. M. Janin médecin du Mans, m'a fait voir à Paris, en 1823, un homme âgé de trente-cinq ans, d'une constitution assez forte, qui, un an auparavant, en descendant la pente rapide du revers d'un fossé, éprouva une luxation complète du tibia en devant, et un peu en dedans. Cette luxation fut méconnue par un autre praticien qui donna des soins à ce blessé pendant quelque temps ; elle n'a pas été réduite depuis. Voici les phénomènes qu'elle offre : la jambe est plus courte d'un pouce et demi ; le pied se porte en dedans ; la jambe et la cuisse forment en dedans, suivant leur longueur, une courbe assez forte ; le genou est très-difforme ; en dehors et en arrière on sent distinctement les

condyles du fémur , en avant et sur un plan plus élevé l'extremité supérieure du tibia ; la rotule conserve sa mobilité entre
ces deux os ; il est impossible de fléchir la jambe sur la cuisse.
Le malade ne souffre plus actuellement ; la jambe supporte le
poids du corps : si la jambe est étendue horizontalement sans être
soutenue , sa surface interne étant dirigée en haut, le membre
reste dans cette position ; si on dirige la face interne de la jambe
vers le sol , le membre tombe de son propre poids , et ne paraît
plus tenir que par quelques parties molles. M. Janin pense, avec
raison , que le ligament latéral interne n'a point été rompu, ou
qu'il ne l'a été que partiellement. Il proposait d'avoir recours
à une extension permanente et graduée pour réduire cette luxation. Je partageais son opinion. D'autres praticiens de Paris,
ayant pensé qu'il pourrait résulter de son emploi des accidens
graves, on a renoncé à tout essai de réduction. Cette observation , la seule qui existe d'une luxation complète du tibia en
avant, est fort importante sous plusieurs rapports, et notamment parce qu'elle prouve que les luxations complètes de cet
os ne présentent pas, par elles-mêmes, l'indication d'amputer la
cuisse.

Heister rapporte aussi être parvenu à réduire une luxation
complète du tibia en arrière, et que le malade guérit radicale-
ment. On doit facilement concevoir quels sont les signes de
cette luxation, et quelle manœuvre il faut employer pour la réduire.

Luxation du fémur sur les ligamens sémi-lunaires.—M. A. Cooper a conservé ce nom , donné par feu M. Hey, à ce mode de
déplacement. Cette lésion a lieu ordinairement lorsque le gros
orteil heurte contre quelque corps proéminent pendant que le
pied est tourné en dehors, et que le genou est incliné en dedans ; les maladies articulaires disposent à cette affection, dans
laquelle les cartilages semi-lunaires dont les attaches sont relâ-
chées se déplacent de manière à ce qu'ils sont froissés par le
fémur, et qu'ils empêchent l'extension de la jambe. Suivant ces
habiles praticiens, il faut, pour replacer le fémur sur les fibro-
cartilages, fléchir la jambe en l'écartant en même temps de la
cuisse autant qu'on le peut, ce qui permet aux parties de re-
prendre leur place naturelle. Le déplacement paraît encore,
d'après les observations de M. Cooper, susceptible de se faire
dans d'autres cas et dans diverses directions. Les malades trou-

vent souvent eux-mêmes le moyen d'y remédier, et une genouillère lacée avec force est ordinairement propre à empêcher sa récidive ; quelquefois il faut appliquer en même temps une courroie au-dessous de la rotule, et, dans quelques cas, une seconde courroie au-dessus de cet os.

L'articulation temporo-maxillaire est susceptible, à notre avis, d'un mode de déplacement semblable, caractérisé par la douleur qui a lieu dans le moment où le fibro-cartilage est froissé, et par le bruit qu'il fait en reprenant ses rapports.

Luxations du péronée. — M. Boyer a observé une luxation partielle de bas en haut des deux extrémités du péronée occasionée par une luxation du pied en dehors. En ramenant le pied dans sa position naturelle, le péronée fut replacé dans la sienne. J'ai vu avec M. Vallerand de Lafossé, sur un sujet épileptique, le péronée cassé par la contraction musculaire au-dessous de son extrémité supérieure, et cette extrémité, séparée de l'articulation, entraînée en haut par le biceps. Il arrive assez fréquemment, soit dans les entorses du pied, soit dans les fractures de la partie inférieure de la jambe, un diastase plutôt qu'une véritable luxation entre le péronée et le tibia, et il importe, dès qu'on a reconnu ce mode de déplacement, de rapprocher promptement les os disjoints, et de les maintenir rapprochés par un bandage roulé appliqué méthodiquement sur le pied et la jambe ; c'est, avec les répercussifs employés en même temps, le meilleur moyen pour prévenir les accidens primitifs, ainsi que le gonflement chronique et quelquefois incurable de l'articulation. M. A. Cooper et d'autres praticiens ont vu la luxation de l'extrémité supérieure du péronée compliquant une fracture du tibia ; cette luxation peut être réduite avec facilité. Cette extrémité du péronée se luxe plus souvent à la suite du relâchement de ses ligamens ; on n'éprouve aucune difficulté à la réduire ; mais on ne parvient à empêcher la récidive de ce déplacement symptomatique qu'en guérissant la maladie primitive, et en faisant ensuite porter une courroie circulaire autour de l'articulation affaiblie.

Luxations du pied sur la jambe. — Nous supposons, pour la facilité de la description de ces luxations, et pour suivre la méthode adoptée dans l'histoire des autres lésions du même genre, que c'est l'os le plus éloigné du tronc qui se déplace ; cependant il arrive dans beaucoup de cas, et notamment dans celui-ci, que le contraire peut avoir lieu. Quelques auteurs, et entre autres M. A. Cooper, pour cette raison, ont donné à ces déplacemens le nom de *luxations de l'extrémité du tibia*. Conformément à la supposition que nous adoptons, les luxations de l'articulation tibio-tarsienne emprunteront leur nom de la direction prise par l'astragale déplacé, et nous les désignerons, avec la plupart des auteurs français, sous les dénominations de *luxations du pied en avant, en arrière, en dedans et en dehors*.

Toutes ces luxations peuvent avoir lieu dans trois cas différens : d'abord lorsque le pied est étendu, fléchi, ou renversé latéralement avec violence sur la jambe immobile ; quand le pied reposant sur le sol, ou étant engagé entre des obstacles, le poids du corps agissant obliquement, fait glisser le tibia en avant ou en arrière sur l'astragale, ou renverse la jambe en dedans ou en dehors ; enfin lorsque la jambe et le pied sont mus l'un sur l'autre de telle manière qu'ils concourent également à perdre leurs rapports naturels.

Luxation du pied en avant. — On n'en a pas encore d'observation ; mais on conçoit que, dans une violente extension du pied, l'astragale étant passé au devant du tibia, les ligamens antérieurs de l'articulation doivent être déchirés, et les ligamens latéraux fortement distendus et partiellement rompus. La surface articulaire supérieure de l'astragale fera saillie au devant du tibia ; la surface articulaire des os de la jambe reposera sur la partie postérieure et supérieure du calcanéum ; le talon paraîtra plus court, et là portion du pied placée au devant du tibia sera plus longue ; les mouvemens de flexion et d'extension du pied seront impossibles.

La *luxation du pied en arrière*, quoique rare, a été observée par plusieurs praticiens ; l'astragale passe en partie ou en totalité derrière la cavité articulaire des os de la jambe ; le tibia vient appuyer sur le scaphoïde ; les ligamens antérieurs et postérieurs sont plus ou moins rompus, le tendon d'Achille devient fortement oblique en arrière, le talon est allongé, la partie antérieure du pied est raccourcie ; les mouvemens de flexion et d'extension du pied sont impossibles.

Pour réduire ces luxations, il convient de faire fléchir la jambe sur la cuisse pour relâcher les muscles jumeaux. Un aide fait l'extension sur le pied, un autre aide la contre-extension sur la partie inférieure de la cuisse, et quand le chirurgien juge que l'astragale se trouve au niveau de la partie inférieure du tibia, il repousse en sens opposé la jambe et le pied.

Après la réduction, on applique des compresses et un bandage roulé autour du pied et de la partie inférieure de la jambe ; on place ensuite le membre horizontalement sur un coussin, et dans la demi-flexion.

Luxations du pied en dedans et en dehors. — On a observé très-souvent la luxation en dedans ; le peu de saillie de la malléole interne, la direction oblique du tibia en dedans expliquent sa fréquence ; la luxation en dehors est un peu plus rare. Ces deux luxations peuvent être complètes ou incomplètes. Elles sont rarement simples : elles peuvent être compliquées de fracture à l'une ou aux deux malléoles ; de fracture aux deux os de la jambe ou au péroné seulement, un peu au-dessus de la jointure ; de l'issue de l'astragale ou du tibia, ou du péroné, par la plaie des tégumens ; de plaie communiquant avec l'articulation ; de déchirure d'une grosse artère ; de luxation de l'astragale sur les os du tarse, quelquefois cet os est en même temps renversé ; de diastase entre le péroné et le tibia. Souvent plusieurs de ces complications se rencontrent réunies sur le même sujet.

Dans la luxation en dedans, l'astragale passe sous la malléole interne, sa face supérieure regarde en dedans ; le pied est renversé en dehors, son bord externe est relevé, et rapproché de la malléole externe ; le ligament interne est distendu ou déchiré, les ligamens externes ou péronéo-tarsiens conservent leur intégrité. On observe des phénomènes contraires dans la luxation en dehors.

Ces deux luxations sont donc aisées à reconnaître, à moins que le déplacement ne soit peu considérable, et qu'il ne soit déjà survenu beaucoup de gonflement ; mais il est bien moins facile d'en reconnaître exactement les complications, d'apprécier leur degré de gravité, et de juger d'avance de la nature, du nombre et de la durée des accidens auxquels elles donneront lieu.

On doit réduire le plus promptement possible ces luxations quand elles sont simples, et on y parvient ordinairement avec facilité après avoir fait fléchir la jambe sur la cuisse pour relâcher les muscles fémoro-calcaniens. Un aide instruit ou le chi-

rurgien lui-même prend le pied pour faire l'extension ; la contre-extension est exercée sur la jambe ou sur la partie inférieure
de la cuisse , le chirurgien soutient ordinairement l'articulation
luxée en plaçant ses mains de manière à pouvoir presser sur
l'astragale lorsque la personne chargée de l'extension a suffisamment allongé les muscles, et qu'elle est parvenue, peu à peu, à
mesure que les muscles cèdent, à faire exécuter au pied un mouvement d'arc de cercle par lequel la face supérieure de l'astragale est dirigée en haut, et les deux bords du pied sont ramenés
sur la même ligne transversale.

Après la réduction , il faut employer les topiques résolutifs et
un appareil analogue à celui que l'on met en usage dans les fractures de la partie inférieure de la jambe, et laisser ce membre
dans la demi-flexion, soit sur sa face externe, soit sur sa face
poplitée. Ces précautions sont indiquées pour prévenir le gonflement inflammatoire, pour modérer la douleur, pour empêcher la récidive du déplacement, et surtout le renversement du
pied en dehors. Le repos est nécessaire pendant cinq à six semaines, mais on peut, un peu plus tôt, imprimer à l'articulation de
légers mouvemens pour s'opposer à la formation d'une ankylose.

On ne trouve pas dans les auteurs le même accord relativement à la conduite à tenir dans les divers cas de complications :
nous allons les passer successivement en revue, et chercher à
apprécier leur degré de gravité d'après les faits consignés dans
les Journaux de médecine , dans les traités de chirurgie, et d'a-
près nos propres observations.

Il faut considérer comme la complication la moins grave celle
qui consiste dans la fracture de l'une ou des deux malléoles , ou
même dans la fracture des deux os de la jambe un peu au-dessus
de l'articulation, lorsque la peau n'a pas été déchirée, ou qu'elle
n'a pas été meurtrie assez violemment par les os ou par les
corps extérieurs pour devoir nécessairement tomber en gangrène ; dans ce cas, après avoir réduit la luxation et les fractures , on applique l'appareil des fractures des os de la jambe à
leur partie inférieure, et l'on insiste sur l'emploi des moyens
antiphlogistiques locaux et généraux.

Le danger est plus grand lorsque l'articulation est ouverte,
et que l'air pénètre et a déjà pénétré depuis quelque temps dans
la capsule synoviale. Il faut alors se hâter d'absterger la plaie
avec de l'eau tiède , de réduire la luxation, de mettre les bords

de la plaie en contact immédiat, de les y maintenir avec des agglutinatifs, et d'employer les moyens propres à prévenir l'inflammation. Le membre doit être situé de manière à ce qu'on puisse, sans lui imprimer aucun mouvement, panser la plaie avec facilité ; le premier appareil ne doit être levé qu'au bout de cinq à six jours ; à moins que des accidens ne forcent à le lever plus tôt.

La complication simultanée de plaie et de fracture avec esquilles au tibia, au péronée ou à l'astragale est encore plus fâcheuse ; on doit porter le même jugement de celle qui consiste dans l'issue de l'un ou de plusieurs de ces os à travers la peau. J.-L. Petit déclare « avoir vu plusieurs blessés en pareil cas : les uns sont guéris sans perdre leurs membres, on a fait l'amputation à d'autres, et, de ceux-ci, il en est plus mort qu'il n'en est échappé ; j'en ai même vu guérir par les seules forces de la nature ; je crois, ajoute-t-il, que le parti le plus sage à prendre est de réduire d'abord la luxation, et ensuite de tenter tout ce qui peut prévenir les accidens, avant de se déterminer à pratiquer l'amputation ; mais, s'ils paraissent s'annoncer, il ne faut pas attendre qu'ils soient parvenus à un certain degré pour recourir à l'opération ; le moindre délai dans ce cas serait funeste. » M. le professeur Boyer pense qu'il faut pratiquer l'amputation immédiatement après l'accident, lorsque les lésions des os et des parties molles sont tellement graves que la perte du membre paraît inévitable. Suivant M. Delpech, il est impossible de reconnaître *à priori* les cas dans lesquels le tétanos, la gangrène, doivent survenir, ces accidens paraissant souvent dépendre de l'idiosyncrasie des blessés : « par conséquent, dit-il, on ne pourrait faire usage de l'amputation immédiate avec l'assurance nécessaire, et nous ne la croyons admissible que dans les cas de mortification. » M. A. Cooper a réuni un grand nombre d'observations sur les luxations du pied compliquées, et on peut en déduire les préceptes suivans : on doit essayer de conserver le membre lorsque les blessés ne sont pas d'un âge très-avancé, quand il n'y a pas eu contusion excessive du pied et de la partie inférieure de la jambe, produite en même temps que la luxation. L'amputation est indiquée lorsqu'il existe une plaie très-considerable, que la plupart des tendons ont été déchirés, que le pied est en quelque sorte pendant ; elle l'est encore lorsque le tibia est fracturé obliquement depuis sa surface articulaire jusqu'à plusieurs. pouces de hauteur, ou quand l'astragale et le calcanéum sont eux-mêmes affectés de fracture comminutive. La blessure de l'artère tibiale antérieure, et surtout celle de l'artère tibiale postérieure, existant avec d'autres désordres graves, doit aussi engager à recourir à la même opération; dans quelques cas cependant on peut lier ces vaisseaux et conserver le membre. Enfin l'amputation peut devenir nécessaire, plus ou moins long-temps après l'accident, à la suite de la gangrène, de suppuration trop abondante, de carie des surfaces articulaires.

La conservation du membre étant jugée possible, il faut, si les os de la jambe ou l'astragale sont en quelque sorte étranglés dans la plaie qui leur a donné issue, débrider cette plaie. La plaie étant agrandie, on y porte le doigt pour s'assurer s'il existe des esquilles : celles-ci seront extraites avec les doigts ou avec une pince; souvent on est obligé de se servir du bistouri pour couper les portions ligamenteuses auxquelles elles tiennent encore.

Lorsque le tibia fait une grande saillie hors de la peau, et que sa réduction offre beaucoup de difficultés, quand cet os est dénudé, quand il est fracturé obliquement jusqu'à sa surface articulaire, ou que cette surface a été fortement meurtrie, il faut en faire la résection. La réduction devient ensuite facile, l'os réduit ne tend plus à se déplacer, les accidens inflammatoires consécutifs sont ordinairement très-modérés. Après la guérison quelques malades ont une ankylose de la jambe avec le pied; mais le plus grand nombre conservent une certaine mobilité dans la nouvelle articulation. MM. Deschamps, Josse d'Amiens, A. Cooper et plusieurs autres praticiens ont eu recours à cette opération avec succès.

A la suite de ces résections on place le membre dans un appareil de fracture compliquée, en prenant les précautions convenables pour prévenir le renversement du pied soit en dehors, soit en dedans, ainsi que la rétraction du talon.

Luxations de l'astragale sur les os du tarse. — Ces luxations doivent être rapportées à trois espèces : 1° luxation de l'astragale sur les os de la jambe, et en même temps sur le scaphoïde et le calcanéum avec plaie aux tégumens, et rupture de la plupart des ligamens astragaliens; 2° luxation de l'astragale sur les mêmes os, sans plaie à la peau; 3° luxation de l'astragale sur le scaphoïde.

Dans les luxations compliquées du pied, soit en dedans, soit en dehors, dont nous venons de parler, on a souvent trouvé l'astragale luxé sur les os du tarse, et cet os ne tenant plus que par quelques lambeaux de ligamens. Quand même il serait possible de le réduire, il ne serait pas convenable de le faire, car il est probable que cet os, en quelque sorte privé de tous les moyens d'union avec les os voisins, agirait comme un corps étranger, et que sa présence occasionerait des accidens. Il faut alors, comme l'ont pratiqué Ferrand, Laumonier, Mauduyt, Desault et plusieurs autres praticiens, achever de couper les ligamens qui retiennent encore l'astragale, l'extraire et rapprocher le tibia du calcanéum. Cette opération a été quelquefois pratiquée avec succès douze à quinze jours après la luxation. Les malades guérissent à la faveur d'une ankylose plus ou moins longue à obtenir, et même quelquefois sans ankylose.

Lorsque l'astragale est luxé sur la jambe et le tarse sans qu'il y ait plaie aux tégumens, il est fortement enclavé entre le tibia et le calcanéum, ou bien il jouit entre ces os d'une certaine mobilité; il peut aussi arriver qu'il soit expulsé d'arrière en avant hors de ses articulations sans être renversé sur le pied. Tous ces cas sont fort graves, et le plus fâcheux est celui où l'astragale est renversé et fixé solidement entre la jambe et le pied. Desault a réduit avec assez de facilité une double luxation de l'astragale; dans une autre luxation de la même espèce, n'ayant pu faire la réduction, il pratiqua une incision pour mettre la partie antérieure de l'astragale à découvert, et couper les ligamens qui l'unissent supérieurement au scaphoïde, il parvint ensuite à la réduire. M. Boyer, dans un cas du même genre, ayant tenté inutilement la réduction, sans inciser la peau, chercha à prévenir les accidens inflammatoires par les moyens les plus actifs, espérant que l'astragale s'ankyloserait dans sa position vicieuse. Son espoir fut déçu; la gangrène de la peau, une suppuration abondante et fétide, la carie des os, le dépérissement rapide du malade forcèrent, au bout d'un mois, à pratiquer l'amputation de la jambe.

Pour réduire ces luxations, il faut faire écarter le pied de la jambe préalablement fléchie, et en même temps faire tirer la partie antérieure du pied en dehors et en avant, en inclinant en bas son bord interne, afin d'élargir les espaces dans lesquels l'astragale doit rentrer. Pendant le même temps le chirurgien cherche à repousser l'os dans sa place naturelle. Si les tentatives de réduction sont inutiles, il faut alors ou se décider, à l'exemple de Desault, à pratiquer une incision pour mettre l'os à découvert, ou bien, comme l'a fait sagement M. Boyer, abandonner l'os luxé dans sa situation, et s'attacher à prévenir les accidens consécutifs.

La luxation de la tête de l'astragale sur le scaphoïde a ordinairement lieu par la partie supérieure interne de l'articulation. J.-L. Petit, MM. Boyer et A. Cooper en citent des exemples. Cette luxation peut être complète ou incomplète; on peut, dans ce dernier cas, la méconnaître quand il est survenu beaucoup de gonflement. Elle est caractérisée par la saillie de l'os luxé, et par la courbure contre nature de la plante du pied.

Pour la réduire, il faut faire agir sur le pied comme dans le cas précédent, et repousser en même temps l'os luxé de haut en bas.

Luxation de la seconde rangée des os du tarse sur la première. — On en trouve deux observations dans l'ouvrage de M. A. Cooper; les signes de cette luxation sont les suivans : le calcanéum et l'astragale conservent leur situation naturelle, mais toute la partie antérieure du pied est fortement tournée en dedans, comme dans la maladie connue sous le nom de *pied-bot.* Pour la réduire, il faut faire fixer la jambe et le talon, pendant que l'on tire sur la partie antérieure du pied, en abaissant peu à peu son bord interne.

Luxation du calcanéum sur l'astragale. — M. A. Cooper en cite encore des exemples tirés de la pratique de M. Cline; l'astragale était en même temps luxé dans son articulation scaphoïdienne. La difformité de la partie postérieure du pied, la direction vicieuse de sa partie antérieure font reconnaître ces déplacemens, et indiquent les manœuvres à exécuter pour obtenir le replacement des os luxés.

Luxation des os cunéiformes. — Ces os, et surtout l'interne, peuvent se luxer en haut; on les repousse avec facilité dans leur place naturelle, et on doit chercher à les y maintenir par un bandage compressif.

Luxation des os du métatarse sur le tarse. — M. Dupuytren en a observé deux cas à l'Hôtel-Dieu. Dans l'un d'eux, la luxation était récente, et fut facile à réduire; dans l'autre, elle était ancienne de près d'un mois, sa réduction fut impossible.

Luxations des orteils. — Le premier orteil y est plus exposé que les autres; les signes et les indications sont les mêmes que dans les cas de luxations des phalanges des doigts.

Les différens os du tarse et du métatarse peuvent encore éprouver, à la suite de chutes faites sur le pied, ou quand il a été heurté ou comprimé fortement par des corps lourds, des diastases assez considérables pour qu'il en résulte une difformité très-apparente et des accidens graves. On ne peut pas toujours rapprocher les os disjoints, quoiqu'il soit important de le faire; mais, dans tous les cas, il faut chercher à prévenir les accidens le plus promptement possible par l'application prolongée des réfrigérans unis aux sédatifs, et de la compression circulaire exercée sur tout le pied; on prescrit en même temps le repos absolu du membre blessé dans une situation horizontale, la diète, les saignées plus ou moins copieuses, les boissons antiphlogistiques, et plus tard, quand l'inflammation survient, on a recours aux topiques émolliens.

Luxations des os du tronc. — Ces luxations sont celles des vertèbres, du sternum, des côtes, de leurs cartilages, et des os du bassin. Nous en avons séparé à dessein les luxations de l'os maxillaire inférieur, parce qu'elles ont plus d'analogie avec celles des os des membres.

Luxations des vertèbres. — Le mode d'articulation de la plupart des vertèbres cervicales, le nombre, la force des ligamens et des muscles qui les unissent, le peu d'étendue des mouvemens que chacune d'elles peut exécuter rendent leurs luxations extrêmement rares. Les conditions de solidité augmentent dans la région du dos par les connexions des vertèbres avec les côtes, dans la région lombaire par la largeur et la direction des surfaces des apophyses articulaires, et par l'étendue du corps des vertèbres et des fibro-cartilages: aussi les luxations proprement dites y sont impossibles; mais on a souvent observé dans ces régions des ruptures de l'épine, c'est-à-dire des disjonctions des vertèbres toujours accompagnées de fractures multiples à leurs corps, et à leurs diverses apophyses, de décollement et de déchirure des ligamens. Ces désordres très-graves par eux-mêmes, le sont cependant bien moins que les lésions de la moelle épinière qui existent en même temps.

C'est donc seulement dans la région cervicale que les vertèbres peuvent se luxer. La première ne peut être déplacée brus-

quement sur l'occipital ni par l'action musculaire ni par aucun
agent extérieur. Nous devons cependant noter ici que Sandifort, Duverney, Daubanton, M. Boyer ont vu cette vertèbre
soudée à l'occipital, et luxée sur lui; mais ces déplacemens,
qui peuvent avoir lieu dans différentes directions, en rétrécissant
plus ou moins le canal rachidien, s'opèrent lentement, et sont
toujours l'effet d'une maladie organique.

Les luxations de la seconde vertèbre sur la première sembleraient devoir être assez faciles à cause de l'étendue de la rotation
et du glissement qu'elles exécutent l'une sur l'autre; mais leurs
moyens de symphyse sont assez nombreux et assez puissans pour
résister dans la plupart des cas aux mouvemens de traction, de
torsion, de propulsion qui tendraient à les luxer. La compression violente ou la déchirure de la partie supérieure de la
moelle épinière, qui sont la suite immédiate de ces luxations,
devenant presqu'instantanément la cause de la mort, leur étude
n'est importante que parce qu'elle se rattache à celle de la médecine légale et de l'anatomie pathologique.

On a admis quatre espèces de luxations dans l'articulation
atloïdo-axoïdienne : l'une, entre les surfaces articulaires latérales, sans déplacement de l'apophyse odontoïde : Riolan prétend l'avoir observée sur un soldat qui, échappé au supplice de
la corde, conserva une inclinaison latérale de la tête, et en
même temps la faculté de lui faire exécuter des mouvemens de
rotation. N'est-il pas plutôt probable que dans ce cas, il y a eu
seulement rupture ou distension violente d'un des ligamens
odontoïdiens latéraux, ou bien luxation d'une des apophyses
articulaires de la troisième vertèbre? Dans la seconde espèce,
les ligamens odontoïdiens sont rompus, et l'apophyse odontoïde
passe derrière le ligament transverse de l'atlas sans le rompre.
Dans la troisième, beaucoup plus difficile que la précédente,
les ligamens odontoïdiens, le ligament transverse, l'occipito-
axoïdien sont déchirés ou séparés de leurs attaches; et enfin
dans la dernière espèce, les ligamens conservent leur continuité,
mais l'apophyse odontoïde est rompue près de son insertion
au corps de la seconde vertèbre.

La seule suspension du corps par la partie supérieure du cou
peut-elle suffire, sans le concours de mouvemens de rotation ou
de propulsion latérale communiqués à la tête ou au tronc, pour occasioner sur un adulte une de ces trois luxations? Cette question

importante est résolue négativement par la plupart des médecins légistes. Ne serait-il pas possible cependant qu'il arrivât qu'un individu, qui se serait pendu lui-même, eût sa tête appuyée assez solidement contre un mur ou toute autre surface résistante dans le moment où le reste du corps agité de mouvemens convulsifs ou balancé par son poids serait porté avec force dans une direction opposée, et que cette réunion de circonstances fût suffisante pour produire une des lésions dont il s'agit, et surtout la fracture de l'apophyse odontoïde ? Nous nous bornerons, sans résoudre cette question, à rapporter les cas où ces luxations ont ordinairement lieu: J.-L. Petit a vu un enfant en être affecté pendant qu'un homme le soulevait de terre, en le tenant par les parties antérieure et postérieure de la tête. L'apophyse odontoïde assez courte chez les enfans peut passer derrière le ligament odontoïde, sans se rompre, lorsqu'ils se livrent à ce genre d'exercice connu sous le nom de culbute. Le même déplacement a été observé sur les individus suppliciés, lorsque l'exécuteur imprimait à la tête un mouvement simultané de rotation et d'inclinaison latérale. L'apophyse odontoïde a été trouvée fracturée et les deux premières vertèbres disjointes sur d'autres suppliciés auxquels l'exécuteur fléchissait violemment la tête en appuyant sur elle avec les pieds; enfin les ligamens odontoïdiens, le transverse, l'occipito-axoïdien, peuvent être tous rompus par une manœuvre analogue, ou dans une chute faite d'un lieu élevé sur la partie postérieure de la tête, le reste du tronc étant courbé en devant.

Luxations des apophyses articulaires des cinq dernières vertèbres cervicales. — On n'a pas encore observé la luxation simultanée et de bas en haut des deux apophyses articulaires inférieures d'une de ces vertèbres ; elle ne pourrait avoir lieu que dans une violente flexion de la tête et du thorax sur le cou ; mais on a plusieurs exemples de luxation latérale d'un seul côté. Celle-ci est produite par les mouvemens brusques et simultanés de rotation et d'inclinaison latérale de la tête ; elle peut aussi se faire lorsque la tête était appuyée sur le sol, et le tronc étant élevé, celui-ci vient à se pencher latéralement au lieu de rester droit ou de décrire un arc de cercle soit en avant soit en arrière.

Dans cette luxation, l'apophyse qui se déplace passe au-dessus et au-devant de l'apophyse articulaire de la vertèbre située plus bas; la vertèbre éprouve une légère rotation ; le canal vertébral

n'est pas sensiblement rétréci ; la tête est inclinée du côté opposé
à la luxation; et le visage tourné dans le même sens ; il est impossible de ramener la tête à sa direction naturelle ; l'apophyse
épineuse de la vertèbre luxée et celles des vertèbres situées plus
haut ont une direction oblique ; les muscles latéraux et postérieurs du cou ne sont pas dans l'état de contracture qui occasione quelques espèces de torticoli ; la douleur est peu violente, et cesse peu à peu. Petit-Radel avait vu succomber un
enfant pendant qu'on cherchait à lui réduire une luxation de ce
genre ; Dessault n'osa pas essayer d'en réduire une semblable ; et
MM. Boyer, Delpech, Richerand, etc., donnent aussi le conseil
de ne faire aucune tentative de réduction.

Luxations des côtes. — L'Académie de chirurgie, à laquelle
Buttet avait présenté une observation et un mémoire sur la
luxation en avant de l'extrémité postérieure de ces os, avait
admis la doctrine de ce chirurgien, et par conséquent la possibilité de ce déplacement; mais cette observation a paru incomplète et peu concluante à tous les praticiens de notre temps,
et ils s'accordent à penser que les lésions que l'on a considérées
comme des luxations des côtes, n'étaient que des fractures très-
voisines de leur jonction avec la colonne vertébrale.

Les cartilages des dernières côtes sternales et des premières
côtes asternales se touchent par leurs bords dans une partie
de leur étendue, et sont unis par des ligamens. Ces cartilages
sont susceptibles de se luxer lorsque le tronc est renversé en
arrière, et que les muscles droits se contractent avec force. Le
choc sur leur partie antérieure d'un corps à large surface pourrait aussi les déplacer.

Dans cette espèce de luxation, le cartilage inférieur passe derrière le supérieur, et le repousse en avant; de la douleur, de
la gêne dans la respiration ont lieu dans le moment de l'accident
et se prolongent ensuite pendant quelque temps.

Pour réduire cette luxation, il faut comprimer le cartilage
saillant, pendant que l'on fait courber le tronc en arrière. Des
compresses épaisses imbibées d'une liqueur résolutive seront
ensuite appliquées sur les cartilages luxés, et maintenues avec un
bandage de corps serré.

Luxations des os du bassin. — Ces os deviennent assez souvent mobiles les uns sur les autres pendant la grossesse, et par
l'effet de plusieurs maladies chroniques de leurs articulations ;

mais leurs luxations par des causes extérieures sont fort rares :
l'étendue des surfaces articulaires, l'enclavement du sacrum, la
force et le grand nombre des ligamens des symphyses pubienne
et sacro-iliaqués, la mobilité du coccyx, la protection qu'il emprunte de la saillie des fesses, expliquent la rareté de ces déplacemens. Cependant le sacrum peut s'enfoncer entre les deux os
coxaux dans une chute sur les talons, ou lorsqu'il est pressé
d'arrière en avant par un corps lourd ; la luxation ou le diastase
a été observé quelquefois dans une seule des symphyses sacro-
iliaques ; chez d'autres sujets, dans les mêmes circonstances, on
a vu aussi les pubis disjoints ; le coccyx peut aussi être poussé
avec assez de violence en avant pour que ses ligamens soient
partiellement rompus et restent long-temps douloureux ; enfin,
dans l'opération de la symphysiotomie, les os coxaux sont plus
ou moins écartés du sacrum. Lorsque ces déplacemens sont la
suite d'une chute de très-haut, du choc ou de la pression
d'un corps très-lourd, ils sont frequemment accompagnés de
fracture aux os ; de contusion, de commotion, de déchirure
des viscères abdominaux, de la moelle de l'épine, d'épanchemens internes, et les blessés succombent au bout de peu de
temps. Dans les cas où ces déplacemens sont plus simples, ils
peuvent encore occasioner des accidens très-graves et de longue
durée. Leur diagnostic est d'autant plus facile que les os sont
plus mobiles, et plus éloignés de leurs rapports naturels.

On doit chercher à replacer les os disjoints dans leur situation
avant que l'inflammation ne soit survenue. Les lits mécaniques
inventés par Danjeon, au moyen desquels on peut soulever les
malades, sans leur communiquer aucune secousse, pour passer un
bassin sous le siége, pour changer les draps, etc., sont dans ce
cas d'une grande utilité. Les saignées générales, les ventouses
scarifiées, la position la plus favorable pour mettre dans le relâchement les muscles qui pourraient tendre à reproduire le
déplacement, le repos absolu, les applications sédatives, la
compression circulaire autour du bassin, les lavemens émolliens
sont les premiers secours à mettre en usage pour prévenir les
accidens ; si l'on ne réussit pas à les prévenir, on y oppose, à mesure qu'ils se développent, les moyens indiqués par leur nature,
par leur intensité, en ayant d'ailleurs égard à la constitution,
au degré de force des blessés, et à la durée probable de la maladie.

(MARJOLIN.)

LYCANTHROPIE, s. f., *lycanthropia*, de λύκος, loup, et de ἄνθρωπος, homme. C'est une des espèces de manie dans laquelle le malade s'imagine être transformé en loup. *Voyez* FOLIE.

LYCOPODE, s. m. C'est une poudre fine et légère, d'un jaune de soufre, contenue dans les capsules d'une petite plante cryptogame, nommée *Lycopodium clavatum*, rangée dabord dans la famille des Mousses, mais dont on a fait dans ces derniers temps une famille distincte, sous le nom de Lycopodiacées, *voyez* ce mot. Le *lycopodium clavatum* croît dans les bois un peu montueux, aux environs de Paris et dans une grande partie de la France. Ses tiges rampantes à la surface du sol et rameuses émettent çà et là quelques rameaux dressés, hauts de quatre à six pouces, et terminés par un ou deux épis un peu renflés en forme de massue. Ces épis se composent de capsules, sessiles, bivalves, placées à l'aisselle de très-petites feuilles. C'est dans ces capsules que se trouve contenue la poudre de lycopode.

Cette poudre est très-légère, inodore et sans saveur marquée. Elle est insoluble dans l'eau ; mais en partie soluble dans l'alcohol et l'éther. Les chimistes y ont trouvé de la cire, du sucre, une huile grasse, de la fécule analogue à celle du lichen, et quelques autres principes. Elle est inflammable, et quand on la projette à travers la flamme d'une bougie, elle brûle très-rapidement. Aussi se sert-on de la poudre de lycopode, pour produire, dans les théâtres, ces flammes vives et subites, qui paraissent plus effrayantes qu'elles ne le sont en effet.

Dans les pharmacies, on se sert de la poudre de lycopode pour rouler les pilules et les tenir séparées les unes des autres. On l'emploie aussi contre les écorchures et les coupures qui se forment dans les plis des cuisses des jeunes enfans.

Quelques auteurs ont attribué à la plante entière du *lycopodium clavatum* certaines propriétés médicales. Ainsi les uns ont dit que sa décoction était diurétique ; d'autres l'ont employée comme topique contre les affections goutteuses. Mais sous tous ces rapports on a entièrement abandonné l'usage du lycopode. Suivant M. Westring, le lycopode est employé en Suède pour teindre les laines. Il leur donne la propriété de se colorer en bleu, lorsqu'on les plonge dans un bain de bois de Brésil. (A. RICHARD.)

LYCOPODIACÉES, s. f. pl., *lycopodiaceæ*. Cette petite famille se compose des genres *lycopodium* et *psilotum*. Elle établit en quelque sorte le passage entre les mousses, et les fougères, offrant à peu près le port des premières et l'organisation des secondes. Ses organes reproducteurs consistent en des capsules, sessiles et axillaires, à une, deux ou trois loges, s'ouvrant chacune par une fente longitudinale, et contenant, soit une poussière farinacée et légère, soit de petits corpuscules globuleux.

Les tiges des lycopodiacées sont ordinairement rameuses, étalées à la surface du sol ou dressées ; leurs feuilles sont petites, éparses, quelquefois imbriquées ; et leurs capsules ou forment des épis terminaux, ou sont dispersées sur différens points de la tige. (A. RICHARD.)

LYMPHATIQUE (système), s. m. ; *syst. vasor. lymphaticorum*. Les vaisseaux lymphatiques sont un système de vaisseaux, naissant des diverses parties du corps par des radicules libres, et se terminant dans les veines sanguines. La connaissance de ces vaisseaux ne remonte que vers le milieu du dix-septième siècle, où ils furent découverts à peu près en même temps par O. Rudbeck en Suède, par Th. Bartholin en Danemarck, et par Jolyffe en Angleterre. Depuis ce temps, leur anatomie fut successivement perfectionnée par Nuck, J.-G. Duverney, A. Monro, J.-F. Meckel, F. Werner, Ch.-G. Feller, J.-G. Haase, par les frères J. et W. Hunter, et leurs disciples Hewson, Cruiskshank et Sheldon, et surtout par Mascagni. Appelés *ductus serosi*, par Rudbeck, *vasa lymphatica* ; par Th. Bartholin, *vaisseaux absorbans*, par Noguez, le nom que leur donna Th. Bartholin est celui par lequel on les désigne le plus communément aujourd'hui.

Les vaisseaux lymphatiques se montrent à l'œil sous la forme de lignes bosselées et parfaitement transparentes, et sont, comme tous les vaisseaux, composés de plusieurs tuniques, appréciables surtout dans le canal thoracique.

La tunique externe se compose de fibres d'apparence aponévrotique et irrégulièrement entrelacées. Là où elle est unie au tissu cellulaire environnant, elle est inégale et parsemée d'une grande quantité de vésicules adipeuses, que l'on voit facilement, surtout quand les lymphatiques sont distendus par du mercure, et qui se présentent alors comme une multitude de petits points. Elle reçoit un nombre assez considérable de vaisseaux sanguins, comme nous le démontrent l'état inflammatoire et les injections; l'analogie y a fait supposer par Mascagni des vaisseaux lymphatiques, que quelques auteurs disent même y avoir vus. Il est difficile d'y démontrer la présence des nerfs; cependant le canal thoracique, étant entouré d'un plexus nerveux fourni par l'intercostal, et les lymphatiques étant, de tous les vaisseaux, les plus irritables, il est très-probable qu'ils reçoivent des nerfs comme tous les autres organes.

La tunique interne des lymphatiques, lisse à son intérieur, comme l'est la tunique interne de tout vaisseau, est unie par sa face externe à la tunique précédente au moyen d'un tissu cellulaire très-fin. Cette tunique est mince, délicate, transparente, et assez semblable aux membranes séreuses : la terminaison des lymphatiques dans les veines fait voir qu'elle est continue à la tunique interne de celles-ci. On a prétendu qu'elle est le siége d'une exsudation séreuse, comme on l'avait dit de la tunique interne de tout vaisseau ; mais si, d'un côté, cette assertion est difficile à prouver, elle paraît, d'un autre côté, contredite par l'observation qu'un vaisseau lymphatique s'oblitère en entier quand la lymphe cesse d'y circuler. Elle forme dans l'intérieur de ces vaisseaux, par ses duplicatures, une multitude de valvules paraboliques, presque toujours disposées par paires, placées surtout aux points où les lymphatiques se réunissent, semblables à celles que l'on voit dans les veines, et qui ont été surtout bien décrites et dessinées par Ruysch. Ces valvules ont leurs bords libres dirigés vers les troncs centraux, et empêchent par là le fluide contenu dans les vaisseaux de les parcourir dans la direction des troncs vers les branches. Elles sont plus ou moins rapprochées suivant les parties ; c'est ainsi qu'elles sont très-près les unes des autres sur les tuniques intestinales, qu'elles le sont moins sur les mésentères, et moins encore dans les extrémités. Dans quelques cas très-rares on les a vues manquer. W. Hunter rencontra un cadavre où il souffla tous les lactés par le canal thoracique. Haller injecta tous les lymphatiques du poumon depuis la partie supérieure du canal thoracique, et Marchettis insuffla tous les lymphatiques d'un animal par le receptacle du chyle. L'insertion du canal thoracique dans la veine sous-clavière et celle d'un rameau lymphatique dans un gros tronc, ne sont quelquefois garnis que d'une seule valvule. Souvent on trouve dans les gros troncs ou dans les lymphatiques du poumon et du foie, des valvules annulaires formées par la réunion de deux valvules, qui, ayant bien moins de hauteur que les valvules ordinaires, ne ferment pas totalement la lumière du vaisseau. On ne peut rien dire de positif sur les vaisseaux et nerfs de la tunique interne. Mascagni dit qu'elle est dépourvue de vaisseaux sanguins, et qu'elle est semblable aux membranes uniquement composées de lymphatiques (les séreuses). Mais des vaisseaux sanguins ne sont-ils pas démontrés dans les séreuses par les injections et l'état inflammatoire ?

On a admis dans les lymphatiques une troisième tunique composée de fibres musculaires, et située entre les deux précédens. M. Sheldon dit avoir trouvé ces fibres sur le canal thoracique du cheval, et Schreger les a trouvées sur l'homme. Cruikshank, sans avoir pu les voir, les admet cependant, parce qu'il a vu les lymphatiques manifester de l'irritabilité sous l'influence de plusieurs irritans.

Si l'existence des fibres musculaires dans les lymphatiques peut encore être révoquée en doute, il n'en est pas ainsi de leur irritabilité, qui est démontrée par plusieurs expériences, et qui persiste même pendant plusieurs heures après la mort. M. Lauth dit que, si on tue un chien vers la fin de sa digestion, et qu'on lui ouvre de suite le bas-ventre, on y trouve les intestins marbrés, et les vaisseaux lactés remplis de chyle; mais que ces vaisseaux, irrités par le contact de l'air atmosphérique, se contractant de suite, au bout d'une ou deux minutes on n'en voit plus de traces. Le résultat est le même pendant plus de vingt-quatre heures après la mort; mais, passé ce temps, leur irritabilité est éteinte, et ils restent alors distendus par le chyle, malgré le contact de l'air. Si on lie le canal thoracique ou un autre vaisseau lymphatique sur un animal vivant, et qu'on y fasse une piqûre au-dessous de l'endroit où il est lié, le liquide en sort par jets, tandis que, cette opération étant répétée quelque temps après la mort, le liquide en découle lentement. Le racornissement des vaisseaux lymphatiques par les caustiques, donné par les anciens physiologistes comme preuve de leur irritabilité, n'est plus regardée aujourd'hui que comme une action purement chimique.

On a voulu s'assurer de l'existence de la sensibilité dans les lymphatiques, en les piquant, en les tiraillant, en les cautérisant; mais les résultats de ces expériences doivent être regardés

comme nuls, puisque la douleur, inséparable de toutes les opérations nécessaires pour mettre un lymphatique à découvert,
est au moins aussi intense que celle qui sera produite par les
manœuvres exercées sur ces vaisseaux, et qu'on n'est jamais sûr
de ne pas intéresser en même temps un filet nerveux qui accom-
pagnerait un lymphatique. Mais, si nous ne pouvons dire rien
de positif sur la sensibilité des lymphatiques dans l'état de santé,
nous leur trouvons une sensibilité exquise lorsqu'ils viennent
à s'enflammer à la suite d'une piqûre, ou de l'absorption de matières putrides ou d'un virus quelconque, à moins que la douleur qu'on ressent ne provienne, comme l'ont prétendu quelques
auteurs, uniquement de l'inflammation du tissu cellulaire ambiant.

Les vaisseaux lymphatiques ont une force de résistance bien
supérieure à celle des vaisseaux sanguins d'un calibre égal. Dans
les membres inférieurs, cette force de résistance est à celle des
artères à peu près dans le rapport de 10 à 3. Elle est plus petite
dans ceux des membres supérieurs, et moindre encore dans
ceux des viscères. La tunique interne des lymphatiques, quoique très-extensible, l'est moins que l'externe, car c'est toujours
elle qui rompt la première. Ces vaisseaux sont très-élastiques;
un lymphatique, presque imperceptible quand il est vide, acquiert souvent une demi-ligne de diamètre, s'il est distendu par
l'injection; videz ce vaisseau, et il reprendra ses premières dimensions. Mascagni vit cette élasticité subsister pendant deux
ans dans des lymphatiques injectés et conservés dans l'alcohol;
il pense même que ce n'est qu'en vertu de cette propriété que
se fait la progression des fluides qui y sont contenus, et il leur
refuse positivement toute contractilité vitale. Il explique cette
élasticité par l'arrangement des fibres, qu'il compare au tissu
d'une natte de paille, fibres qui, selon lui, consistent dans un
amas de vaisseaux plus fins. Les vaisseaux lymphatiques, comme
les vaisseaux sanguins, sont susceptibles de s'étendre dans les
parties voisines accidentellement adhérentes, et de se régénérer
dans les parties divisées, comme le prouvent les injections de
Cruikshank.

A leur origine dans le tissu même des organes, les vaisseaux
lymphatiques sont à un état de division tel, qu'il est impossible
d'en saisir la disposition; cette difficulté est encore augmentée
par la transparence de la lymphe qui les remplit, et qui ne peut

pas, comme le sang pour les vaisseaux sanguins, tenir lieu d'injection artificielle. D'un autre côté, la cavité des lymphatiques, étant hérissée de valvules, il est presque toujours impossible de surmonter cet obstacle et de faire pénétrer le mercure dans ces vaisseaux par voie rétrograde. De-là, la diversité des opinions qui ont été émises sur l'origine des lymphatiques, et qui le plus souvent ont été appuyées, moins sur l'inspection anatomique, que sur des argumens plus ou moins séduisans. C'est ainsi que les premiers anatomistes qui suivirent Aselli, tels que Bartholin et Rudbeck, admirent une analogie parfaite entre l'origine des lymphatiques et celle des lactés, et leurs supposèrent par conséquent des villosités libres pompant les liquides à la manière des sangsues. Malpighi, au contraire, trouvait partout des follicules glanduleux, croyait que les lymphatiques provenaient de ces follicules; Schelhammer, considérant la différence de couleur qui existe entre le sang veineux et le sang artériel, établit que ce liquide, parvenu aux extrémités des artères, se divise en deux parties; l'une, purement séreuse, ramenée par les lymphatiques; l'autre, plus épaisse, plus noire, ramenée par les veines. Ainsi, c'est un argument qui a donné naissance à l'opinion que les lymphatiques provenaient des artères. Cependant un grand nombre d'anatomistes se rattachèrent à cette doctrine, à laquelle l'autorité de Nuck donnait plus de poids, et qui paraissait se concilier, au moins par les mots, avec la théorie de Boerhaave. Hamberger dit que les vaisseaux lymphatiques naissent de toutes les cavités qui contiennent une liqueur, et de tout vaisseau, soit artère, soit vaisseau sécréteur, excréteur ou autre. Hunter et Monro combattirent la doctrine de ceux qui prétendaient que les lymphatiques sont continués avec les artères, et ils soutinrent qu'ils naissent des diverses surfaces, soit externes, soit internes, de la substance des organes et du tissu cellulaire, ce qui est prouvé soit par les injections, soit par les expériences physiologiques, où des substances déposées dans ces diverses parties ont été retrouvées dans l'intérieur des lymphatiques qui en naissent. Mais il sera toujours difficile, et peut-être long-temps encore impossible, de décider si les lymphatiques naissent par des orifices ouverts, comme le veulent Mascagni, Cruikshank et autres; ou s'ils ne communiquent, comme le prétend A. Meckel, avec les diverses surfaces, qu'au moyen d'un tissu gélatineux qui existe à leur extrémité et qui les enveloppe. Quelques observations »,

que voici, pourraient cependant nous faire pencher vers la première opinion. Mascagni est parvenu à faire sortir des goutte-
lettes de mercure par les lymphatiques du péritoine, injectés par
voie rétrograde sur le foie; Haase et M. Lauth ont pu remplir
les lymphatiques jusqu'à la face externe du derme, et le premier dit même avoir reconnu distinctement leurs orifices dans
les pores cutanés, par lesquels il fit ressortir du mercure poussé
avec le manche du scalpel.

Dès leur origine, les vaisseaux lymphatiques forment entre
eux des réseaux serrés, dont la distribution est peu différente
dans chaque partie, comme cela s'observe aussi pour les vaisseaux sanguins. C'est de ces premiers réseaux que quelques auteurs, et surtout Mascagni, ont fait la trame du corps humain.
D'après cet auteur, les cheveux, l'épiderme, l'émail des dents,
les tissus cornés, en sont uniquement composés; les membranes
simples ne contiennent également que des lymphatiques. Peu à
peu ces vaisseaux grossissent, et forment, avec quelques vaisseaux sanguins qui viennent se mêler à eux des membranes plus
composées. De ces plexus, enfin, en naissent d'autres où se
trouvent aussi des nerfs, et qui forment ainsi des membranes
sensibles. Cette idée de Mascagni a été portée plus loin encore
par M. Alard, qui comprend sous le nom de *lymphatique* tous
les vaisseaux dont la fonction consiste dans une absorption, et
qui, par conséquent, y rattache les vaisseaux sécréteurs.

Plusieurs observations de Mascagni et de M. Fohmann semblent démontrer que quelques-uns des lymphatiques qui com-
composent ces premiers plexus, se terminent de suite dans les
petites veinules sanguines qui entrent avec eux dans la composition des parties; et cette circonstance a servi à M. Lauth à
expliquer le passage de l'injection des artères dans les lymphatiques, sans épanchement dans le tissu cellulaire, que quelques auteurs ont observé; d'après lui, l'injection passe des
artères dans les veines, et des veines, par voie rétrograde, dans
les lymphatiques. Si cela arrive rarement, c'est que les valvules des veines ne se laissent pas toujours forcer.

Peu à peu les lymphatiques qui constituent ces premiers
plexus, viennent se réunir pour former des rameaux plus considérables, qui à leur tour s'anastomasent entre eux, et se
divisent de nouveau, de manière à former des réseaux à mailles
toujours plus larges, à mesure que les branches augmentent en

grosseur. Leur direction est alors plus ou moins rectiligne, et ils convergent manifestement vers les deux troncs communs de tout le système. Ils marchent sur deux plans : l'un, superficiel, accompagne les veines sous-cutanées, et rampe immédiatement sous les membranes séreuses dans les viscères; l'autre, profond, accompagne les artères et les nerfs. Leur nombre est très-considérable; on en rencontre cependant davantage en certaines parties que dans d'autres, par exemple, à la partie interne des membres, dans quelques viscères, comme dans le canal alimentaire, le foie, la rate, le poumon, etc. Ils paraissent exister dans toutes les parties du corps; car si on ne les a pas trouvés dans la substance du cerveau et de la moelle épinière, dans l'œil, dans l'oreille interne; il est probable qu'il y en existe, mais que leur ténuité les soustrait à nos moyens de recherche; on les rencontre en effet dans les enveloppes de ces organes dans lesquels d'ailleurs les vaisseaux sanguins euxmêmes ne se trouvent qu'à un état de division extrême. Quoique les lymphatiques se réunissent fréquemment entre eux, leur volume reste toujours de beaucoup moindre que celui des veines; cependant on remarque quelques différences à cet égard; les profonds sont beaucoup plus gros que les superficiels, ceux des membres inférieurs plus que ceux des supérieurs, et ceux de la tête sont excessivement petits. Ce volume est susceptible de changer avec l'état des parties; il diminue dans les parties atrophiées; il augmente dans celles qui sont très développées, comme dans la matrice des femmes enceintes, dans les mamelles des femmes qui allaitent; il augmente encore dans les organes en suppuration ou qui sont dans un état squirrheux.

Les vaisseaux lymphatiques, lorsqu'ils ont parcouru un certain trajet, se divisent subitement, à la manière des artères, en rameaux d'une petitesse extrême, qui communiquent les uns avec les autres, et se réunissent enfin de nouveau à la manière des veines, en un ou plusieurs troncs. Un tissu cellulaire fin et serré unit, dans l'homme et les quadrupèdes, ces vaisseaux entre eux, aux points où ils se divisent et se réunissent de manière à en former des pelotons représentant des corps assez résistans pour avoir reçu le nom de *glandes lymphatiques*, de *ganglions lymphatiques* ou de *glandes conglobées*. On appelle les vaisseaux qui se divisent dans la glande, vaisseaux *entrans* ou *afférens*, et les vaisseaux qui résultent de la réunion de ces

divisions, vaisseaux *sortans* ou *efférens*; ceux-ci sont ordinairement plus volumineux et moins nombreux que les premiers.

Ces glandes lymphatiques sont tantôt solitaires, et d'autrefois groupées. Elles se rencontrent le plus souvent dans des
endroits où s'accumule de la graisse; dans le pli des grandes
articulations, à la partie antérieure de la colonne vertébrale, à
l'endroit où les vaisseaux sanguins pénètrent dans les viscères.
Elles suivent à peu près le trajet des artères. Leur nombre
est variable, mais toujours très-considérable; on l'a évalué
de six à sept cents : il est à peu près le même dans les enfans que
dans les adultes, mais il paraît diminuer dans les vieillards.

Leur forme est ordinairement oblongue et un peu aplatie.
Leur grandeur varie depuis un dixième de ligne jusqu'à un
pouce. Les plus grandes se trouvent au pli de l'aine, sur le
trajet des vaisseaux iliaques, à la racine du mésentère, du poumon; les plus petites dans le canal carotidien, sous l'épiploon,
sur le trajet des vaisseaux profonds des extrémités. Leur grandeur varie aussi suivant l'âge du sujet; plus volumineuses,
plus molles dans les enfans, elles diminuent de volume en ga-
gnant de la consistance avec l'âge, et sont enfin très-petites et
disparaissent même en partie dans les vieillards. Cette disparition s'effectue, suivant M. Lauth, d'après les mêmes lois qui
produisent l'oblitération d'une partie des capillaires sanguins
dans un âge avancé, ces glandes n'étant qu'un peloton de
vaisseaux lymphatiques capillaires. La couleur des glandes lymphatiques varie beaucoup suivant les parties; celles qui sont
fournies par les lymphatiques des extrémités sont rougeâtres;
celles du mésentère, blanches pendant la digestion, prennent
une teinte rosée quand les chylifères sont vides ; celles du foie
sont jaunâtres; celles de la rate sont brunes; celles des poumons
noirâtres ou d'un bleu foncé. Leur couleur est plus pâle dans les
enfans que dans les adultes où elles prennent souvent une teinte
grisâtre; Sœmmerring trouva celles du cou d'un nègre de couleur
noire. Leur consistance est *sui generis*, et quoiqu'elles soient
beaucoup plus molles que les cartilages, on éprouve, en les divisant avec le scalpel, une résistance qui peut être comparée à
celle qu'on surmonte en divisant un cartilage très-ramolli.

Les glandes lymphatiques sont entourées d'une membrane,
que Malpighi disait être musculeuse et Nuck fibreuse; mais
en injectant les vaisseaux sanguins et lymphatiques, cet as-

pect disparaît, et on voit que ces fibres ne sont autre chose qu'un entrelacement de vaisseaux. Un tissu cellulaire lâche, les unit faiblement aux parties voisines, en sorte qu'elles jouissent d'une certaine mobilité dans leurs rapports et leurs attaches.

Les vaisseaux sanguins qui se distribuent dans les glandes lymphatiques sont très-nombreux; les veines surtout y sont très-volumineuses et dépourvues de valvules ; ils y sont disposés de manière à former un réseau autour des vaisseaux lymphatiques. On voit des nerfs y arriver et les traverser ; mais il est difficile de décider s'il y en reste quelques filets, ou si tous ne font que les traverser. Deux grands anatomistes sont opposés sur ce sujet : Wrisberg les admet, et Walter les nie. Par une dissection des plus minutieuses, Sœmmerring n'a pas pu se convaincre qu'il en existât. Mais toujours, peut-on y admettre des nerfs du grand sympathique qui forment un plexus sur les tuniques des artères qui s'y rendent.

Wharton, Malpighi, Nuck, Morgagni, Haller, et de nos jours M. Magendie admettent dans les glandes lymphatiques un fluide particulier qu'ils supposent déposé dans les cellules qu'ils croyent exister dans les glandes, et qu'ils ont obtenu en pressant ces organes entre les doigts. Ce fluide n'est évidemment que la lymphe contenue dans les vaisseaux lymphatiques qui forment la glande.

La structure intime des glandes lymphatiques est encore un sujet de controverse pour les anatomistes. Les uns les regardent comme entièrement vasculeuses, comme ne consistant qu'en un peloton de vaisseaux sanguins et lymphatiques roulés les uns sur les autres : tels sont Albinus, Ludwig, Hahn, Monro, Meckel, Wrisberg, Hewson, Walter, MM. Chaussier, Béclard et Lauth ; les autres admettent dans ces glandes des cellules dans lesquelles versent les vaisseaux lymphatiques afférens, et d'où naissent les vaisseaux lymphatiques efférens : de ce nombre sont Malpighi, Brunner, Nuck, Mylius, Hunter, Werner et Feller; Sheldon, Cruikshank et Bichat; d'autres enfin, tels que Mascagni et Sœmmerring, admettent ces deux sortes de texture et même une troisième résultant de leur combinaison.

Les auteurs qui admettent dans la structure des glandes des cellules distinctes des vaisseaux, se fondent sur les petites dilatations et sur l'aspect granulé ou vésiculeux que présentent ces glandes injectées. Cruikshank surtout appuya son opinion sur des recherches d'anatomie comparée; il avait trouvé dans l'âne et le cheval des dilatations plus distinctes encore, où se terminaient, et d'où naissaient des vaisseaux lymphatiques dans lesquels il pouvait introduire des soies de porc. Malpighi regardait ces cellules comme étant des grains glanduleux creux à l'intérieur et où les vaisseaux versent le fluide qu'ils contiennent. Nuck, au contraire, compara ces cellules à une écume ou à du tissu cellulaire.

Ceux qui regardent les glandes lymphatiques comme étant uniquement composées de vaisseaux, invoquent les raisons suivantes : 1° l'apparence des cellules ne se rencontre pas dans toutes les glandes, et n'est pas toujours constante dans les glandes d'une même région; 2° le mercure injecté dans les vaisseaux entrans d'une glande, remplit celle-ci et en ressort par les vaisseaux sortans, sans qu'il s'y fasse un épanchement, ce qui devrait toujours s'effectuer s'il était versé dans des cellules distinctes des vaisseaux; 3° les glandes lymphatiques n'existent pas encore dans l'embryon; à leur place on trouve de simples plexus où la continuité des vaisseaux ne peut pas être révoquée en doute : or, si cette continuité était interrompue dans l'adulte par les cellules des glandes, il faudrait que ces vaisseaux, continus dans l'embryon, cessassent de l'être après la formation des glandes, ce qui n'est pas vraisemblable. 4° Quand on examine les glandes avec attention, on trouve que ces prétendues cellules ne sont autre chose que des vaisseaux lymphatiques dilatés d'espace en espace, en forme de chapelet, comme l'a démontré M. Béclard, et que d'autres fois cette apparence résulte des coudes que forment les lymphatiques repliés sur eux-mêmes; 5° enfin l'examen des vaisseaux lymphatiques des oiseaux : dans cette classe d'animaux, les glandes sont le plus souvent remplacées par de simples plexus où M. Lauth a remarqué des dilatations des vaisseaux aux points de leurs réunions et de leurs divisions; il est évident que ces dilatations sont ce qu'on a pris pour des cellules dans les glandes; cette structure ne pouvait pas être aussi distincte dans ces glandes qu'elle l'est dans les oiseaux chez lesquels les plexus ne sont pas réunis en un corps solide. Ces dilatations sont évidentes encore dans les plexus lymphatiques des tortues et des poissons, entièrement privés de glandes lymphatiques.

Un autre point, qui a donné lieu à de nombreuses contestations parmi les anatomistes, c'est la terminaison des lympha-, tiques dans les veines et dans les glandes. Les assertions avancées sur ce sujet, par J. F. Meckel le père, par Lindau et par le professeur Vrolyck, furent successivement combattues par Haller, Hewson, Cruikshank, Mascagni, et en dernier lieu par Sœmmerring. Examinées de nouveau par MM. Fohmann, Béclard et Lauth, ces anatomistes ont vu la terminaison des lymphatiques dans les veines sanguines, exister presque constamment dans les glandes lymphatiques de l'homme et des animaux, et ce qui donne un grand poids à cette opinion, c'est que dans les oiseaux, où, comme on sait, les glandes sont remplacées par des plexus, on voit distinctement les rameaux lymphatiques qui se terminent dans les veines, ce qui prévient tout soupçon que la matière des injections se soit introduite dans ces dernières, par un rameau veineux, ouvert et coupé.

On a enfin voulu rattacher aux glandes lymphatiques quelques organes dont l'usage dans l'économie est encore un problème, savoir : le *thymus*, la *thyroïde*, les *capsules surrénales* et la *rate*; mais l'inspection anatomique nous fait ranger cette opinion parmi les hypothèses dont la science abonde.

Le système lymphatique n'a jusqu'à présent été trouvé que dans les quatre classes d'animaux vertébrés. Dans les mammifères comme dans l'homme, il se compose de vaisseaux et de glandes. Dans les oiseaux, cet appareil commence déjà à se simplifier, puisqu'on n'y rencontre de glandes que sur le trajet des lymphatiques du cou et quelquefois de ceux des ailes; partout ailleurs les glandes sont remplacées par des plexus. Dans les reptiles et les poissons, cet appareil devient plus simple encore; on n'y retrouve plus aucun vestige de glandes; et dans quelques-uns d'entre eux, les vaisseaux, par leur forme irrégulière, se rapprochent du tissu cellulaire, dont toutes les parties paraissent avoir été formées.

Les usages des glandes lymphatiques sont encore peu connus. On n'admet plus aujourd'hui avec les pères de l'anatomie, que ces organes servent de coussins aux vaisseaux sanguins et aux autres parties subjacentes; on ne les regarde plus, non plus, comme des masses dispersées au hasard pour remplir des espaces vides. Nuck croyait que la lymphe y est rendue plus subtile, en y recevant une force particulière des nerfs qui entrent dans la glande. Malpighi, qui croyait trouver dans ces glandes des follicules, pensait que les vaisseaux lymphatiques y faisaient l'office de conduits excréteurs. Ackenside regardait ces glandes comme des petits cœurs qui, en se contractant, accélèrent la circulation de la lymphe, et Hewson croyait qu'elles servaient à sécréter les particules centrales du sang. La plupart des anatomistes modernes pensent que les glandes lymphatiques servent à mêler plus intimement la lymphe apportée des diverses parties, et à la rendre plus homogène, en même temps que les nombreuses artères qui se distribuent dans ces organes y versent un liquide qui, en s'unisssant à la lymphe, lui donne un plus haut degré d'animalisation ; c'est même sous ce point de vue que quelques-uns d'entre eux ont comparé aux glandes lymphatiques, la rate, les capsules surrénales, le thymus, la thyroïde, en disant que ces organes élaborent une lymphe rougeâtre qui, rapportée par les lymphatiques qui y naissent, est alors mêlée, dans les glandes lymphatiques, à la lymphe rapportée par les autres parties du corps. Après ces notions générales sur le système lymphatique, il nous reste à faire une description abrégée de sa disposition dans le corps humain.

Les vaisseaux lymphatiques des orteils se réunissent pour y former des rameaux collatéraux qui, après être arrivés sur le dos du pied, s'unissent entre eux, se divisent de nouveau et forment ainsi en cet endroit un plexus qui reçoit quelques rameaux de la partie externe et interne de la plante du pied. Ces vaisseaux grossissent peu à peu et se portent sur la partie antérieure, externe et interne du tibia. Vers le milieu de la jambe, les rameaux antérieurs et quelques-uns des externes, se portent vers la face interne, et le restant des externes se dirige vers la face postérieure pour gagner, dans cette direction, la face interne du tibia ou de la cuisse. Les lymphatiques de la plante du pied se réunissent, les uns au plexus qui recouvre le dos du pied, et les autres se portent vers le tendon d'Achille, où ils s'anastomosent, soit avec les lymphatiques internes, soit avec les lymphatiques externes de la jambe. Les lymphatiques de la face interne de la cuisse montent directement en se portant obliquement en dedans ; ceux de la face postérieure vont d'abord de dehors en dedans, puis obliquement en avant et en haut jusqu'à la face interne. Affectant ordinairement une direction serpentante, les lymphatiques de la partie externe du bassin, et externe et postérieure des fesses, montent d'abord, puis se portent en avant et redescendent enfin vers le pli de l'aine. Enfin, on voit se diriger vers l'aine les lymphatiques superficiels de la verge, ceux du scrotum, ceux de la moitié inférieure des parois abdominales, ceux des lombes et ceux de la partie inférieure du dos. Tous ces vaisseaux font dans leur marche de nombreux réseaux par leurs anastomes et leurs divisions multipliées, et forment, quand ils sont arrivés dans le pli de l'aine, huit à douze glandes appelées d'après leur situation *glandes inguinales superficielles.* Ces vaisseaux arrivés à l'aine ont rarement plus d'une demi-ligne de diamètre, mais leur nombre total varie de trente à quarante.

Les vaisseaux lymphatiques dont nous venons de décrire la marche sont situés superficiellement dans le tissu cellulaire sous-cutané; les lymphatiques qui proviennent des parties profondes des extrémités inférieures, suivent une marche différente. On les trouve divisés en quatre faisceaux dont l'un accompagne la veine petite saphène, l'autre les vaisseaux tibiaux antérieurs, le troisième les vaisseaux tibiaux postérieurs, et le dernier enfin, les vaisseaux péroniers. Chacun de ces faisceaux se compose de deux à quatre rameaux un peu plus volumineux que les lymphatiques superficiels. Lorsqu'ils sont parvenus au creux du jarret, ils y forment plusieurs petites glandes variables en nombre, en volume et en situation, nommées *glandes poplitées.* Après être sortis de ces glandes, ces lymphatiques diminuent en nombre et augmentent en volume, et accompagnent les vaisseaux cruraux sur le trajet desquels ils forment des anastomoses et quelques glandes lymphatiques très-petites; arrivés à la partie supérieure de la cuisse, ils se rendent, les uns dans les *glandes inguinales profondes*, et les autres dans les *inguinales superficielles.* Les lymphatiques profonds de la fesse, tels que les obturateurs, les iliaques postérieurs et les ischiatiques, accompagnent les vaisseaux sanguins de ces parties et vont former quelques glandes à la partie inférieure du petit bassin.

Des lymphatiques qui sortent des glandes inguinales, les uns se portent dans le bassin en passant sous l'arcade crurale où ils traversent deux à trois glandes, et longent ensuite les vaisseaux iliaques sur lesquels ils forment des plexus considérables et trois glandes appelées *iliaques* qui reçoivent en même temps des lymphatiques venant des parties contenues dans le petit bassin ; les autres d'abord descendent dans le petit bassin dès qu'ils ont franchi l'arcade crurale, et entrent dans les glandes *pelviennes*, pour se porter plus tard sur les vaisseaux iliaques internes après avoir communiqué avec ceux du côté opposé ; puis, en suivant la marche des vaisseaux iliaques internes qu'ils entourent de réseaux, ils se portent sur les vaisseaux iliaques primitifs et sur l'aorte, où ceux de l'extrémité droite viennent se confondre avec ceux de l'extrémité gauche, en formant partout sur leur trajet de nombreuses glandes réunies entre elles par des plexus de vaisseaux lymphatiques qui ont souvent jusqu'à une ligne de diamètre.

Ici, viennent se réunir les lymphatiques profonds des parois abdominales qui se dirigent entre l'oblique interne et le transverse vers la crête de l'os des isles, où ils forment deux à trois petites glandes, puis vont en avant, et se jettent dans les glandes iliaques : ces vaisseaux portent le nom d'iliaques circonflexes, comme l'artère qu'ils accompagnent. D'autres lymphatiques profonds, les *épigastriques*, suivent l'artère de ce nom, et viennent se verser dans les mêmes glandes, après en avoir formé quelques petites sur leur trajet. Les ilio-lombaires traversent le muscle psoas ; les sacrés couvrent la face antérieure du sacrum ; les lombaires proviennent des lombes et de la région inférieure du dos, et forment, entre les apophyses transverses des vertèbres, des glandes lymphatiques variables en nombre et en volume.

Les lymphatiques de la vessie urinaire, de la prostate, des vésicules séminales et de l'extrémité inférieure du rectum, du vagin et de l'extrémité inférieure de l'utérus, accompagnent les vaisseaux sanguins, et après s'être détachés de leurs viscères, forment de petites glandes lymphatiques et se jettent enfin dans les glandes pelviennes.

Les lymphatiques du corps de l'utérus, des ligamens larges, des ovaires et des trompes, accompagnent les vaisseaux spermatiques, entrent dans des glandes situées près des artères rénales et sur l'aorte, à l'endroit où elle donne naissance à ces artères. Dans l'homme, les lymphatiques du testicule suivent la même marche en longeant le cordon spermatique.

Les vaisseaux lymphatiques des reins sont les uns superficiels et les autres profonds : les premiers, après s'être réunis en troncs, se plongent dans la profondeur de ces viscères et s'unissent aux seconds qui accompagnent les vaisseaux sanguins, et sortent avec ceux des reins pour former plusieurs glandes et s'unir enfin près de l'aorte avec les lymphatiques qui avaient accompagné le cordon spermatique. Ceux des capsules surrénales s'unissent aux lymphatiques des reins.

La partie supérieure du rectum et du colon donne des lymphatiques qui, aussitôt après avoir quitté l'intestin, forment des glandes situées à son bord concave. De ces glandes sortent des lymphatiques qui accompagnent l'artère mésentérique inférieure en formant des glandes d'espace en espace, et qui se jettent enfin dans les glandes situées sur l'aorte.

Les vaisseaux qui sortent des glandes situées près de l'aorte ou sur cette artère, se réunissent vers la troisième vertèbre lombaire en un tronc volumineux appelé *canal thoracique* et situé à son origine à la partie antérieure droite de la colonne vertébrale. L'extrémité inférieure du canal thoracique présente une dilatation considérable appelée *réservoir de Pecquet* ou *cisterna chyli*; quelquefois cependant, au lieu de cette dilatation, on trouve trois ou quatre troncs aussi volumineux que le canal thoracique lui-même, qui forment en cet endroit un plexus et donnent ensuite naissance au canal thoracique. C'est dans ce réservoir de Pecquet que viennent s'ouvrir les vaisseaux chylifères, et par conséquent en cet endroit que s'effectue l'union de la lymphe et du chyle. Le canal thoracique pénètre dans la poitrine, en passant entre l'aorte et le pilier droit du diaphragme. A la partie inférieure de la poitrine, il est à la droite de l'aorte, et un peu derrière, et recouvert par l'œsophage; vers la partie supérieure du thorax, il est situé entre l'aorte et la veine azygos sur la partie antérieure et gauche de la colonne vertébrable; à cet endroit, son diamètre, qui avait un peu diminué, augmente de nouveau jusque vers trois lignes. Enfin le canal thoracique se recourbe en arc vers le côté gauche par dessus l'artère sous-clavière et derrière la veine jugulaire, pour redescendre un peu et s'ouvrir enfin dans l'angle formé par la réunion de la veine jugulaire et de la veine sous-clavière. Le canal thoracique ne forme pas toujours un canal unique. On y remarque souvent des divisions et des réunions, surtout vers la terminaison qui se fait souvent par deux branches distinctes, dont l'une se réunit à la sous-clavière gauche et l'autre à la droite. On a même trouvé deux canaux thoraciques distincts dans toute leur longueur, l'un à gauche et l'autre à droite.

Dans tout ce trajet le canal thoracique reçoit les lymphatiques des viscères du bas-ventre et du côté gauche de la poitrine, et les lymphatiques profonds du foie, qui accompagnent les divisions de l'artère hépatique, et qui viennent se réunir sur le tronc cœliaque à ceux de sa face concave et à ceux de la rate, du pancréas, de l'estomac et de l'épiploon. Les lymphatiques de ces viscères forment, comme ceux des autres, deux plans, dont l'un, situé sous la tunique externe, communique fréquemment avec le plan profond qui accompagne les vaisseaux sanguins. Après avoir quitté leurs viscères, ces vaisseaux forment des glandes, et s'unissent sur l'aorte au canal thoracique, après avoir continué leur chemin sur le tronc cœliaque.

Le canal thoracique reçoit en outre les lymphatiques intercostaux, qui proviennent des parois du thorax et des muscles du dos. Ces vaisseaux accompagnent les vaisseaux sanguins correspondans, et arrivés près de l'articulation des côtes avec les vertèbres, ils traversent plusieurs glandes; les vaisseaux sortans se réunissent ordinairement pour se terminer aussi dans le canal thoracique.

Les lymphatiques du poumon, dont le plan superficiel suit la division des lobules pulmonaires, et dont le plan profond suit celle des vaisseaux sanguins, traversent les glandes bronchiques, et se jettent, après en être ressortis, dans la partie supérieure du canal thoracique.

Les vaisseaux lymphatiques de la face convexe du foie suivent une marche très-différente de celle des lymphatiques de la face concave; les uns traversent les ligamens latéraux pour se réunir directement au canal thoracique après avoir traversé plusieurs glandes; les autres sortent du foie par le ligament suspensoire, traversent quelques ganglions situées derrière le sternum. Pendant ce trajet ils reçoivent des lymphatiques venant des muscles pectoraux et de la mamelle du côté gauche, puis des lymphatiques du médiastin, ceux du péricarde, du cœur et du thymus; ils traversent ensuite quelques glandes lorsqu'ils sont arrivés au col, et se terminent enfin dans la partie supérieure du canal thoracique, après s'être unis aux lymphatiques de la moitié latérale gauche de la tête du cou et du bras gauche.

Du côté droit la distribution des lymphatiques mammaires internes est la même que du côté gauche, excepté qu'ils ne reçoivent pas ceux du foie et du cœur, et qu'au lieu de se terminer dans le canal thoracique, ils se terminent dans la veine sous-clavière ou la jugulaire droite, après s'être réunis quelquefois aux lymphatiques du côté droit de la tête et du cou et à ceux du bras droit. Le tronc qui résulte de la réunion de ces vaisseaux, a reçu le nom de *grande veine lymphatique droite*.

Les lymphatiques des extrémités supérieures commencent aux doigts par des rameaux collatéraux; arrivés sur le dos de la main, ils forment entre eux des plexus qui se continuent avec un riche réseau de lymphatiques qui recouvre tout l'avant-bras. Lorsqu'ils sont arrivés au coude ils se portent tous vers la face antérieure et interne de l'avant-bras, où ils montent jusqu'à ce qu'étant arrivés dans l'aisselle ils se distribuent dans les glandes axillaires, où viennent encore se verser des lymphatiques des faces antérieure et externe du thorax et de l'abdomen et ceux de la partie moyenne et supérieure du dos, et les lymphatiques superficiels du cou et de la nuque.

Les lymphatiques profonds des membres supérieurs accompagnent les artères radiale et cubitale, traversent plusieurs glandes lymphatiques lorsqu'ils sont arrivés dans les plis du coude; ils montent ensuite le long de l'artère brachiale pour se jeter dans les glandes axillaires. Les vaisseaux qui sortent de ces glandes se réunissent ordinairement du côté droit aux lymphatiques mammaires internes pour former avec eux la grande veine lymphatique droite; et du côté gauche, ils se réunissent tantôt aux vaisseaux mammaires, et d'autrefois, ils se terminent séparément dans la veine sous-clavière.

Les lymphatiques superficiels de la tête forment des réseaux multipliés qui tous se dirigent vers les nombreuses glandes situées sous la mâchoire inférieure, sur la parotide et derrière l'oreille; les vaisseaux qui sortent de ces glandes s'unissent, les uns aux lymphatiques superficiels du cou et de la nuque, et les autres traversent les glandes lymphatiques situées dans les intervalles des muscles du cou, pour s'unir enfin soit au canal thoracique, soit à la grande veine lymphatique droite, soit enfin pour se verser directement dans la veine sous-clavière ou jugulaire.

Les vaisseaux lymphatiques venant des parties profondes de la face suivent la direction des vaisseaux sanguins et forment sur leur trajet un grand nombre de glandes lymphatiques. Ils se portent tous vers les glandes situées sur les vaisseaux profonds du cou et s'unissent enfin aux lymphatiques superficiels de ces parties. Les lymphatiques du cerveau accompagnent les divisions de la carotide et sortent avec elle du crâne en traversant le canal carotidien vers l'issue duquel ils forment plusieurs petites glandes, et s'unissent bientôt après aux lymphatiques profonds de la face.   (G. BRESCHET.)

LYMPHATIQUE (physiologie). Les physiologistes ont été long - temps partagés, et le sont encore, sur les usages de l'appareil de vaisseaux et de ganglions qui vient d'être décrit. Dans les premiers temps qu'il fut découvert, on le crut destiné a rapporter au cœur la partie séreuse du sang, étant à cette partie séreuse, dans la grande circulation, ce que les veines sont à la partie rouge. Quelque temps après, lorsqu'on eut reconnu l'action absorbante des chylifères, on le déclara l'agent unique de toutes les absorptions qui se font dans le corps humain, et qu'auparavant on rapportait aux veines. Aujourd'hui, quelques physiologistes attaquent cette dernière opinion, et reviennent a l'idée des anciens, ou du moins déclarent encore inconnus les usages du système lymphatique. Enfin, il en est qui pensent que ce système partage avec le système veineux l'office des absorptions. C'est cette derniere opinion que nous avons adoptée au mot *absorption*, et nous ne reviendrons pas sur les faits et raisonnemens qui nous l'ont fait accueillir. Convaincus, en premier lieu, qu'il se fait de nombreuses absorptions dans les diverses parties du corps : en second lieu, ne voyant dans l'économie d'autres appareils propres à effectuer ces absorptions, que les veines et les vaisseaux lymphatiques : reconnaissant enfin que ces deux ordres de vaisseaux sont dans des conditions tout-à-fait semblables, eu égard à l'office qu'on leur assigne; que tout ce qu'on peut dire de favorable ou de contraire à la puissance absorbante de l'un, peut se dire également de l'autre; nous avons professé qu'ils étaient congenères l'un de l'autre sous ce rapport, et que tandis que le système chylifère était l'agent de l'absorption externe ou alimentaire, les systèmes lymphatique et veineux étaient les agens des absorptions internes. C'est donc ici le lieu de traiter de l'*absorption lymphatique*, et d'exposer la formation et la circulation de la lymphe qui en est le produit. D'ailleurs, qu'on adopte ou non cette opinion sur les fonctions du système lymphatique, il est toujours évident que c'est en ce système qu'est contenue et que circule la lymphe; et par conséquent il est naturel de rattacher à son étude celle de cette humeur. Nous allons donc examiner successivement, 1° quelles sont les sources de la lymphe, et en admettant qu'elle soit un produit des absorptions internes, quels sont les matériaux avec lesquels le système lymphatique la fait; 2° ce qu'est l'action d'absorption, ou autre, dont elle résulte; 3° enfin quelle est sa circulation, et quelles altérations elle éprouve dans son cours. Cet ordre est le même que celui que nous avons suivi au mot *chylifère*, pour l'histoire de l'*absorption chyleuse* : nous en avertissons, parce que les questions qui vont se présenter étant souvent les mêmes, et étant résolues de la même manière, nous y renverrons pour éviter les répétitions.

1° *Sources et matériaux de la lymphe.* Long-temps on regarda la lymphe comme n'étant que la sérosité du sang : on croyait que le sang arrivé aux dernières ramifications des artères, se partageait en deux parties; une rouge plus consistante que rapportaient les veines, et une séreuse qui revenait par les lymphatiques que l'on disait être continus aux dernières artérioles. On se fondait sur la ressemblance apparente qui existe entre la lymphe et la sérosité du sang, et sur la facilité avec laquelle une injection passe des artères dans les lymphatiques. Mais depuis que Hunter a présenté les vaisseaux lymphatiques comme les agens des absorptions internes, on a dû dériver la lymphe, en partie au moins, des matériaux de ces absorptions.

C'est en effet ce que nous faisons, en conséquence de la doctrine que nous avons émise au mot *absorption*. Le choix entre ces deux opinions sur l'origine de la lymphe dépend sans contredit de la question de savoir si le système lymphatique est agent ou non d'absorption; or, ayant à ce mot résolu affirmativement cette question; ayant, d'après des faits et des raisonnemens qu'on peut lire à cet article, considéré le système lymphatique comme un des agens des absorptions internes, il est impossible de ne pas placer la source de la lymphe, pour une partie au moins, dans les matériaux de ces absorptions. Ces matériaux sont, 1° ce que l'absorption interstitielle reprend dans chaque organe pour sa décomposition; 2° tous les sucs sécrétés récrémentitiels; 3° quelques parties des humeurs sécrétées excrémentitielles, surtout de celles qui ont dans leur appareil d'excrétion des réservoirs, comme la bile, le sperme, etc. Ce n'est pas que ces matériaux soient exclusivement préparés pour la formation de la lymphe; chacun d'eux a primitivement une destination étrangère et relative à quelque autre fonction de l'économie; mais comme ils ne reviennent au torrent circulatoire que mêlés à la lymphe, on doit les considérer néanmoins comme des élémens constitutifs de ce fluide. D'ailleurs plusieurs paraissent avoir plus particulièrement cet usage, la graisse, par exemple; quelques faits portent à faire considérer la graisse comme une provision mise en réserve pour suppléer à l'alimentation; sa résorption est excitée par l'abstinence et est déjà appréciable après vingt-quatre heures; les animaux hybernans, qui sont gras quand ils s'endorment, se réveillent extrêmement maigres, etc. M. Chaussier a même assigné un semblable usage à plusieurs autres sucs, ceux du thymus, de la thyroïde, des capsules surrénales, de tous les organes qu'il appelle glandiformes; mais ceci est beaucoup plus conjectural.

Ainsi, dans l'hypothèse de l'absorption lymphatique, ces matériaux sont les substances sur lesquelles agit le système lymphatique à ses origines, et avec lesquelles il fait la lymphe. Mais dans quelle quantité chacun concourt-il à la constituer? C'est ce qu'on ne peut préciser. D'abord il est possible qu'une partie de la lymphe provienne aussi de la partie séreuse du sang, qui passe immédiatement des artères dans les lymphatiques. En second lieu, comme une partie des matériaux des absorptions internes est saisie par les veines, il est impossible d'évaluer celle qui est saisie par les lymphatiques. Enfin, la quantité de ces matériaux est mille fois variable, selon la fonction propre à laquelle ils sont destinés.

2.º *Action absorbante des lymphatiques* et *élaboratrice de la lymphe*. — Quels que soient les matériaux desquels dérive la lymphe, qu'elle provienne de la sérosité du sang, ou qu'elle résulte des matériaux de l'absorption interne, il est sûr qu'elle est faite à l'origine même des vaisseaux lymphatiques, car elle n'existe pas toute formée dans l'une ni l'autre des deux sources que nous venons d'indiquer, et au contraire elle est déjà distincte dans les premiers vaisseaux lymphatiques apercevables. Comment s'y fait-elle? Si l'on veut qu'elle ne soit que la partie séreuse du sang, elle aura passé des dernières artérioles dans les premiers lymphatiques qui leur font suite. Si au contraire, on fait du système lymphatique l'agent de l'absorption interne, il faut admettre que les vaisseaux lymphatiques, à leur origine

sur les diverses surfaces et dans les parties, saisissent les divers
matériaux qué nous avons tout à l'heure énumérés, et les changent aussitôt en un fluide qui est la lymphe elle-même, ou que
du moins on ne peut en distinguer, ni spécifier, puisqu'il est
aussitôt mêlé avec elle, mais qui toujours n'a plus rien de commun avec ces matériaux. Telle est et doit être en effet l'opinion
de tous ceux qui admettent l'absorption lymphatique. L'action
qu'exercent ici ces vaisseaux est une action d'absorption du
même genre que celle qu'exercent les chylifères à leur origine,
et qui a absolument les mêmes caractères que ceux que nous
avons exposés alors, et au mot *absorption*. Ainsi, c'est une action qui est moléculaire, échappe à nos sens, et ne nous est
connue que par son résultat, la formation de la lymphe. On
ignore si les lymphatiques l'éxécutent par eux-mêmes, par des
orifices libres, ou par un tissu gélatineux qui existerait à leur
origine, et transmettrait dans leur intérieur la matière qu'il
aurait saisie. Elle n'est pas seulement une action de pompement,
mais en outre une action d'élaboration ; puisqu'en même temps
que les matériaux sont pris, ils sont modifiés et changés en
lymphe. Elle exige pour s'accomplir une action spéciale des
vaisseaux lymphatiques. Elle ne peut être rattachée à aucune
des forces mécaniques et chimiques connues ; soit une imbi-
bition passive, ou l'attraction des tubes capillaires, puisqu'elle
fait la lymphe en même temps qu'elle en saisit les matériaux ;
soit une affinité chimique quelconque, puisque son produit,
la lymphe, est un fluide organique, et que toute action chimique générale est impropre à en produire de ce genre. On
doit donc la dire une action organique ou vitale. Enfin, en sa
qualité d'action d'élaboration, on peut dire d'elle les deux
mêmes propositions que nous avons dites de l'absorption chyleuse : 1° qu'une seule substance peut la subir, les matériaux de l'absorption interne ; toutes autres substances, venant
ou de dehors, ou de l'économie elle-même, saisies par les
lymphatiques, sont bien introduites en ces vaisseaux, mais non
changées en lymphe ; 2° que son produit, la lymphe, est toujours identique, puisque c'est toujours un même appareil qui agit,
et qu'il opère sur une même base. Il y aura seulement des degrés
inégaux de perfection selon le degré d'intégrité et d'énergie de
l'appareil lymphatique, et selon l'état plus ou moins bon des
matériaux qu'il élabore. Je sais bien qu'on a mis en doute

cette dernière proposition, à cause de la diversité des matériaux avec lesquels la lymphe est faite; mais avec des alimens divers, l'appareil digestif ne fait-il pas un même chyme? Un même appareil fabricateur ne peut jamais faire qu'un même produit. On a opposé aussi que la lymphe avait été trouvée quelquefois différente d'elle-même. Mais d'abord nous avons reconnu nous-même que sa crâse pouvait être plus ou moins parfaite, selon le degré d'intégrité de l'appareil lymphatique qui la fabrique, et l'état plus ou moins bon des matériaux avec lesquels elle est fabriquée. Ensuite, nous avouons encore qu'elle peut se trouver mêlée à des matières étrangères venant du dehors ou de l'économie elle-même, que les lymphatiques auront saisies, mais non élaborées, de même que souvent le chyle contient quelques principes des alimens sous leur forme première. Or, dans le premier cas, le produit de l'action n'en est pas moins de la lymphe; et le dernier contredit encore moins le principe de l'identité de ce produit, puisque les différences qu'il présente ne portent pas sur ce qui est lymphe, à proprement parler, mais sont dues à des matières étrangères qui sont accidentellement mêlées à cette humeur.

3° *Circulation de la lymphe.* — La lymphe faite à l'origine du système lymphatique n'y reste pas stationnaire; des premiers vaisseaux où elle se montre, elle passe dans ceux qui leur sont continus; elle chemine ainsi vers les troncs centraux du système, traversant dans ce long trajet les nombreux ganglions qui sont sur sa route; et enfin, elle est versée par ces troncs centraux dans les veines sous-clavières, où elle se mêle avec le sang veineux. Chemin faisant, elle a reçu dans le réservoir de Pecquet le fluide de l'absorption externe, le chyle, et dès-lors elle l'entraîne avec elle. Il s'agirait, pour bien analyser cette circulation de la lymphe, qui serait mieux appelée sa progression, puisqu'il n'y a pas de cercle de décrit, d'indiquer les causes qui meuvent le fluide, les résistances mécaniques que ces causes ont à surmonter, et en évaluant les unes et les autres de faire connaître tous les traits de la circulation lymphatique, son degré de rapidité, par exemple, si elle est la même dans toutes les parties, etc. Or, beaucoup de faits sont ici encore inconnus, et ce que nous savons est presque une répétition de ce que nous avons dit pour la circulation du chyle.

D'abord, au premier rang des causes de la circulation lymphatique, on doit compter, d'un côté, l'action même d'absorption qui se fait aux origines du système, et de l'autre, une contraction exercée par les vaisseaux lymphatiques eux-mêmes. En premier lieu, les radicules lymphatiques faisant sans cesse à leur origine de la nouvelle lymphe, celle-ci doit nécessairement pousser en avant la lymphe qui remplissait déjà le vaisseau, et de proche en proche la faire arriver au canal thoracique et dans le torrent veineux. En second lieu, à juger par l'état grêle des lymphatiques, par l'existence des ganglions qui sont sur leur trajet et qui, épuisant graduellement l'impulsion imprimée par l'action des radicules, nécessitent une seconde cause de circulation, on est autorisé à admettre une action contractile dans ces vaisseaux. Quelques faits d'ailleurs donnent de cette action contractile une démonstration directe. Si on ouvre le canal thoracique ou un autre vaisseau lymphatique sur un animal vivant, après avoir appliqué une ligature, on voit la lymphe jaillir comme le sang dans la saignée ; et ce qui prouve que le jet est dû à une contraction vitale du vaisseau, c'est qu'il ne s'observe plus si on fait l'expérience après la mort. Dans le cadavre la plupart des vaisseaux lymphatiques sont vides ; et c'est une preuve que ces vaisseaux ont, en raison de leur tonicité, exprimé leur lymphe dans les gros troncs. Quelques physiologistes, à la vérité, ont cru pouvoir rapporter ces faits à l'attraction des tubes capillaires ; mais si cela était, pourquoi varieraient-ils selon les conditions organiques des vaisseaux ? Ensuite, à ces deux causes principales de la circulation de la lymphe, on peut ajouter, comme causes auxiliaires, le battement des artères qui avoisinent les vaisseaux lymphatiques, la pression des parties voisines, peut-être quelques influences physiques, comme la gravitation, l'attraction des tubes capillaires, etc. On a bien voulu regarder les ganglions comme des cœurs ; mais il n'y a rien de musculeux dans la texture de ces ganglions ; on ne voit jamais en eux de contraction ; on ne peut y en provoquer par quelque stimulant que ce soit ; loin que la circulation lymphatique s'accélère en eux, elle paraît s'y ralentir un peu ; si ces ganglions étaient des cœurs, loin de faciliter la circulation de la lymphe, ils sembleraient plutôt devoir y mettre obstacle par leur multiplicité ; il est bien plus probable qu'ils sont des agens de mixtion et d'élaboration de la lymphe. Enfin, si on admet que la lymphe est la sérosité du sang et que les vaisseaux lymphatiques en sont les canaux de retour, on pourrait croire que le cœur a sur la circulation lymphatique la même influence que sur la circulation veineuse.

Telles sont les causes motrices du fluide : indiquons maintenant les résistances. Celles-ci sont, la masse du fluide à mouvoir et les frottemens qu'il éprouve; frottemens qui sont nécessairement en raison du nombre des vaisseaux, de leur petitesse, de leurs bifurcations, de leurs anastomoses dans des directions rétrogrades, etc.

Or, n'est-il pas évident qu'il est impossible d'évaluer, et ces diverses puissances motrices, et ces résistances? Comment en effet calculer, soit l'action d'absorption qui est le principe de la circulation de la lymphe, soit l'action contractile des vaisseaux lymphatiques? Ces causes étant organiques, et comme telles sujettes à varier par mille conditions à peine appréciables, comment pouvoir dire sur leurs effets autre chose que des généralités, des approximations? D'autre part, dans cette circulation de la lymphe, comme dans celle de tout autre fluide, il y a à la fois des phénomènes organiques et des phénomènes physiques à considérer; et est-il possible de faire exactement la part des uns et des autres? On est donc dans l'impossibilité d'analyser avec rigueur le phénomène, et on est réduit à en recueillir empiriquement les particularités.

Cela étant, il paraît d'abord que la lymphe n'obéit qu'à une cause impulsive faible, et par conséquent circule avec assez de lenteur. En effet, qu'on coupe un vaisseau lymphatique sur l'homme vivant, comme l'ont fait Sœmmering et M. Magendie, et l'on voit la lymphe en sortir lentement et sans jet : qu'on isole dans une certaine étendue les vaisseaux lymphatiques du col, on voit la lymphe n'y circuler qu'avec une grande lenteur; qu'on presse ces vaisseaux avec les doigts, et qu'ainsi l'on oblige la lymphe qui les remplit à passer dans la veine sousclavière, on voit qu'il faut souvent plus d'une demi-heure pour qu'ils se remplissent de nouveau. Ajoutons que le jet de lymphe que darde le canal thoracique ouvert, est moins étendu que celui que fournit une veine d'un volume égal; ce qui prouve que la circulation lymphatique est plus lente encore que la circulation veineuse. L'existence des ganglions dans le système lymphatique devait aussi le faire présumer. La circulation lymphatique, enfin, est plus que celle de tout autre fluide du corps, susceptible d'être influencée par les causes mécaniques propres à la retarder ou à la faciliter. Que la lymphe ait à circuler contre l'ordre de la gravitation, pour peu qu'il y ait faiblesse, cela suffit pour arrêter ou diminuer son mouvement, comme le prouvent l'enflure, l'œdème des jambes qui surviennent chez les convalescens. Les mêmes effets résultent d'une compression quelconque qui gêne le cours de ce fluide. Aussi, la nature a-t-elle pris encore plus de précautions pour faciliter la circulation de la lymphe, ou remédier aux mauvais effets de son retard, que pour la circulation du chyle : outre les secours dont sont les anastomoses multipliées qui existent entre les vaisseaux lymphatiques et les valvules qui sont dans l'intérieur de ces vaisseaux, la nature a fait ces canaux très-susceptibles de se dilater, afin que si la lymphe y stagne momentanément, au moins elle y trouve l'espace nécessaire pour y être contenue; et elle a donné à tout le système une capacité bien supérieure à la quantité de lymphe qu'il a à contenir.

En second lieu, la circulation de la lymphe est-elle uniforme dans les diverses parties du corps? On croit généralement le contraire, c'est-à-dire, qu'elle est plus lente dans une partie, et plus précipitée dans une autre. On se fonde sur ce que l'action d'absorption, qui est son principe, n'a probablement pas la même énergie partout, et, par exemple, prédomine dans les parties où il y a plus de matériaux internes à recueillir : on s'appuye sur ce que l'examen des lymphatiques dans les cadavres comme dans les animaux vivans fait voir que, tandisque ceux d'une partie sont pleins, ceux d'une autre partie sont tout-à-fait vides : il est de fait, par exemple, que, tandis que le canal thoracique contient toujours de la lymphe, les vaisseaux lymphatiques des membres, de la tête et du col, sont presque toujours vides.

En troisième lieu, n'y a-t-il pas une différence de vitesse dans le cours de la lymphe, selon le point du système auquel ce fluide est parvenu? Et la circulation de ce fluide ne va-t-elle pas en se ralentissant ou s'accélérant graduellement, à mesure qu'il se rapproche des troncs centraux? On l'ignore; comme dans la circulation du chyle, l'existence des ganglions, d'une part, et la petitesse des vaisseaux lymphatiques, de l'autre, empêchent qu'on fasse à la circulation lymphatique l'application des lois d'hydrodynamique, qu'on fait, sinon avec une rigueur absolue, au moins avec quelque vraisemblance aux circulations artérielle et veineuse. Cependant, il est évidemment une circonstance qui doit modifier le cours de la lymphe; c'est l'afflux d'une quantité considérable de chyle dans ce liquide; il est impossible que le canal thoracique reçoive ainsi, outre la lymphe ordinaire, une forte quantité de chyle, sans que la circulation de tout ce système ne change; alors, ou le canal thoracique est plus plein, ou il se dégorge plus vite dans le système veineux. Néanmoins on manque encore ici de faits directs. Seulement, M. Magendie dit avoir observé que la lymphe lui a paru être dans les animaux d'autant plus considérable et d'autant plus rouge que ces animaux étaient à jeûn, c'est-à-dire, d'autant plus que la quantité de chyle était moindre.

Enfin, dans son long trajet des origines du système aux troncs centraux qui aboutissent dans les veines, la lymphe reste-t-elle la même? ou va-t-elle en s'animalisant de plus en plus? On ne répond pas à cette question par des faits directs; on n'a pas examiné et analysé comparativement de la lymphe prise, et à l'origine du système, et à sa terminaison dans le canal thoracique. Mais on la décide affirmativement par les mêmes raisons que nous avons données pour le chyle, savoir: la petitesse et l'état constamment grêle des vaisseaux lymphatiques, qu'on ne peut conséquemment regarder comme étant seulement des organes de transport et de conduite; la lenteur de la circulation de la lymphe, et l'existence des ganglions qui, n'étant certainement pas des cœurs, ne peuvent être que des organes de mixtion, d'élaboration. A la vérité on ignore comment les ganglions accomplissent l'usage qu'on leur attribue; les uns disent que c'est en ajoutant à la lymphe de nouveaux principes, par exemple, une sérosité qu'ils exhalent dans leur intérieur; les autres pensent au contraire que c'est en dépurant cette humeur, en la dépouillant de certains élémens. Ce qui paraît sûr, c'est que la lymphe est plus concrescible en sortant de ces ganglions qu'en y entrant; c'est que ces organes prédominent dans l'âge où la nutrition est la plus active, et ont une grande influence sur cette fonction, comme le prouvent les maladies qui y ont leur siége, les scrofules.

Quoi qu'il en soit de ces diverses questions absolument insolubles dans l'état actuel de la science, il est sûr que la lymphe parvient, après un temps qu'on ne peut déterminer, au canal thoracique. Alors, elle est versée par ce canal dans les veines sous-clavières. Son versement dans le sang se fait en petite quantité, comme goutte à goutte, de manière que le sang n'est pas trop subitement modifié par le fluide nouveau qui lui arrive. Une valvule est placée en ce lieu, soit pour modérer la chute de la lymphe dans le sang, soit pour prévenir le reflux de cette lymphe et du sang dans le canal thoracique, lors d'un embarras dans les cavités droites du cœur; il est sûr au moins que le reflux qui dans ces cas se fait sentir dans les veines caves, n'a jamais lieu dans le canal thoracique. On a vanté aussi l'heureux choix des veines sous-clavières pour aboutissans du système lymphatique, comme étant des veines dans lesquelles le reflux du cœur est moins sensible.

Tel est le cours de la lymphe : visible à l'œil nu dans les expériences sur les animaux vivans, il est prouvé en outre par la disposition de l'appareil lymphatique, la réunion de tous les vaisseaux de ce système à deux troncs centraux, l'abouchement de ces deux troncs dans le système veineux, l'existence des valvules, et enfin par les injections et la ligature du canal thoracique. L'injection des lymphatiques est en effet bien plus facile, quand on la pratique des racines aux troncs, que quand on la fait dans la direction opposée; et si on lie le canal thoracique sur un animal vivant, on voit se gonfler tout le système, parce que rien du fluide qu'il contient, ne peut passer dans le système veineux, et que d'autre part l'absorption qui se fait toujours continue d'ajouter à sa quantité.

Il reste à indiquer la quantité de la lymphe, et ses usages. D'abord la première ne peut être évaluée : il est en effet impossible de recueillir toute la lymphe que contient le système lymphatique; et d'ailleurs cette quantité varie dans les diverses conditions de la vie. Peut-être est-elle moins considérable qu'on ne l'a supposé d'après la grande capacité du système lymphatique et le grand nombre de ses vaisseaux : en effet, beaucoup d'entre eux semblent le plus souvent être vides, ou n'être parcourus que par un mince filet de lymphe. M. Magendie en outre, cherchant à recueillir toute la lymphe d'un chien de forte taille, n'en a guère obtenu qu'une once et demie : nous avons déjà dit que cette quantité lui avait paru augmenter toutes les fois qu'on soumettait l'animal à l'abstinence. Du

reste, cette petite quantité de la lymphe, à supposer qu'elle
soit réelle, ne doit rien faire préjuger contre l'absorption lymphatique, car rien ne prouve d'autre part que les absorptions
internes aient besoin de s'effectuer beaucoup et vite.

Quant aux usages de la lymphe, ils se déduisent de tout ce
que nous avons dit. Produit de l'absorption interne, la lymphe,
d'abord doit en avoir dans l'économie toute l'importance. En second lieu, se mêlant au chyle et allant avec ce fluide se changer
en sang dans le poumon, elle fonde un des matériaux de
l'hématose, et a sous ce rapport la même importance que le
chyle. Aussi tient-elle un des premier rangs parmi les fluides
de composition; et il ne faut pas s'étonner dès-lors de l'influence qu'exercent les maladies du système lymphatique sur
la nutrition et l'accroissement. Ainsi s'expliquent pourquoi ce
système prédomine dans le jeune âge, où tous les mouvemens
nutritifs sont plus prononcés; pourquoi ces maladies sont alors
plus communes, et pourquoi enfin la prédominance de son volume et de son activité est capable de constituer la base d'un
tempérament spécifique.　　　　　　　　　　　　(ADELON.)

LYMPHE, s. f., *lympha*, de νύμφη, *eau*, en changeant l'ν en
λ. On appelle ainsi l'humeur qui circule dans le système lymphatique, et dont nous avons indiqué l'origine, la formation,
le cours, la quantité et les usages, au mot *lymphatique*. Il ne
nous reste donc à exposer ici que ses propriétés physiques, et
sa nature chimique. Dabord, on s'en procure de deux manières; ou en ouvrant plusieurs vaisseaux lymphatiques, par une
sorte de lymphée, et en recueillant le fluide qui en sort; ou, ce
qui vaut mieux, en tuant un animal après l'avoir fait jeûner
quatre ou cinq jours pour qu'il ne se fasse plus en lui de chyle,
et en recueillant le fluide qui est dans son canal thoracique,
et qu'on peut alors considérer comme de la lymphe pure.
C'est un liquide diaphane, incolore, peu odorant et peu sa-
pide selon les uns; qui, selon les autres, a une couleur rosée,
légèrement opaline, une odeur de sperme fort prononcée, une
saveur salée; qui est légèrement visqueux, essentiellement al-
bumineux, et dont la pesanteur spécifique est supérieure à
celle de l'eau distillée; le rapport de l'un à l'autre est, comme
1022,28 à 1000. Sa couleur, dit-on, est d'autant plus rosée,
que l'animal sur lequel on l'a pris a plus jeûné. Examiné au
microscope, il offre les mêmes globules que ceux qui compo-

sent le sang, sinon qu'ils sont plus petits, et non revêtus
de l'enveloppe colorante. Dans sa composition chimique, il a
beaucoup de ressemblance avec le sang : abandonné à lui
même, il se partage comme lui en deux parties : 1° Une liquide, qui est un *serum* à peu près semblable à celui du sang.
2° Une solide, qui est un *caillot* d'un rose plus foncé, formé
de filamens rougeâtres ressemblans à des arborisations vasculaires, et composé aussi comme le caillot du sang. Voici le détail d'une analyse de la lymphe du chien, faite par M. Chevreul:
dans 1000 parties de lymphe retirée de l'animal à jeun, il a
trouvé; eau 926,4; fibrine 004,2; albumine 061,0; carbonate
de soude 001,8; muriate de soude 006,1; phosphates de chaux
et de magnésie, et carbonate de chaux 000,5. M. Brande qui
le premier avait fait cette analyse, a dit que la lymphe était
de l'eau tenant en dissolution un peu d'albumine, du chlorure
de sodium et une trace de soude.   (ADELON.)

LYPÉMANIE, s. f. de λύπη, tristesse, et de μανία, manie;
nom sous lequel M. Esquirol a indiqué la monomanie dans laquelle dominent les affections morales tristes et pénibles. *Voyez*
FOLIE.

LYRE, s. f., *lyra, psalterium, corpus psalloïdes;* nom
donné par les anatomistes à la partie postérieure de la voûte
à trois piliers, qui offre dans son milieu des stries obliques et
transversales. Cette dénomination impropre provient, suivant
la remarque de Sabatier, de ce qu'on a traduit par le mot *lyre,*
le mot ψαλὶς par lequel les Grecs désignaient cette partie, et
qui signifie *voûte;* on avait pensé à tort qu'on lui avait donné
le nom de *lyre* à cause de la disposition des stries qui rappelaient
cet instrument.

LYSSES, s. f. pl., de λύσσα, rage. On donne ce nom aux pustules qui, suivant quelques auteurs, se développent sous la langue
après la morsure d'un animal enragé. *Voyez* RAGE.

M.

MÀCHOIRE, s. f., *maxila*, *mandibula*.-On donne ce nom aux pièces osseuses qui supportent les dents, et qui sont distinguées en *supérieure* et *inférieure*. *Voyez* MAXILLAIRE.

MACIS, s. m. On appelle ainsi l'arille ou enveloppe charnue qui recouvre la graine du muscadier. *Voyez* MUSCADE.　(A. R.)

MACROBIOTIQUE, adj. et s. f., *macrobioticus*, de μακρός, long, et de βίος, vie; qui vit long-temps; *art macrobiotique*, ou substantivement *macrobiotique*, art de vivre long-temps ; partie de l'hygiène, ou plutôt application des règles de cette science dans le but de prolonger la vie. *Voyez* LONGÉVITÉ.

MACROCÉPHALE, adj., *macrocephalus*, de μακρός, grand, long, et de κεφαλή, tête, qui a une grosse tête. On a donné ce nom aux enfans dont la tête offre à la naissance un volume considérable produit par le développement du cerveau, et non par un épanchement de sérosité dans le crâne qui constitue l'hydrocéphale chronique.

MACROPHYSOCÉPHALE, adj. et s. f., *macrophysocephalus*, de μακρός, grand, de φύσα, air, et de κεφαλή, tête; mot employé par Ambroise Paré pour désigner le fœtus dont la tête devenue emphysémateuse et ayant augmenté par conséquent de volume, se trouve arrêtée au passage et retarde l'accouchement. *Voyez* DYSTOCIE.

MADAROSE, MADAROSIS, s. f.; chute ou privation des poils, et spécialement des cils. Les anciens oculistes avaient divisé la madarose en deux espéces; ils appelaient *milphose* la chute des poils sans maladie des paupières ; et *ptilose*, quand, suivant eux, elle tenait à une *acrimonie corrosive*. Aussi conseillaient-ils une foule de moyens empiriques pour faire renaître les cils. Mais aujourd'hui on a avec raison renoncé à ces distinctions et à ces moyens. Et en effet, si le bulbe du poil a été détruit, comme il arrive souvent à la suite de la petite-vérole ou d'ulcères du bord libre des paupières, il n'y a pas d'espoir qu'il se reproduise jamais : et dans le cas contraire, les cils renaissent d'eux-mêmes, comme quand ils sont tombés à la suite de maladies de long cours; ou bien, c'est d'après la nature connue de la maladie qu'il faut diriger le traitement.

Les personnes affectées de madarose clignent involontairement les paupières pour diminuer l'action des rayons lumineux sur l'œil et garantir cet organe de l'abord des corpuscules qui voltigent dans l'air. Peut-être parerait-on jusqu'à une certain point à cet inconvénient en leur faisant porter des lunettes à verres colorés. (J. CLOQUET.)

MAGISTRAL, adj., *magistralis, extemporaneus*. On désigne ainsi les médicamens composés que le pharmacien prépare sur-le-champ, extemporanément.

MAGNÉSIE, s. f., *magnesia* : oxyde métallique composé d'oxygène et de magnésium, que l'on trouve souvent dans la nature à l'état de sel, ou combiné avec d'autres oxydes, mais qui n'y existe jamais pur. Il est solide, blanc, doux au toucher, inodore et insipide; sa pesanteur spécifique est de 2, 3; il verdit le sirop de violettes; aussi plusieurs chimistes le rangent-ils parmi les alcalis. Il est fusible à l'aide du chalumeau de Brook. Parmi les corps simples non métalliques, le soufre, l'iode et le chlore sont les seuls qui exercent une action sur lui, lorsqu'on les place dans des circonstances particulières : ainsi, le soufre le transforme en sulfure à une température élevée; le chlore en dégage l'oxygène, et s'unit au magnésium, pourvu que l'on chauffe jusqu'au rouge; enfin, mis en contact avec l'iode et l'eau, il se forme de l'iodate et de l'hydriodate de magnésie; d'où il suit que l'eau a été décomposée. Exposé à l'air, il en absorbe l'acide carbonique. Cent parties peuvent se combiner avec quarante-quatre parties d'eau, et former un hydrate blanc, soluble, d'après Fife, dans cinq mille sept cent soixante parties d'eau à 15,5 centigrades, et qui ne l'est que dans trente-six mille parties d'eau à 100. Il s'unit facilement aux acides pour former des sels dont les caractères seront exposés plus bas et serviront à distinguer la magnésie des autres bases salifiables. Il est insoluble dans la potasse et dans la soude.

On obtient la magnésie en faisant bouillir, pendant une demi-heure, une dissolution étendue de sulfate de magnésie avec du carbonate de potasse pur; il se forme du sous-carbonate de magnésie blanc insoluble : on filtre la liqueur bouillante; on lave le précipité, et on le calcine dans un creuset pour volatiliser l'acide carbonique et avoir la magnésie pure, que l'on conserve dans un bocal bien bouché, pour éviter qu'elle n'absorbe l'acide carbonique de l'air. Si, comme on le pratique habituellement, on décomposait le sulfate de magnésie à froid, et qu'au lieu de filtrer la liqueur bouillante, on la laissât refroidir, on obtiendrait beaucoup moins de sous-carbonate de magnésie, parce que ce sel se dissout en partie dans le sulfate de potasse formé : toujours est-il qu'il est impossible, d'après Lonchamp, de précipiter la totalité de la magnésie du sel magnésien, même en agissant à froid : on n'y parvient guère qu'en faisant usage de la potasse caustique.

La magnésie calcinée a des usages nombreux en médecine. De toutes les substances préconisées pour neutraliser les acides caustiques dans un cas d'empoisonnement, c'est elle que l'on doit préférer, parce qu'elle a beaucoup d'affinité pour eux, et qu'on peut l'avaler sans inconvénient : on l'administre alors à la dose de plusieurs gros, délayée dans de l'eau. Dans le pyrosis, et dans toutes les affections où il se développe des acides dans les premières voies, on a recours à de petites doses de magnésie (de 6 à 30 grains) que l'on fait prendre tous les matins : on en fait surtout usage chez les femmes enceintes et les jeunes enfans. Les succès obtenus par MM. Home et Brande ne laissent aucun doute sur l'avantage que l'on peut retirer de ce médicament pour combattre les calculs vésicaux d'acide urique, et même pour en prévenir la formation. On peut enfin employer la magnésie comme purgatif, à la dose d'une demi-once, chez les individus qui sont à l'usage du lait, chez ceux qui ont éprouvé de violens accès de goutte ou de rhumatisme, etc.

MAGNÉSIE (sels de). On reconnaîtra les sels solubles de magnésie aux caractères suivans : ils ont une saveur amère ; leurs dissolutions sont décomposées par la potasse, et la magnésie précipitée ne se dissout point dans un excès d'alcali, comme cela a lieu pour la silice, l'alumine et la glucine. Le sous-carbonate de potasse les précipite à toutes les températures, tandis que le carbonate saturé de potasse et le sous-carbonate d'ammoniaque ne les troublent point à froid et les précipitent à chaud ; en effet, ces derniers carbonates renferment assez d'acide carbonique pour tenir la magnésie en dissolution à froid ; mais si on chauffe le mélange, l'excès d'acide carbonique se dégage, et le sous-carbonate de magnésie se précipite. L'acide hydrosulfurique et les hydrosulfates, l'oxalate d'ammoniaque et l'hydro-cyanate ferruré de potasse (prussiate) ne troublent point les sels de magnésie; propriétés négatives qui suffisent pour distinguer les sels de magnésie de ceux de chaux, et des quatre dernières sections métalliques. L'ammoniaque ne décompose jamais complétement les sels de magnésie; elle n'en précipite qu'une portion de magnésie, l'autre partie reste dans la liqueur, et forme avec l'ammoniaque un sel double soluble : on peut s'assurer de l'existence d'une partie de la magnésie dans la dissolution, en filtrant et en versant de la potasse caustique dans la liqueur filtrée; on verra la magnésie se précipiter.

MAGNÉSIE (sous-carbonate de); sel solide, ordinairement sous-forme de pains légers, d'un blanc de neige, doux au toucher, insipide, inaltérable à l'air, exigeant deux mille quatre cent quatre-vingt-treize parties d'eau à 15°,5 th. c., et neuf mille parties du même liquide bouillant pour se dissoudre; soluble dans un excès de gaz acide carbonique, et dans les dissolutions d'hydrochlorate, de sulfate et de nitrate de potasse et de soude. Il est décomposé par la chaleur en acide carbonique et en magnésie. Les acides faibles le décomposent avec effervescence, et en dégagent l'acide carbonique. On l'obtient en traitant le sulfate de magnésie par le carbonate de potasse bouillant. (*Voyez* préparation de la magnésie, page 417.) Il existe en Moravie à l'état solide; on le trouve aussi dans quelques pierres connues sous le nom de magnésites. On l'emploie en médecine comme neutralisant des acides, quoiqu'on lui doive préférer la magnésie. M. Edmond Davy a proposé, pour améliorer certaines farines, de les mêler avec vingt ou quarante grains de ce sous-carbonate par livre : ce sel est décomposé par l'acide acétique contenu dans la pâte, et l'acide carbonique, mis à nu, sert probablement à dilater les cellules du gluten : toujours est-il vrai que, dans ce cas, le pain renferme de l'acétate de magnésie.

MAGNÉSIE (carbonate de). Ce sel existe dans certaines eaux minérales, où il est tenu en dissolution à la faveur de l'acide carbonique; aussi se décompose-t-il lorsqu'on élève un tant soit peu la température. L'acide se volatilise, et il se précipite du sous-carbonate de magnésie. Il est employé en médecine, comme nous l'avons indiqué à la page 256 du tome VII, en parlant de l'eau magnésienne artificielle.

MAGNÉSIE (sulfate de), *sel d'Epsom, sel d'Égra, de Sedlitz, sel cathartique amer*, *vitriol de magnésie*, etc. On trouve ce sol en dissolution dans les eaux de la mer, de plusieurs fontaines salées, dans les eaux mères de l'alun; il existe aussi effleuri dans certains terrains schisteux. On l'obtient en évaporant les eaux qui en renferment ou en décomposant les schistes qui contiennent de la magnésie et du sulfure de fer. Il est solide, en petites aiguilles ou en prismes à quatre pans, terminés par des pyramides à quatre faces ou par un sommet dièdre; sa saveur est amère, désagréable et nauséabonde. Il s'effleurit à l'air, si la température est élevée; il se dissout dans les deux tiers de son poids d'eau distillée bouillante, tandis qu'il exige son poids d'eau froide pour se dissoudre. Lorsqu'on le chauffe, il éprouve successivement la fusion aqueuse et la fusion ignée; à une température élevée, le charbon le transforme en sulfure de magnésium, en s'emparant de l'oxygène de l'acide sulfurique et de la magnésie. Il est formé de 74,8294 de sulfate de magnésie anhydre (sec) et de 79,2360 d'eau. On le reconnaîtra lorsqu'il est dissout, 1° à la propriété qu'il a de donner par les sels de baryte un précipité de sulfate de baryte blanc, insoluble dans l'eau et dans l'acide nitrique; 2° aux caractères des sels de magnésie. (*Voyez* plus haut.) Il est journellement employé comme purgatif à la dose de 4, 6, 8 ou 10 gros dissous dans deux ou trois verres de liquide. Il fait partie d'une multitude d'eaux minérales dont on fait souvent usage pour exciter modérément les évacuations alvines.

MAGNÉSIE (phosphate de). Sel que l'on trouve dans quelques graines céréales, dans les os, dans l'urine de l'homme, etc.; il est efflorescent, insipide, très-peu soluble dans l'eau; il forme avec le phosphate d'ammoniaque un sel double (*phosphate ammoniaco-magnésien*) que l'on trouve dans quelques calculs de la vessie de l'homme, où il est parfaitement cristallisé; il est insipide, inaltérable à l'air, presque insoluble dans l'eau et décomposable par la dissolution de potasse, qui le transforme à chaud en phosphate de potasse; soluble, en ammoniaque qui se volatilise, et en magnésie qui se précipite. Ces sels n'ont point d'usage.

MAGNÉSIUM, s. m.; métal solide, blanc, semblable à l'argent, beaucoup plus pesant que l'eau, très-avide d'oxygène avec lequel il forme de la magnésie. M. H. Davy l'a obtenu en décomposant le sulfate de magnésie au moyen de la pile électrique et du mercure. Il est sans usage.   ORFILA.

MAGNÉTIQUE, adj.; qui tient, qui a rapport au magnétisme. *Voyez* AIMANT et MAGNÉTISME ANIMAL.

MAGNÉTISME, s. m. *Voyez* AIMANT.

MAGNÉTISME ANIMAL, s. m., de μάγνης, aimant. Ce mot
a plusieurs acceptions. On doit entendre par *magnétisme animal*
d'abord un *état particulier du système nerveux*, état insolite,
anomal, présentant une série de phénomènes physiologiques
jusqu'ici mal appréciés; phénomènes ordinairement déterminés
chez quelques individus par l'influence d'un autre individu
exerçant certains actes dans le but de produire cet état. On
appelle aussi *magnétisme animal* les procédés par lesquels on
fait naître les phénomènes dont nous parlons. Ainsi l'on dit
exercer le *magnétisme*, etc; c'est sans doute un vice du
langage. La suite fera connaître les autres acceptions de ce
mot.

Pour les personnes qui exercent le magnétisme animal, les
principaux phénomènes sont : la somnolence, le sommeil, le
somnambulisme, un état convulsif. Le sommeil est caractérisé
par la suspension complète de l'exercice des sens; le somnambulisme, par la faculté de parler dans ce sommeil, de reconnaître les objets extérieurs par des voies insolites et inconnues ;
de n'entendre que les personnes qui touchent la personne magnétisée, etc., phénomènes que nous exposerons plus tard avec
quelques détails.

On les fait naître par la ferme volonté, le vif désir de les
obtenir, et par des gestes. Ces gestes consistent à promener les
mains du haut en bas sur le trajet des nerfs des membres;
d'exercer certaines pressions sur diverses parties du corps;
procédés que nous ferons aussi connaître dans un paragraphe
particulier.

Existe-t-il des phénomènes insolites, hors de l'état physiologique
habituel, qui semblent être une exception aux règles ordinaires
de la nature, auxquels on a donné le nom de phénomènes magnétiques? Leur existence ne serait-elle fondée que sur l'erreur
des sens de certaines personnes et sur la fourberie de quelques
autres?

Si ces phénomènes existent, quels sont-ils au juste? quelle
créance peut-on leur accorder? quelles bornes faut-il leur
assigner? comment peut-on les produire? le magnétisme animal
peut-il avoir quelque influence en médecine? peut-il devenir

un agent thérapeutique lorsqu'on l'exerce directement sur un malade? existe-t-il chez quelques magnétisés une clairvoyance particulière qui puisse fournir des lumières sur les maladies dont ils sont eux-mêmes affectés, et sur celles des personnes qu'on peut soumettre à leur exploration? peuvent-ils prescrire les remèdes convenables? à quoi peut-on attribuer les phénomènes magnétiques, etc.? Telle est la série de questions que nous allons nous efforcer de résoudre.

C'est une tâche vraiment délicate que celle que nous sommes appelés à remplir. Une lutte violente s'est établie entre les partisans du magnétisme et ses antagonistes. Parmi les premiers, comme il n'existe que peu de gens qui aient étudié sévèrement la nature, l'homme, les sciences exactes, il est presque tacitement convenu que le savant, le médecin, qui embrassent ces croyances se couvrent d'un ridicule ineffaçable. Parmi les adversaires du magnétisme je ne rencontre que des gens du plus grand mérite, dont l'opinion fait loi dans les sciences, dont l'approbation est la plus grande récompense, et dont le mépris est une condamnation sans appel. Un homme qui écrit sur le magnétisme, placé dans une position aussi désavantageuse, aura-t-il assez d'indépendance pour proclamer son opinion si elle est favorable au magnétisme, et braver le ridicule qui l'attend, pour ainsi dire, d'une manière inévitable? Peut-on se résoudre de gaieté de cœur à partager le sort de gens que l'on tourne en dérision? Ne faut-il pas un courage peu commun pour oser être équitable dans une pareille question? Le désir si naturel d'être loué par les personnes qu'on estime le plus, la crainte non moins naturelle d'encourir leurs reproches, n'auront-ils aucune influence sur le jugement qu'on est chargé de porter? Mais un homme d'honneur doit-il avoir d'autre juge que sa conscience? est-il quelque considération qui puisse l'arrêter? N'est-ce pas alors que le ridicule ou même le blâme devraient l'accabler?

La vérité doit être l'idole de celui qui étudie les sciences avec quelque élévation philosophique.

Nous nous proposons donc de dire ce que nous croyons être la vérité, c'est-à-dire ce que nous ont appris nos sens, ce que nous avons vu et entendu; nous ne prétendons imposer notre croyance à qui que ce soit. Nous n'exigeons pas qu'on nous croie : ce que nous allons écrire est trop singulier, trop inouï; mais nous désirons qu'on examine. Que celui qui voudra nier

descende dans sa conscience, et se demande s'il a répété les expériences, s'il les a faites assez nombreuses, avec assez de soin,
dans le véritable dessein de s'instruire. S'il se trouve dans ces
conditions, il est en droit de juger. Jusque-là, qu'il s'en abstienne ; il n'est pas compétent. Je ne dicte pas mon opinion, j'en
appelle aux sens et à la bonne foi des lecteurs. Voyez par vous
même, vous ne pourrez croire que lorsque vous aurez vu.

Lorsque, fort jeune encore, j'entendis parler pour la première fois du magnétisme animal, les faits qu'on me racon-
tait étaient si peu en rapport avec les phénomènes physiologiques que je connaissais, ils m'étaient présentés avec un enthousiasme si ridicule, les prétentions de ses partisans me pa-
rurent si exagérées, que j'eus pitié de gens que je croyais
atteints d'un genre nouveau de folie, et qu'il ne me vint pas
seulement dans l'idée qu'un individu raisonnable ajoutât jamais
foi à de pareilles chimères. Ce qui fortifiait encore plus mon incrédulité c'est que les personnes qui les premières me raconté-
rent ces merveilles étaient entièrement dépourvues de jugement.
De plus, voulant acquérir quelques connaissances sur cette matière, je consultai l'Encyclopédie, dont les auteurs avaient toute
ma confiance, et je ne trouvai que des antagonistes du magnétisme. Ainsi mon opinion, corroborée par celle des maîtres de
l'art, par la conclusion des membres de l'Académie des sciences,
de celle des membres de la Société royale de médecine, etc.,
chargés de faire leur rapport sur cette découverte, je me crus
suffisamment instruit, et taxai le magnétisme de jonglerie,
d'imposture, ne voyant dans les magnétiseurs que ce que voient
encore bien des gens, c'est-à-dire des dupes ou des fripons.
Pendant plus de dix ans je parlai et j'écrivis dans ce sens.
Exemple déplorable d'une aveugle prévention qui, nous faisant
négliger le seul moyen positif d'instruction, *l'application de
nos sens*, nous plonge ainsi dans une erreur longue et souvent
indestructible ! Enfin le hasard voulut que par simple curiosité,
et par voie d'expériment, j'exerçai le magnétisme. La personne
qui s'y soumettait n'en connaissait nullement les effets, cette
circonstance est à noter. Quel fut mon étonnement lorsqu'au
bout de peu d'instans je produisis des phénomènes si singuliers,
tellement inaccoutumés, que je n'osai en parler à qui que ce fût,
dans la crainte de paraître ridicule. Ce fut le premier pas fai
vers le doute. Dès lors je compris que j'avais eu tort de m'e

rapporter aux autorités; je reconnus plus que jamais qu'il n'en est aucune qui puisse tenir lieu de l'application des sens, et je résolus de continuer mes expériences, mais seulement dans le dessein de m'éclairer. Ce n'est qu'après un grand nombre d'essais que je suis parvenu à fixer mon opinion.

Ce qui m'est arrivé m'a convaincu que rien n'est plus contraire à l'avancement des sciences que l'incrédulité. Qu'un homme après de laborieuses recherches, après avoir observé avec sévérité, précision et exactitude. un grand nombre de faits, établisse une vérité nouvelle, porte la lumière sur des points obscurs d'une science, soudain un critique s'écriera : *C'est faux ; je ne crois pas cela; cela n'est pas possible ; cela n'est pas conforme à ce que j'ai vu, à ce que j'ai appris jusqu'à ce jour*, et la troupe moutonnière, jalouse de n'avoir pas fait la découverte, répètera *C'est faux, etc.* L'auteur en sera pour ses travaux, trop heureux si on ne le fait pas passer pour un homme à paradoxes ; et la science restera stationnaire, si elle ne recule. J'ai toujours remarqué que c'étaient les gens les plus ignorans dans une science qui y croyaient le moins; et certes il n'en peut être autrement. Ce ne sera pas celui qui aura vu un grand nombre de faits, qui les aura examinés, vérifiés, qui les niera; ce sera celui qui ne se sera pas donné la peine de les voir.

Il est à remarquer, par exemple, que les gens qui ne croient pas à la médecine sont ceux qui ont dans cet art le moins de connaissances positives. Ce n'est pas ici le lieu de rapporter les argumens dont ils appuient leur incrédulité : mais je leur ai souvent entendu dire : « Comment voulez-vous qu'il existe une médecine , lorsque nous voyons tous les jours le même médicament tonique et excitant pour l'un, débilitant pour un autre, purgatif pour un troisième, émétique pour un quatrième, etc. » Eh bien ! sans doute; mais plus un médecin connaîtra de ces cas, mieux il saura les apprécier, et meilleur médecin il sera. Tant pis pour celui dont ces connaissances dépassent la portée; mais n'en arguez pas que d'autres ne peuvent avoir ces connaissances, et surtout qu'il n'existe pas de médecine, parce qu'il suffit qu'il y ait des maladies, des causes qui les produisent, des circonstances qui les modifient, et des corps qui agissent sur l'organisme, pour qu'il y ait une médecine. Celui qui connaîtra le plus de ces faits et qui les jugera le mieux sera le meilleur médecin. Sans doute il est des cas obscurs et difficiles; mais ils sont en plus grand nombre pour certains médecins que pour certains autres; et ces cas obscurs ne sont pas une raison pour nier l'existence de l'art. De ce qu'on ne peut pas expliquer les aérolithes, les aurores boréales, etc., s'en suit-il que la physique n'existe pas? Et de ce que les physiciens ne sont pas d'accord sur l'émission ou l'ondulation de la lumière, etc., êtes-vous autorisé à ne pas croire à la physique?

Ce qui prouve bien plus encore que c'est de l'ignorance que naît l'incrédulité, c'est que les gens du monde osent quelquefois se permettre de donner leur avis en pareille matière. Ceci est aussi absurde que ridicule. Sur quoi peuvent-ils fonder leur opinion? quelles recherches, quels travaux ont-ils faits pour asseoir leur jugement, pour avoir droit de nier l'existence des faits? Une telle confiance dans soi ne peut être que le fruit de la plus aveugle présomption. Comment qualifier autrement, en effet, le sentiment qui leur fait préférer leur manière de voir à celle des gens éclairés qui ont consacré toute leur vie à l'étude de l'homme, eux qui n'ont jamais assisté à l'ouverture d'un corps, et n'ont jamais observé un seul malade? ne faut-il pas que ces gens fassent ce raisonnement? « Vous soutenez que votre art existe parce que vous y êtes intéressé, ou que vous êtes un sot; car, moi qui ne suis pas intéressé et qui ai beaucoup plus d'esprit et d'intelligence que vous, je n'y crois pas. Vous avez passé votre vie, dites-vous, à examiner les organes dans l'état sain et malade; vous êtes parvenu à découvrir les altérations des organes qui donnent lieu à tels ou tels symptômes, vous avez reconnu par des faits nombreux que tels ou tels moyens agissaient de telle ou telle manière sur l'organisme; mais cela n'est pas possible, cela n'est pas vrai; et ma grande raison c'est que je n'ai rien vu de semblable; les médecins n'ont jamais su cela et j'ai plus d'esprit et de jugement que vous, et que tous les médecins ensemble, etc. »—Eh bien! qui est-ce qui tient ce langage? ce sont des poètes, des littérateurs, des artistes, des militaires, ou des femmes qui se laissent influencer par de semblables autorités.

Ces gens, qui parlent ainsi de ce qu'ils ne connaissent pas, ne ressemblent-ils pas merveilleusement à un sourd qui ne croirait pas à l'existence du son, ou à un aveugle qui nierait celle de la lumière? Suivez des cours, instruisez-vous, interrogez la nature, examinez les faits, et vous aurez alors le droit de dire votre avis.

Jusque-là résolvez-vous à n'être que ridicules ou dignes de pitié.

Si l'incrédulité naît de l'ignorance présomptueuse et arrête les progrès des sciences, la crédulité sans bornes ne leur est pas moins funeste, en faisant adopter sans examen les erreurs les plus absurdes. Elle est le propre des esprits étroits. Un homme qui croit tout est non-seulement incapable de faire faire un pas aux sciences qu'il cultive, mais il en embarrasse la marche par toutes les rêveries, toutes les erreurs qu'il rencontre dans sa route. Ces deux extrêmes, l'incrédulité et la confiance aveugle, sont le partage de la médiocrité, la conséquence de l'ignorance, et par suite la cause d'une ignorance plus grande. Le doute seul, le doute qui consiste à ne croire ou à ne nier que lorsqu'on aura vu, examiné, appliqué ses sens; le doute est le caractère du philosophe, la cause de toute connaissance positive, de tout progrès dans les sciences. Un fait nouveau est-il avancé? il ne faut pas dire *Je le crois*, ou *Je ne le crois pas* : un bon esprit n'a pas plus de raison pour l'un que pour l'autre; mais il doit dire *Je le croirai lorsque je l'aurai vu*. C'est faute d'avoir été animé de cet esprit philosophique que les plus grandes vérités ont trouvé tant d'obstacles à s'établir; qu'elles ont été le but de sarcasmes injurieux, de railleries piquantes, de dénégations outrageantes, et que l'humanité est long-temps restée privée des bienfaits qu'elle pouvait en recueillir.

Tout ce qu'on vient de lire est directement applicable à la matière que nous traitons. Les uns ont cru sans contestation toutes les merveilles du magnétisme, y ont ajouté les rêves de leur imagination, et les ont proclamés comme des vérités incontestables. Les autres, non moins absurdes, ont nié tous les faits sans vouloir les examiner, ont cherché à déverser le ridicule et souvent le blâme sur les partisans du magnétisme.

Phénomènes physiologiques du magnétisme.

A. *Les phénomènes magnétiques existent-ils?* — Je le répète, ce que je m'en vais écrire, je l'ai vu, et je l'ai vu souvent. Je ne me suis pas contenté de l'observer sur une seule personne; mais j'en ai soumis plusieurs à ce genre de recherches. J'ai pris pour sujet de mes observations des individus de différentes classes, de différens sexes; des personnes dont plusieurs ignoraient jusqu'au nom de *magnétisme* : des littérateurs, des élèves en médecine, des épileptiques, des dames du monde, des jeunes filles, etc., dont quelques-unes même craignaient de se prêter à mes expériences. J'ai continué ce genre d'examen pendant plusieurs années, par cela seul qu'il m'inspirait un grand intérêt. A un petit nombre d'exceptions près, j'ai toujours obtenu des phénomènes dignes de la plus grande attention, et dans presque tous les cas ces phénomènes étaient identiques ou du moins analogues. Parmi ces phénomènes il en est de fort extraordinaires qui se présentent constamment, d'autres s'offrent plus rarement, d'autres enfin sont rares. Nous aurons soin de faire connaître ces circonstances à mesure qu'elles se présenteront. Il était physiquement impossible qu'il y eût aucune connivence, aucune communication entre les personnes sur lesquelles j'ai fait mes observations.

S'il s'agissait d'accumuler ici des autorités pour établir l'existence des faits que nous allons exposer, il s'en présenterait d'imposantes et de graves ; mais les autorités ne peuvent jamais être que les supplémens des faits et de la raison ; et nous n'en citerions aucune si aux yeux beaucoup de gens les autorités n'avaient encore plus de poids que les faits eux-mêmes. Il peut donc être utile au sujet que nous traitons d'exposer l'opinion de savans illustres dont le témoignage ne sera suspect à personne.

M. Cuvier (*Leçons d'anatomie comparée*, tome II, page 117, 9e leçon) s'exprime ainsi qu'il suit : « Il faut avouer qu'il est très-difficile, dans les expériences qui l'ont pour objet (l'action que les systèmes nerveux de deux individus différens peuvent exercer l'un sur l'autre), de distinguer l'effet de l'imagination de la personne mise en expérience d'avec l'effet physique produit par la personne qui agit sur elle.... Cependant les effets obtenus sur des personnes déjà sans connaissance avant que l'opération commençât ; ceux qui ont lieu sur d'autres personnes, après que l'opération même leur a fait perdre connaissance, et ceux que présentent les animaux, ne permettent guère de douter que la proximité de deux corps animés dans certaine position et certains mouvemens, *n'ait un effet réel*, indépendant de toute participation de l'imagination d'un des deux. Il paraît assez clairement aussi que ces effets sont dus à une communication quelconque qui s'établit entre leur système nerveux. »

Et M. de la Place, autorité non moins respectable, dans son ouvrage intitulé *Théorie analytique du calcul des probabilités*, dit, page 358 : « Les phénomènes singuliers qui ré-

sultent de l'extrême sensibilité des nerfs dans quelques individus, ont donné naissance à diverses opinions sur l'existence
d'un nouvel agent que l'on a nommé *magnétisme animal*...
Il est naturel de penser que l'action de ces causes est très-
faible, et peut être facilement troublée par un grand nombre
de circonstances accidentelles : ainsi, de ce que dans plusieurs
cas elle ne s'est point manifestée, on ne doit pas conclure qu'elle
n'existe jamais. Nous sommes si éloignés de connaître tous les
agens de la nature et leurs divers modes d'action, qu'il serait
peu philosophique de nier l'existence des phénomènes, uniquement parce qu'ils sont inexplicables dans l'état actuel de nos
connaissances. »

Je pense aussi qu'on doit regarder comme méritant la plus
grande considération les ouvrages publiés par des personnes
dont les lumières et dont la véracité sont incontestables. Qui
osera taxer de mensonge les écrits de l'honorable M. Deleuze ?
Mais je suppose qu'il s'en soit laissé imposer quelquefois ; est-il
possible qu'il ait été trompé sur tous les faits qu'il cite ? Le
Dr Pététin, dont on a condamné les écrits sans les avoir lus,
dans ses *Histoires de cataleptiques*, n'a-t-il pas imprimé des
faits plus surprenans que ceux qu'on obtient par le magnétisme, et dans quels minutieux détails, tous portant l'empreinte
de la candeur et de la vérité, n'est-il pas entré ? Quel homme
assez stupide pourrait-il perdre son temps à écrire de pareilles
fables ? Comme tout se suit, comme tout est motivé, comme
il arrive naturellement de phénomène en phénomène, de surprise en surprise. Qui de nous n'aurait pas éprouvé les mêmes
impressions en découvrant les mêmes effets ?

Enfin, pour ne pas parler d'une foule d'auteurs recommandables dont on a révoqué le témoignage ; notre confrère et
ami M. Georget, dont le pyrrhonisme ne peut être suspect,
n'a-t-il pas cru devoir se mettre au-dessus de misérables considérations pour publier ce que l'expérience lui avait appris ;
et je puis affirmer que ce qu'il a publié je l'ai vu ; il m'en a
plusieurs fois rendu le témoin. Plusieurs de ses expériences
ont eu lieu chez moi. Nous n'avions d'autre but l'un et l'autre
que celui de nous instruire. Nous apportions tous deux un esprit
de doute et de recherche. Quel intérêt pouvait avoir M. Georget
à publier les résultats de ses observations ? et quel intérêt pouvons-nous avoir aujourd'hui à le soutenir ? Si nous croyions

qu'il eût été dupe, voudrions-nous partager un pareil reproche ?
et s'il était un fourbe, pourrions-nous assumer une semblable
complicité ?

M. le Dr Bertrand a aussi publié un ouvrage, où l'on trouve
beaucoup de philosophie, sur les diverses espèces de somnambulisme : comment se fait-il que tant de gens, qui ne sont ni des
idiots ni des imposteurs, se soient plus à attester les mêmes
phénomènes ?

B. *Quels sont les phénomènes magnétiques?* — Mais laissons
ces sortes de preuves pour en revenir à la nature. Ne savons-
nous pas qu'elle nous présente d'elle-même les phénomènes que
nous obtenons par le *magnétisme ?* Tout le monde connaît des
histoires de somnambules ; eh bien ! leur état, qui est d'ailleurs variable chez chacun d'eux, est l'image fidèle de ce qui arrive dans
le somnambulisme artificiel. Ce jeune séminariste dont l'histoire est rapportée dans l'*Encyclopédie*, se levait la nuit, écrivait ses sermons, faisait des corrections minutieuses ; écrivait
de la musique, traçait son papier avec une canne, distinguait
bien toutes les notes, et lorsque les paroles ne correspondaient
pas aux notes, les recopiait dans un autre caractère ; il relisait
ensuite ce qu'il venait d'écrire, même quand on interposait une
feuille de carton entre ses yeux, d'ailleurs bien fermés, et ce
qu'il venait de tracer, etc. Leurs actions les plus ordinaires sont
d'aller d'un lieu dans un autre, les yeux fermés et dans la plus
grande obscurité. Comment se fait-il qu'ils évitent avec autant
d'adresse tous les obstacles qui s'opposent à leur passage ? Le
domestique de Gassendi portait la nuit, sur sa tête, une table
couverte de carafes ; il montait un escalier très-étroit, évitait
les chocs avec plus d'habileté qu'il n'eût fait pendant la veille,
et arrivait à son but sans accidens, etc. Comment la vue s'exerce-
t-elle sans le concours de la lumière ?

Un somnambule écrivait les yeux fermés, mais en se levant
il avait cru avoir besoin de chandelle, il en alluma une. Les personnes qui l'observaient l'éteignirent ; aussitôt il s'aperçut qu'il
était, ou plutôt il crut être dans l'obscurité, car il y avait d'autres
lumières dans la chambre, et alla rallumer sa chandelle. Il ne
voyait qu'avec celle qu'il avait allumée lui-même. Les faits les
plus nombreux et les plus authentiques, rapportés par les personnes les plus dignes de foi, prouvent que, pendant le sommeil, les sens externes étant fermés à leurs excitans ordinaires,

le cerveau acquiert un surcroît d'activité, devient capable de choses au-dessus de sa portée ordinaire ; et la faculté d'établir ses relations au moyen des organes de la vue, du goût, de l'odorat, de l'ouïe, se transporte hors de ces sens sur des parties qui n'en sont pas douées dans l'état naturel. Vous parleriez vainement à un somnambule, il ne vous entendrait pas, même en lui parlant fort haut ; mais on assure qu'en se mettant en rapport avec lui, c'est-à-dire en lui touchant la main et l'épigastre, il entrera pour l'ordinaire en conversation avec vous, et n'entendra nullement ce que d'autres diront près de lui.

La nature nous offre encore des phénomènes analogues chez les hystériques, les cataleptiques, les extatiques, etc. Il faut lire les observations que le Dr Pététin nous a transmises. Rien n'est assurément plus digne d'intérêt.

Une jeune personne, après avoir éprouvé de violentes convulsions, était tombée en perte de connaissance ; elle était immobile, les yeux fermés, roulans dans leur orbite, et chantait avec enthousiasme ; les membres, placés successivement dans des attitudes très-pénibles, conservaient la position qu'on leur imprimait. Les excitans de toute espèce furent vainement employés pour la tirer de cet état. C'est vainement qu'on cherchait a se faire entendre d'elle, qu'on la piquait, qu'on la pinçait, qu'on lui faisait flairer de l'ammoniaque, etc. ; elle était absolument insensible à tous ces moyens ; les sens paraissaient complètement paralysés. Le hasard fit que le médecin glissa et tomba sur l'épigastre de la malade en prononçant ces mots : « Il est « bien malheureux que je ne puisse empêcher cette femme de « chanter ! » — « Eh ! ne vous fâchez pas, M. le docteur, je ne « chanterai plus, » répondit la malade. Le médecin continua à lui parler sans obtenir de réponse. Il se replaça enfin dans la position où il était lorsqu'il avait été entendu, et il le fut encore. Nul doute que la malade n'entendît par l'estomac. Des expériences réitérées prouvèrent que le sens de l'ouïe était transporté dans cette région. Il faut lire les détails curieux de ce phénomène dans l'ouvrage même de M. Pététin. Celui-ci s'assura ensuite que le goût et l'odorat avaient aussi leur siége dans la même région : des mets divers, présentés à l'épigastre avec les plus grandes précautions, furent reconnus sans hésitation et sans erreur. Il en fut de même des odeurs ; et, chose plus inexplicable encore, des formes et des couleurs. Ce médecin ayant appliqué successivement plusieurs cartes sur l'épigastre, la malade les nomma toutes successivement sans se tromper. Elle disait les voir lumineuses, plus grandes que dans l'état naturel, et dans l'estomac. — Il cite plusieurs observations analogues à celle-ci, et au moins aussi surprenantes, et j'ai l'intime conviction qu'il n'a pu les inventer.

J'ai été consulté, il y a peu de jours, par mon compatriote M. Gaymar, chirurgien de la marine, habile naturaliste, pour une jeune dame de Grenoble qui éprouve des accès d'hystérie du même genre, et dont je regrette beaucoup de ne pas pouvoir tracer ici le tableau. Ainsi ces maladies sont caractérisées par l'abolition des fonctions des sens externes, par une exaltation singulière du cerveau, qui leur donne, pendant leurs accès, l'air d'inspirés, de prophètes, et les revêt momentanément d'une intelligence supérieure et d'une sensibilité excessive, par la faculté singulière d'entrer en communication avec les objets extérieurs au moyen de voies insolites. La plupart de ces caractères se rencontrent dans le somnambulisme artificiel.

Lorsqu'on a exercé la magnétisation, on ne tarde pas à reconnaître que la personne qui s'y soumet éprouve une pesanteur dans la tête et sur les paupières, des tiraillemens dans les membres, des pandiculations, des bâillemens, quelquefois des nausées, etc.; peu de temps après elle s'endort. Il est rare qu'elle devienne somnambule dès la première fois; mais assez généralement, au bout de peu de séances, le somnambulisme se déclare, quoique tous les sujets n'en soient pas susceptibles.

C'est cet état, qui varie suivant les individus, qui mérite la plus grande attention de la part du médecin physiologiste. La vie extérieure cesse; le somnambule vit en lui, isolé complètement du monde extérieur. Cet isolement est surtout complet pour deux sens, l'ouïe et la vue. J'ai fait peu d'essais sur les autres; je crois qu'ils éprouvent des modifications variées; mais elles sont loin d'être aussi remarquables que celles de la vue et de l'ouïe. Les assistans font vainement le bruit le plus violent, les somnambules n'entendent ordinairement rien. Cette surdité est très-commune, et la personne magnétisée par M. Dupotet, à l'Hôtel-Dieu, en a donné des preuves incontestables.

Pour se faire entendre d'un somnambule, il faut le toucher par quelque point, ordinairement par la main, et aussitôt il vous entend. Cette précaution n'est pas toujours nécessaire pour le magnétiseur, qui peut se faire entendre à une certaine distance; elle n'est même pas toujours indispensable pour les spectateurs, qui sont quelquefois entendus comme dans l'état naturel; mais elle est nécessaire dans les cas ordinaires. Il peut arriver que, malgré cette communication, le magnétiseur seul puisse se faire entendre.

Les yeux sont tellement insensibles à la lumière chez la plupart des somnambules, qu'il est arrivé de brûler leurs cils sans qu'ils témoignassent la moindre impression. Si l'on soulève leurs paupières et qu'on avance le doigt avec précipitation, il y a immobilité complète : cependant, ainsi que dans certaines amauroses, la pupille reste quelquefois mobile. Le somnambule éprouve une telle pesanteur sur les paupières, que, selon son expression, elles sont collées sur l'œil et ne peuvent s'ouvrir. Le globe de l'œil est tourné en haut et convulsé. Il est impossible de faire mouvoir ces parties, à moins que le magnétiseur n'opère quelques actes magnétiques, qui ne tardent pas à être suivis du réveil.

Il est bien constant que la vue est suspendue chez la plupart des somnambules, et cependant ils ont la conscience des objets qui les entourent, ils évitent avec la plus grande adresse les obstacles qu'ils rencontrent : ceci est incontestable, même dans le somnambulisme naturel. Par quelle faculté sont-ils avertis d'une multitude de choses que, dans l'état ordinaire, nous ne reconnaissons que par les yeux? Quoiqu'ils ne puissent entendre les questions que les étrangers leur adressent, ils sont cependant presque toujours avertis de leur présence. Si quelqu'un entre pendant l'expérience, avec les plus grandes précautions, sans faire le moindre bruit, les somnambules, sans regarder du côté de la porte, ne manquent presque jamais de signaler la personne qui entre. J'ai fréquemment vérifié ce fait. Un soir, un médecin amena chez moi trois filles somnambules, dont aucune ne connaissait mon appartement; elles n'avaient pas été prévenues; on leur demanda si elles savaient où elles étaient (la pièce n'était point éclairée, non plus que le cabinet où elles entrèrent un instant après); elles répondirent toutes : « Belle question! nous sommes chez M. R., » et désignèrent successivement les pièces où elles se trouvaient. Si on leur demande comment elles connaissent les personnes qui entrent, celles qui les touchent sans se montrer à leurs regards, et cela sans jamais se

méprendre, elles répondent que c'est par une espèce de pressen-
timent qu'elles ne peuvent expliquer, mais qui ne saurait les
tromper. Mais si la vue est abolie dans son sens naturel, il est
tout-à-fait démontré pour moi qu'elle existe dans plusieurs parties du corps. Voici une expérience que j'ai fréquemment répétée; mais qu'enfin j'ai dû interrompre parce qu'elle fatiguait
prodigieusement ma somnambule, qui me dit que si je conti-
nuais, elle deviendrait folle. Cette expérience a été faite en présence de mon collègue et ami, M. Ferrus, que je crois devoir
nommer ici, parce que son témoignage ne peut qu'être du plus
grand poids. Je pris ma montre, que je plaçai à trois ou quatre
pouces derrière l'occiput. Je demandai à la somnambule si elle
voyait quelque chose. — Certainement, je vois quelque chose
qui brille; ça me fait mal. » Sa physionomie exprimait la douleur; la nôtre devait exprimer l'étonnement. Nous nous regar-
dâmes, et M. Ferrus, rompant le silence, me dit que puisqu'elle
voyait quelque chose briller, elle dirait sans doute ce que
c'était. — « Qu'est-ce que vous voyez briller? — Ah! je ne sais
pas, je ne puis vous le dire. — Regardez bien. — Attendez... ça
me fatigue... attendez... (et après un moment de grande attention) : « C'est une montre. » Nouveau sujet de surprise. « Mais,
si elle voit que c'est une montre, me dit encore M. Ferrus, elle
verra sans doute l'heure qu'il est. » — « Pourriez-vous me dire
quelle heure il est? — Oh! non, c'est trop difficile. — Faites
attention, cherchez bien. — Attendez... je vais tâcher,... Je dirai
peut-être bien l'heure, mais je ne pourrai jamais voir les minutes; » et après avoir cherché avec la plus grande attention :
« Il est huit heures moins dix minutes; » ce qui était exact.
M. Ferrus voulut répéter l'expérience lui-même, et la répéta
avec le même succès. Il me fit tourner plusieurs fois l'aiguille
de sa montre, nous la lui présentâmes sans l'avoir regardée,
elle ne se trompa point. Une autre fois je plaçai la montre sur
le front; elle accusa bien l'heure, mais nous dit les minutes au
rebours, en plus ce qui était en moins, et réciproquement; ce
qu'on ne peut attribuer qu'à une moindre lucidité dans cette
partie, ou à l'habitude où nous étions de placer le cadran derrière l'occiput. Quoi qu'il en soit, cette somnambule se défiait
tellement de sa clairvoyance, qui était telle cependant que je
n'en ai jamais vu de semblable, qu'il ne lui paraissait jamais
possible de voir ce qu'on lui demandait. Il serait beaucoup trop

long de rapporter tout ce qu'elle me dit de singulier; le fait que je viens de raconter suffit. Ainsi voilà bien la faculté de voir transportée dans d'autres organes que ceux qui en sont chargés dans l'état normal. Ce fait, je l'ai vu et je l'ai fait voir. Il ne faut pas croire pour cela qu'ils ne se trompent jamais; les somnambules les plus lucides commettent de fréquentes erreurs; *je dirai même que les cas où ils se trompent sont les plus ordinaires.* Comme ces erreurs sont très fréquentes, je ne doute pas qu'elles n'aient détourné d'un examen sérieux une multitude de bons esprits. On est peu porté à croire ces phénomènes; s'il arrive que dans les premières expériences que l'on fait on ne rencontre que des erreurs, il est impossible à l'homme le plus sage d'en jamais revenir. Or, il n'est nullement étonnant qu'on n'ait eu à observer pendant long-temps que des individus qui se trompaient, et, qui pis est, qui cherchaient à tromper.

Mais comment expliquer cette merveilleuse faculté de connaître les objets sans l'intermède de la lumière, et sans un instrument disposé pour la modifier? Il faut ici s'incliner devant la nature, dont nous sommes loin de connaître toute la puissance. Il est indubitable que les plantes elles-mêmes sont sensibles à la lumière sans être munies d'un appareil de la vision, et bien plus, sans système nerveux apparent. Une multitude de fleurs s'ouvrent aux premiers rayons du jour, et se ferment à la nuit; d'autres, au contraire, se ferment le matin et s'ouvrent le soir. C'est un phénomène organique, sans doute; mais qui peut affirmer que celui dont nous parlons ne peut pas en être rapproché? Il est vraisemblable que beaucoup d'animaux des classes inférieures, dépourvus d'organes de la vision, sont sensibles à la lumière par toute la périphérie de leur corps. Leur sensibilité générale perçoit à la fois, et par tous les points de leur surface, les odeurs, les saveurs et la lumière. Dans le cas qui nous occupe, la sensibilité générale paraît être exaltée à ce point; et si la nature a départi à certains nerfs la faculté de sentir le son, les odeurs, les saveurs, la lumière, lorsqu'elle les prive de cette faculté, ne peut-elle pas la transmettre aux autres nerfs? Pourquoi les nerfs qui se répandent à la peau ne pourraient-ils pas, dans cette circonstance, être doués momentanément de la sensibilité spéciale du nerf optique, du nerf olfactif, ou du nerf acoustique? puisqu'en dernière analyse, voir, flairer, entendre, etc., ne sont que sentir la lumière, les odeurs, les sons, etc. Mais chez les somnambules cette faculté de voir n'est pas bornée aux objets exposés à découvert à leur investigation, ils jouissent encore de la faculté de distinguer à travers les corps opaques. Une somnambule m'a constamment dit, sans jamais se tromper, si j'avais l'estomac vide ou plein; elle allait jusqu'à me dire si j'avais beaucoup ou peu mangé. On peut voir, dans les divers auteurs, et surtout dans Pététin, des faits bien autrement singuliers.

Les magnétiseurs prétendent que les somnambules ont la faculté de voir à une distance très-considérable, ou plutôt qui n'a pas de bornes; ils citent à ce sujet des faits extraordinaires. Je n'ai jamais rien observé de pareil. J'ai bien vu des somnambules avoir la prétention de savoir ce qui se passait dans des lieux très-éloignés; mais j'ai toujours pris ce qu'ils me disaient pour des rêveries. Je ne dis pas que cela ne soit pas, je dis seulement que j'en doute, n'ayant jamais pu le vérifier par moi-même. Les partisans du magnétisme, qui admettent un fluide particulier comme cause de la vision magnétique, disent qu'on peut bien supposer que ce fluide, ainsi que la lumière qui nous vient en si peu de temps des étoiles fixes, traverse des intervalles considérables, et même les corps opaques, et qu'il n'est pas plus surprenant de voir aux antipodes au moyen de ce fluide nouveau, que d'apercevoir Saturne, Jupiter ou Syrius au moyen du fluide lumineux. Avant d'adopter de semblables suppositions, il faudrait que les faits fussent établis d'une manière incontestable. C'est ce qui ne l'est pas encore pour nous.

Lorsqu'une personne malade approche d'un somnambule, celui-ci ne manque jamais d'éprouver un malaise sensible, et accuse souvent une douleur dans l'organe correspondant à celui qui est affecté chez cette personne. Lorque je faisais ces recherches, M. le docteur F. souffrait dans l'hypocondre droit. Toutes les fois qu'il s'est mis en rapport avec quelque somnambule, celui-ci a toujours accusé un malaise général, et souvent une douleur dans cette région; et ce médecin m'a assuré qu'il produisait constamment le même effet. Nous verrons plus bas une explication de ce phénomène.

Au reste, la sensibilité générale est tellement exaltée, que les somnambules ne peuvent supporter le moindre froid; ils sont moins sensibles à la grande chaleur.

Après ce que nous venons de dire, il semble qu'il doit

nous rester peu de chose extraordinaire à raconter. Il en est cependant une qui, selon nous, passe toute croyance, et que nous allons faire connaître. De tous les phénomènes magnétiques, c'est celui qu'on produit le plus souvent, le plus facilement, et de la manière la plus immanquable. Vous n'avez qu'à vouloir interdire le mouvement à un membre, deux ou trois gestes le jettent dans l'immobilité la plus parfaite; il est tout-à-fait impossible à la personne magnétisée de le remuer le moins du monde. Vous avez beau l'exciter à le mouvoir, impossible; il faut le *déparalyser* pour qu'elle puisse s'en servir. Pour cela il faut faire d'autres gestes. Ne croyez pas cependant que cette immobilité ne soit que le résultat des gestes magnétiques, et que le somnambule, en voyant ces gestes, ne comprenne ce que vous voulez, et fasse semblant d'être paralysé, la *volonté seule*, *l'intention de paralyser un membre*, *la langue ou un sens*, *m'a suffi* pour produire cet effet, que parfois j'ai eu beaucoup de peine à détruire. J'ai plusieurs fois, devant témoins, paralysé mentalement le membre qu'on me désignait, un spectateur mis en rapport commandait les mouvemens; impossibilité absolue de mouvoir le membre paralysé.

Les sens sont aussi susceptibles de cette paralysie; alors le magnétiseur lui-même ne peut plus rien en obtenir.

La langue se paralyse avec la plus grande facilité, et si l'on fait quelque question, le somnambule fait des efforts inouïs pour répondre, la face se gonfle, se colore, la douleur se peint sur tous les traits; mais aucune parole ne peut être proférée.

Si vous demandez après à la personne magnétisée ce qu'elle éprouve, elle répond qu'un froid mortel s'empare du membre, s'y répand; que bientôt il s'engourdit, et qu'une puissance insurmontable l'empêche de le mouvoir.

La vie animale n'est pas seule le théâtre des phénomènes magnétiques; le système nerveux de la vie organique participe aussi des changemens que l'action magnétique produit. Ainsi les somnambules assurent qu'ils voient dans l'intérieur de leur corps. Les recherches réitérées que j'ai faites à ce sujet m'ont bien appris qu'ils faisaient des efforts pour distinguer leurs organes; ces recherches m'ont bien convaincu qu'ils éprouvaient quelques sensations intérieures; mais je n'ai jamais obtenu que des descriptions, ou tout-à-fait fausses, ou du moins fort erronées. Il est extrêmement rare que des som-

nambules, même très-lucides, voient approximativement leur
intérieur. Ils n'ont, la plupart, que des idées absurdes qui ressemblent à des vains songes, et c'est tout. Cependant un somnambule dépourvu de connaissances physiologiques me dit voir
son cœur, les vaisseaux qui y sont *attachés.* Il les compta avec
peine, me dit qu'il y en avait *huit;* que le sang qui circulait
n'était pas de la même couleur dans tous, et qu'il allait plus
vite dans les uns que dans les autres. Voilà la seule réponse
passable que j'aie jamais obtenue. Quant aux maladies dont ils
se disent affectés, ce sont toujours des descriptions chimé-
riques; c'est toujours l'exposé fidèle de leurs préjugés, des
idées qu'on leur a communiquées dans leur enfance, ou qu'ils
ont reçues depuis, les opinions qui règnent parmi les gens de
leur classe et dans le pays qu'ils habitent.

Dans bien des circonstances, c'est dans l'appareil nerveux
de la vie individuelle qu'est transportée la faculté sensoriale.
Dans la cataleptique dont les observations ont été rapportées
par le docteur Pététin, les sens du goût, de l'ouïe, de la vue,
paraissaient avoir leur siége dans l'estomac, c'est-à-dire vrai-
semblablement dans le plexus solaire.

Les fonctions organiques éprouvent aussi quelques modifications; mais elles n'ont rien de constant. J'ai vu des individus dont la circulation était accélérée dans cet état; le pouls
était fréquent, développé; chez d'autres il se ralentissait, et
chez quelques-uns restait dans l'état naturel.

La respiration est plus ordinairement rare et lente.

Je ne sais ce qui doit arriver dans les sécrétions, les absorptions, etc.; mais si l'on ajoute foi à quelques guérisons
dont on cite les exemples, il faudra bien admettre que, médiatement ou immédiatement, l'absorption interstitielle est
activée. Ce qu'il y a de certain, c'est que les personnes qu'on
magnétise souvent maigrissent d'une manière sensible au bout
d'un certain temps.

Il se passe aussi des changemens très-remarquables dans les
facultés de l'intelligence. Si les sens extérieurs ne s'exercent plus,
il semble que le centre cérébral profite de tout ce qui n'est pas
employé à leur exercice. L'attention en est bien plus forte et
plus soutenue pour le genre d'impression dont ils sont susceptibles. Cette attention est exclusive, et tellement active qu'elle
en est pénible et douloureuse. Je crois que ce travail du cer-

vean n'est pas sans danger pour les somnambules. J'en ai vu auxquels on faisait des questions difficiles à résoudre, faire de tels efforts qu'ils en étaient malades; il en résultait du trouble dans les idées, de la mélancolie, et des céphalalgies violentes. Il faut prendre garde à ne pas exiger trop. Malheureusement la curiosité bien naturelle nous fait souvent dépasser les bornes dans les recherches que l'on fait; il en résulte de graves inconvé-niens; leurs perceptions cessent d'être exactes, ils ne vous répondent plus que des choses bizarres et ridicules.

La mémoire des magnétisés est sans contredit ce qu'ils ont de plus exalté. On en voit qui récitent des pièces de vers de longue haleine, qu'ils ont apprises autrefois, ou que seulement ils ont lues, et cela avec une exactitude et une assurance imper-turbable. D'autres chantent des airs qu'ils ne peuvent repro-duire dans l'état de veille. Ce qui prouve en même temps que la mémoire des sens est plus exacte, plus fidèle, plus vive, et que les organes de la voix sont plus agiles, plus déliés, et les sons qu'ils produisent plus purs, plus justes, plus corrects.

Un phénomène qui caractérise surtout le somnambulisme, c'est l'oubli, au réveil, de tout ce qui s'est passé pendant cet état. Lorsqu'ils tombent dans un nouveau sommeil, ils ont en général la mémoire de tout ce qu'ils ont fait, vu et dit dans les autres sommeils; ce sont, pour ainsi dire, deux existences entièrement séparées l'une de l'autre. M. Bertrand, dans son ouvrage sur le somnambulisme, dit qu'on peut commander à la mémoire du magnétisé, lui ordonner de se souvenir d'une circonstance, et que le somnambule s'en souvient; il va plus loin, il assure qu'on peut commander l'oubli. Je n'ai fait au-cune expérience pour confirmer ou infirmer ces faits curieux.

Si la mémoire acquiert en général une grande supériorité dans cet état, nous pouvons en dire autant du jugement et de l'imagination. Des magnétisés lucides, qui sont quelquefois dans la veille des gens d'une grande médiocrité, nous étonnent par les aperçus neufs et intéressans, par les rapports justes et sub-tils, par une appréciation exacte des choses dont ils nous rendent les témoins.

Ils semblent aussi planer dans une région supérieure, tout s'embellit dans leur esprit, ils élèvent et agrandissent des ob-jets vils et communs; enfin, ils peignent tout de couleurs bien plus vives, bien plus brillantes qu'ils ne sauraient jamais faire dans l'état de veille. Leur élocution est en rapport avec leurs idées, elle est en général brillante, facile et animée; tour à tour noble ou simple, grave ou enjouée, sévère ou gracieuse, selon les sujets qui les occupent; elle paraît toujours au-dessus de leur éducation première.

Leur volonté est presque nulle, elle est tellement soumise à celle du magnétiseur, qu'ils ne paraissent plus que son instrument; ils n'agissent que par lui, et celui-ci peut influencer jusqu'à leurs désirs, jusqu'à leurs pensées. Nous en avons vu une preuve dans les paralysies des sens et des mouvemens qu'on produit quand on veut.

Mais se peut-il que les somnambules jouissent de l'étonnante faculté de prophétiser, de prévoir l'avenir? C'est encore une prétention des partisans exclusifs du magnétisme. J'ai vu dans ce genre des faits bien singuliers; mais j'avouerai que bien que *je les ai vus souvent, j'en doute encore.* Comment connaître, en effet, ce qui n'existe pas encore, ce qui par conséquent n'est encore rien; dira-t-on que c'est par l'enchaînement naturel des événemens? Mais qui leur en donne la connaissance? Ils disent bien que c'est un sentiment dont ils ne peuvent rendre raison, et qui ne saurait les tromper; mais cela nous apprend-il quelque chose?

M. Georget a vu annoncer avec précision des accès d'hystérie, d'épilepsie, l'éruption des règles et prédire leur durée, l'heure de leur terminaison, et j'ai été témoin de faits bien plus incroyables. C'est surtout pour des phénomènes de cette nature qu'on ne saurait être trop sceptique. Je le répète, des faits de ce genre ne sont pas croyables; il est toujours bien plus philosophique de croire qu'on s'est trompé, qu'on a mal jugé, mal apprécié, ou qu'on a été induit en erreur, que d'ajouter foi à des phénomènes dont l'existence répugne à toute raison.

La partie affective mérite aussi quelque attention. Les somnambules sont affectueux, reconnaissans; ils s'attachent d'une manière extraordinaire à leur magnétiseur; ils ne voudraient jamais le quitter; ils lui obéissent d'une manière passive, et cela même dans l'état de veille. Ils ont un amour-propre très-chatouilleux, surtout pour ce qui concerne leur clairvoyance. Ils désirent tellement prouver qu'ils voient, que ce désir leur fait souvent inventer des fables; il faut être fort sur ses gardes pour ne pas être leurs dupes; s'ils connaissent d'autres somnambules, ils désirent toujours leur être supérieurs. Enfin, ils sont irritables, colères quelquefois, portés à la mélancolie, etc. — Toutes leurs facultés morales sont dans un degré d'énergie bien plus grand que dans l'état de veille.

Lorsqu'on a souvent reproduit le somnambulisme chez un individu, cet état se trouve modifié; il se rapproche alors beaucoup de la veille; la suspension des sens externes est moins complète; la lucidité est moins grande; je pense que c'est parce que les somnambules, moins frappés de leur état, concentrent moins leur attention. Les somnambules se gâtent par l'habitude.

Il est enore une multitude de phénomènes magnétiques; nous avons cités les principaux. On peut voir les autres dans les ouvrages *ex professo* sur cette matière.

Manière de produire les phénomènes magnétiques. Nous croyons qu'il eût été peut-être plus naturel de commencer notre article par ce paragraphe; mais si l'on réfléchit que la matière est encore en litige, il semblera peut-être qu'il était préférable d'établir d'abord leur existence avant de dire comment on les obtient. C'est par la même raison que nous n'avons pas cru devoir en présenter d'abord l'histoire ainsi que cela a lieu pour les sujets ordinaires. Avant de raconter l'histoire d'un fait, n'est-il pas indispensable d'établir la réalité de ce fait?

Pour obtenir des effets magnétiques, certaines conditions de la part de la personne active et de la personne passive sont indispensables. On a objecté que puisque tous les sujets n'étaient pas également propres à produire ou à recevoir les effets magnétiques, on ne devait pas admettre l'existence d'un agent particulier; que l'électricité produisait toujours les mêmes effets, et que dans quelle condition qu'on se trouvât, on ressentait toujours la commotion électrique; que dès-lors on ne pouvait pas se refuser à admettre l'existence d'un agent électrique; qu'il ne saurait en être de même du magnétisme animal, puisque une foule de circonstances pouvaient en empêcher l'effet. Mais cette objection n'est pas même spécieuse, et l'on a lieu de s'étonner qu'elle ait été faite par un médecin. Il est peu de phénomènes naturels qui pour être produits ne demandent un concours particulier de circonstances, hors lesquelles ils n'ont pas lieu. Ne sait-en pas, par exemple, pour ne pas sortir du domaine de la médecine, ne sait-on pas qu'une maladie, pour se développer chez un individu, doit rencontrer chez lui une prédisposition? et que sans cette prédisposition la cause aura beau agir, elle ne produira aucun résultat? Ne sait-on pas que dans les maladies épidémiques, et même dans les maladies contagieuses, tous les individus soumis à la même cause, ne sont pas frappés par elle, et que ceux qui le sont, ne le sont pas au même degré, et de la même manière? Sera-ce une raison pour nier l'existence de la cause épidémique ou contagieuse? .

Il est donc des conditions indispensables dans lesquelles doivent se trouver les magnétisans et les magnétisés.

Le magnétisme est produit par la force de la volonté. Il faut donc de la part de celui qui magnétise une volonté ferme, un vif désir de produire des effets, et la conviction intime qu'il produira ces effets. On a fortement tourné en ridicule la nécessité de ces dispositions morales; on les a assimilées à la foi, à l'espérance, à la charité, vertus théologales indispensables à notre salut. Rien n'est plus facile que de démontrer combien dans les sciences le désir de paraître plaisant peut faire commettre d'erreurs. Voici comment on pourrait se rendre raison de la condition qu'on exige : la volonté ferme, le vif désir, la conviction, sont des états particuliers du cerveau; l'action magnétique n'est elle-même qu'un produit du système nerveux; si les premières conditions n'existent pas, la seconde ne saurait exister. L'agent nerveux que fait mouvoir la volonté cause des phénomènes magnétiques : sera-t-il mis en mouvement si la volonté n'existe pas? Puis-je mouvoir mon bras si je ne commande le mouvement? et puis-je avoir cette volonté si je ne crois pas que cela soit possible? Cette volonté ne sera-t-elle pas d'autant plus forte que le désir de réussir sera plus fortement prononcé? Cette volonté n'enverra-t-elle pas alors une somme plus grande d'agent nerveux. Il ne faut pas oublier que cet agent nerveux est la cause productrice des phénomènes magnétiques, que cet agent nerveux est envoyé par la volonté comme elle le dirige vers les muscles pour opérer leur contraction; donc la foi ou la conviction est nécessaire, parce que sans elle le magnétiseur ne saurait vouloir; le désir de réussir est nécessaire pour augmenter l'énergie de la volonté; enfin celle-ci est indispensable parce que c'est elle qui envoie directement, immédiatement, le fluide qui produit les effets magnétiques.

Il faut que le magnétiseur n'ait rien de repoussant, qu'il soit bien portant, dans la force de l'âge, ou d'un âge mûr ; qu'il soit grave, en même temps affectueux; qu'il soit supérieur s'il est possible à la personne magnétisée, soit par son rang, son âge, ses qualités intellectuelles et morales, soit de toute autre manière. En un mot qu'il exerce sur cette personne un ascendant quelconque. Ces conditions, qui doivent beaucoup favoriser l'action magnétique, ont excité les clameurs des antagonistes du magnétisme animal. Ils n'ont vu là dedans qu'une influence morale ; que ce qu'ils ont improprement appelé influence de *l'imagination*. On voit bien que le mot *imagination* est ici tout-à-fait détourné de son véritable sens. Ce n'est plus cette brillante faculté de l'intelligence qui retrace les objets absens avec de si vives couleurs qu'on croirait les avoir sous les yeux; cette faculté qui ne crée pas d'objets nouveaux , mais qui trouve des rapports inaperçus, des combinaisons ingénieuses, etc. Ce qu'ils appellent *imagination* n'est autre chose qu'une disposition particulière du cerveau qui le rend susceptible de toutes sortes d'impressions. Hé bien ! même dans cette acception impropre nous croyons que ce n'est pas l'imagination, au moins seule, qui produit les phénomènes magnétiques , puisqu'on peut les faire naître sans que la personne magnétisée voie le magnétiseur, mais nous croyons cette disposition cérébrale très-propre à favoriser l'action magnétique; elle rend le sujet très-apte à recevoir cette action. Ainsi que nous le verrons plus bas, *le magnétisme n'est qu'un état particulier du système nerveux*, état sur lequel nous appelons l'attention des physiologistes. Ainsi tous les moyens qui peuvent agir sur ce système , et qui sont capables de produire et de favoriser cet état, sont bons, peu nous importe. Ceux qui agissent sur les sens, sur le cerveau , sont très-bons ; il suffit pour nous que l'individu présente tous les phénomènes que nous venons de faire connaître. Que nous importe en effet que ce soit l'imagination ou toute autre cause? il nous suffit qu'il y ait des effets; c'est tout ce que nous voulons prouver. Les commissaires , assurément très-savans et très-respectables, nommés par le roi pour l'examen du magnétisme, ne nièrent pas qu'il y eut des effets; seulement ils les attribuèrent aux attouchemens, aux pressions, à l'imagination, à l'imitation, et non à un agent particulier. Ils prouvèrent bien qu'on produit des effets magnétiques par l'imagination seule sans magnétisme, qu'avec le magnétisme sans imagination on ne produirait rien, etc. Ces expériences très-bien faites, sont nombreuses, ingénieuses, variées ; on le croira sans peine, lorsqu'on saura qu'elles étaient faites par les Lavoisier, les Franklin, etc. On conçoit que le *moral* doit être tout-puissant pour modifier le système nerveux. Et, encore une fois, qu'importe le moyen, si l'on obtient les résultats ? qu'importe aussi que la pression y contribue ? qu'importe que l'imitation les augmente ? qu'importe que la vue soit nécessaire, et que les sons soient utiles ? l'essentiel, c'est que le somnambulisme soit produit. Puisqu'il ne s'agit que de modifier le système nerveux, tous les modificateurs sont bons.

Il faut que le *magnétiseur n'ait rien de repoussant ;* on conçoit en effet que la répugnance ne peut pas disposer à recevoir l'agent magnétique. *Il faut qu'il soit bien portant ;* parce que son action magnétique sera plus forte, son influence plus bienfaisante ; les magnétiseurs mal portans occasionent des douleurs à leurs magnétisés. *Dans la force de l'âge, ou l'âge mûr ;* parce que l'énergie de la volonté est alors à son plus haut degré. *Qu'il soit grave, affectueux ;* parce que ces qualités attirent la confiance et l'abandon ; et, par les mêmes raisons, *supérieur au magnétisé,* si c'est possible, etc.

De la part de celui-ci, il faut aussi qu'il veuille se soumettre, qu'il désire, et qu'il croie ; ce qui le rend très-propre à recevoir l'influence magnétique. S'il est malade, affaibli, d'une constitution nerveuse, affecté de quelque maladie du système nerveux, il se trouvera dans les conditions favorables. Il est clair qu'il faut qu'il veuille se soumettre ; car, sans cette volonté, sans ce désir, et sans la croyance qui les fait naître, la surface de son corps reste pour ainsi dire fermée à l'agent qu'on lui envoie. Il est à remarquer cependant, qu'après quelques séances, il n'est plus nécessaire que le magnétisé *veuille* être endormi, on l'endort malgré lui. Il m'est arrivé maintes fois d'endormir des personnes qui me suppliaient de n'en rien faire, et la malade dont parle M. Dupotet, dans son rapport des séances magnétiques de l'Hôtel-Dieu, fut plusieurs fois endormie à son insu et malgré elle. Enfin quand ces conditions réciproques se trouvent remplies, on procède à la magnétisation, qui est la chose du monde la plus simple.

On a dit avec raison que la présence de gens incrédules et malveillans empêchait la production des effets magnétiques. Je ne sais pas comment s'exerce cette influence neutralisante, mais tous les magnétiseurs l'ont observée. Je ne hasarderai aucune conjecture à ce sujet.

On a décrit de plusieurs manières les procédés de magnétisation. Chaque magnétiseur a la sienne propre. Il suffit aux uns d'imposer la main sur le front de la personne qu'on magnétise, immédiatement ou à une légère distance ; d'autres posent cette main sur l'épigastre ; quelques-uns sur les épaules. Ordinairement après quelques séances il n'est plus nécessaire d'imposer les mains. Il suffit de dire à la personne magnétisée : *Endormez-vous, je veux que vous dormiez*, et aussitôt elle s'endort sans pouvoir se soustraire à cet ordre. Souvent même il suffit d'en avoir la volonté sans la manifester. Il m'est arrivé souvent de vouloir endormir quelqu'un ; aussitôt des tiraillemens, des pandiculations et autres symptômes précurseurs du sommeil se manifestaient : *Que me faites-vous ? je vous en prie, ne m'endormez-pas ; vous m'endormez, je ne veux pas être endormie.* Mais on n'arrive que graduellement à une influence aussi grande. Dans les premières séances, voici comme l'on doit procéder :

On fait asseoir la personne qu'on veut magnétiser ; on se place vis-à-vis d'elle, de manière à la toucher par les genoux et par le bout des pieds ; alors, avec les mains, on lui prend les pouces que l'on tient jusqu'à ce qu'ils se soient mis en équilibre avec notre température. On place ensuite les mains sur les épaules, et au bout de quelques minutes on descend les mains le long des bras, en ayant soin de diriger l'extrémité des doigts sur le trajet des nerfs qui s'y répandent. Recommencez ainsi à plusieurs reprises, après quoi appliquez pendant quelques instans les mains sur l'épigastre, et descendez ensuite vers les genoux et même jusqu'aux pieds ; reportez ensuite vos mains sur la tête du malade, en ayant soin en remontant de les écarter de lui, et descendez encore le long des bras et même jusqu'aux pieds. Après avoir recommencé ces pratiques plusieurs fois, on aperçoit déjà quelques phénomènes magnétiques. Le patient éprouve des tiraillemens dans les membres, de l'embarras dans la tête, de la pesanteur sur les paupières. Au bout de quelques séances le malade s'endort complètement.

Il ne faut pas que le magnétiseur pense à autre chose pendant qu'il opère ; son attention doit être pleine et entière, toute distraction est funeste au succès de l'opération. Il doit témoigner de la bienveillance au magnétisé, l'encourager, le consoler; etc. Ces pratiques magnétiques soulagent presque toujours les douleurs des malades.

Il est certaines circonstances accessoires qui favorisent l'action magnétique; telles sont : l'air pur de la campagne, la belle saison, la solitude, un temps sans nuage et peu électrique, etc. Le trop grand froid et la trop grande chaleur doivent être évités avec soin.

Parmi les personnes qui exercent le magnétisme, celles qui sont vives, ardentes, enthousiastes réussissent mieux. Elles paraissent aux magnétisés jeter des flammes; tels étaient Mesmer et le père Hervier, etc. L'expression du visage aide puissamment l'action magnétique. Les regards, l'air pénétré du magnétiseur sont de puissans auxiliaires.

Lorsqu'on a obtenu le sommeil magnétique, il faut se garder de tourmenter la personne magnétisée par des questions indiscrètes. L'état où elle se trouve est un état tout nouveau et fort extraordinaire; elle se recueille, examine. Il faut attendre. Au bout de quelque temps, elle parle d'elle-même, ou fait des gestes qui vous font connaître que vous pouvez l'interroger. Il faut le faire avec prudence. On lui fait ordinairement les questions suivantes : *Dormez-vous ?* — Elle répond d'une voix particulière : *Oui.* — *Combien de temps voulez-vous dormir? une demi-heure ou trois quarts d'heure ? Comment vous trouvez-vous? Sentez-vous votre mal? Que voyez-vous?*, etc. Il ne faut pas la fatiguer par des questions trop nombreuses et trop difficiles. Il faut procéder graduellement. Il y a des expériences qui les fatiguent prodigieusement et leur causent des douleurs intolérables dans la tête, à l'épigastre et ailleurs; il faut en être très-sobre. Ce sont ordinairement les plus intéressantes, comme de faire reconnaître les objets placés sur une région quelconque du corps, etc. C'est ainsi qu'on obtient le somnambulisme artificiel, sans doute un des états les plus intéressans qui puissent se présenter à l'observation du philosophe.

Théorie du magnétisme, ou *hypothèse propre à expliquer ses phénomènes.* — Il n'y a rien de merveilleux dans le magnétisme. C'est un phénomène naturel, encore inaperçu, inouï pour plusieurs, et voilà tout. Il n'y a de merveilles, de miracles que pour les sots. Plus les peuples sont simples et grossiers et plus il y a de miracles, parce que, ignorant la plupart des phénomènes de la nature, il y a un plus grand nombre de faits qui échappent à leur connaissance, et leurs paraissent opposés à ses lois : plus les peuples s'instruisent, plus leurs connaissances s'étendent, et moins il existe des faits qui les surprennent. Lorsqu'ils en rencontrent de nouveaux, ils ne s'étonnent pas, ils ne crient pas au miracle, ils ne les nient même pas, mais ils les étudient et les rapprochent d'autres faits analogues déjà connus. Ainsi s'accroît par des anneaux successifs la chaîne des connaissances humaines. Il est à remarquer que tout ce qui est nouveau, et surtout inaccoutumé, excite en nous le rire, le mépris, ou l'étonnement. Le sage ne doit ni mépriser, ni s'étonner, il doit examiner. Certes les faits que nous avons exposés, et qui depuis long-temps ont été vus, observés et décrits par les gens les plus estimables, ne devaient pas exciter l'hilarité des prétendus savans; mais je suppose qu'enfin notre pyrrhonisme, en toute chose bien connu, notre opinion, porte quelque physiologiste à s'occuper avec bonne foi du sujet que nous traitons, devra-t-il s'étonner de ce qu'il observera? non sans doute, à moins qu'il ne s'étonne de la plupart des phénomènes de la nature, tous au moins aussi surprenans que ceux du magnétisme animal. Certes la lumière parcourant quatre milions de lieues par minute, nous donnant la faculté de reconnaître l'existence d'objets placés à plusieurs miliards de lieues de nous, et cela dans un instant; faisant pénétrer le spectacle de l'immensité, de la nature entière par une ouverture de la grandeur d'une tête d'épingle (la pupille), est un miracle bien autrement surprenant que l'influence d'un individu sur un autre à la distance de quelques pieds. L'attraction régissant l'univers, dont le génie de Newton développa les lois, l'attraction se faisant sentir sans intermédiaire à des distances énormes d'un astre à un autre, maintenant ainsi dans l'espace et réglant dans leur cours invariable les globes célestes, n'est-elle pas encore une merveille bien autrement surprenante? et cependant qui fait attention à la magie de la lumière et de l'attraction? A peine quelques savans s'en occupent-ils, le reste des hommes jouit de leurs bienfaits sans s'en étonner et même sans y songer. Pourquoi? parce que ce sont des choses habituelles.

Il est téméraire, il est même insensé de vouloir imposer des bornes à la puissance de la nature. Quand on crie au miracle, il semble que ses lois aient été violées par une cause extraordinaire.

Et d'abord, connaît-on assez sa puissance immense pour savoir à quel point elle doit s'arrêter ? Voltaire a dit : « Toutes les fois que vous entendrez raconter un fait qui ne sera pas en harmonie avec les lois de l'univers, doutez ; lorsque ce fait sera ouvertement en opposition avec ces lois, dites hautement que ce fait est faux. » J'oserai n'être pas de l'avis de ce grand homme, je dirai : doutez encore. Sait-on, en effet, ce qui est ou ce qui n'est pas contraire à la marche de la nature ? Il faut donc dans tous les cas s'assurer d'abord de la réalité du fait, ensuite l'étudier, et le rattacher, autant que l'état actuel des sciences peut le permettre, aux objets analogues déjà connus et classés.

Voyons donc si nous pourrons nous rendre jusqu'à un certain point raison des effets inouïs du magnétisme.

Nous pensons que *tous ces phenomènes appartiennent au système nerveux*, dont toutes les fonctions ne nous étaient point encore parfaitement connues ; que *c'est à une modification, à une extension de ce système et de ses propriétés qu'on doit attribuer les effets dont nous parlons*.

Dans l'état actuel de la science tout porte à considérer le cerveau comme un organe sécrétant une substance particulière dont la propriété principale est de transmettre ou de recevoir le vouloir et le sentir. Cette substance, quelle qu'elle soit, paraît circuler dans des nerfs dont les uns sont consacrés au mouvement (à la volonté), ceux-là partent de l'encéphale ou de ses dépendances, et vont se rendre aux extrémités, les autres au sentiment, ceux-ci vont se rendre à l'encéphale. Les premiers sont actifs et les seconds passifs. On peut aujourd'hui regarder ces propositions comme démontrées. Lorsque je veux mouvoir un membre, mon cerveau envoie au muscle destiné à exécuter ce mouvement une certaine quantité d'agent nerveux qui détermine la contraction musculaire, cette transmission se fait au moyen d'un nerf que l'anatomie démontre ; et si je coupe, ou si je lie ce nerf, il me devient impossible d'exécuter le mouvement, il y a paralysie. Le même phénomène a lieu pour les nerfs du sentiment ; si on les détruit, la sensibilité est anéantie dans la partie d'où ils procèdent. Ces faits connus de temps immémorial sont incontestables et généralement adoptés. Ils avaient fait penser que la fonction de l'innervation était une véritable circulation. Il y avait des vaisseaux nerveux *afférens*, c'étaient ceux de la volonté ; il y en avait d'*efférens*, c'étaient ceux de la sensibilité. Les travaux récens de M. Bogros, anatomiste distingué, semblent prouver matériellement ce que le raisonnement avait fait admettre. On sait qu'il est parvenu à injecter la plupart des nerfs avec du mercure.

Mais de quelle nature est cet agent? Les travaux récens aussi de MM. Prévost et Dumas portent à croire que cet agent a la plus grande analogie avec le fluide électrique. Ces physiologistes ont démontré que la contraction musculaire était le résultat d'une véritable commotion électrique; ils se proposent de suivre et de multiplier leurs expériences. Notre célèbre et malheureux ami le professeur Béclard nous a souvent entretenu d'expériences curieuses qu'il faisait à ce sujet, lorsqu'une mort prématurée vint l'enlever à la science qu'il cultivait avec tant d'éclat : il nous a dit qu'ayant mis à nu et coupé un nerf d'un assez gros volume sur un animal vivant, il avait fait souvent dévier le pôle de l'aiguille aimantée, en mettant en rapport ce nerf et cette aiguille. Mais personne n'ignore que le galvanisme substitué à l'influence nerveuse fait contracter les muscles qu'on soumet à son action. Tout le monde sait qu'on parvient à faire entrer en mouvement les muscles d'un animal mort récemment, en mettant en rapport les muscles qui s'y rendent et une pièce métallique. L'on sait comment Galvani et Volta virent et prouvèrent l'existence d'un fluide particulier, que plus tard on a reconnu pour être le même que l'électricité. L'on sait aussi que certains animaux ont la singulière propriété de sécréter, au moyen d'un appareil que la nature a disposé pour cela, une grande quantité de fluide électrique, avec lequel ils donnent à volonté de fortes commotions ; commotions quelquefois si violentes, qu'elles peuvent tuer, à une certaine distance, d'autres poissons, ou même des hommes. Le *torpedo narke*, le *torpedo unimaculata, marmorata, Galvanii*, le gymnote électrique, le *silurus electricus*, le *tetratraodon electricus* et beaucoup d'autres, possèdent cette singulière faculté. On est parvenu à apprécier la quantité et la qualité de leur fluide électrique au moyen d'électroscopes et d'électromètres très-sensibles; bien plus, on a chargé des appareils électriques, et obtenu des étincelles. Les batteries de ces divers animaux sont disposées d'une manière fort analogue aux cuves galvaniques; elles sont composées de cellules, de tubes de diverses formes, contenant un fluide gélatineux, et sont pourvues d'une multitude considérable de nerfs, venant en général de la 8ᵉ paire cérébrale.

(Humboldt, *Obs. zoolog.*, t. I, p. 49.) On s'est assuré que ce fluide électrique était sécrété par le cerveau de ces animaux, puisqu'en enlevant celui-ci, ou les nerfs qui se rendent à l'appareil, on anéantissait les effets électriques ; ce qui n'avait pas lieu en enlevant les organes de la circulation qui apportent le sang dans ces batteries. Ainsi il est bien démontré que dans quelques animaux le cerveau sécrète du fluide électrique ; que la contraction musculaire peut avoir lieu par un excitant électrique, etc. ; considérations qui nous font fortement présumer que l'agent nerveux est du fluide électrique, ou un fluide ayant avec celui-ci la plus grande analogie. Si les expériences du Dr Pététin sont exactes, tout rapport était interrompu lorsqu'il interposait un corps isolant entre lui et ses cataleptiques. Celles-ci cessaient alors de distinguer la saveur, l'odeur, la couleur des objets présentés à leur épigastre ; mais n'ayant pas répété ces expériences, je ne me permettrai pas de les affirmer ni de les infirmer. Si on pouvait les vérifier, ce serait une preuve de plus que l'agent nerveux est de nature électrique. Nous passons sous silence les preuves qu'on pourrait tirer de l'acupuncture et du perkinisme.

Quoi qu'il en soit de ces probabilités, qui, selon nous, sont puissantes, nous admettrons la circulation d'un agent quelconque ; mais cet agent ne s'arrête pas aux muscles ou à la peau, il s'élance encore au dehors avec une certaine force, une certaine énergie, et forme ainsi une véritable atmosphère nerveuse, une sphère d'activité absolument semblable à celle des corps électrisés. Cette opinion est celle des plus habiles physiologistes. Reil (*Exercitatio anatomica*, fasc. I, *de structurâ nervorum*, etc.); Autenrieth (*Physiologie*, § 1031); M. de Humboldt, etc. Dès lors tout nous semble susceptible d'une explication plausible. L'atmosphère nerveuse active du magnétiseur se mêle, se met en rapport avec l'atmosphère nerveuse passive de la personne magnétisée ; celle-ci en est influencée au point que l'attention et toutes les facultés des sens externes se trouvent abolies momentanément, et que les impressions intérieures et celles que communique celui qui magnétise se rendent au cerveau par une autre voie. Cet agent nerveux jouit, comme le calorique, de la faculté de pénétrer les corps solides, propriété qui sans doute a des bornes, mais qui explique comment les somnambules sont influencés à travers les cloisons, les portes, etc.

et aussi comment ils perçoivent les qualités sapides, odorantes ou autres, à travers certains corps qui, dans l'état ordinaire, ne se laissent pas pénétrer par ces molécules. Les faits multipliés qui prouvent d'une manière irrécusable qu'on peut magnétiser à travers des corps solides, et que la présence de ces corps n'empêche pas la clairvoyance, forcent bien à admettre que l'agent nerveux ou magnétique doit passer à travers les corps. Ceci n'est pas plus étonnant que la lumière traversant les corps diaphanes, l'électricité traversant les corps conducteurs, et le calorique pénétrant tous les corps. Le mélange de ces deux atmosphères nerveuses rend très-bien raison de la communication des désirs, de la volonté, des pensées même de celui qui magnétise, avec la personne magnétisée. Ces désirs, cette volonté étant des actions du cerveau, celui-ci les transmet, au moyen des nerfs, jusqu'à la périphérie du corps et au delà; et lorsque les deux atmosphères nerveuses viennent à se rencontrer, elles s'identifient au point de n'en former qu'une seule. Les deux individus n'en forment qu'un, ils sentent et pensent ensemble; mais l'un est toujours sous la dépendance de l'autre.

Dans cet aperçu, nous n'avons peut-être pas dévoilé le vrai mécanisme des effets magnétiques; mais nous pensons que, sans nous éloigner beaucoup des faits physiologiques et physiques généralement adoptés, notre hypothèse explique d'une manière assez satisfaisante la production de ces effets. Au reste, nous ne prétendons pas que cette explication nous appartienne entièrement; elle a déjà dû se présenter à d'autres comme elle s'est offerte à nous, quoique nous l'ignorions; nous ne la donnons pas comme nôtre, mais comme assez naturelle.

La théorie de l'émanation explique aussi d'une manière satisfaisante les influences thérapeutiques que peuvent exercer des magnétiseurs sains et robustes, etc.

Effets thérapeutiques du magnétisme. — Ils étaient bien peu médecins, peu physiologistes et peu philosophes ceux qui ont nié que le magnétisme pût avoir des effets thérapeutiques. Ne suffit-il pas que le magnétisme détermine des changemens dans l'organisme pour conclure rigoureusement qu'il peut jouir de quelque puissance dans la cure des maladies? Dès le moment qu'une substance produit un changement quelconque dans l'économie animale, il est impossible de ne pas reconnaître qu'elle agit; et, dès qu'elle agit, il faudrait être bien téméraire pour conclure *à priori* qu'elle ne peut jamais être utile. Il n'y a de substances vraiment sans action thérapeutique que celles qui ne produisent aucun effet : toutes celles qui font subir à notre organisation quelque changement, si faible que vous le supposiez, peuvent devenir utiles dans certaines circonstances. Plus une substance agit énergiquement et plus son utilité thérapeutique pourra être grande. Ce n'est que dans les poisons énergiques qu'on trouve ce qu'on nomme des médicamens héroïques; seulement il faut observer, découvrir et déterminer les cas où la substance qu'on veut employer peut être avantageuse. Mais affirmer qu'une substance qui agit n'est pas et ne peut jamais devenir utile, c'est le propos d'un insensé. Pour qu'elle devienne utile, il faut étudier son genre d'action sur l'économie, tâcher d'apprécier au juste la nature des changemens qu'elle produit; ensuite, ayant une connaissance approfondie des maladies, de leurs causes et de leur nature, on pourra apprécier dans quels cas le moyen qu'on étudie convient, et par des expériences sages on arrivera à quelque résultat utile.

Je ne pense pas qu'on puisse nier maintenant qu'il existe des phénomènes singuliers auxquels on doive donner le nom de magnétisme animal. Ainsi que nous l'avons annoncé par notre définition, ces phénomènes paraissent dépendre d'un état particulier du cerveau : eh bien! si, par le moyen des pratiques magnétiques, ou toutes autres de nature analogue, vous pouvez jeter à volonté le cerveau et tout le système nerveux dans cet état, douterez-vous un seul instant que vous ne puissiez obtenir des effets plus ou moins marqués et plus ou moins heureux sur la santé? Non, sans doute, je ne pense pas que le désir de nier et de faire parade de son incrédulité puisse aller jusque-là. Il faudrait méconnaître l'influence immense du cerveau et de ses dépendances sur tout l'organisme; il faudrait ignorer que dans l'homme tout vit par le cerveau et pour le cerveau; qu'il n'est pas une de nos molécules qui ne soit pénétrée par quelqu'une de ses ramifications, pour oser nier qu'en modifiant cet organe comme on le fait par le magnétisme, il ne doive survenir des changemens fort remarquables dans nos organes.

Nous avons traité dans notre second volume de l'*Hygiène*, de l'influence de l'encéphale sur les viscères de la vie organique, et réciproquement de l'influence de ces viscères sur le cerveau. Nous croyons avoir exposé clairement ce sujet obscur. Lorsqu'on parlait, naguère encore, de l'influence du moral sur le physique, on ne savait trop ce qu'on voulait dire. On citait bien de nombreux exemples d'influences des passions; chacun convenait que le chagrin, l'ambition, la peur, l'amour, etc., opéraient des changemens profonds dans l'organisme, changemens plus ou moins prompts; mais on ne voyait pas ou l'on ne voulait pas voir comment le *moral* agissait sur le *physique*. On se contentait de remarquer les faits, on en exprimait sa surprise, et voilà tout. Nous avons fortement appuyé (sans nous attribuer l'honneur de l'invention) pour faire comprendre que cette influence ne reconnaissait pas d'autre cause que l'influence cérébrale ; que le cerveau étant fortement modifié par les passions, il modifiait à son tour tous les organes auxquels il portait l'action et le sentiment. Les modifications qu'il éprouve par les sens extérieurs, l'ouïe, (la *musique*, etc.), la vue, l'odorat, le goût, le toucher, celles qu'il reçoit par le sommeil, l'exercice de la sensibilité, de l'intelligence, et par les passions de tous les genres, se font incontestablement sentir dans tout l'organisme. Il est impossible de nier ces faits évidens, les auteurs en fourmillent; il n'est personne qui n'en ait été témoin, et peu de gens qui n'aient éprouvé eux-mêmes quelques-uns de ces effets. Comment les effets du magnétisme, si singuliers, si profonds, si énergiques sur le cerveau, seraient-ils sans action sur l'économie animale? Cela n'est pas possible par le raisonnement, et c'est bien plus incontestable encore par l'expérience.

Mais quelle sera cette puissance thérapeutique? Les expérimens qu'on a tentés l'ont-ils été par des gens sans intérêt, sans prévention, animés du seul désir de secourir leurs semblables ? Ces personnes étaient-elles assez éclairées, assez philosophes pour être à l'abri de toute espèce de séduction, d'illusions ou de déceptions? étaient-elles assez probes pour qu'un motif honteux et vil ne les ait pas dirigées? Il faut l'avouer, dans les recherches magnétiques comme dans la médecine et même dans les autres sciences, le charlatanisme le plus effronté s'est introduit; il s'est emparé des découvertes, a fondé sur elles les plus méprisables spéculations, et a de la sorte éloigné les bons esprits, les gens d'honneur, de la recherche de la vérité.

De misérables charlatans, ne cherchant qu'à faire des dupes, ont donc spéculé sur le magnétisme animal. D'un autre côté, il faut l'avouer encore, la plupart des personnes qui se livraient à cette espèce de travaux, étaient des gens du monde, dépourvus de connaissances dans les sciences physiques; capables de se laisser enthousiasmer, et même de se laisser surprendre. On conçoit facilement que le vil intérêt des uns et l'ignorance des autres ne durent pas être très-propres à propager le magnétisme, à persuader les médecins et les vrais savans de son efficacité. Mais si des fripons et des dupes se sont rencontrés parmi les partisans du magnétisme, combien d'hommes d'honneur, de vrais philanthropes, d'hommes pleins d'esprit, de lumières, exempts de prévention, n'ont-ils pas cherché sincèrement à s'instruire de la vérité? et ne nous ont-ils pas transmis avec candeur une multitude de faits qui devaient au moins faire élever des doutes, solliciter un examen sérieux, au lieu de leur attirer des risées, le mépris et les sarcasmes de ceux qui se-prétendaient les seuls philosophes?

La philanthropie, le désir d'être utile à son semblable souffrant, a sans doute fait exagérer la puissance du magnétisme. Le charlatanisme, passion aussi vile que la première est louable, a aussi, dans un autre but, beaucoup exagéré cette puissance. Mais cette puissance existe, elle est indubitable; c'est au médecin de l'étudier sans prévention; c'est au médecin d'en poser les justes bornes. L'influence directe de ce nouvel agent sur le système nerveux me porte à croire que son action doit d'abord s'exercer efficacement dans les maladies nerveuses, et principalement dans les maladies nerveuses générales. L'hystérie, l'hypochondrie, la mélancolie, la manie, l'épilepsie, la catalepsie, pourront en recevoir et en ont en effet reçu les influences les plus salutaires. Les spasmes de toute espèce, les crampes des muscles de la vie animale, les convulsions, une multitude de douleurs, les rhumatismes, certaines amauroses, quelques surdités, peut-être quelques paralysies, telles que celles qui succèdent à la colique de plomb, à une trop forte contraction musculaire, à l'exercice forcé d'un organe; les névralgies de tout genre, etc., doivent éprouver de la part du magnétisme une modification quelconque. Dans ces affections diverses le système nerveux étant principalement lésé, et dans le magnétisme ce système étant surtout influencé, on conçoit facilement qu'on doit obtenir des résultats dignes d'attention.

Aussi est-ce parmi ces maladies que les partisans des pratiques magnétiques affirment avoir obtenu les succès les plus surprenans. Il serait beaucoup trop long d'en citer des exemples, mais les annales du magnétisme sont surchargées de faits de cette espèce. Pour procéder avec sagesse, il faudrait bien se garder d'employer ce moyen sans distinction dans toutes les maladies que nous venons de citer. Toutes ne sont pas de la même nature, toutes ne reconnaissent pas les mêmes causes, et il est absurde de penser alors que le même moyen doive également réussir dans toutes. Il n'existe pas de panacée, et nous ne prétendons pas que le magnétisme animal en soit une. Ainsi, s'il est utile dans quelques circonstances, on peut craindre qu'il ne soit nuisible dans quelques autres. Pour éviter ce grave inconvénient, il faut étudier avec soin la nature de son action; savoir si elle est excitante, débilitante, sédative, etc. Si l'on parvient à déterminer rigoureusement cette action physiologique, on l'emploiera dans les cas où la maladie réclame l'une ou l'autre de ces médications. Alors on procédera avec philosophie, on précisera les cas où l'on pourra s'en servir avec avantage ; on pourra être utile, du moins on cessera d'être nuisible.

Mais la puissance du magnétisme sera-t-elle bornée aux maladies du système nerveux? Nous savons que le cerveau étend son empire sur tous nos organes, sur toutes nos parties. Cet organe-roi, étant par ce moyen profondément modifié, ne peut-il pas à son tour opérer quelques changemens avantageux dans un organe souffrant? en suspendant la douleur ne produira-t-il pas d'abord un premier bienfait? La douleur étant suspendue, l'appel des fluides qu'elle détermine ne sera-t-il pas aussi suspendu? les matériaux de congestion, d'irritation, d'engorgement, que ces fluides apportent, et qui augmentent le mal local, parce que l'effet augmente la cause, ne cesseront-ils pas alors d'arriver? Ne s'opposera-t-on pas de cette manière aux progrès ultérieurs du mal, et ne favorisera-t-on pas sa résolution? Nous supposons seulement la douleur suspendue, et cet effet est incontestable, et déjà nous voyons que les résultats sont immenses: que sera-ce si les expériences physiologiques prouvent d'une manière incontestable que le magnétisme active l'absorption intersticielle? Ainsi dans les maladies aiguës et même dans les maladies chroniques, l'action magnétique peut produire des effets heureux. Des expériences ou plutôt des observations de-

vraient être entreprises avec prudence et discernement, et pour-
suivies avec persévérance par des médecins instruits, zélés pour
le bien de l'humanité, afin de préciser le degré d'utilité auquel
le magnétisme peut atteindre. Nous pensons donc qu'exercé
directement sur un malade, il peut, dans quelques cas, lui
être favorable.

Il s'agit maintenant d'examiner une autre question : une personne magnétisée, devenue somnambule, et somnambule lucide, peut-elle reconnaître la maladie dont elle est affectée ?
peut-elle en assigner la marche, la durée, la terminaison, et
désigner les moyens curatifs qui doivent la guérir ?

Les personnes livrées à l'étude et à l'exercice du magnétisme
ne manqueront pas de répondre par l'affirmative. J'ai vu dans
ce genre des exemples fort remarquables, mais ce n'était pas
sous ma direction que les phénomènes s'opéraient ; et bien que
je professe pour mon confrère et ami M. Georget la confiance
la plus entière, je ne puis ici donner mon opinion comme
le résultat de mon expérience propre. Il semble que lui-même
ait reculé devant le merveilleux de son observation : car, après
l'avoir promise, il s'est abstenu de la publier. Tout ce que
je puis dire, c'est que *j'ai vu* les sujets sur lesquels il a expérimenté ; ces sujets étaient en général des épileptiques, il a
suivi avec persévérance tous les moyens que lui indiquaient
ses malades, quoiqu'ils parussent souvent extraordinaires, et
il en a obtenu les résultats les plus avantageux. Les somnambules lucides croient voir leur intérieur : je sais bien que,
même parmi ceux qui distinguent le mieux, les descriptions
qu'ils donnent de leurs viscères sont toujours plus ou moins
vagues, plus ou moins inexactes ; elles ressemblent beaucoup à
des espèces de songes ; beaucoup paraissent n'annoncer que
des idées préconçues : cependant j'en ai vu qui m'ont étonné
par les détails qu'ils me donnaient sur les organes de la
respiration et de la circulation ; détails qui, bien que mêlés
d'inexactitudes, n'étaient pas moins surprenans de la part de
gens qui n'avaient aucune notion d'anatomie, et n'avaient jamais eu occasion de voir d'ouverture de corps. Il en est qui,
comme on l'a vu, m'ont assez exactement compté le nombre de
vaisseaux qui partaient du cœur ; qui m'ont dit qu'ils voyaient
le sang de deux couleurs ; qu'il allait bien plus vite dans certains
vaisseaux que dans les autres, etc. La cataleptique dont parle

Pététin lui décrivit fort bien les contractions successives des oreillettes et des ventricules. Enfin cette faculté d'avoir la conscience des organes intérieurs est si commune, qu'il est peu de somnambules qui ne la présentent pas à un degré plus ou moins prononcé. Nous savons que dans l'état naturel nous n'éprouvons dans les viscères de la vie individuelle aucune sensation ; mais si les intestins deviennent malades, alors ces organes, insensibles dans l'état normal, transmettent au cerveau diverses impressions de douleur. Eh bien ! lorsque l'acte magnétique a fermé les sens extérieurs à tous les excitans, et développé surabondamment la sensibilité intérieure, tous les objets renfermés dans nos cavités, et dont nous ne supposons pas l'existence dans l'état de veille, deviennent perceptibles dans cet état particulier. Ceci ne me paraît pas être en contradiction avec les ois de la nature. Le somnambule sent, a la conscience, bien plus qu'il ne voit réellement (quoiqu'il se serve de cette expression), il sent, il perçoit ; il se représente d'après ses sensations les viscères de la vie individuelle. Si dans cet état d'*instinct* accidentel il reconnaît quelqu'un de ses organes malades, il est naturel qu'il cherche à l'explorer, qu'il y porte toute son attention, et qu'il parvienne ainsi à se former une idée assez juste de l'état où il se trouve. Ce premier pas est très-important. Mais la connaissance de sa maladie, à supposer même qu'elle soit juste, ce qui est loin d'arriver toujours, doit-elle le conduire à se prescrire les moyens utiles ? Nous n'ignorons pas qu'il existe dans les auteurs des faits nombreux dans lesquels les somnambules malades se sont prescrit des remèdes qui les ont guéris ; mais tous les partisans éclairés du magnétisme avouent que, dans cet état, on ne peut connaître que les choses que les sens externes ont apprises, ou celles qui sont actuellement soumises à l'examen : ces connaissances doivent donc être très-bornées, et souvent très-vulgaires ; suffiront-elles pour guérir une maladie qui aura résisté à tous les moyens de l'art ? Une chose singulière, c'est que les somnambules ne craignent pas de s'ordonner les remèdes les plus douloureux, des sétons, des moxas, des saignées abondantes, réitérées jusqu'à l'épuisement, et, chose plus singulière encore, c'est que nous avons vu ces moyens leur réussir quelquefois.

Il se présente ici une question non moins importante : une personne magnétisée devenue somnambule, et somnambule lucide, peut-elle reconnaître la maladie d'une personne pour laquelle elle est consultée et avec laquelle on la met en rapport? peut-elle, en supposant qu'elle acquière la connaissance de la maladie, prescrire des remèdes utiles?

Pour la première partie de la question nous nous déciderons pour l'affirmative. Une somnambule mise en rapport avec une personne malade éprouve ordinairement dans ses propres organes une sensation douloureuse qui lui indique quelle est chez la personne qui la consulte la partie souffrante. Nous avons dit comment nous pensons que cette communication s'opère. Il est vraisemblable que c'est par le mélange des deux agens nerveux dont les sphères d'activité se confondent. Ainsi la somnambule sent en elle-même ce qui se passe dans autrui, ou pénètre même dans les viscères de la personne mise en rapport. Ainsi je ne conteste nullement qu'une personne très-lucide ne puisse *voir* plus ou moins clairement une maladie chez un autre individu, et l'on peut tirer de cette faculté des lumières utiles. Il faut cependant avouer que les somnambules *se trompent dans la majorité des cas*, et que le désir de paraître clairvoyans leur fait affirmer qu'ils voient ce que bien souvent ils ne voient pas. Quant aux prescriptions qu'ils font, nous sommes bien loin de leur accorder notre confiance; d'abord ils n'ordonnent que des remèdes vulgaires connus dans le lieu qu'ils habitent et des personnes de leur condition, ils n'ont donc pas toutes les connaissances qu'exige le traitement des maladies; mais ce qui doit rendre surtout très-peu confiant touchant l'efficacité de leurs moyens, c'est que plusieurs somnambules consultés pour la même maladie n'ordonnent jamais les mêmes remèdes, ou des remèdes ayant les mêmes propriétés, mais des moyens différens ou même opposés; nous croyons donc peu aux facultés médicales des somnambules, ce qui n'empêche pas que des faits authentiques ne prouvent que leurs conseils ont été souvent salutaires.

Inconvéniens et dangers du magnétisme. — Il est incontestable pour nous que la puissance énergique dont nous avons signalé les effets peut entraîner après elle des dangers et des inconvéniens de plus d'un genre. Les partisans du magnétisme et M. Deleuze, le plus sage d'entre eux, affirment qu'il n'en existe aucun. Je serais de son avis si tous ceux qui pratiquent le magnétisme étaient des Deleuze, c'est-à-dire des gens probes, philanthropes et éclairés ; mais qu'est-ce qui empêche que le magnétisme ne soit exercé par des gens mal intentionnés, par des imprudens et des ignorans? et certes le nombre n'en est pas petit ; et dès lors que de dangers à redouter !

Le magnétisme mal dirigé peut occasioner des accidens graves. Je l'ai vu produire des malaises généraux, des douleurs vives, des céphalalgies opiniâtres, des cardialgies violentes; des paralysies passagères, mais fort incommodes et fort douloureuses ; un ébranlement nerveux général qui prédispose à toutes les névroses ; une fatigue excessive, une grande faiblesse, une maigreur extrême; la suffocation, l'asphyxie ; et je ne doute pas que la mort même n'en pût être le résultat si l'on s'avisait de paralyser les muscles de la respiration ; l'aliénation mentale, la mélancolie en ont été fréquemment la suite.

Tels sont les effets fâcheux que l'on a souvent à déplorer.

Mais ces effets n'attaquent que la santé. Il en est, selon nous, de plus redoutables encore. La personne magnétisée est dans la dépendence absolue du magnétiseur, elle n'a en général de volonté que la sienne ; bien plus, quand même elle voudrait s'opposer à son magnétiseur, celui-ci peut, quand il lui plaît et comme il lui plaît, lui enlever la faculté d'agir, la faculté de parler même. C'est, avons-nous dit, un des phénomènes qu'on produit avec le plus de facilité. Quelles conséquences terribles ne peut pas avoir cette toute-puissance? Quelle femme, quelle fille sera sûre de sortir sans atteinte des mains d'un magnétiseur, qui aura agi avec d'autant plus de sécurité que le souvenir de ce qui s'est passé est au réveil entièrement effacé. Le magnétisme, il faut le dire hautement, compromet au plus haut degré l'honneur des familles, et, sous ce rapport, il doit être signalé aux gouvernemens. Mais supposons un moment que le magnétiseur, qui est ordinairement jeune ou adulte, et doué d'une bonne santé, résiste à la facilité d'abuser de sa somnambule, que sa vertu le fasse triompher de l'attrait du tête-à-tête et de l'impunité ; que, honteux de sa lâcheté, il rejette avec horreur toute idée criminelle, ce qui est beaucoup exiger de l'humanité; combien d'autres dangers n'existent-ils pas encore? Un magnétiseur ne peut-il pas ravir des secrets importans et les faire tourner à son avantage? ne sait-on pas que le bonheur des familles est souvent attaché au secret de certaines circonstances? Dans l'une on cache son origine, dans l'autre sa fortune; dans celle-ci la maladie d'un de ses membres; dans celle-là un projet ambitieux, etc. La découverte de quelqu'un de ces secrets ne peut-il pas faire le malheur d'une famille entière? Ce n'est pas tout encore. On a formellement nié l'influence des sexes; on a eu tort. Cette influence est très-puissante. La somnambule contracte envers son magnétiseur une reconnaissance, un attachement sans bornes, elle le suivrait volontiers comme un chien suit son maître. De là à une passion véritable le chemin n'est pas long. Je crois que si la violence est facile, la séduction, moins odieuse, l'est bien davantage encore. Comment voulez-vous résister à des attouchemens réitérés, à des regards tendres, à une cohabitation journalière, à des témoignages d'intérêt d'une part et de reconnaissance de l'autre? Cela n'est pas possible. L'intimité s'établit..., on peut en prévoir les suites.

Je ne prétends pas que cela arrive souvent ainsi; je sais très-bien qu'on peut magnétiser impunément des femmes qui ne sont ni jeunes ni jolies, avec lesquelles et pour lesquelles il n'y a rien à craindre. Je dirai même que cela a lieu dans la plupart des cas; mais je veux seulement dire que c'est une occasion de corruption pour les mœurs, et qu'il est des gens qui doivent succomber à la tentation, etc. Ainsi le magnétisme peut être dangereux pour la santé; il est aussi dangereux pour la morale publique. Pour obvier à de pareils inconvéniens, le gouvernement devrait en interdire l'exercice avec sévérité, et ne le permettre qu'à des gens qui offrissent toutes les garanties désirables.

Coup-d'œil rapide sur l'histoire du magnétisme. — Il est difficile de dire à quelle époque le magnétisme a pris naissance. Comme la plupart des découvertes, celle-ci se perd dans la nuit des temps. Il nous paraît hors de doute, en effet, que les pratiques du magnétisme aient été connues et exercées dans l'antiquité la plus reculée. Ce qu'on nous raconte des mystères, des initiations, des Sibylles, des Pythonisses, des miracles, de la magie, etc., doit être attribué au magnétisme animal. Du moins les effets du magnétisme ont-ils beaucoup d'analogie avec la plupart des phénomènes dont nous parlons, et peuvent-ils jusqu'à un certain point les expliquer et les rendre croyables. Je dis jusqu'à un certain point, car, malgré les effets extraordinaires dont le magnétisme nous rend témoins, il en est un bien plus grand nombre qu'il ne saurait reproduire, et qu'on ne peut guère s'empêcher de considérer comme le résultat de l'exaltation de l'imagination, de l'enthousiasme dont on ne peut se défendre toutes les fois qu'on assiste à un spectacle inaccoutumé. De nos jours encore un fait très-simple est dénaturé en passant de bouche en bouche, et en très-peu de temps il est porté à un tel point d'exagération qu'il cesse d'être une vérité. Il est très-vraisemblable que les néophytes, les initiés, dans leur ferveur, exagérèrent beaucoup les merveilles dont ils avaient été frappés ; voilà sans doute l'origine de tous les contes fabuleux dont fourmillent les histoires de ce genre. Parmi les partisans du magnétisme j'en ai connu de tellement enthousiastes qu'ils en avaient entièrement perdu le jugement ; et dans leur délire ils ne s'imaginaient rien moins que de pouvoir commander à l'Univers. Je pense donc que les phénomènes surnaturels qui ont pu se présenter dans l'antiquité, qui sans doute *ont existé réellement*, peuvent être expliqués par le magnétisme. Je pense, avec M. Deleuze, que le délire prophétique des Sibylles (je ne parle pas des prophètes que l'esprit divin animait), pouvait être une crise désordonnée de somnambulisme. Je n'entre pas ici dans la discussion de savoir si les Sibylles et les prophètes voyaient réellement dans l'avenir ; je dis seulement que l'état d'exaltation où on nous les peint pourrait être comparé à celui que produiraient certaines crises magnétiques. Je crois qu'une foule de faits miraculeux trouvent une explication physiologique naturelle dans le magnétisme. Les phénomènes produits par les sorciers du moyen âge, par les fanatiques de tous les siècles, ce qu'on raconte des réformés des Cévennes, des miracles du diacre Pâris, n'étaient dus qu'à cet état particulier du système nerveux, que la nature produit souvent d'elle-même dans le somnambulisme naturel, dans la catalepsie, dans l'extase, et que l'on fait naître à volonté par les pratiques du magnétisme.

Ces pratiques furent donc connues des anciens et mises surtout en usage par les prêtres. Les recherches intéressantes de M. Thouret prouvent que les effets magnétiques et la manière de les produire étaient connus dans les siècles qui ont précédé Mesmer. Paracelse, Vanhelmont, Kisker, avaient été séduits par ses merveilles. Mais ces espèces de miracles avaient été regardés comme des fables, leurs fauteurs avaient été considérés comme des charlatans ; et leurs pratiques, taxées d'impostures ou de rêveries, étaient tombées en désuétude.

Vers le commencement du dix-huitième siècle on s'occupa

beaucoup des vertus thérapeutiques de l'aimant, auquel on attribuait des succès suprenans. Vers le milieu du même siècle une foule de savans de tous les pays firent des recherches suivies sur l'efficacité de ce moyen dans une multitude de maladies ; les résultats furent divers, et ne furent pas accueillis par un consentement unanime. Un jésuite, nommé Hell, racontant à Antoine Mesmer qu'il s'était guéri d'un rhumatisme par ce moyen, qu'il l'avait aussi employé avec succès dans quelques circonstances, l'imagination de celui-ci s'enflamma. Il répéta les expériences du jésuite; établit une maison de santé; traita les malades gratuitement; envoya dans toute l'Allemagne des anneaux, des baguettes, des lames magnétisés, et toutefois obtint ou crut obtenir des succès dont il fit retentir les journaux de ces contrées. Dans le cours de ses expériences il crut s'apercevoir que l'aimant n'était pas nécessaire pour produire les effets qu'il obtenait, il en attribua la puissance à un agent essentiellement distinct de l'aimant, qui régit pour ainsi dire l'Univers. C'est de là qu'il faut dater la découverte du magnétisme animal. Voici comment le système de Mesmer est exposé dans le rapport des commissaires chargés par le roi de l'examen du magnétisme animal. « C'est un fluide universellement répandu; il est le moyen d'une influence mutuelle entre les corps célestes, la terre et les corps animés; il est continué de manière à ne souffrir aucun vide; sa subtilité ne permet aucune comparaison; il est capable de recevoir, propager, communiquer toutes les impressions du mouvement; Il est susceptible de flux et de reflux. Le corps animal éprouve des effets de cet agent; et c'est en s'insinuant dans la substance des nerfs qu'il les affecte immédiatement. On reconnaît particulièrement dans le corps humain des propriétés analogues à celle de l'aimant; on y distingue également des pôles divers et opposés. L'action et la vertu du magnétisme animal peuvent être communiqués d'un corps à d'autres corps animés et inanimés : cette action a lieu à une distance éloignée sans le secours d'aucun corps intermédiaire; elle est augmentée et réfléchie par les glaces, communiquée, propagée, augmentée par le son; cette vertu peut être accumulée, concentrée, transportée. Quoique ce fluide soit universel, tous les corps animés n'en sont pas susceptibles ; il en est même, quoiqu'en très-petit nombre, qui ont une propriété si opposée, que leur seule présence détruit tous les effets de ce fluide dans les autres corps. Le magnétisme animal peut guérir immédiatement les maux de nerfs et médiatement les autres; il perfectionne l'action des médicamens; il provoque et dirige les crises salutaires, de manière qu'on peut s'en rendre maître; par son moyen le médecin connaît l'état de santé de chaque individu, et juge avec certitude l'origine, la nature et les progrès des maladies les plus compliquées; il en empêche l'accroissement et parvient à leur guérison, sans jamais exposer le malade à des effets dangereux ou à des suites fâcheuses, quels que soient l'âge, le tempérament et le sexe. » (*Mémoire de Mesmer sur la découverte du Magnétisme animal*, page 74.) Tous les physiciens et tous les savans taxèrent les assertions de Mesmer de jongleries. L'Académie de Berlin le déclara dans l'illusion. Mesmer ne se tint pas pour battu; il répondit à toutes les attaques, et se mit à voyager. Il opéra, dit-il, diverses cures. Un Suisse, nommé Jean-Joseph Gassner obtenait dans le même temps, au moyen de conjurations, la guérison de maladies nerveuses qu'il disait produites par le démon. Mesmer attribue ces effets au magnétisme animal. Il retourna à Vienne, fit de nouvelles expériences, et enfin vint à Paris en 1778.

Il communiqua ses opinions à des savans et à des médecins qui ne les adoptèrent pas; il chercha des malades, et assura avoir obtenu des succès. Il publia bientôt sa doctrine en vingt-sept propositions, où l'on trouve ce que nous venons de citer. Deslon, premier médecin du comte d'Artois, etc., devint le disciple et le sectateur de Mesmer, et ce fut lui qui fit les expériences sur lesquelles les membres de la commission dont nous avons parlé tirèrent leurs conclusions.

Voici comment Mesmer et ses disciples opéraient le magnétisme. Une petite cuve en bois de forme variée, ronde, ovale ou carrée, élevée d'un pied à un pied et demi, était placée au milieu d'une vaste salle. Cette cuve s'appelait *baquet,* son couvercle était percé d'un certain nombre de trous d'où sortaient des branches de fer coudées et mobiles. Les malades étaient placés à plusieurs rangs autour de ce baquet, et chacun avait sa branche de fer, laquelle, au moyen du coude, pouvait être appliquée directement sur la partie malade : une corde placée autour de leur corps les unissait les uns aux autres; quelquefois on formait une seconde chaîne en se communiquant par les mains, c'est-à-dire en appliquant le pouce entre le pouce et le doigt

indicateur de son voisin : alors on pressait le pouce qu'on tenait ainsi ; l'impression reçue à la gauche se rendait par la droite
et circulait à la ronde. Un *forte piano* était placé dans un coin
de la salle, on y jouait différens airs sur des mouvemens variés ;
on y joignait quelquefois le son de la voix et le chant. Tous
ceux qui magnétisaient avaient dans la main une baguette de fer,
longue de dix à douze pouces. Cette baguette était regardée
comme le conducteur du magnétisme : elle ayait l'avantage de
le concentrer dans sa pointe, et d'en rendre les émanations
plus puissantes. Le son, suivant le principe de Mesmer, était
aussi conducteur du magnétisme, et pour communiquer le fluide
au piano, il suffisait d'en approcher la baguette. La corde dont
les malades s'entouraient était destinée, ainsi que la chaîne des
pouces, à augmenter les effets par la communication. L'intérieur
du baquet était composé de manière à y concentrer le magnétisme ; les matières qu'il renfermait ne contenaient rien qui fût
électrique.

   Les malades, rangés en très-grand nombre et à plusieurs rangs
autour du baquet, recevaient le magnétisme par tous ces moyens ;
par les branches de fer sortant du baquet ; par la corde enlacée
autour du corps ; par l'union des pouces ; par le son du piano et par
les voix agréables qui s'y mêlaient. Ils étaient encore magnétisés
directement au moyen du doigt et de la baguette de fer, pro-
menés devant le visage, dessus ou derrière la tête, et sur les
parties malades, toujours en observant la distinction des pôles ;
on agissait sur eux par le regard en les fixant ; mais ils étaient
magnétisés surtout par l'application des mains, et par la pression
des doigts sur les hypochondres et sur les régions du bas-ventre ;
application souvent continuée pendant long-temps, quelquefois
pendant plusieurs heures. Telle était la méthode de Mesmer, à
laquelle on joignait encore une multitude de pratiques beaucoup
trop longues à décrire. On magnétisait aussi divers corps de la
nature, et entre autres des arbres, qui acquéraient alors la vertu
magnétique ; les personnes qui se mettaient en rapport devaient
tomber en crise. On pouvait magnétiser aussi des corps inanimés, une bouteille, un verre, une tasse, etc. Voici ce qu'é-
prouvaient les malades soumis à l'action de ces appareils. Quelques-uns étaient calmes et tranquilles ; d'autres toussaient, crachaient, sentaient quelque légère douleur, une chaleur locale
ou universelle, et avaient des sueurs ; d'autres étaient agités et

tourmentés de convulsions, extraordinaires par leur force, leur nombre et leur durée. Dès que l'une commençait, une autre succédait; elles duraient quelquefois trois heures; les malades crachaient une eau trouble, visqueuse, et quelquefois sanguinolente : elles étaient caractérisées par des mouvemens précipités, violens, involontaires, des membres ou du corps entier, par le ressérrement à la gorge, par des soubresauts à l'épigastre, aux hypochondres, des cris perçans, des pleurs, des hoquets, des rires immodérés. Rien n'était plus surprenant que ce spectacle : ces agitations, ces accidens variés, les sympathies qui s'établissaient entre tous ces individus, frappaient d'étonnement. On voyait les malades se chercher exclusivement en se précipitant les uns vers les autres, se sourire, se parler avec affection, et adoucir mutuellement leurs crises. *Tous étaient soumis à celui qui les magnétisait;* ils avaient beau être dans un assoupissement apparent, sa voix, un regard, un signe les en retirait. (Remarquez que ce sont les commissaires du roi qui parlent ainsi.) « On ne peut s'empêcher de reconnaître à ces effets constans une grande puissance qui agite les malades, les maîtrise, et dont celui qui magnétise semble être le dépositaire. »

Malgré le dédain des académies et des sociétés savantes, Mesmer et Deslon eurent une multitude de partisans. Mesmer fit des disciples et acquit une brillante fortune. Nous ne ferons pas ici la longue et fastidieuse énumération des écrits qu'on publia pour ou contre le magnétisme. Nous passerons sur-le-champ au célèbre rapport des commissaires chargés par le roi de l'examen du magnétisme animal. L'Académie des Sciences désigna Franklin, Lavoisier, Bailly, Leroy, Bory; la Faculté de Médecine nomma Darcet, Majault, Sallin, Guillotin; et la Société royale de Médecine, Poissonnier, Desperrières, Caille, Mauduyt, Andry, et Jussieu, pour suivre les expériences.

Les commissaires furent témoins des phénomènes cités plus haut; ils se soumirent au magnétisme, le pratiquèrent eux-mêmes, varièrent les expériences, et finirent par conclure : qu'il n'existait aucun fluide particulier qui méritât le nom de *fluide magnétique;* que tous les effets obtenus n'étaient que le résultat de l'imagination frappée, puisque, d'après leurs expériences, on avait obtenu les effets magnétiques sans magnétisme, pourvu que les malades crussent qu'ils étaient magnétisés; et que ces effets n'avaient pas eu lieu lorsqu'on avait magnétisé sans que

les malades s'en doutassent; ils ajoutèrent que les crises produites dans les traitemens magnétiques pouvaient être très-
dangereuses et jamais utiles. M. de Jussieu seul refusa de si-
gner le rapport de ses collègues; il avait été plus assidu que
les autres aux séances; il fit un rapport particulier dans lequel il admettait des effluves qui s'échappaient du corps humain et agissaient sur d'autres individus.

Les partisans du magnétisme ne se tinrent pas pour vaincus.
Les expériences des commissaires ne pouvaient pas être concluantes, puisqu'ils ne croyaient pas au magnétisme.

Jumelin, qui magnétisa chez le doyen de la Faculté, ré-
gardait le fluide magnétique comme un fluide qui circule dans
le corps et qui en émane, mais qui est essentiellement le
même que celui de la chaleur; fluide qui, comme tous les autres, tendant à l'équilibre, passe du corps qui en a le plus
dans celui qui en a le moins. Ses procédés étaient différens
de ceux de Mesmer et Deslon, il rejetait la distinction des
pôles.

Le rapport des commissaires fut combattu et soutenu avec
beaucoup de chaleur de part et d'autre, et les magnétiseurs
continuèrent leurs travaux. Ce fut dans ces recherches que
M. le marquis Chastenet de Puységur découvrit le somnambulisme magnétique, le phénomène le plus curieux qu'on puisse
étudier, phénomène déjà aperçu dans les cures de Mesmer,
Deslon et autres. On simplifia les procédés, on rejeta le baquet et tous les appareils dont nous avons parlé, et l'on se
borna à pratiquer le magnétisme tel que nous l'avons décrit
dans les paragraphes précédens.

Depuis lors le nombre des partisans du magnétisme a singulièrement augmenté; les discussions ont cessé; on s'est attaché à accumuler des faits nombreux et authentiques, la plus
puissante base sur laquelle on doive asseoir les sciences. On a
publié des ouvrages estimables sur cette matière; ouvrages
dans lesquels on s'efforce de considérer le magnétisme comme
un agent qui a le plus grand rapport avec les autres agens
de la nature; on a cherché à en expliquer les effets par les
connaissances physiologiques. Malheureusement plusieurs de
ces écrits sont défigurés par un enthousiasme et une crédulité sans bornes. Peut-être le moment n'est pas éloigné où cet
état particulier du système nerveux ne sera plus rejeté avec

XIII. 30

mépris par les uns, ni admiré aveuglément par les autres; enfin où, apprécié avec rigueur, il prendra sa place naturelle parmi les phénomènes physiologiques.

Conclusion. — Nous croyons pouvoir conclure de ce qui précède, 1° qu'on ne doit jamais nier un fait si extraordinaire qu'il paraisse d'abord, sans avoir cherché de bonne foi à le connaître, sans l'avoir étudié avec toute la sagesse, tout le soin qu'il semble mériter; que si l'on eût agi ainsi à l'égard du magnétisme, on serait parvenu depuis fort long-temps à en apprécier les effets, quels qu'ils soient, à leur juste valeur. 2° Que ces effets sont démontrés pour nous; mais que nous ne prétendons nullement imposer notre croyance à qui que ce soit, parce qu'il est impossible de croire aux phénomènes magnétiques, non-seulement quand on ne les a pas vus, mais encore lorsqu'on n'a pas expérimenté soi-même, quoiqu'on ait pu les observer. 3° Que ces phénomènes consistent principalement dans une modification du système nerveux telle, que les organes des sens cessent en grande partie leur action, tandis que les autres nerfs et souvent ceux de la vie individuelle revêtent les facultés sensoriales, etc. Le nerf grand sympathique et ses dépendances acquièrent la faculté de *percevoir*.

4° Qu'on produit ces phénomènes par la force de la volonté presque sur toutes les personnes qui veulent bien s'y soumettre. Qu'il est nécessaire que la personne qui agit et celle sur laquelle on agit soient dans des dispositions convenables, pour qu'il y ait des effets produits; conditions indispensables pour tous les phénomènes de la nature : car on sait, par exemple, qu'une maladie épidémique ne frappe pas tous les individus, qu'une prédisposition est nécessaire, et que ceux qui en sont frappés ne le sont pas tous également et de la même manière. Que, pour la production des effets magnétiques, c'est, *A*, de la part du magnétiseur une *volonté ferme, un vif désir d'être utile, une intime persuasion;* et l'on conçoit que ces conditions sont indispensables puisqu'elles sont des actes cérébraux; et l'action magnétique n'étant elle-même qu'un produit du système nerveux, le défaut des premières entraîne nécessairement l'anéantissement de la seconde. L'agent nerveux que fait mouvoir la volonté se mettra-t-il en mouvement si la volonté n'y est pas? Puis-je mouvoir non bras si la volonté n'y est pas, si je ne commande le mouvement? et puis-je avoir cette volonté, si je ne crois pas que cela soit possible? Qu'on cesse donc de s'étonner si l'on exige la croyance, le désir et le vouloir. *B.* De la part de la personne magnétisée les mêmes dispositions sont nécessaires pour recevoir l'influence magnétique. Il est facile de concevoir, en effet, que l'incrédulité, la tiédeur, la résistance, ne sont pas propres à rendre susceptible d'impressions de ce genre. C'est comme (s'il est permis de faire une comparaison grossière) si l'on voulait faire manger une personne qui serrerait les mâchoires. Il faut, pour ainsi dire, que les pores soient ouverts à l'agent qu'envoie le magnétiseur. Il est plus difficile d'expliquer pourquoi la présence de gens malveillans et incrédules neutralise la puissance du magnétiseur. Ces conditions étant obtenues, quelques gestes déjà décrits suffisent, au bout d'un temps plus ou moins long, suivant la susceptibilité individuelle, suivant la puissance du magnétiseur, pour faire naître les effets que nous avons exposés.

5° Que ces effets ont été connus de l'antiquité la plus reculée, mais qu'il faut venir jusqu'à Mesmer pour en avoir une idée précise, et qu'il doit en être considéré comme le véritable inventeur.

6° Que le magnétisme produisant des effets immédiats sur le système nerveux, il n'est pas déraisonnable de penser que cette influence peut déterminer des effets salutaires, d'abord dans les maladies qui affectent directement ce système, ensuite sur celles dans lesquelles il agit plus ou moins; seulement qu'il est très-important de distinguer les cas, car il est impossible que le même moyen agisse dans des circonstances opposées; que les somnambules peuvent, *jusqu'à un certain point*, connaître ce qu'ils éprouvent, mais qu'ils ne s'ordonnent jamais que des remèdes ordinaires dont ils ont déjà entendu parler, et que souvent le médecin ordonnerait en pareil cas; qu'ils peuvent encore, mais d'une manière bien vague, par des sensations particulières, savoir de quelle maladie est affectée une personne qu'on met en rapport avec eux; mais que pour la prescription des moyens thérapeutiques, ils sont loin d'avoir les connaissances suffisantes, puisqu'ils ne peuvent ordonner que ce qu'ils connaissent dans l'état de veille, et que des somnambules différens ordonnent des remèdes différens; qu'on peut cependant chercher à mettre à profit leurs connaissances; mais qu'on ne saurait agir avec trop de prudence et de discernement.

7º Que l'agent nerveux, quel qu'il soit, est la cause génératrice des phénomènes magnétiques ; que cet agent est actif et
passif ; qu'il paraît être exhalé à une certaine distance, ainsi
que Reil et beaucoup de physiologistes du plus grand mérite
l'ont pensé ; que celui du magnétiseur se mêle avec l'atmosphère nerveuse de la personne magnétisée, et que c'est par
cette espèce de communication que s'établissent les relations
de désir et de volonté ; que cet agent, extrêmement subtil,
peut, ainsi que d'autres fluides, tels que le calorique, passer
à travers les corps solides et opaques ; qu'enfin beaucoup de
probabilités portent à croire que cet agent a la plus grande
analogie avec l'électricité, et que le mot de *magnétisme* est
assez rigoureux et peut être conservé.

8º Qu'il peut être dangereux que le magnétisme soit exercé
par toutes sortes de gens ; qu'il faut beaucoup de sagesse, de,
prudence, de sagacité, de modération, pour en retirer de bons
effets ; que, lorsqu'il est appliqué intempestivement, il produit
des accidens graves ; l'asphyxie, la suffocation, un ébranlement nerveux général, la manie, la mélancolie, une faiblesse,
une fatigue excessive, une maigreur extrême, des céphalalgies opiniâtres, etc., etc., peuvent en être les résultats fâcheux.

Que, sous le rapport de la moralité publique, nous ne croyons
pas le magnétisme sans danger. La soumission, l'obéissance
passive du somnambule, le mettent dans une dépendance absolue du magnétisant, qui, s'il n'est pas homme d'honneur,
peut en abuser de toute manière.

9º Enfin, qu'un agent qui donne lieu à des résultats si intéressans, et qui peuvent avoir sur les progrès de la médecine une influence si grande, ne devrait pas être méprisé par
les médecins zélés pour leur art et pour le bien de l'humanité ; et même que le gouvernement, tout en défendant avec
sévérité l'exercice du magnétisme à des gens sans aveu, devrait, en imitant les gouvernemens du Nord, provoquer des
recherches authentiques et légitimes sur ce nouvel agent, insti-
tuer des établissemens où des médecins réunissant la véracité
au scepticisme, le désir d'apprendre à celui d'être utile, la
sagacité à l'instruction ; enfin, donnant toutes les garanties que
l'on peut désirer, feraient des observations suivies et multipliées tant physiologiques que pathologiques sur ce sujet important.

Dans cet article composé rapidement nous ne prétendons pas avoir donné un traité complet du magnétisme; nous avons seulement voulu exposer ce que nous en savions; prouver que, bien que ses partisans, exclusifs et les charlatans en aient exagéré les effets, aient cru ou voulu faire croire à des chimères, à des absurdités; bien que les somnambules soient très-sujets à erreur, il y a cependant un état particulier et curieux du système nerveux, qui constitue le magnétisme animal, qui mérite une attention sérieuse de la part des physiologistes, des médecins et des philosophes.   (ROSTAN.)

MAGNOLIACÉES, s. f. pl., *magnoliaceæ*; famille naturelle de plantes dicotylédones polypétales à étamines hypogynes, composée d'arbrisseaux ou de beaux arbres élégans, tous exotiques, et parmi lesquels plusieurs fournissent des médicamens utiles. Leurs feuilles sont alternes, pétiolées, d'abord enveloppées dans une longue stipule foliacée. Les fleurs, qui quelquefois sont extrêmement grandes et répandent le parfum le plus suave, ont un calice formé de trois à six sépales caducs, une corolle composée d'un grand nombre de pétales disposés sur plusieurs rangs; leurs étamines sont fort nombreuses ainsi que leurs pistils disposés circulairement ou formant une sorte d'épi au centre de la fleur. Les fruits sont fort variables. Ce sont quelquefois des espèces de capsules s'ouvrant en deux valves par une fente longitudinale; tantôt des follicules minces, planes et indéhiscens; tantôt des fruits légèrement charnus et toujours agrégés.

Les magnoliacées offrent assez d'analogie dans leur composition chimique et leur mode d'action sur l'économie animale. Deux principes se rencontrent dans presque toutes leurs parties; l'un est volatil, aromatique, plus ou moins âcre et stimulant; l'autre, moins fréquent, présente une grande amertume. Le premier est surtout très-abondant dans l'écorce de Winter. (*Drymis Winteri.*) Dans les capsules des *Illicium*, connues sous les noms de *badiane* ou d'*anis étoilé*, dans l'écorce des mêmes arbrisseaux, que les Chinois brûlent dans leurs temples. L'écorce des tulipiers, des magnoliers, et surtout celle du *magnolia glauca* de l'Amérique septentrionale, est plus particulièrement amère et tonique, et dans cette dernière partie du nouveau continent, on s'en sert pour remplacer le quinquina du Pérou et de la nouvelle Grenade. Nous avons dit précédemment que les fleurs de quelques magnoliacées étaient fort odorantes. Mon père s'est assuré, dans le pays même, que c'est avec les fleurs du *magnolia Plumierii* ou *talauma* de Jussieu, que l'on faisait à la Martinique ces liqueurs si fines et si suaves, que l'art de nos distillateurs européens n'est point encore parvenu à imiter. Ce court exposé suffit pour faire voir que les magnoliacées sont aromatiques, toniques et stimulantes, et que, sous ce rapport, elles offrent une très-grande uniformité. ____(A. RICHARD.)

MAIGREUR, s. f., *macies*; état du corps, lorsque le tissu cellulaire contient peu de graisse. Cet état peut être naturel au tempérament, par conséquent compatible avec la santé ; il peut être produit par l'existence de quelque phlegmasie chronique ou quelque lésion organique, qui détermine l'amaigrissement. *Voyez* ce dernier mot et PHTHISIE.

MAILLET s. f., *malleolus*. On donne ce nom à une espèce de marteau dont on se sert dans quelques préparations anatomiques, et dans un petit nombre d'opérations de chirurgie. Ce marteau se compose d'une masse et d'un manche. La masse, qui est quelquefois en bois, mais le plus souvent en plomb, a ordinairement deux pouces et demi de longueur et quinze lignes d'épaisseur ; elle est percée dans son milieu pour recevoir l'extrémité d'un manche de bois. On se sert du maillet pour frapper sur le ciseau ou sur la gouge, lorsqu'on veut emporter des parties osseuses qu'on ne peut pas enlever avec la scie ou de toute autre manière ; ainsi on emploie la gouge et le maillet dans certaines préparations d'anatomie, spécialement dans celle de l'oreille interne. Le chirurgien a recours à ces deux instrumens lorsqu'il se propose d'extraire une portion d'os nécrosé (*voyez* NÉCROSE), ou d'enlever les prolongemens de forme digitale que présentent certaines exostoses. Ce procédé, qui imprime toujours des commotions plus ou moins fortes, est dangereux dans les exostoses qui affectent les os de la tête ; on doit chercher à en diminuer les effets par la situation fixe et invariable que l'on donne à la partie sur laquelle on opère, en faisant agir obliquement le ciseau ou la gouge et en se servant d'un maillet de plomb qui agissant par son poids nécessite peu d'efforts de la part du chirurgien.

Au reste, les occasions d'avoir recours à ce moyen se présentent rarement : en effet, on guérit plus de nécroses en secondant les efforts de la nature qu'en ébranlant les os à coups de gouge et de maillet ; et les exostoses qui réclament l'usage de cet agent mécanique ne s'observent pas très-fréquemment. (MURAT.)

MAILLOT s. m. *Voyez* VÊTEMENT et ENFANT.

MAIN, s. f., *manus*, χείς; partie du corps humain qui fait suite à l'avant-bras avec l'extrémité inférieure duquel elle est articulée, qui termine le membre supérieur ou thoracique, et qui est plus particulièrement l'agent du toucher et de la préhension des corps. Nous allons successivement en exposer la structure et les fonctions.

§ I. *Anatomie de la main.* — La main a une forme qui est trop connue pour qu'il soit nécessaire de la décrire. Allongée de haut en bas, aplatie et légèrement voûtée d'arrière en avant, étroite en haut, plus large en son milieu, elle se termine en bas par cinq appendices mobiles qu'on appelle les *doigts*. On distingue en elle trois régions qui sont elles-mêmes flexibles les unes sur les autres savoir : le *carpe*, qui en est la partie supérieure, celle par laquelle elle s'articule avec l'avant-bras ; le *métacarpe*, qui fait suite au carpe, et forme le corps, la paume de la main ; enfin, les *doigts*, qui sont les appendices mobiles par lesquels elle se termine. Sa face *postérieure*, ou *sus-palmaire*, qu'on appelle encore le *dos de la main*, est convexe ; sous la peau qui la recouvre, on voit se dessiner quelques veines, et saillir quelques uns des tendons qui vont s'attacher aux doigts. Sa face *antérieure*, ou *palmaire*, est au contraire concave, et présente dans son milieu un enfoncement qu'on appelle la *paume de la main*. Dans celle-ci, sont plusieurs lignes diversement dirigées, et qui sont manifestement en rapport avec les mouvemens qu'exécutent, lorsqu'elle se creuse, les os divers qui la forment ; un relief saillant en borde toute la circonférence. De semblables reliefs existent dans le milieu de chacune des phalanges qui composent les doigts ; et en haut de la paume, de chaque côté, sont deux éminences, l'une à l'origine du pouce, qu'on appelle l'*éminence thénar*, et l'autre au côté opposé, appelée *éminence hypothénar*. Tandis qu'à la face postérieure la peau qui recouvre la main est lâche, et plus ou moins mobile sur les parties subjacentes ; à la face antérieure au contraire, cette peau est fort adhérente à ces parties, ce qui fait qu'elle s'applique mieux aux corps dont elle doit faire apprécier les qualités tactiles. Quant aux deux bords de la main, l'un externe, plus court, est appelé *radial*, et l'autre, interne, plus lóng , est appelé *cubital*.

Un grand nombre de parties et de tissus divers entrent dans la composition de la main. 1° Vingt-sept os en forment la charpente. 2° Des cartilages revêtent les surfaces par lesquelles ces os s'articulent. 3° De nombreux ligamens sont étendus des uns aux autres, pour en prévenir les déplacemens; 4° des membranes synoviales tapissent l'intérieur des articulations qu'ils forment. 5° Dix-neuf muscles existent à cette partie du corps, pour concourir aux mouvemens que réclament les offices qu'elle a à remplir. 6° De nombreux tendons, provenant d'autres muscles situés à l'avant-bras, viennent s'attacher aux divers os qui la composent, soit à ceux du carpe, soit à ceux du métacarpe, soit à ceux des doigts. 7° Des vaisseaux sanguins et lymphatiques, des nerfs, se distribuent à tous ces tissus, et en quantité d'autant plus considérable, que, comme nous l'avons dit, la main est un organe de sens et un instrument de locomotion. 8° A la face palmaire, une aponévrose revêt toutes ces parties et sert à les contenir. 9° Enfin tout-à-fait extérieurement, la peau, et au-dessous d'elle du tissu cellulaire, en quelques endroits graisseux, achevent de constituer cette partie si intéressante et si compliquée de notre corps. Pour donner une exposition claire et brève de toute cette structure, il faut décrire successivement chacune des trois régions qui composent la main : le *carpe*, le *métacarpe* et les *doigts*.

A. Le *carpe*, ainsi nommé de *carpere*, *prendre*, est, avons-nous dit, la portion supérieure de la main, celle par laquelle elle s'articule avec l'avant-bras : il en forme à peu près la cinquième partie en hauteur. Aplati de devant en arrière, et légèrement courbé en avant, il est composé de huit os qui sont disposés sur deux rangées mobiles l'une sur l'autre, et qui semblent ainsi le partager lui-même en deux parties. Du reste, au mot *carpe*, on en a déjà donné la description générale, ainsi que celle des os qui le forment, des articulations qui unissent ces os, et des mouvemens qu'ils peuvent exécuter; nous n'avons à décrire ici que son articulation avec l'avant-bras.

Cette articulation, dite *radio-carpienne*, est une arthrodie. Une surface convexe, elliptique transversalement et inclinée en arrière, formée par trois os de la rangée supérieure du carpe, le scaphoïde, le sémilunaire et le pyramidal, est recue dans une cavité, oblongue aussi transversalement, qui est formée par l'extrémité inférieure du radius, et par un fibro-cartilage qui existe dans l'articulation qui unit inférieurement le radius au cubitus : le scaphoïde et le sémilunaire correspondent au radius, et le pyramidal au fibro-cartilage. Des cartilages revêtent l'une et l'autre de ces deux surfaces articulaires ; et quatre ligamens et une membrane synoviale sont les parties annexes de cette articulation. Un de ces ligamens, dit *latéral interne*, est situé au côté interne de cette articulation, et s'étend de l'apophyse styloïde du cubitus en haut, au pyramidal en bas. Un autre, dit *latéral externe*, est à son côté externe, et étendu de l'apophyse styloïde du radius au scaphoïde. Un troisième, *antérieur*, est implanté, en haut au devant de l'extremité carpienne du radius, et en bas à la partie antérieure du scaphoïde, du sémilunaire et du pyramidal. Le quatrième enfin, *postérieur*, est situé semblablement, mais en arrière de l'articulation, et étendu du radius au sémilunaire et au pyramidal. Quant à la membrane synoviale, que quelques anatomistes ont considérée comme une capsule fibreuse, elle revêt l'une et l'autre des deux surfaces articulaires, et offre à sa partie supérieure quelques flocons celluleux rougeâtres, qu'on avait pris pour des glandes synoviales : la quantité de synovie qu'elle exhale est assez grande, et en raison des mouvemens assez considérables que permet cette articulation. Ces mouvemens sont ceux de flexion, d'extension, d'adduction, d'abduction et de circumduction ; les deux premiers sont bien plus étendus que les trois derniers. Outre les quatre ligamens propres à cette articulation, et dont nous venons d'indiquer la disposition, elle est encore affermie ; en devant par les tendons des muscles radial antérieur, cubital antérieur, palmaire grêle, fléchisseur sublime, et fléchisseur profond ; et en arrière par ceux des muscles radiaux postérieurs ou externes, cubital postérieur, extenseur commun des doigts, extenseur propre du petit doigt, grands abducteur et extenseur et petit extenseur du pouce, et extenseur propre de l'index. La nature s'est ménagé, sur les deux faces antérieure et postérieure du carpe, des moyens de contenir ces nombreux tendons. En avant, le carpe présente dans son milieu une gouttière bornée par quatre éminences, deux externes appartenant aux os scaphoïde et trapèze, et deux internes appartenant aux os pisiforme et crochu : c'est dans cette gouttière que sont réunis les tendons qui passent au devant de l'articulation radio-carpienne, et cela concourt déjà à les fixer ; mais de plus, des éminences qui bornent en dehors cette gouttière, à celles qui la bornent en dedans, est étendu un fort ligament dirigé transversalement, qu'on appelle *ligament annulaire antérieur du carpe*, et qui, tout en servant à contenir les tendons dans la gouttière, concourt aussi à assujétir l'articulation : une membrane synoviale tapisse même tout l'intérieur de la gouttière, pour fournir la synovie destinée à faciliter les glissemens de ces tendons. En arrière, le carpe ne présente pas la même gouttière médiane qu'en avant; c'est dans des sillons particuliers, creusés sur la partie inférieure du radius, que sont fixés les tendons divers qui vont à la main; mais il existe aussi pour les y maintenir, et en même temps pour fortifier l'articulation radio-carpienne, un faisceau fibreux dirigé aussi en travers, appelé *ligament annulaire postérieur du carpe*, dont les fibres sont étendues de l'apophyse styloïde du radius et du bord externe de la coulisse qui loge le tendon du long extenseur du pouce, à l'apophyse styloïde du cubitus et à la partie interne de l'os pisiforme.

B. Le *métacarpe*, ainsi nommé parce qu'il fait suite au carpe, forme le milieu, la partie la plus large, la paume de la main. Cinq os mobiles sur le carpe, et pouvant un peu se rapprocher ou s'écarter les uns des autres, en fondent la charpente. Ces os sont désignés par les noms de *premier, second, troisième, quatrième* et *cinquième os du métacarpe*, en procédant de dehors en dedans, du pouce au petit doigt. Ils ont la forme d'os longs, et par conséquent, offrent un *corps* et *deux extrémités*. Placés parallèlement les uns à côté des autres, et presque sur le même plan, excepté le premier qui est sur un plan plus antérieur, ils sont tous légèrement concaves en devant, convexes en arrière; en rapport dans le premier sens avec les tendons des muscles fléchisseurs des doigts, dans le second avec ceux des extenseurs; articulés, en haut, avec un ou plusieurs des os du carpe, en bas, avec la première phalange du doigt auquel ils correspondent; plus volumineux à leurs extrémités qu'à leur corps. Dans leurs intervalles, sont les muscles connus sous le nom d'*interosseux*. Le premier de ces os est plus court et plus gros ; dans les quatre autres, la longueur et la grosseur vont en diminuant du deuxième au cinquième. Il est nécessaire de donner une description rapide de chacun d'eux. Le *premier métacarpien* présente à son extrémité supérieure une surface articulaire convexe et concave en sens opposé, qui est destinée à s'articuler avec un des os de la deuxième rangée du carpe, le trapèze, et à laquelle s'attache en dehors le muscle grand abducteur du pouce. Son corps, concave en avant, convexe en arrière, correspond, dans le premier sens, aux muscles opposant et court fléchisseur du pouce; et dans le second, aux tendons des extenseurs du pouce, étroit sur les côtés; il donne attache, en dehors au muscle opposant du pouce, et en dedans au premier interosseux dorsal. Son extrémité inférieure enfin présente une surface articulaire convexe, destinée à s'articuler avec la première phalange du pouce, et à la partie antérieure de laquelle sont deux petits enfoncemens pour deux petits os sésamoïdes. L'extrémité supérieure du *second métacarpien* offre, d'abord trois facettes articulaires, une en dehors pour le trapèze, une au milieu pour le trapézoïde, et une en dedans qui est double et destinée au grand os et au troisième os du métacarpe; ensuite deux insertions musculaires, une en devant pour le muscle radial antérieur, et une en arrière pour le premier radial externe. Son corps correspond, en avant, aux tendons fléchisseurs, et en arrière aux tendons extenseurs des doigts; latéralement il donne attache aux muscles interosseux, en dehors au premier interosseux dorsal, et en dedans au second interosseux dorsal et au premier interosseux palmaire. Son extrémité inférieure enfin, disposée comme celle du premier métacarpien, s'articule avec la première phalange du doigt indicateur. Le *troisième métacarpien* présente à son extrémité supérieure, d'abord en haut, une facette presque plane qui s'articule avec le grand os; ensuite en dehors une autre facette qui s'articule avec le métacarpien précédent; en troisième lieu, en dedans, deux facettes qui s'articulent avec le quatrième métacarpien; et enfin en avant et en arrière, des empreintes raboteuses pour l'attache de ligamens dans le premier sens, et du deuxième radial externe dans le second. Son corps et son extrémité inférieure sont disposés généralement comme dans le métacarpien précédent, avec ces différences, que le corps donne attache en avant au court fléchisseur et à l'adducteur du pouce, et latéralement à deux des interosseux dorsaux, au second en dehors, et au troisième en dedans, et que son extrémité inférieure s'articule avec la première phalange du doigt du milieu.

Le quatrième métacarpien, par son extrémité inférieure, s'articule avec la première phalange du doigt annulaire. Son extrémité supérieure offre en haut deux surfaces articulaires, l'une en dedans pour l'os crochu, et l'autre en dehors pour le grand os ; elle offre en outre, en dehors une double facette qui s'articule avec une analogue du métacarpien précédent; et en dedans, une autre facette pour s'unir au cinquième os du métacarpe. Son corps donne attache, en dehors, dans ses trois quarts antérieurs, au deuxième interosseux palmaire, et dans son quart postérieur, au troisième interosseux dorsal, et en dedans au quatrième interosseux dorsal. Enfin, le *cinquième métacarpien*, dont l'extrémité inférieure est articulée avec la première phalange du petit doigt, présente à son extrémité supérieure, en haut, une surface concave qui s'unit à l'os crochu, en dehors une facette qui se lie à une correspondante de l'os précédent, et en dedans une légère tubérosité pour l'attache du muscle cubital postérieur. Son corps donne attache, en arrière au quatrième interosseux dorsal, en dehors au troisième interosseux palmaire, et en dedans à l'opposant du petit doigt.

Ces os ont des articulations, et avec le carpe, et entre eux, et avec les premières phalanges des doigts. Les premières de ces articulations sont appelées *carpo-métacarpiennes*, et diffèrent dans le premier métacarpien et dans les suivans. Dans le premier métacarpien, cette articulation est une arthrodie. La facette articulaire que nous avons dit exister à l'extrémité supérieure de cet os est supportée par une facette analogue, c'est-à-dire concave transversalement et convexe d'avant en arrière, que présente l'os trapèze. Des cartilages d'incrustation revêtent l'une et l'autre de ces deux surfaces articulaires, et une capsule articulaire et une membrane synoviale leur sont annexées. La première est attachée, d'un côté, au pourtour de la surface articulaire du trapèze, et de l'autre, à celui de l'extrémité supérieure de l'os métacarpien ; formée de fibres longitudinales plus marquées en dehors et en arrière qu'en dedans et en avant, elle est fortifiée par les muscles du pouce qui forment l'éminence thénar. La seconde tapisse la précédente, en même temps qu'elle revêt les deux surfaces articulaires. Les mouvemens que permet cette articulation sont ceux de flexion, d'extension, d'adduction, d'abduction, et de circumduction : l'adduction et l'abduction surtout ont beaucoup d'étendue, à cause de l'obliquité en devant de la surface articulaire du trapèze, et parce que l'articulation de ce premier os du métacarpe est sur un plan plus antérieur : le mouvement de circumduction est aussi plus étendu en avant, à cause de l'isolement du premier métacarpien des autres, et de l'intervalle plus grand qui l'en sépare. C'est à cette articulation carpométacarpienne du premier métacarpien, que le pouce, que ce métacarpien supporte, doit de pouvoir être mis en opposition avec les autres doigts, et de faire pince avec eux.

L'articulation des quatre autres métacarpiens est aussi une arthrodie, mais qui ne permet que des mouvemens de flexion en avant, et d'extension en arrière, et encore très-bornés. Le deuxième métacarpien, par une facette articulaire triple, est uni à la fois au trapèze, au trapézoïde et au grand os : le troisième ne l'est qu'avec le grand os; le quatrième l'est avec le grand os et l'os crochu; le cinquième l'est avec ce dernier seulement. Une membrane synoviale, qui est une dépendance de celle qui existe dans l'articulation des deux rangées des os du carpe, revêt toutes ces surfaces articulaires qui sont encroûtées de cartilages; et des ligamens, postérieurs ou dorsaux, et antérieurs ou palmaires, qui des os de la dernière rangée du carpe s'étendent à ces surfaces, assurent leurs rapports. Parmi les premiers, le deuxième métacarpien en reçoit deux, un du trapèze, et un du trapézoïde; le troisième n'en reçoit qu'un qui vient du grand os; le quatrième en a deux qui lui viennent, l'un du grand os, l'autre de l'unciforme ; enfin le cinquième n'en offre qu'un qui provient de l'unciforme. Les ligamens antérieurs sont disposés de même, mais moins distincts.

Les articulations des os du métacarpe entre eux sont appelées *métacarpiennes*. Elles n'existent que pour les quatre derniers métacarpiens, car le premier est isolé des autres, afin que le pouce qu'il porte puisse être opposé aux autres doigts; elles diffèrent en haut et en bas. En haut les quatre derniers métacarpiens sont articulés entre eux par arthrodie à l'aide des surfaces articulaires qui existent sur les côtés de l'extrémité supérieure de chacun d'eux, et que nous avons mentionnées dans la description particulière que nous en avons faite. Un prolongement de la membrane synoviale du carpe pénètre dans chacune de ces articulations, que des ligamens en arrière et en avant assujétissent. Les premiers, appelés *dorsaux*, sont au nombre de trois, et disposés transversalement, l'un du deuxième au troisième métacarpien, le deuxième du troisème au quatrième, et le troisième du quatrième au cinquième. Les seconds, appelés *palmaires*, sont disposés de même, et en même nombre. Ceux-ci envoient de plus quelques prolongemens entre les os, prolongemens que quelques anatomistes ont signalés comme des ligamens interosseux particuliers. En bas, les os métacarpiens ne se touchent pas; ils sont seulement fixés les uns aux autres par un faisceau ligamenteux, étendu au devant de l'extrémité phalangienne de ces os, qu'on appelle *ligament transverse*, ou *palmaire inférieur*. Ce ligament, qui au niveau de chaque articulation métacarpo-phalangienne se continue avec le ligament antérieur de cette articulation, par ses fibres superficielles embrasse ces quatre os, et en envoie quelques-unes plus profondes des uns aux autres. Par le moyen de ces articulations, les os du métacarpe peuvent un peu se mouvoir les uns sur les autres d'avant en arrière, et d'arrière en avant, d'où résulte la possibilité de faire varier la concavité de la paume de la main.

Enfin, les articulations du métacarpe avec les doigts sont, appelées *métacarpo-phalangiennes;* mais on les décrira à l'occasion des doigts.

C'est à la région de la main, constituée par le métacarpe, que sont situés les dix-neuf muscles que nous avons dit entrer dans la composition de cette partie. Nous ne ferons guère que les indiquer, parce qu'ils ont été décrits à d'autres articles de ce Dictionnaire. 1° Il y a d'abord, entre les intervalles que laissent entre eux les corps des os métacarpiens, les petits muscles appelés *interosseux*, au nombre de sept, quatre plus près de la face postérieure, et appelés *dorsaux*, et trois plus près de la face antérieure, appelés *palmaires*. Ces muscles, nommés par M. Chaussier *métacarpo-phalangiens latéraux*, sont adducteurs et abducteurs des doigts auxquels ils s'attachent. Le premier interosseux dorsal, situé entre le premier et le deuxième métacarpien, et étendu de ces deux os à la première phalange du doigt indicateur, est abducteur de ce doigt. Le premier interosseux palmaire situé entre le deuxième et le troisième os du métacarpe, et étendu de ces deux os à cette même phalange, mais en dedans, est au contraire son adducteur. Le deuxième interosseux dorsal, situé entre le deuxième et troisième os du métacarpe, va de ces deux os s'attacher à la première phalange du doigt du milieu, et est l'abducteur de ce doigt qui a pour adducteur le troisième inter-osseux dorsal, occupant l'intervalle du troisième et du quatrième os métacarpien et provenant de ce dernier os. Le quatrième interosseux dorsal, qui des quatrième et cinquième os métacarpiens s'étend au côté interne de la première phalange du doigt annulaire, est l'adducteur de ce doigt, dont le deuxième interosseux palmaire, situé entre le troisième et le quatrième os du métacarpe est l'abducteur. Enfin le troisième interosseux palmaire, situé entre le quatrième et le cinquième os du méta-carpe, s'étend du dernier de ces os à la première phalange du petit doigt dont il est abducteur. Pour plus de détails, *voyez* INTEROSSEUX, tome XII, page 404. 2° Immédiatement au devant de ces muscles interosseux, et dans la paume même de la main, sont quatre autres petits muscles, étendus depuis le tendon du muscle fléchisseur profond des doigts jusqu'à la partie externe et postérieure des premières phalanges des quatre derniers doigts, et appelés *lombricaux*, ou *palmi-phalangiens*. (Ch.) Ces muscles, supérieurement, sont attachés, le premier à la partie an-térieure et externe du tendon qui va à l'indicateur; le deuxième aux tendons de l'index et du médius dans l'écartement des-quels il est placé; le troisième au tendon du médius et à celui de l'annulaire; et le quatrième enfin au tendon de l'annulaire et à celui du petit doigt. En bas leur implantation à chacune des premières phalanges des quatre derniers doigts se confond un peu avec celle de l'interosseux correspondant, et avec le côté externe du tendon de l'extenseur commun des doigts, de sorte qu'en même temps qu'ils sont évidemment des fléchisseurs de la première phalange des quatre derniers doigts, leur com-munication avec le tendon de l'extenseur commun peut les faire servir à étendre les secondes et troisièmes phalanges. (*Voyez* LOMBRICAUX.) 3° Dans l'éminence dite *Thénar*, que nous avons signalée à la face palmaire de la main, du côté externe et à la racine du pouce, sont quatre muscles desti-nés aux mouvemens de ce doigt, savoir : *A.* le plus superfi-ciellement, le *court abducteur du pouce*, *carpo-sus-phalan-gien du pouce* (Ch.), étendu du ligament antérieur du carpe et du scaphoïde, à l'extrémité supérieure de la première phalange du pouce, et qui porte le premier os métacar-pien et le pouce en dehors et en avant (*voyez* ABDUCTEUR); *B.* au-dessous du précédent, l'*opposant du pouce*, *carpo-*

phalangien du pouce (Ch.), muscle triangulaire, étendu de l'os trapèze et du ligament antérieur du carpe à toute la longueur du côté externe du premier os métacarpien, dont le nom indique l'usage ; et dont plusieurs des fibres sont confondues avec le muscle suivant, le court fléchisseur du pouce (*voyez* OPPOSANT); *C.* plus en dedans et plus profondément, le *court fléchisseur du pouce*, étendu du ligament annulaire, du grand os et du troisième os du métacarpe à l'extrémité supérieure de la première phalange du pouce, et qui est comme formé de deux portions, dont l'une se confond avec le muscle précédent, et dont l'autre se joint au dernier muscle de l'éminence thénar dont il nous reste à parler (*voyez* FLÉCHISSEUR); *D.* enfin, tout-à-fait profondément, et sur les interosseux même, l'*adducteur du pouce*, *métacarpo - phalangien du pouce* (Ch.), dont les fibres sont étendues du troisième os du métacarpe à la partie interne de la base de la phalange du pouce, et en partie jointes à celles du muscle précédent (*voyez* ADDUCTEUR). 4° Enfin, dans l'éminence dite *hypothénar*, qui est de l'autre côté de la paume de la main et à la racine du petit doigt, sont aussi quatre petits muscles : *A.* immédiatement sous la peau, le *palmaire cutané*, muscle de forme carrée, dont les fibres ont une direction transversale, et forment plusieurs faisceaux séparés par du tissu cellulaire graisseux, et qui étendu du ligament annulaire antérieur du carpe à l'aponévrose palmaire, semble destiné à la tension de cette aponévrose; *B.* l'*adducteur du petit doigt*, *carpo-phalangien du petit doigt* (Ch.), situé au-dessous du précédent, étendu de l'os pisiforme à la première phalange du petit doigt, et décrit déjà, tome 1, p. 337; *C.* le *court fléchisseur du petit doigt*, *carpo-métacarpien du petit doigt* (Ch.), situé en dehors du précédent, et étendu du ligament annulaire antérieur du carpe et de l'apophyse de l'os crochu à la première phalange du petit doigt. (*Voyez* FLÉCHISSEUR.) *D.* Enfin, l'*opposant du petit doigt*, qui est situé le plus profondément, immédiatement appliqué sur le dernier interosseux palmaire, et qui, ayant en tout les mêmes attaches que le précédent, en bas s'insère tout le long du cinquième os métacarpien; sa forme est triangulaire, et il porte par sa contraction le cinquième os du métacarpe et le petit doigt en devant et en dehors.

C. Enfin les *doigts* sont les appendices allongés qui terminent la main. Ils sont au nombre de cinq, qui, de dehors en dedans, sont appelés, le *pouce*, l'*index*, le *médius*, l'*annulaire* et le *petit doigt*. Le premier est le plus gros; vient ensuite le médius, puis l'index, l'annulaire, et le petit doigt; le médius au contraire est le plus long, après lui l'indicateur et l'annulaire, enfin le pouce et le petit doigt sont les plus petits. Chacun de ces doigts est formé de trois os appelés *phalanges*, excepté le pouce qui n'en a que deux. Les premières phalanges, ou *phalanges proprement dites*, sont les plus grandes : en avant, elles sont concaves, et offrent une gouttière longitudinale qui loge les tendons des muscles fléchisseurs des doigts : en arrière, au contraire, elles sont convexes, et correspondent aux tendons des extenseurs : de chaque côté, elles sont côtoyées par les vaisseaux et nerfs collatéraux des doigts, et donnent attache à la gaine aponévrotique dans laquelle sont contenus en avant les tendons des muscles fléchisseurs des doigts : leur extrémité supérieure, qui est la plus volumineuse, offre, en haut une facette concave, ovale transversalement, destinée à recevoir la tête que forme l'extrémité inférieure de l'os métacarpien correspondant; et latéralement des empreintes auxquelles s'attachent des ligamens, ou entre lesquelles passent les tendons des fléchisseurs des doigts : leur extrémité inférieure, enfin, représente deux condyles séparés par une rainure et destinés à s'articuler avec les secondes phalanges. Celles-ci, ou *phalangines* (Ch.), sont déjà plus courtes et moins grosses, mais à peu près disposées de même : seulement leur corps présente en avant des inégalités auxquelles s'insèrent les deux portions dans lesquelles se partage à sa terminaison le tendon du fléchisseur sublime : leur extrémité inférieure est figurée comme celle de la première phalange : et leur extrémité supérieure offre en haut deux facettes concaves, séparées l'une de l'autre par une saillie, ce qui est en correspondance avec l'extrémité inférieure de la première phalange, avec laquelle elle est destinée à s'articuler : c'est cette seconde phalange qui manque au pouce. Enfin les troisièmes phalanges, ou *phalangettes* (Ch.), sont plus petites : leur extrémité supérieure est comme celle des phalanges moyennes, et offre en arrière l'insertion des tendons de l'extenseur commun des doigts : leur extrémité inférieure est un peu plus aplatie et terminée par un bord demi-circulaire et raboteux qui

en devant à un peu la forme d'un fer à cheval : leur corps
en arrière est convexe et soutient l'ongle, et en avant donne
insertion aux tendons du fléchisseur profond.

Des articulations mobiles unissent, d'abord les premières phalanges des doigts avec le métacarpe, ensuite les diverses phalanges les unes aux autres. Les premières de ces articulations
sont appelées *métacarpo phalangiennes*, et sont des arthrodies.
On y voit l'extrémité inférieure convexe de chaque os métacarpien, être reçue dans une facette concave de la phalange
supérieure du doigt correspondant. De chaque côté, en dedans et en dehors, un fort ligament *latéral*, qui de l'os métacarpien descend à l'os de la phalange, maintient l'articulation. Un semblable, appelé par Bichat *ligament antérieur*,
forme au devant d'elle une espèce de demi-anneau protecteur; attaché de l'un et l'autre côté à l'os du métacarpe, il
emprunte quelques-unes de ses fibres à la gaîne des tendons fléchisseurs, et sert ainsi à garantir l'articulation de
l'impression de ces tendons. Enfin une membrane synoviale,
plus étendue et plus lâche en avant que dans tous les autres
sens, afin de favoriser la flexion de la première phalange,
tapisse tout l'intérieur de cette articulation, qui permet des
mouvemens de flexion, d'extension, d'adduction, d'abduction
et de circumduction, mais dans laquelle les mouvemens de
flexion sont beaucoup plus étendus que tous les autres.

Les articulations des phalanges entre elles sont appelées *phalangiennes*, et sont des ginglymes, c'est-à-dire qu'elles ne
permettent que des mouvemens de flexion et d'extension. Leur
disposition est la même, soit entre la première et la deuxième
phalange, soit entre la deuxième et la troisième. Dans toutes,
les condyles de l'extrémité inférieure de la phalange supérieure sont reçues dans deux cavités correspondantes de l'extrémité supérieure de la phalange inférieure. Les organes annexes de cette articulation sont en même nombre que ceux
des articulations métacarpo-phalangiennes, et absolument disposés de même; savoir, deux ligamens *latéraux*, un interne
et un externe, un ligament *antérieur*, et une membrane synoviale. Ajoutons que les tendons des muscles fléchisseurs
et extenseurs qui passent devant et derrière ces articulations,
et qui sont fixés à tous ces os par les gaînes tendineuses qui
les contiennent, contribuent aussi à affermir ces articulations.

Il est évident qu'une telle structure des doigts annonce une grande mobilité dans ces organes, et par suite, qu'un grand nombre de muscles leur est affecté. Nous avons déjà indiqué les dix-neuf qui existent à la paume de la main. D'autres encore sont situés à l'avant-bras, sur lesquels nous ne devons pas revenir, parce qu'ils ont été décrits à ce mot. Nous croyons seulement devoir faire une énumération de tous les muscles quelconques qui appartiennent à la main. Ils se partagent en ceux qui la meuvent en totalité et ceux qui sont propres aux doigts. Les premiers sont au nombre de cinq; dont trois *extenseurs*, le *grand radial*, ou *épitroklo-sus-métacarpien* (Ch.), le *petit radial*, ou *cubito-métacarpien* (Ch.), et le *cubital postérieur*, ou *épicondylo-métacarpien* (Ch.); et deux *fléchisseurs*, le *radial antérieur*, ou *épitroklo-métacarpien* (Ch.) et le *cubital antérieur*, ou *cubito-carpien* (Ch.). Les seconds se subdivisent en ceux qui sont communs à tous les doigts, et ceux qui sont particuliers à chaque doigt. Les premiers sont encore des *extenseurs* et des *fléchisseurs*. Il n'y a qu'un seul *extenseur commun des doigts*, appelé par M. Chaussier *épicondylo-sus-phalangettien commun*. Il y a au contraire quatre fléchisseurs; le *palmaire grêle*, ou *épitroklo-palmaire* (Ch.); le *fléchisseur superficiel*, ou *sublime*, *épitroklo-phalanginien commun* (Ch.); le *fléchisseur profond*, *cubito-phalanginien commun* (Ch.); et les *lombricaux*. Quant aux muscles propres des doigts, leur nombre diffère en chaque doigt. Le pouce en a huit : deux fléchisseurs, le *grand fléchisseur du pouce*, *radio-phalangettien du pouce* (Ch.), et le *court fléchisseur du pouce*, *carpo-phalangien du pouce* (Ch.); deux extenseurs, le *grand extenseur du pouce*, *cubito-sus-phalangien du pouce* (Ch.), et le *court extenseur du pouce*, *radio-sus-phalangien du pouce* (Ch.); deux abducteurs, le *long abducteur du pouce*, *cubito-sus-métacarpien du pouce* (Ch.), et le *petit abducteur du pouce*, *carpo-sus-phalangien du pouce*; et enfin deux adducteurs, l'*opposant du pouce*, *carpo-métacarpien du pouce* (Ch.), et l'*adducteur du pouce*, *métacarpo-phalangien du pouce* (Ch.). Le petit doigt en a quatre : un extenseur, *épicondylo-sus-phalangettien du petit doigt*; le *court fléchisseur du petit doigt*, *carpo-métacarpien du petit doigt* (Ch.); l'*adducteur du petit doigt*, *carpo-phalangien du petit doigt* (Ch.); et enfin *son opposant*. Le doigt index en a trois, un *extenseur propre*, *cubito-sus-pha-*

langettien de l'index (Ch.), un *adducteur* qui est le *premier interosseux palmaire*, et un *abducteur* qui est le premier *inter-osseux dorsal*. Enfin les deux autres doigts ont chacun deux muscles propres, un *adducteur* et un *abducteur*, constitués par les deux muscles *interosseux* qui leur correspondent.

Mais si nous n'avions ici qu'à énumérer ces muscles, dont la description a été faite ailleurs, nous devons donner quelques détails sur leurs tendons, qui, appliqués en avant et en arrière sur le carpe, le métacarpe et les doigts, font vraiment partie de la main, et dont il importe de connaître la disposition, surtout par rapport aux doigts. Les uns occupent la face antérieure ou palmaire de la main, les autres sa face postérieure ou dorsale. Les premiers sont ceux des muscles radial antérieur, cubital antérieur, fléchisseur sublime, fléchisseur profond, et long fléchisseur du pouce. Arrivés au poignet, tous s'engagent dans la coulisse que présente en devant le carpe, et que ferme le ligament annulaire antérieur du carpe; et déjà l'un d'eux, celui du cubital antérieur, se termine là en s'attachant à l'os pisiforme. Les autres dépassent le ligament annulaire, et bientôt un d'eux encore, celui du radial antérieur, se porte en dehors et en arrière, et va s'attacher au devant de l'extrémité supérieure du premier os métacarpien. Au contraire, les quatre tendons du fléchisseur sublime, les quatre tendons du fléchisseur profond, et le tendon du long fléchisseur du pouce, descendent dans la paume de la main, appliqués sur les muscles lombricaux, et recouverts par l'aponévrose palmaire que nous allons décrire ci-après. Bien qu'allant dans ce trajet en s'écartant les uns des autres, ils sont entourés chacun par un tissu cellulaire lâche qui leur fait comme une espèce de gaîne. Parvenus au niveau des articulations métacarpo-phalangiennes, ils passent au travers des cloisons aponévrotiques que forme là l'aponévrose palmaire, et ils descendent le long de la face antérieure de la première et de la deuxième phalange des doigts auxquels ils sont destinés. Là, ils sont contenus dans un étui, un canal qui les dirige rigoureusement aux lieux auxquels ils doivent s'attacher. Ce canal est formé, en arrière, par la gouttière qui est creusée sur la face antérieure des phalanges, et en avant par une bride ligamenteuse dont les fibres naissent des deux côtés de la gouttière osseuse et vont se réunir en avant en s'entrecroisant. Une membrane synoviale tapisse l'intérieur de ce canal,

pour que les tendons puissent y glisser facilement ; la bride ligamenteuse qui le forme en avant, s'amincit beaucoup au niveau
des articulations phalangiennes pour en permettre les mouvemens, et elle adhère du reste fortement aux portions circon-
voisines, à la peau, au tissu cellulaire. Celui de ces étuis qui
est à la face antérieure des phalanges du pouce, et qui est plus
mince que celui des autres doigts, reçoit le tendon du long
fléchisseur du pouce, lequel va s'attacher à la partie antérieure
du corps de la dernière phalange de ce doigt. Ceux des quatre
autres doigts reçoivent chacun un des quatre tendons des muscles fléchisseurs sublime et profond ; le tendon du sublime est
d'abord appliqué sur le tendon du profond ; mais, vers le
milieu de la première phalange, ce tendon se partage en deux
bandelettes entre lesquelles passe le tendon du fléchisseur profond ; celui-ci alors est entouré de ces deux bandelettes qui se con-
tournent autour de lui de manière à lui constituer une gouttière,
et, descendant tout le long de la face antérieure des phalanges,
il va s'attacher à la partie antérieure et supérieure de la troisième
phalange de chacun des quatre derniers doigts : les bandelettes
des tendons du fléchisseur sublime, après avoir donné passage
au tendon correspondant du fléchisseur profond, se rejoignent
par des languettes tendineuses transversales, et se terminent
enfin en s'attachant aux parties latérales de la face antérieure
de la deuxième phalange de chacun des quatre derniers doigts.
On conçoit facilement l'avantage dont est cet étui pour fixer
aux doigts la direction des tendons qui les meuvent, et empêcher que lors des mouvemens ces tendons ne soulèvent la peau.
L'office que cet étui remplit aux doigts, est rempli à la paume de
la main par une aponévrose fort résistante, qu'on appelle *aponévrose palmaire.* Cette aponévrose, située à la paume de la main,
immédiatement sous la peau à laquelle elle adhère fortement,
et qui soutient tous les tendons dont nous venons de décrire la
disposition, et auxquels elle est unie par un tissu cellulaire lâche
et non graisseux, a une forme triangulaire. Elle se confond en
haut avec le ligament annulaire antérieur du carpe, et avec
le tendon du muscle palmaire cutané, qu'on avait dit à cause
de cela destiné à la tendre : latéralement, elle se joint avec des
expansions aponévrotiques qui appartiennent, en dehors, aux
courts fléchisseur et abducteur du pouce, et en dedans, aux
petit fléchisseur et adducteur du petit doigt. En bas, et vers les

articulations métacarpo phalangiennes , elle se partage en quatre languettes pour chacun des quatre os métacarpiens ; et , après que ces languettes ont formé des cloisons par lesquelles passent les tendons qui vont aux doigts, et qui séparent ceux de ces tendons qui appartiennent au sublime et au profond, de ceux qui proviennent des lombricaux, elles vont s'attacher au ligament transverse qui lie inférieurement les quatre derniers os du métacarpe , et aux parties latérales et inférieures de ces os.

Les tendons qui sont à la face dorsale de la main sont plus nombreux ; ce sont ceux des muscles petit et grand radial , cubital postérieur, long abducteur du pouce, extenseur commun des doigts , extenseur propre du petit doigt , court extenseur et long extenseur du pouce, et extenseur propre de l'index. De ces tendons, les uns, dès qu'ils ont dépassé le ligament annulaire postérieur du carpe , s'attachent à quelques os du métacarpe , savoir, celui du grand radial, à la partie postérieure externe de l'extrémité supérieure du deuxième os du métacarpe; celui du petit radial, à la même partie du troisième os du métacarpe ; celui du cubital postérieur, en dedans de l'extrémité supérieure du cinquième os du métacarpe ; et enfin celui du long abducteur du pouce, au côté externe de l'extrémité supérieure du dernier os du métacarpe. Les autres, au contraire, descendent sur la face dorsale de la main et vont aux doigts. Les quatre tendons de l'extenseur commun, par exemple, dès qu'ils sont sortis de dessous le ligament annulaire, s'écartent les uns des autres , et vont en s'élargissant gagner chacun l'extrémité inférieure de chacun des quatre derniers os du métacarpe; des aponévroses très - minces et même de petites bandelettes tendineuses dans le trajet les unissent les uns aux autres : parvenus aux articulations métacarpo - phalangiennes , les tendons des muscles lombricaux et interosseux s'unissent à eux , et ils forment alors une large aponévrose qui recouvre toute la face postérieure de la première phalange : enfin, arrivés à la première articulation phalangienne, ils se partagent en trois portions, une moyenne qui passe sur cette articulation et va s'attacher à la partie postérieure de l'extrémité supérieure de la deuxième phalange, et deux latérales qui glissant sur les côtés de l'articulation vont se réunir en arrière de la deuxième articulation phalangienne , et se fixer enfin à la partie postérieure de l'extrémité supérieure de la troisième phalange. Le tendon de l'extenseur propre de l'index, situé au côté externe de celui des tendons de l'extenseur commun qui est destiné à ce doigt, s'y unit bientôt et se comporte comme lui. Le tendon du court extenseur du pouce descend derrière le premier os du métacarpe, et va s'attacher en arrière de la première phalange du pouce. Enfin le tendon du long extenseur du pouce, après s'être joint au précédent au niveau de l'articulation métacarpo-phalangienne, forme avec deux expansions aponévrotiques qui proviennent des courts abducteur et fléchisseur, une aponévrose qui recouvre toute la face postérieure de la première phalange, et va s'attacher à la partie postérieure de l'extrémité supérieure de la dernière.

Pour achever la description anatomique de la main, il reste à indiquer les vaisseaux tant sanguins que lymphatiques, et les nerfs qui se distribuent à cette partie, et à parler de la peau qui la recouvre. Les *artères* de la main proviennent de la *radiale* et de la *cubitale*. L'artère *radiale*, parvenue à la partie inférieure du radius, donne, d'abord, de sa partie interne un petit rameau qui se porte transversalement de dehors en dedans, et qui avec un rameau de la cubitale forme une arcade de laquelle partent quelques ramifications pour la partie antérieure du poignet ; ensuite une autre branche qui descend au devant du ligament annulaire antérieur du carpe, et qui va gagner la paume de la main où elle fournit aux muscles de l'éminence thénar, aux lombricaux, et s'anastomose avec l'extrémité de ce que nous allons voir être appelé l'*arcade palmaire superficielle*. Alors, la radiale se détourne en dehors, sur le côté externe de l'articulation de la main, passe sous les tendons du grand abducteur et du court extenseur du pouce, sous celui du long extenseur de ce doigt ; et parvenue à l'extrémité supérieure des deux premiers os du métacarpe, elle traverse la base du premier muscle interosseux pour arriver à la paume de la main. Là, marchant de dehors en dedans au devant de l'extrémité supérieure des quatre os métacarpiens, elle forme une arcade dont la convexité est tournée en bas, qu'on appelle *arcade palmaire profonde* ou *radiale*, et dont l'extrémité s'anastomose avec une branche de l'arcade palmaire superficielle. Lorsqu'elle n'est encore que sur le côté de l'articulation du poignet, elle fournit quelques filets aux ligamens de cette articulation, et en dehors ce qu'on appelle la *dorsale du pouce*, et en dedans la *dorsale du carpe*. La première se ramifie aux extenseurs, court abducteur et opposant du pouce, et s'anastomose avec ce que nous allons voir être les collatérales de ce doigt. La seconde se porte transversalement de dehors en dedans, sur la convexité de la seconde rangée des os du carpe, couverte par les tendons des muscles extenseurs, et forme une arcade, dont l'extrémité s'anastomose avec un rameau de la cubitale, et de laquelle naissent; en haut de petits rameaux destinés à l'articulation du poignet, et s'anastomosant avec l'interosseuse, et en bas d'autres rameaux destinés aux muscles interosseux, aux tégumens de la face postérieure du métacarpe et des doigts, et s'anastomosant avec les artères perforantes, que nous allons voir provenir de l'arcade palmaire profonde. Au-delà, entre les extrémités supérieures des deux premiers os métacarpiens, la radiale fournit, en dehors, une branche qui descend le long du bord interne du premier os du métacarpe, derrière et dans le premier interosseux dorsal, et qui se ramifie aux tégumens du pouce, doigt dont elle produit quelquefois la collatérale interne ; en dedans, une branche plus petite, qui descend le long du bord externe du second os du métacarpe, derrière le premier interrosseux dorsal, et qui se distribue à ce muscle et à l'articulation métacarpo-phalangienne de l'index. Enfin, de l'arcade palmaire profonde la radiale fournit : des *rameaux supérieurs* fort petits pour les tégumens du carpe et les muscles de l'éminence thénar; des *rameaux inférieurs* plus gros, qui, descendant au devant des muscles interosseux, s'anastomosent vers les articulations métacarpo-phalangiennes avec les collatérales des doigts ; enfin des *rameaux postérieurs*, appelés *artères perforantes*, au nombre de trois, qui percent de devant en arrière les muscles interosseux, entre les extrémités supérieures des os du métacarpe, et vont s'anastomoser avec des rameaux de la dorsale du carpe. Quelquefois cette arcade fournit les collatérales du pouce et de l'index, et la collatérale externe du medius, artères qui d'ordinaire proviennent de la cubitale, comme nous allons le dire. Quand cela a lieu, voici quelle est la disposition de la radiale : lorsqu'elle a traversé le premier interosseux pour arriver à la paume de la main, elle se partage en trois branches, dont celle du milieu forme l'arcade palmaire profonde : des deux autres, la supérieure descend entre le premier os du métacarpe et le court fléchisseur du pouce, et, arrivée au bas de cet os, elle se divise en deux rameaux pour chacun des deux côtés du pouce; l'inférieure descend entre l'abducteur du pouce et le second os du métacarpe, et, arrivée au bas de cet os, elle se divise aussi en deux rameaux, un pour le côté externe de l'index, et un autre pour le côté interne de ce doigt et pour le côté externe du medius. L'*artère cubitale*, considérée de même à partir de la partie inférieure de l'avant-bras, donne d'abord, en dedans, une petite branche, dite *dorsale cubitale*, qui descend de dehors en dedans entre le tendon du cubital antérieur et le cubitus, et se porte sur le dos de la main, où elle se distribue aux tégumens, à l'adducteur du petit doigt, et s'anastomose avec la dorsale du carpe; ensuite un petit rameau dirigé en travers, de dedans en dehors, derrière les tendons des muscles sublime et profond, et qui s'anastomose avec un rameau que fournit à cette même région de la main l'artère radiale. Descendant ensuite devant le ligament annulaire antérieur du carpe, en dehors de l'os pisiforme, couverte seulement par la peau et le muscle palmaire cutané, l'artère cubitale bientôt s'enfonce derrière l'aponévrose palmaire, devant les tendons des muscles sublime et profond, et se courbant de dedans en dehors, elle forme une arcade dont la convexité est en bas, qu'on appelle *arcade palmaire superficielle* ou *cubitale*, et dont l'extrémité s'anastomose avec la seconde branche qu'a fournie la radiale à la région du poignet. Lors de son passage sous l'os pisiforme, la cubitale fournit une branche qui traverse l'éminence hypothénar, et qui va s'anastomoser avec l'extrémité de l'arcade palmaire profonde. Auparavant elle avait envoyé de petits rameaux au ligament annulaire du carpe, aux muscles de l'éminence hypothénar et aux tégumens. Enfin, de la concavité de l'arcade superficielle, elle donne de petits rameaux pour l'aponévrose palmaire et les tégumens; et de la convexité de cette même arcade, quatre ou six branches qui sont les *collatérales* des doigts. Celles-ci, au nombre de deux pour chaque doigt, descendent le long des parties latérales des phalanges, distribuant, chemin faisant, des filets au périoste, à la gaîne des tendons, aux ligamens, aux tégumens; et, arrivées à l'extrémité des doigts, elles se courbent l'une vers l'autre pour s'anastomoser en une arcade dont la convexité est en bas, et de laquelle partent beaucoup de ramifications pour le tissu cellulaire et la peau de l'extrémité des doigts.

Les *veines* de la main aboutissent, d'abord à la *radiale* et à la *cu-*

bitale, qui accompagnent les artères du même nom et sont disposées de même, sinon qu'elles fournissent plus de rameaux ; ensuite
à deux veines qui n'ont pas d'artères congénères, et qui forment
tout le système veineux superficiel de cette partie; savoir la *cé-*
phalique et la *basilique*. La première, considérée à partir de la
partie inférieure de l'avant-bras, gagne la partie postérieure et
externe de la main, et se portant sur les muscles du premier
espace interosseux, où elle prend le nom de *céphalique du*
pouce, elle fournit sur le dos de la main beaucoup de rameaux
qui s'anastomosent avec d'autres de la cubitale interne, branche
de la basilique. Celle-ci, au-dessus de la tubérosité interne de
l'humérus, s'est partagée en trois branches, la *médiane basi-*
lique, la *cubitale externe* et la *cubitale interne :* cette dernière
seule s'avance jusqu'à la partie interne du dos de la main; là elle
prend le nom de *salvatelle*, et forme avec des rameaux de la
céphalique, sur le dos de la main, un réseau veineux remarquable, duquel partent de nombreuses ramifications pour la
face postérieure des doigts.

Les *vaisseaux lymphatiques* de la main sont divisés en superficiels et en profonds. Les premiers, plus nombreux à la face
dorsale qu'à la face palmaire, se réunissent d'abord sur les côtés
des doigts, et de là gagnent le corps de la main. Là, ceux du
dos de la main gagnent la partie postérieure de l'avant-bras;
et ceux de la paume de la main se réduisent souvent à un seul
tronc, qui est disposé à peu près en arcade, comme le sont
les artères, et qui de là gagne aussi l'avant-bras. Les vaisseaux
profonds accompagnent les artères radiale et cubitale, et ayant
absolument la même distribution, n'ont pas besoin d'être décrits.

Les *nerfs* de la main sont nombreux : 1° quelques filets du
nerf *cutané interne* arrivent jusqu'aux tégumens du poignet,
jusqu'au dos du carpe et du métacarpe; 2° cette même région
de la main, et la face postérieure du pouce, de l'index et du
medius, en reçoivent de semblables du nerf *cutané externe ;*
3° Lorsque le nerf *median* est parvenu au poignet, il donne un
rameau qui sort entre les tendons du muscle fléchisseur sublime,
et qui se distribue aux tégumens de la paume de la main : ensuite,
s'enfonçant derrière le ligament annulaire antérieur du carpe,
uni aux tendons des fléchisseurs des doigts, il gagne la paume
de la main, et vers les articulations supérieures du métacarpe,
il se partage en cinq rameaux qui constituent les nerfs *collaté-*

raux du pouce, de l'index, du médius, et le collatéral externe du doigt annulaire. 4° Le nerf *cubital*, au delà du poignet, fournit aussi deux grosses branches à la main : l'une, dite *dorsale*, qui, passant entre la partie inférieure du cubitus et le tendon du cubital antérieur, va se distribuer aux doigts annulaire et auriculaire : l'autre, dite *palmaire*, plus grosse, qui paraît être la continuation du nerf, et qui, après avoir passé sous le ligament annulaire, se partage en deux divisions ; l'une profonde, qui se comporte à peu près comme l'artère cubitale, et se distribue à tous les muscles de la paume de la main ; et l'autre superficielle, qui va former les nerfs collatéral interne de l'annulaire et collatéral externe et interne du petit doigt. 5° Enfin, du nerf *radial* proviennent, d'abord, de la branche postérieure que ce nerf fournit à l'extrémité supérieure du radius, un filet qui descend sur la face postérieure du ligament interosseux, entre les deux extenseurs du pouce, et qui, passant sous le ligament annulaire postérieur du carpe avec les tendons du muscle extenseur commun se perd sur la face postérieure de la main ; ensuite, de la branche antérieure et au niveau du poignet, deux autres nerfs, dont l'un externe, plus petit, va concourir à former les nerfs collatéraux du pouce et de l'index, et dont l'autre interne, plus gros, va de même former ceux du median et de l'annulaire.

Enfin, la *peau* qui recouvre la main a la même texture que celle qui revêt tout autre région du corps ; et si elle paraît jouir d'une sensibilité plus exquise, c'est moins à une différence dans son organisation qu'elle le doit, qu'à la facilité avec laquelle elle peut, dans cette partie du corps, être appliquée aux objets à toucher, ainsi qu'au mode selon lequel elle est fixée aux parties subjacentes. Ce mode n'a rien de particulier pour la face dorsale de la main : de ce côté, le tissu cellulaire qui sert d'union à la peau est lâche, peu serré, peu susceptible de se laisser pénétrer de graisse, si ce n'est dans la première enfance et dans la femme ; et nous n'avons à signaler à cette face dorsale que les poils composés appelés *ongles*, qui, de ce côté, terminent les doigts, et servent de soutien à ce que nous allons voir être appelé leur *pulpe*. A la face palmaire, au contraire, plusieurs particularités méritent d'être notées : d'abord, la peau est fortement adhérente aux parties subjacentes, et ainsi a toute la fixité convenable pour mieux exercer le tact : en second lieu, le tissu cellulaire qui est au-dessous d'elle est serré, dense, rempli en certains lieux d'une graisse peu abondante, mais fort consistante; ce qui contribue encore à sa fixité, et surtout lui constitue comme un coussinet sur lequel elle est favorablement étalée. Par suite de ce mode de structure, la peau, à la face palmaire de la main, est toujours lisse, tendue, sans aucunes rides ni plis autres que ceux qui résultent des mouvemens du métacarpe et des doigts. Les papilles nerveuses qui s'épanouissent à sa surface, sont, dans l'acte du toucher, mollement pressées entre le coussinet élastique et peut-être érectile que forme le tissu cellulaire qui est au-dessous d'elle, et les corps à toucher, et sont mieux impressionnées par ceux-ci. Nous avons déjà parlé des reliefs que fait ce coussinet au niveau des articulations métacarpo-phalangiennes, et au milieu des phalanges. Très-prononcé enfin à l'extrémité des doigts, ce tissu y constitue ce qu'on appelle la *pulpe* des doigts : là, les papilles de la peau sont disposées sur des lignes courbes, concentriques les unes aux autres, fort régulières, et comme fondues en un tissu spongieux, sinon érectile, au moins mollement élastique, et auquel les ongles servent en arrière de soutien. Les avantages dont sont pour le tact ces conditions de structure ressortent d'eux-mêmes. Enfin, quelques anatomistes ont prétendu que les papilles nerveuses étaient à la peau des doigts plus grosses, plus nombreuses qu'à la peau de tout autre région du corps; et ils ont donné comme preuves, que les nerfs médian et radial, qui sont surtout ceux qui se distribuent aux doigts, étaient bien plus gros dans les animaux chez lesquels ces organes sont employés au toucher, que chez ceux dans lesquels ils n'ont pas cet usage.

Telle est la structure de la main chez l'homme : le singe, qui est le seul animal qui, à proprement parler, ait avec lui cet organe, est bien loin de l'avoir aussi parfait. D'abord, bien que le singe soit *quadrumane*, c'est-à-dire ait ses quatre membres terminés par des mains, comme il se sert des quatre pour sa station, sa progression, il en résulte que l'épiderme de ses mains s'épaissit, et que la sensibilité de ces organes est émoussée. Ensuite, dans la main de cet animal le pouce est plus court, plus petit, ne fait pas aussi facilement pince avec les autres doigts, et ceux-ci ne peuvent pas avec autant de facilité se mouvoir isolément les uns des autres.

§ II. *Physiologie de la main.* — La main est chez l'homme l'organe spécial du toucher et de la préhension des corps. Chez nous, comme dans la plupart des animaux, la nature a départi ces deux offices à une même partie, parce qu'ils exigent à peu près dans cette partie les mêmes conditions de structure, et parce qu'ils se prêtent un appui mutuel. D'une part, en effet, un organe de toucher ne doit pas seulement posséder une exquise sensibilité; il faut encore qu'il soit susceptible de s'appliquer, de se mouler à la surface des corps, d'en embrasser les contours, d'en presser la masse. D'autre part, il importe que l'instrument de préhension des corps soit doué de sensibilité pour être guidé dans son service. Aussi, nous le répétons, c'est là même partie généralement qui dans les animaux est l'organe du toucher et l'instrument de préhension, et la main nous en offre un exemple pour l'homme. Nul être n'est, sous ce rapport, mieux partagé que lui; nul organe de toucher n'est plus délicat, nul instrument de préhension mieux combiné que ne l'est la main de l'homme; les détails que nous avons donnés de la structure de cette partie en sont une démonstration. D'un côté, quelle sensibilité exquise ! De l'autre, quelle mobilité ! Quel pouvoir d'embrasser, de saisir les corps, d'exécuter tous les mouvemens possibles, même les plus ténus, les plus délicats ! Enfin quelle solidité, et par suite quelle faculté d'être impunément dans un contact immédiat avec les objets extérieurs ! Sensibilité, mobilité et solidité; telles sont en effet les trois conditions de structure nécessaires à l'organe du toucher et de la préhension des corps, et que réunit au plus haut degré la main. Entrer maintenant dans l'exposition du mécanisme du jeu de cet organe, ce serait, d'un côté, faire de ce que nous avons dit de l'anatomie de la main, une application qui ressort d'elle-même, et qui serait une véritable répétition, et de l'autre, empiéter sur ce que nous devons dire au mot *toucher*. Rappelons seulement que, placée à l'extrémité du membre supérieur, la main a dans ce membre un long levier à l'aide duquel elle va chercher au loin les corps extérieurs; que, formée de vingt-sept os, composée de plusieurs parties mobiles les unes sur les autres, carpe, métacarpe et doigts, terminée par cinq appendices isolés et subdivisés eux-mêmes, elle peut merveilleusement se mouler aux corps extérieurs, et appuyer diversement et à son gré sur chacune des parties de leur surface. Faisons ressortir la possibilité qu'ont les os du métacarpe de s'écarter un peu pour faire varier la concavité de la paume de la main, ainsi que celle qu'a le pouce de se mettre en opposition avec les autres doigts, de faire pince avec eux. Signalons le nombre des doigts, la diversité de leur longueur, comme étant eux-mêmes des dispositions anatomiques heureuses. Rappelons que chacun de ces doigts a ses muscles propres, et peut conséquemment être mu isolément des autres; que la peau qui les revêt est mieux disposée pour le tact qu'en aucune autre région du corps. Appelant enfin l'esprit de nos lecteurs sur les nombreuses articulations qui unissent les divers os de la main, concluons; qu'en même temps que cette partie a toute la sensibilité et la mobilité que réclame sa double fonction, elle a toute la solidité qui lui était nécessaire pour être impunément dans un contact immédiat avec les corps extérieurs.

Mais si l'existence et la perfection de la main chez l'homme font que cet être est le mieux partagé des animaux, sous le rapport de l'organe du toucher et de la préhension, quel plus grand besoin n'avions-nous pas de cette partie que, dans son admiration pour sa merveilleuse structure, *Galien* appelait l'*instrument des instrumens!* L'homme, en effet, ne trouve presque aucun secours dans son organisation primitive : naissant tout-à-fait nu, sans aucune des armes offensives et défensives qui sont départies aux autres animaux, il faut qu'il travaille sans cesse à se procurer ce dont il a besoin. Tandis que les autres animaux trouvent plus ou moins tout préparé dans la nature ce qui leur est nécessaire; lui, est obligé de tout créer, vêtemens, habitations, alimens; il est vraiment l'être *travailleur* et *producteur* par excellence; et dès lors il fallait qu'il eût un instrument propre à exécuter tous ses travaux; il lui fallait, outre l'intelligence qui conçoit, l'instrument qui exécute; et cet instrument est la main. Du reste, cette manière de nous exprimer sur les services de la main prouve assez, que nous regardons comme erronée l'opinion de plusieurs philosophes, tant anciens que modernes, Aristote, Galien, Helvétius, qui ont attribué à cet organe la supériorité de l'homme sur les animaux, et la suprématie que cet être exerce sur toute la nature. La main, en effet, n'est, après tout, qu'un instrument; et il faut au-dessus d'elle l'intelligence pour la conduire. C'est à celle-ci, c'est-à-dire à son organisation cérébrale, que l'homme doit d'être le premier des animaux. Seulement la nature lui ayant donné une grande intelligence, a dû lui donner aussi l'instrument nécessaire pour en accomplir les combinaisons; pouvant concevoir beaucoup de choses, il fallait qu'il pût les exécuter. C'est pour cela que dans la série des animaux, les organes du toucher se perfectionnent à mesure que les animaux sont plus intelligens ; de sorte que par eux on peut juger du degré de l'intelligence, non comme en étant la cause, mais comme étant dans un rapport de perfectionnement avec elle. (ADELON.)

MAÏS, s. m., *zea maïs*, L. ; l'une des espèces les plus belles et les plus intéressantes de la familles des Graminées. Le maïs est originaire du nouveau Monde ; car il n'en est fait aucune mention dans les livres d'agriculture ou d'histoire naturelle écrits avant la découverte de Cristophe Colomb. Cependant cette opinion n'est pas universellement reconnue, et les noms vulgaires de *blé de Turquie*, *blé d'Inde*, donnés au maïs, ont persuadé à quelques auteurs que cette graminée existait d'abord dans l'ancien continent, d'où elle aurait été transportée en Amérique. C'est une question fort difficile et assez peu importante à résoudre aujourd'hui, que le maïs peut être considéré comme une plante indigène de l'Europe. Cette graminée est annuelle. Son chaume s'élève généralement à six ou huit pieds, hauteur qu'il dépasse quelquefois. Ses feuilles sont très-longues et engaînantes ; ses fleurs monoïques ; les mâles forment une panicule rameuse au sommet de la tige, et les fleurs femelles sont disposées en gros épis cylindriques à l'aisselle des feuilles, qui les enveloppent en grande partie. Parvenus à leur maturité parfaite, ces epis, longs de six à huit pouces et d'un à deux pouces de diamètre, sont tout couverts de grains irrégulièrement globuleux, très-serrés les uns contre les autres, appliqués sur un axe très-épais et subéreux. Le maïs cultivé en grand dans plusieurs provinces de la France, telles que l'Alsace, la Bourgogne, et dans la plupart de nos départemens méridionaux, y présente plusieurs variétés, soit dans la grosseur et la couleur des grains, soit dans l'époque de leur maturité. Nous croyons inutile d'entrer dans aucun détail à cet égard, renvoyant, ainsi que pour son mode de culture, à l'excellent traité de Parmentier sur le maïs, et spécialement à l'édition nouvelle, donnée en 1812, et au supplément qu'y a ajouté M. François de Neufchâteau.

Nous allons successivement étudier le maïs sous le rapport hygiénique et médical, c'est-à-dire comme aliment et comme médicament, après avoir dit quelques mots de sa composition chimique. Déjà les chimistes qui s'étaient occupés de l'analyse de cette céréale avaient reconnu que sa farine diffère de celle des

autres plantes de la même famille par l'absence du gluten.
M. Lespez dans une dissertation inaugurale en a fait, conjointement avec M. Marcadieu, une nouvelle analyse où il a confirmé
ce fait. Il a trouvé de plus qu'elle se compose de matière sucrée
et animalisée, de matière mucilagineuse, d'albumine et de fécule.

Sans parler ici des différentes préparations alimentaires que
l'on fait avec le maïs en Amérique, nous trouverons que, dans
les parties de la France où il est abondamment cultivé, il y forme
la base de l'alimentation des habitans. Dans le département
des Landes, les Pyrenées, une partie de la Bourgogne, etc., il
y tient la place du froment et du seigle, et on lui fait subir
une foule de préparations. Ainsi on en fait quelquefois une
bouillie plus ou moins épaisse en délayant sa farine dans l'eau
et y ajoutant un peu de sel. Cette pâte, à laquelle on donne différens degrés de consistance, est la préparation la plus simple
et la plus usitée, non-seulement en France, mais encore dans
quelques parties de l'Angleterre et de l'Italie septentrionale. On
fait aussi du pain avec la farine de maïs. Mais il est lourd et
compacte, parce que, privé de gluten, il ne lève pas. Néanmoins
les habitans des Landes en font une très-grande consommation.
On peut, en mélangeant un quart ou moitié de farine de froment avec celle du blé de Turquie, obtenir un pain parfaitement
levé, qui a tous les avantages du pain de froment. On prépare
aussi avec la pâte de maïs des galettes plus ou moins minces que
l'on fait cuire sur des plaques de tôle ou même simplement sur
des planches de bois, que l'on approche du feu. Cette préparation
est préférable au pain fait sans mélange de farine de froment,
parce qu'elle est mieux cuite et par conséquent moins indigeste.
Enfin, suivant Parmentier, on peut faire avec le maïs, du gruau,
de la semoulle, du vermicelle, et même des pâtisseries qui, pour
le goût et la légèreté, n'ont rien à envier à celles de froment.

Ce n'est pas seulement à son état de maturité complète que
l'on fait usage du maïs comme aliment, on mange aussi ses épis
lorsqu'ils sont encore verts et très - jeunes, après les avoir fait
bouillir dans l'eau, ou bien on les fait confire au vinaigre comme
les cornichons.

Le maïs entre également dans la préparation de plusieurs
boissons. Ainsi, en faisant fermenter ses graines concassées et
légèrement bouillies, on en fait une boisson spiritueuse et eni-
vrante, que les Américains désignent sous le nom d'*atole*. Selon
Parmentier, cette céréale peut remplacer l'orge dans la fabri-

cation de la bierre, et ses grains torréfiés fournissent une liqueur analogue au café.

De même que dans un grand nombre d'autres graminées, les tiges du blé de Turquie contiennent une quantité notable de matière sucrée. Aussi a-t-on cherché à en extraire ce principe, à une époque plus éloignée où la guerre avait interrompu les communications commerciales de la France avec ses colonies. M. Pictet de Genève a publié en 1811 le résultat d'essais tentés à cet égard. Il a obtenu des jeunes tiges de maïs récoltées au moment où le grain commence à se former, un sirop d'un goût très-agréable, propre, selon lui, à remplacer le sucre cristallisé pour le thé, le café et une foule de préparations économiques et culinaires.

On a généralement remarqué que les personnes qui font habituellement usage du maïs comme aliment, sont fortes et vigoureuses. M. Lespez, que nous avons cité précédemment, dit qu'à mesure que la culture et l'emploi du maïs s'introduisent dans quelque canton du département des Landes, on voit les habitans perdre le teint blafard qui leur était naturel, et se revêtir des couleurs de la santé. Selon quelques autres observateurs, les paysans qui se nourrissent de cette céréale ne sont pas sujets à la pierre ou à la gravelle, maladies qui, comme chacun sait, se déclarent beaucoup plus fréquemment chez les individus qui font habituellement usage d'alimens très-azotés.

La bouillie de farine de maïs étant d'une digestion extrêmement facile, plusieurs praticiens en recommandent l'usage aux convalescens ; aux personnes épuisées par de longues maladies, comme les phthisiques, par exemple ; on l'a vue même réussir parfaitement chez certains individus affectés de maladies chroniques de l'estomac et du tube digestif, chez lesquels les fonctions assimilatrices ne se faisaient qu'incomplétement et avec difficulté. S'il fallait en croire le témoignage de quelques observateurs, le maïs serait un remède efficace contre l'épilepsie, dont il éloignerait et ferait même cesser entièrement les accès. Mais ce fait a besoin d'être soumis de nouveau à l'expérience, avant de pouvoir être admis.

Enfin il est facile de voir, d'après le court exposé que nous venons de donner des avantages du maïs, combien il est important d'en introduire et d'en étendre la culture dans les cantons de la France qui ne possèdent pas encore cette précieuse céréale.

(A. RICHARD.)

MAL, s. m., *malum* ; terme dont la signification en médecine est assez vague, et par lequel on exprime tout ce qui est opposé au bien-être, à la régularité des fonctions. Diverses maladies, plusieurs symptômes de maladies ont reçu le nom spécial de *mal* joint à quelque dénomination caractéristique, telles sont les expressions suivantes : *mal des ardens* ou *mal saint Antoine*, ce sont les maladies qui ont été indiquées également sous le nom de *feu saint Antoine* (*voyez* ÉRYSIPÈLE, ANTRAX); — *mal d'a-venture*, nom vulgaire du PANARIS; — *mal caduc, mal de terre, mal saint Jean, mal sacré, haut mal,* c'est l'ÉPILEPSIE; — *mal de cœur,* nom donné aux NAUSÉES ou envies de vomir; — *mal d'enfant,* douleur qui accompagne l'accouchement; — *mal de mâchoire,* c'est le TRISMUS; — *mal de mer,* maladie que produit le roulis du vaisseau; affection caractérisée par des vomissemens réitérés et très-pénibles, laquelle atteint surtout les personnes qui n'ont pas l'habitude de la navigation (*voyez* MARIN); — *mal* ou *maux de nerfs,* nom donné aux affections du cerveau qui déterminent des convulsions, des spasmes (*voyez* HYSTÉRIE, CONVULSIONS, etc.); — *mal rouge de Cayenne,* espèce d'éléphantiasis qui commence par des taches rouges ou jaunes, et qui est, dit-on, particulière au climat de Cayenne; — *mal de Siam,* nom donné à la fièvre jaune, parce qu'on suppose qu'un vaisseau venu de Siam l'avait apportée en Amérique; — *mal vertébral* ou *mal de Pott,* c'est la CARIE ou le RAMOLLISSEMENT des vertèbres; etc., etc.

MALACIA, MALACIE, s. f., *malacia,* de μαλαχία, mollesse, paresse; dépravation du goût, de l'appétit, dans laquelle, à un dégoût général, se joint le désir de manger des substances peu ou nullement alimentaires, quelquefois des substances qui répugnent ordinairement ou qui sont nuisibles. Dans ce dernier cas on lui donne le nom de *pica.* Mais cette distinction scolastique est peu utile et est souvent méconnue. La malacie est une névrose de la digestion qui s'observe chez les femmes hystériques, chlorotiques, et surtout pendant la grossesse.

MALADIE, s. f. Tout le monde sait que la maladie est l'état opposé à la santé; mais on est loin d'être d'accord sur la manière de définir la maladie, et à plus forte raison sur cette définition elle-même. Les uns ont pensé qu'on devait se borner à l'énumération succincte des phénomènes sensibles qui l'accompagnent toujours; les autres ont cherché à la définir d'après la cause première qui la produit, et par conséquent d'après sa nature intime. Parmi ces derniers, Alcmœon de Crotone la faisait consister dans le désordre des forces, dont le concours et l'harmonie constituent la santé. Platon, dans sa définition, substitua les élémens aux forces; et Asclépiade les corpuscules indivisibles aux élémens; Sylvius voyait dans la maladie une réaction des sels, Brown une lésion de l'irritabilité, Sydenham un effort de la nature travaillant de tous ses moyens à l'expulsion de la matière morbifique. La plupart de ces définitions ont été oubliées avec les systèmes auxquels elles se rattachaient : celle de Sydenham, bien que conforme, à quelques égards, au langage actuel de la science, est elle-même à peu près aussi défectueuse que les autres; en effet, en admettant même, dans toutes les maladies, cet effort de la nature, c'est-à-dire d'une puissance inaccessible à nos sens, il faudra encore reconnaître que cet effort de la nature ne constitue pas la maladie, mais une lutte de celle-là contre celle-ci. Ces exemples doivent suffire pour confirmer cette vérité, que l'essence des maladies, comme celle de toutes choses, étant inconnue, on doit renoncer à l'idée de prendre cette essence pour base d'une bonne définition, et chercher dans les phénomènes sensibles des maladies, les caractères qui les distinguent et les constituent.

Galien avait défini la maladie un état dans lequel les fonctions sont troublées. Cette définition, remarquable par sa clarté et sa précision, laisse, sous le rapport de l'exactitude, quelque chose à désirer. Le trouble des fonctions, a-t-on dit, n'est pas toujours l'indice d'une maladie. L'affaiblissement, par exemple, qui résulte des progrès de l'âge, le désordre qui précède, accompagne et suit l'accouchement, ne constituent pas des maladies. On devrait donc, a-t-on ajouté, définir la maladie, un trouble des fonctions *produit par des causes morbifiques,* ou joindre à ce trouble l'épithète *præternaturalis,* qui exprime une déviation de l'ordre naturel. Toutefois cette addition ne nous paraît pas indispensable : dans les changemens amenés par les progrès de l'âge, dans les phénomènes qui ont lieu lors de l'accouchement naturel, il n'y a pas, à proprement parler, trouble ou altération, mais seulement *modification* dans les fonctions. Un vice plus réel de la définition de Galien est de ne pas comprendre toutes les maladies : certaines hernies, par exemple, n'apportent

aucun trouble dans les fonctions; la dégénérescence tuberculeuse
d'une glande lymphatique, d'une portion d'un viscère, le développement d'un kyste dans l'abdomen, qui constituent des maladies plus ou moins graves, peuvent aussi ne produire aucun dérangement notable dans les fonctions. On ne peut enfin nier que
la lésion qui constitue la maladie n'ait certainement quelquefois et
peut-être souvent, son siége dans les liquides. Il importe donc
bien de comprendre, dans la définition de la maladie, ces lésions
variées et des solides et des liquides, qui peuvent exister avec ou
sans trouble des fonctions, et qui, lorsqu'elles existent, constituent généralement la maladie, tandis que le trouble des fonctions n'en est presque toujours qu'un effet. Cette dernière proposition, exagérée par quelques auteurs systématiques, les a
conduits à ne voir dans toute maladie qu'une lésion matérielle
d'un ou de plusieurs organes, et à la définir en conséquence. Il
est sans doute rationnel d'admettre que le trouble d'une fonction suppose un changement quelconque dans la structure de
l'organe qui l'accomplit; mais comme dans beaucoup de cas ce
changement échappe à nos sens, le dérangement de la fonction
est alors pour nous la seule chose appréciable, la seule qui
constitue la maladie.

En conséquence, nous définissons la maladie, une altération
notable survenue soit dans la disposition matérielle des solides, ou
des liquides, soit dans l'exercice d'une ou de plusieurs fonctions.

Après avoir cherché à établir en quoi consiste la maladie,
considérée en général, essayons de connaître d'après quelles bases
on peut fixer les caractères de chaque maladie en particulier. Nul
doute qu'ici il ne faille encore, et par les mêmes motifs, renoncer
à définir d'après la nature intime du mal, qui nous est souvent
inconnue, et s'attacher à définir d'après les phénomènes qui
tombent sous nos sens. Cela posé, faut-il admettre, avec quelques
médecins, que la seule manière de définir une maladie est de déterminer quel est l'organe affecté et de quelle manière il est
affecté? Nous ne le pensons pas. D'abord ce genre de définition
n'en est point une à proprement parler: dire qu'une fracture du
fémur est la solution de continuité de cet os, que la pleurésie est
l'inflammation de la plèvre, que le carreau est la dégénérescence
tuberculeuse du mésentère, l'ascite un épanchement de sérosité
dans le péritoine, l'épistaxis, une hémorrhagie de la membrane

pituitaire, c'est expliquer, c'est développer le mot, ce n'est pas définir la chose. Un autre inconvénient, non moins grave, attaché à ce genre de définition, c'est qu'il n'est pas applicable à toutes les maladies. Il en est un certain nombre dans lesquelles on ignore complétement quel est l'organe affecté, et à plus forte raison de quelle manière il est affecté. Il en est plusieurs dont le siége a tellement varié avec les théories qui se sont succédées, qu'elles auraient été et seraient encore l'objet d'un grand nombre de définitions contradictoires. Les fièvres intermittentes sont dans ce cas : le siége en a été placé dans le foie, dans la rate, dans l'estomac, dans les intestins, dans le système nerveux, dans le derme, dans la veine porte, dans les vaisseaux lymphatiques du mésentère; quelle confusion résulterait de ces définitions opposées, et d'ailleurs quelle idée chacune d'elles pourrait-elle donner de ces maladies qui sont cependant du nombre de celles qu'on connaît le mieux, dont les traits sont plus tranchés, et qui sont les plus faciles à caractériser d'après leurs symptômes et leur marche? Renonçons donc à l'idée d'établir, sur des bases aussi incertaines, la définition des maladies, et reconnaissons la nécessité de les définir d'après leurs phénomènes sensibles, les seuls qui soient certains, les seuls auxquels les systèmes ne peuvent rien changer; bornons-nous aux *définitions descriptives* qui ont le double avantage d'être établies sur des faits incontestables et de donner de la chose définie une idée assez nette pour qu'on puisse la reconnaître toutes les fois qu'elle se présente.

En conséquence, pour définir une maladie on devra en réunir le plus grand nombre possible d'exemples; on les comparéra attentivement de manière à isoler ses phénomènes constans de ceux qui sont accidentels. Les phénomènes qui se retrouveront dans tous les faits particuliers, formeront les traits carastéristiques de la maladie; leur énumération succincte en sera la définition. Parmi ces phénomènes caractéristiques, je ne range pas seulement les symptômes, je pense qu'on doit les prendre dans tout ce qui appartient à l'histoire de la maladie : dans la lésion anatomique, dans la marche, dans les modes de terminaison, dans les causes lorsqu'elles sont toujours les mêmes, dans le traitement, lorsqu'il a quelque chose de spécifique. Ainsi dans les fièvres intermittentes, le type périodique ; dans la variole et la gale, la contagion; dans la syphilis, la contagion.

et l'action spécifique du mercure ; dans le charbon, la terminaison par la gangrène, sont des traits aussi caractéristiques de ces maladies que les symptômes et les lésions de structure qui les accompagnent.

Il s'en faut bien qu'on ait de tout temps établi sur les bases qui viennent d'être proposées, les caractères des maladies nombreuses auxquelles l'homme est sujet. Les premiers essais ont nécessairement été fort imparfaits. Nul doute que dans la plupart des cas, quelque symptôme plus saillant que les autres n'ait appelé toute l'attention des premiers observateurs, et ne soit devenu pour eux toute la maladie. Les noms par lesquels les maladies sont désignées dans les livres les plus anciens et notamment dans les livres des Grecs, c'est-à-dire des peuples de l'antiquité qui ont le plus et le mieux cultivé la médecine, démontrent évidemment cette assertion : entre mille exemples, je cite seulement les mots hémoptysie, dysurie, hématémèse, diarrhée, dysenterie, phlegmon, ictère ; dénominations vagues sous lesquelles ont été confondues toutes les affections dans lesquelles le crachement ou le vomissement de sang avait lieu, ou dans lesquelles les selles étaient fréquentes ou douloureuses. Nul doute encore que les anciens n'aient vu des affections différentes dans les diverses phases d'une affection unique.

A mesure que l'observation et l'expérience ont éclairé les médecins, des changemens nombreux ont été successivement apportés dans les genres et dans les noms des maladies primitivement admises. Ainsi, pendant le règne des théories humorales, les maladies ont été distinguées et dénommées d'après l'altération du sang, de la bile ou de la pituite, qui était supposée les produire. Aujourd'hui qu'un solidisme exclusif a généralement remplacé l'humorisme, les irritations et les phlegmasies ont remplacé les cachexies et les obstructions. L'étude de l'anatomie pathologique, qui a rendu de si grands services à la médecine, a surtout été utile en montrant après la mort, la lésion à laquelle on devait rapporter tous les phénomènes observés pendant la vie : elle a rectifié beaucoup d'erreurs et appris beaucoup de choses qu'on ignorait entièrement et qu'elle seule pouvait montrer. Toutefois l'anatomie pathologique ne fournit à la distinction des maladies qu'un seul caractère ; et bien qu'il soit plus important que tous les autres, il ne peut point les remplacer ; c'est, comme nous l'avons vu, dans le concours de toutes les circonstances d'une maladie qu'il faut prendre ses caractères distinctifs. Ajoutons que si dans le plus grand nombre des maladies graves il existe une lésion constante soit des solides, soit des liquides, il en est d'autres dans lesquelles ces lésions sont ou variables, ou tellement multipliées qu'elles ne fournissent plus les mêmes lumières; il en est d'autres enfin dans lesquelles nos sens ne nous montrent aucune altération appréciable. Il est donc impossible, dans l'état actuel de la science, de ne pas reconnaître la nécessité de chercher ailleurs que dans l'anatomie pathologique les caractères de quelques affections. Essayons de faire l'application des principes que nous venons d'émettre, aux principaux groupes de maladies.

Les lésions bien déterminées d'un organe, comme la fracture d'un os, la plaie des tégumens, la brûlure, constituent les maladies les plus tranchées; il en est de même de quelques autres lésions dont le développement est dû à des causes internes, comme l'inflammation, le cancer, les tubercules. Dans chacune de ces affections, à la vérité, la lésion matérielle n'est pas la même pendant toute sa durée; mais les changemens qu'elle présente sont, dans tous les cas, les mêmes, et des observations répétées ont fait connaître leur succession régulière et leur enchaînement constant. Quelques maladies exanthématiques sont dans le même cas : la rougeur qui a lieu dans leur début est une lésion très-différente des pustules qui se forment dans leur seconde période, et celles-ci ne diffèrent pas moins des croûtes épaisses qui les remplacent : ici, comme dans le cas précédent, et par le même motif, il n'y a qu'une seule affection.

La présence dans l'intérieur de nos organes de corps étrangers, soit inanimés, comme les calculs de toute espèce, soit vivans, comme les kystes qui participent à la vie du sujet, ou les animaux parasytes, qui ont une existence isolée, constitue des maladies très-distinctes.

Les collections de liquides dans les cavités naturelles du corps humain, dans les mailles de quelques tissus, peuvent également, dans certains cas, former des maladies bien dessinées. Ces épanchemens, il est vrai, sont le plus souvent consécutifs à des lésions très-manifestes des solides; mais comme quelquefois aussi l'accumulation des liquides est la seule altération matérielle appréciable, cette accumulation constitue alors la maladie. Il en est de même de certains écoulemens,

soit de sang, dans les hémorrhagies, soit d'urine, dans le dia-
bète, soit de quelques autres liquides : ces écoulemens sont
quelquefois la seule lésion appréciable; l'examen le plus attentif
ne fait apercevoir aucun changement de texture dans l'organe
qui en est le siége.

La pléthore sanguine et l'anémie peuvent encore être rangées
parmi les affections dans lesquelles il existe une lésion matérielle constante, sans changement dans la texture des solides.
La diminution dans la quantité du sang a été reconnue dans
l'anémie; l'augmentation de ce liquide dans la pléthore ne peut
guère être révoquée en doute.

Les agens spécifiques de maladies impriment aussi aux affections qu'ils produisent, des caractères qui les distinguent de
toutes les autres. La piqûre de l'abeille, le contact de l'*urtica
urens*, la morsure de la vipère, les virus variolique, vaccin,
morbilleux, syphilitique, pestilentiel; les poisons de toute
espèce, donnent lieu à des affections spécifiques dans lesquelles
la lésion matérielle n'est jamais qu'un phénomène secondaire.

Quant aux maladies qui n'offrent ni lésion appréciable dans les
organes, ni cause spécifique dans leur développement, comme
les névroses, c'est uniquement d'après leur siége, leurs symptômes, leur marche et quelques autres circonstances de leur
histoire, qu'on peut les distinguer les unes des autres. Ces divisions sont le plus souvent arbitraires, mais, faute de meilleures,
on est obligé provisoirement de les admettre. Il en est à peu
près de même des affections dans lesquelles on rencontre à
l'ouverture des cadavres des lésions variables et multipliées,
dans les fièvres graves, par exemple. Lorsqu'on trouve les
vaisseaux du cerveau injectés, les ventricules remplis de sérosité;
la membrane des bronches, rouge; les poumons engoués; les
glandes agminées des intestins, gonflées ou ulcérées; la membrane muqueuse gastro-intestinale, rouge et ramollie dans
quelques points; la rate augmentée de volume et convertie en
une sorte de bouillie livide; le foie gorgé de sang; les muscles
poisseux; le derme grangréné dans plusieurs points; peut-on,
si l'on met quelqu'importance à asseoir son jugement avec
solidité, peut-on, dis-je, faire, pour ainsi dire, abstraction de
toutes ces lésions à l'exception d'une seule, qui manque quelquefois, et qui peut disparaître pendant le cours même de la maladie, comme le prouvent incontestablement les cicatrices qu'on

rencontre quelquefois chez les sujets qui succombent après le troisième ou le quatrième septénaire ? N'est-il pas beaucoup plus naturel de ne voir dans toutes ces lésions que les effets d'une cause unique qui a agi sur presque tous nos organes ? Telles sont les bases sur lesquelles on peut, dans l'état actuel de nos connaissances , fixer les caractères des maladies : les progrès continuels de la science permettent d'espérer qu'un jour cette distinction pourra être établie sur des fondemens plus solides et plus uniformes.

La maladie, considérée d'une manière abstraite, ou, ce qui revient au même, les maladies considérées dans ce qu'elles offrent de commun, doivent être envisagées sous tous les points de vue sous lesquels on examine chaque maladie en particulier. Le siége des maladies, les causes de toute espèce qui président à leur développement, les phénomènes qui les précèdent, ceux qui les accompagnent pendant leur cours, ceux qui persistent ou se montrent après qu'elles ont cessé, leur marche, leur durée, leur modes variés de terminaison, leur réapparition, leurs complications sont autant de points de l'histoire générale des maladies qui offrent un haut degré d'intérêt. Le diagnostic, le prognostic, l'ouverture et l'examen des cadavres, la thérapeutique, l'exposition des efforts entrepris pour parvenir à connaître la nature intime des maladies, à les distribuer en classes, en ordres, en genres et en espèce, la nomenclature elle-même, forment encore ou des sujets intéressans d'études, ou des branches très-utiles de la pathologie. *Voyez* les mots, SIÉGE, CAUSES, PRÉLUDES, SYMPTÔMES, MARCHE, DURÉE, TERMINAISONS, CONVALESCENCE, PHÉNOMÈNES CONSÉCUTIFS, RECHUTES, RÉCIDIVES, COMPLICATIONS, DIAGNOSTIC, PRONOSTIC, THÉRAPEUTIQUE, NATURE, NOSOLOGIE, NOMENCLATURE, ANATOMIE PATHOLOGIQUE. (CHOMEL.)

Quelques maladies ou symptômes ont reçu le nom spécial de *maladie* joint à quelque expression qui sert à la caractériser : — *maladie bleue*, ou CYANOSE ; — *maladie imaginaire*, nom donné par quelques médecins à l'HYPOCHONDRIE et à l'HYSTÉRIE ; — *maladie nerveuse* (*voyez* NÉVROSE) ; — *maladie noire* (*voyez* MÉLÆNA) ; — *maladie du pays* (*voyez* NOSTALGIE) ; — *maladie pédiculaire* ou *phthiriase* ; — *maladie vénérienne* (*voyez* SYPHILIS).

MALAIRE, adj. et subs. de *mala*, joue ; qui appartient à la joue. MALAIRE (os de la pommette). Il est situé sur les parties latérales et supérieures de la face, sa forme est irrégulièrement quadrilatère. En avant, il correspond à la peau par une surface convexe, lisse, présentant plusieurs traces qui livrent passage à des branches nerveuses et vasculaires, et donnant attache inférieurement aux zygomatiques. En arrière, cet os répond d'un côté dans la cavité orbitaire qu'il concourt à former par une apophyse épaisse et recourbée, naissant de l'os à angle droit; de l'autre côté, il fait partie de la fosse temporale correspondante, et offre une surface concave où l'on remarque l'orifice postérieur d'un ou de deux trous malaires. Des quatre bords de cet os, l'un, supérieur et antérieur, est concave et arrondi, et fait partie de la base de l'orbite; l'autre, également supérieur, est tourné en arrière, et donne attache à l'aponévrose temporale. Les deux autres bords sont inférieurs : l'un, antérieur, est inégal, et s'articule avec l'os maxillaire supérieur; l'autre, postérieur, donne attache au masséter; ils se réunissent en formant un angle peu saillant. Les bords supérieurs et inférieurs se joignent à deux angles dont l'un est postérieur, très-allongé, et s'articule avec l'apophyse zygomatique de l'os temporal; et l'autre, qui est antérieur, donne attache en dehors à l'élévateur de la lèvre supérieure, et se réunit à l'os maxillaire. L'angle de réunion des deux bords supérieurs est très saillant et s'articule avec l'apophyse orbitaire externe de l'os frontal. L'apophyse épaisse et recourbée de l'os malaire, qui fait partie de l'orbite, se termine en arrière par un bord inégal qui s'articule en haut avec le coronal et le sphénoïde, et en bas avec le maxillaire supérieur.

Cet os, épais et un peu celluleux en devant, seulement à la racine de son apophyse, se développe par un seul point d'ossification qui paraît vers le commencement du troisième mois, suivant Meckel, et à quarante jours, d'après Béclard. Cet os manque quelquefois : on l'a vu aussi divisé en deux et même en trois parties par des sutures anormales.

MALAIRE (apophyse). Éminence rugueuse, triangulaire, située à la partie externe de l'os maxillaire supérieur, et qui s'articule par une surface large et inégale avec l'os MALAIRE.

MALAIRES (nerfs). Ce sont deux filets fournis par le nerf FACIAL : Ils se portent obliquement de derrière en devant sur la pommette, et se divisent en un grand nombre de filets secondaires qui se distribuent à l'orbiculaire des paupières, aux zygomatiques et à la peau. Ces filets communiquent avec ceux du lacrymal, du maxillaire supérieur et du sous-orbitaire. (MARJOLIN.)

MALAISE, s. m.; sensation pénible mais peu intense, sentiment de gêne qu'on ne peut rapporter à aucun organe en particulier. Il s'observe et chez l'homme en santé; lorsque quelque fonction est troublée trop légèrement pour constituer une maladie, et chez l'homme malade, lorsque l'organe qui est le siége de la lésion n'a qu'une sensibilité obtuse. Enfin ce symptôme existe presque toujours dans le prodrôme des maladies.

MALATES, s. m. pl.; sels résultant de la combinaison de l'acide malique avec les bases salifiables. Ils ne sont employés ni en médecine ni dans les arts : ils présentent peu de caractères saillans. Dans ces sels la quantité de l'oxygène de l'oxyde est à celle de l'oxygène de l'acide, comme 1 : 9,09. La plupart sont susceptibles de former des sels acides plus solubles. Le malate acide de chaux est le seul qu'on rencontre dans la nature. (J. P.)

MALIGNE (fièvre); c'est la même fièvre que les auteurs ont appelée ATAXIQUE NERVEUSE; — (pustule), *voyez* PUSTULE MALIGNE.

MALIGNITÉ, s. f., *malignitas;* caractère des maladies dont la gravité, le danger, est masqué par une apparence trompeuse.

MALIQUE (ACIDE), s. m., *acidum malicum.* Cet acide a été découvert par Scheele, en 1785; il se trouve dans le suc d'un grand nombre de fruits, presque toujours associé à d'autres acides végétaux et particulièrement aux acides citrique et tartarique. Toutefois il est prédominant dans le suc de pomme, et c'est du nom latin de ce fruit qu'il a tiré le sien. Il se trouve encore plus pur dans le fruit du sorbier des oiseleurs; et dans ces derniers temps, M. Donavant l'ayant obtenu cristallisé après l'avoir extrait de ces fruits, crut avoir découvert un acide nouveau, parce que l'acide malique obtenu jusqu'alors s'était toujours présenté sous forme syrupeuse. Toutefois l'acide malique, retiré du fruit de sorbier, ne se présente jamais en cristaux réguliers, mais se prend en masse mamelonée. L'acide malique pur est blanc; exposé à l'air il en absorbe l'humidité et se résoud en un liquide dense, transparent; sa saveur est analogue à celle des acides citrique et tartarique; il est fort soluble dans l'eau et dans l'alcohol. L'acide malique exposé à l'action du calorique, se fond, perd son eau de cristallisation, puis se décompose en acide carbonique et en eau; une portion de l'acide échappe cependant à la décomposition et se volatilise à la faveur des gaz. Il se produit aussi un liquide acide, c'est l'acide pyromalique. L'acide malique, traité par l'acide nitrique, se convertit en acide oxalique.

Il forme avec la chaux un sel neutre peu soluble et un sel acide plus soluble qui, évaporé à siccité, a l'aspect d'une gomme.

Il s'unit au protoxyde de plomb et forme un sel peu soluble à froid, plus soluble à chaud et susceptible de cristalliser en aiguilles nacrées. Il ne précipite ni l'eau de chaux ni les solutions nitriques de plomb et de mercure.

Il est formé, d'après l'analyse de M. Vauquelin, de carbone 28,3, oxygène 54,9, hydrogène 16,8. On connaît divers procédés pour obtenir l'acide malique. En général il est préférable de retirer cet acide du suc des fruits de sorbier. A cet effet, dans ce suc dépuré par une légère fermentation on verse de l'acétate de plomb; il se fait un précipité blanc presque entièrement formé de malate de plomb; ce sel très-lavé à l'eau froide est ensuite redissous dans l'eau bouillante et cristallisé par refroidissement, on le décompose alors par l'acide sulfurique un peu étendu d'eau : pour décomposer une partie de malate de plomb, il faut 2,3 d'acide sulfurique à 1,09 de pesanteur spécifique, on obtient du sulfate de plomb insoluble. L'acide malique mis à nu se trouve en solution dans la liqueur et on l'obtient par évaporation; mais comme il retient toujours du plomb à l'état de malate acide, il faut l'en dépouiller avant de l'évaporer; on y parvient à l'aide d'un courant de gaz hydrogène sulfuré. L'action de l'acide nitrique sur plusieurs substances végétales peut produire de l'acide malique, mais il est rare alors qu'il ne soit pas mélangé d'acide oxalique; et comme la séparation de ces deux acides exige une série d'opérations assez longues, il vaut mieux préparer l'acide malique avec les fruits de sorbier. L'acide malique ne paraît pas avoir d'action spéciale sur l'économie animale; on pourrait le substituer aux acides citrique et tartarique dans la plupart des cas où ces derniers sont employés. (J. PELLETIER.)

MALLÉOLAIRE, adj. *malleolaris*, de *malleolus*, malléole; qui appartient aux malléoles. M. Chaussier a donné ce nom à deux branches qui se distribuent à l'une et l'autre malléoles, et qui naissent de l'artère TIBIALE ANTÉRIEURE.

MALLEOLE, s. f., *malleolus*. Nom donné aux deux saillies qu'on observe sur les parties latérales de l'articulation tibio-tarsienne; l'une est interne et formée par le TIBIA : l'autre, qui est externe, dépend du PÉRONÉ.

MALVACÉES, *malvaceæ*, s. f. pl. Famille naturelle du règne végétal, faisant partie de la classe des plantes dicotylédones, polypétales et hypogynes, et qui se distingue par les caractères suivans : le calice est à cinq divisions plus ou moins profondes, assez souvent accompagné à l'extérieur d'un second calice ou calicule divisé en un nombre variable de segmens. La corolle se compose de cinq pétales quelquefois réunis ensemble par la base au moyen des filets staminaux, de manière à ce que la corolle tombe d'une seule pièce. Les étamines, généralement en grand nombre, sont monadelphes, c'est-à-dire que leurs filets sont soudés en un tube cylindrique qui s'élève en forme de colonne au centre de la fleur; les anthères sont constamment uniloculaires. L'ovaire est simple à cinq loges, ou bien composé d'un grand nombre de coques monospermes rangées circulairement, et surmontées chacune d'un style et d'un stigmate simples.

Les malvacées sont tantôt des plantes herbacées annuelles ou vivaces, tantôt des arbustes ou même des arbres d'une taille gigantesque. C'est en effet à cette famille qu'appartiennent ces colosses du règne végétal, ces énormes baobabs du Cap vert, dont quelques-uns, au rapport d'Adanson, n'ont pas moins de soixante-dix à quatre-vingts pieds de circonférence. Les feuilles des malvacées sont en général alternes, simples ou plus ou moins profondément découpées, accompagnées à leur base de deux petites stipules. Les fleurs, qui acquièrent parfois des dimensions très-grandes et des couleurs très-vives, sont diversement groupées soit à l'aisselle des feuilles, soit à l'extrémité des ramifications de la tige.

Envisagée sous le rapport de ses propriétés médicales, cette famille offre une analogie et une uniformité frappantes. Tous les organes des malvacées, contiennent un principe mucilagineux extrêmement abondant, qui les rend émollientes et adoucissantes par excellence. Ainsi tout le monde connaît l'usage journalier qu'on fait de la racine et des feuilles de la guimauve, des feuilles et des fleurs des diverses espèces de mauve. On peut indistinctement substituer à ces espèces officinales généra-

lement employées, toutes les autres malvacées indistinctement, leurs propriétés étant absolument les mêmes.

Plusieurs malvacées exotiques présentent aussi beaucoup d'intérêt. Ainsi le cacao est la graine d'un grand arbre de cette
famille qui croît naturellement dans les deux Indes. Le coton
est le duvet fin et soyeux qui recouvre les semences de
plusieurs espèces du genre *gossypium*, et la pulpe rouge et
acidule des fruits du baobab était apportée autrefois de l'É-
gypte et de la Nubie sous le nom de Terre Sigillée de Lem-
nos.

(A. RICHARD.).

MAMELLE, s. f., *mamma*. On nomme ainsi deux organes
glanduleux, à peu près hémisphériques, présentant, un peu au
dessous et en dedans de leur centre, un tubercule plus ou moins
saillant, qu'on appelle *mamelon*. Ils sont situés sur les parties
latérales antérieures de la poitrine, entre les aisselles et le sternum, au devant du grand pectoral, du petit pectoral et du
grand dentelé. Destinés à la sécrétion du lait, ils ne servent à cet
usage que dans les femelles, chez lesquelles aussi leur développement présente exclusivement un accroissement remarquable.
Leur volume, qui est généralement peu prononcé chez l'homme,
varie chez la femme et surtout pendant la gestation et l'allaitement, circonstances dans lesquelles ces glandes acquièrent une
grosseur bien supérieure à celle qu'elles ont naturellement.
Voyez LACTATION.

Le mamelon a une couleur toujours différente de celle de la peau,
ordinairement rosée et vermeille, dans la jeunesse, et qui devient
brunâtre avec l'âge. Il est ordinairement affaissé et plissé sur lui-
même lorsqu'il n'éprouve aucune excitation, mais dans le cas contraire, il s'allonge, devient plus rouge, et présente une véritable
érection. Ce phénomène s'opère ici de la même manière que
dans les autres papilles, desquelles celle-ci ne diffère que par de
plus grandes dimensions. La peau du mamelon présente un grand
nombre de papilles nerveuses, et renferme les vaisseaux galactophores. Ces vaisseaux sont unis entre eux et aux tégumens par
un tissu spongieux, érectile, analogue à celui des corps caverneux
du clitoris et du pénis. Sa base est entourée de *l'auréole* qui
présente habituellement la même nuance que le mamelon, et qui
éprouve successivement les mêmes changemens de couleur que
lui : La peau de ce cercle coloré, est plus fine que celle du reste
de la mamelle, et présente à sa surface, particulièrement chez les

femmes enceintes ou qui allaitent, de petites éminences dont le nombre varie de quatre à dix, tantôt irrégulièrement disséminées, tantôt disposées en cercle régulier près de la circonférence de l'auréole; on en voit quelquefois une ou deux situées hors de cette circonférence. Le sommet de ces petites éminences, qui sont formées par des follicules mucipares, est percé de deux ou trois ouvertures qui sont autant d'orifices particuliers à chacun de ces follicules, qui sécrètent une humeur onctueuse, destinée à prévenir le ramollissement et les excoriations des tégumens. Suivant Meckel, les ouvertures qui surmontent les éminences disséminées à la surface de l'auréole, sont les orifices de conduits galactophores; il admet ainsi l'opinion de Bidloo, Morgagni, Winslow, qui disent avoir vu du lait s'écouler plusieurs fois par ces orifices. La peau qui recouvre le reste des mamelles, est en général plus douce au toucher, et plus fine que celle de la plupart des autres parties du corps. Après la lactation, et surtout quand l'allaitement a été prolongé et réitéré plusieurs fois, il n'est pas rare de voir à travers le chorion, qui est ici très mince, des veines superficielles plus ou moins grosses et plus ou moins nombreuses. La base des mamelles n'est pas uniformément arrondie dans toute sa circonférence : on y distingue des prolongemens glanduleux de dimension et de direction variables, et qui laissent entre eux des intervalles plus ou moins sensibles; en général, ces glandes ont plus d'épaisseur à leur partie inférieure et interne, qu'en dehors et en haut.

La glande mammaire qui représente un demi-sphéroïde, comprimé d'avant en arrière, et dont la circonférence est irrégulièrement circonscrite, ainsi que nous venons de le dire, présente à sa face souscutanée plusieurs saillies en forme de crêtes dont le volume et la direction varient. Elle offre également des enfoncemens plus ou moins profonds dans lesquelles pénètrent quelques pelotons adipeux. Cette glande est formée par la réunion d'un grand nombre de lobules distincts, d'une couleur blanchâtre, et d'une apparence pulpeuse; ils sont réunis entre eux par un tissu cellulaire dense, membraniforme, et résultent eux-mêmes de l'assemblage de petits grains d'un blanc rougeâtre, faciles à distinguer surtout chez les femmes mortes pendant l'allaitement. Ces petits grains dont le volume n'excède pas celui d'un grain de millet ou de pavot, sont composés à leur tour de vésicules plus petites, oblongues et creuses.

Ces petits grains ne se rencontrent pas au centre de la glande mammaire, qui n'est occupé que par les troncs des vaisseaux lactifères, réunis au faisceau par un tissu cellulaire filamenteux.

Les grains glanduleux donnent naissance aux radicules des vaisseaux excréteurs; ces radicules forment des ramuscules, des rameaux, et ces derniers des troncs qui convergent vers le centre de la glande. Tous ces radicules, ordinairement très-distincts, ne communiquent point d'un lobe à l'autre, de sorte qu'il y a autant de séries de troncs excréteurs qu'il y a de lobes dans la glande. Cependant il paraît résulter des recherches de J. F. Meckel, que les ramifications les plus déliées des différens vaisseaux lactifères communiquent ensemble, mais pendant la grossesse et l'allaitement, où elles subissent une dilatation remarquable. Le nombre des gros rameaux qui se réunissent pour former chaque tronc, varie de quatre jusqu'à douze, et celui des troncs, de quinze à vingt-quatre. Ces derniers varient d'ailleurs, ainsi que les lobes, dans l'une et l'autre glande chez la même femme. Quant à leur grosseur, Walter a fait remarquer avec raison que ces troncs efférens sont très-petits et fort étroits en haut et en dehors, ce qui coïncide avec l'épaisseur moins grande de la glande mammaire dans sa partie supérieure. Ces différens troncs, convergeant ainsi sans communiquer ensemble par des branches transversales, ainsi que Nuck et Verreheyen l'ont dit, se rapprochent en rayonnant vers le centre de la mammelle, derrière l'auréole, où chacun d'eux présente une dilatation conoïde, qu'on nomme sinus; quelques-uns de ces sinus, qui n'ont pas tous en général la même capacité, et qui sont très-courts, ont quelquefois deux à trois lignes de large : ils sont unis entre eux par du tissu cellulaire. Ce sont ces sinus ou dilatations qui forment, en se rétrécissant tout à coup, les conduits excréteurs dont le faisceau occupe le centre du mamelon, et qui s'ouvrent à son extrémité sans avoir communiqué entre eux dans son épaisseur. Ces conduits sont plissés sur eux-mêmes quand la papille est affaissée, et s'allongent quand elle s'érige : ils présentent rarement de renflement dans leur trajet, et sont dépourvus de valvules ainsi que les troncs, les branches et les rameaux des vaisseaux lactifères, lesquels sont formés par une membrane transparente, molle et mince, analogue aux membranes muqueuses. Cette disposition est visible dès les premiers tems de la vie; Osiander (*epigram. in diver. res. musei. sui anat.*) conserve dans son musée anatomique les glandes mammaires de trois enfans nouveau-nés dont il a injecté complètement les vaisseaux lactés. Il ajoute, qu'il n'est pas rare de trouver ces vaisseaux remplis d'un suc laiteux chez le fœtus et les enfans nouveau-nés de l'un et l'autre sexes ; l'engorgement inflammatoire qui peut en résulter, et qui donne lieu à des accidens assez graves, est très-commun, suivant Paw, chez les enfans des habitans de l'Amérique Septentrionale, et en Russie.

Nous avons dit plus haut, que différens anatomistes admettaient l'existence d'autres petits conduits qui venaient s'ouvrir à la surface de l'aréole, après être nés de petits glandules placés immédiatement sous la peau. Meckel ajoute à cette occasion, que ces petites glandes et les tubercules auxquels aboutissent leurs conduits excréteurs, sont à la glande mammaire ce que sont à l'égard des glandes parotide et sous-maxillaire, les glandes buccales et sublinguales ; qu'ainsi on ne doit pas les considérer comme des anomalies, puiqué, d'ailleurs, ils existent toujours.

La glande mammaire est ordinairement plongée au milieu d'un tissu adipeux plus ou moins abondant, qui remplit tous les interstices qui séparent les lobes et les lobules. On y trouve également un tissu celluleux très-abondant, qui fournit aussi de nombreux prolongemens dans l'épaisseur de la glande, et dont les cellules contiennent une sérosité onctueuse. Le tissu cellulaire qui unit la base de la glande aux parties sous-jacentes, est formé de filamens courts, peu extensibles, et ne contient que très-peu de graisse.

Les mamelles reçoivent leurs artères des THORACIQUES, de L'AXILLAIRE, des INTERCOSTALES, des MAMMAIRES INTERNES. Leurs veines profondes accompagnent les artères : il existe aussi souvent des veines sous-cutanées assez nombreuses et assez volumineuses. Les vaisseaux lymphatiques, qui sont multipliés, y forment deux couches, l'une superficielle et l'autre profonde ; ils communiquent avec ceux des parois abdominales et thoraciques, ainsi qu'avec les mammaires internes, et se rerdent dans les glandes axillaires. Les nerfs sont fournis par le plexus brachial et les intercostaux.

Les mamelles, dont l'existence sert à caractériser une grande classe des animaux vertébrés, les mammifères, sont très-peu développées depuis la naissance jusqu'à la puberté : jusqu'à cette époque elles ne sont, pour ainsi dire, indiquées dans l'un et l'autre sexe que par le mamelon et son aréole. Leur accroissement en volume, ne précède ordinairement la première éruption des règles, et l'apparition des poils des parties extérieures de la génération, que de deux ans environ; le tissu graisseux qui entoure la glande prend plus de consistance, en même temps que la glande mammaire elle-même augmente de volume. En général, la grosseur des mamelles est en raison directe de l'embonpoint des individus; elles diminuent sensiblement, deviennent molles, pendantes, quand les femmes maigrissent : des changemens analogues sont aussi le résultat des progrès de l'âge. Le volume des mamelles présente, d'ailleurs, des différences très-grandes suivant les climats, le tempérament, l'état de grossesse, etc. On a vu ces organes offrir chez l'homme un développement analogue à celui qu'ils ont chez la femme, et devenir le siège d'une sécrétion laiteuse abondante. Ils acquièrent quelquefois une grosseur énorme, et d'autrefois aussi ils sont d'une petitesse extrême. Les mamelles n'existent pas quelquefois soit d'un seul côté, soit des deux à la fois.

Leur nombre varie rarement, cependant plusieurs faits constatent qu'il peut y en avoir trois, quatre et même cinq. Les mamelles surnuméraires sont alors situées, ou sur la ligne médiane, ou sur les côtés, ou au-dessous des deux autres. Hollier (*Consult. et obs. lib.* II.) a vu une femme chez laquelle un des mamelons était double : ils peuvent aussi ne pas exister. Les mamelles sont d'ailleurs sujettes aux mêmes altérations que les autres organes. *Voyez* CANCER, GERÇURE, MASTITE, SQUIRRHE.   (MARJOLIN.)

MAMELON, s. m., *mamilla*. *Voyez* MAMELLE.

MAMELONNÉ, ÉE, adj., *mamillatus*, qui présente des tubercules en forme de mamelon. On a désigné collectivement sous le nom de substance mamelonnée du rein, les éminences conoïdes que forme la substance tubuleuse de cet organe dans la cavité du bassinet *Voyez* REIN.   (MARJOLIN.)

MAMILLAIRE, adj., *mamillaris*, de *mamilla*, qui ressemble à un mamelon.

Éminences mamillaires du crâne. On donne ce nom aux saillies ondulées qui existent à la face interne des os du crâne, mais qui ne répondent point aux anfractuosité cérébrales, comme la plupart des anatomistes le disent; M. Béclard a démontré depuis long-temps la fausseté de cette opinion.

Éminences mamillaires du cerveau.—Tubercules médullaires blancs, sphéroïdes, de la grosseur d'un pois, qui sont situés à la base de l'ENCÉPHALE, derrière la lame grise qui donne naissance à la tige pituitaire.

Procès (processus) *mamillaires.* — Vesale, Fallope, etc., et d'autres anatomistes, ont désigné sous ce nom les nerfs OLFACTIFS.

(MARJOLIN.)

MAMMAIRE, adj., *mammarius* (*mamma*, mamelle), qui a rapport aux mamelles.

Mammaires internes (artères).—Ces artères naissent de la sous-clavière vis-à-vis les thyroïdiennes inférieures, se dirigent obliquement en bas et en dedans, au-devant des muscles scalènes antérieurs, et au côté externe des nerfs diaphragmatiques, pénètrent dans le thorax, s'appliquent contre la paroi antérieure de cette cavité, et descendent ainsi sur les muscles intercostaux et les cartilages costaux dont elles croisent la direction, couvertes par les plèvres et les muscles triangulaires du sternum. Vers le milieu de la longueur du sternum, elles se dirigent un peu obliquement en dehors.

L'artère mammaire interne en pénétrant dans le thorax donne un grand nombre de branches au thymus, aux muscles sterno-hyoïdien, sterno-thiroïdien, aux ganglions lymphatiques, et au médiastin. Elle fournit constamment, entre autres branches, une médiastine antérieure et supérieure, qui donne elle-même quelques rameaux trachéens et œsophagiens. Elle est très-développée chez les enfans et constitue alors l'artère du thymus : Hubert (*Collect. thes.* Haller) l'a vue naître une fois de l'aorte. L'artère mammaire interne donne ensuite naissance à une branche qu'on observe constamment, qu'on nomme diaphragmatique supérieure, et qui accompagne le nerf de ce nom, envoie des rameaux au péricarde, au thymus, à la partie antérieure du poumon, et aux parois des veines pulmonaires. Cette branche arrivée à la partie moyenne antérieure du diaphragme, se divise en plusieurs rameaux qui pénètrent dans ce muscle où ils s'anastomosent avec ceux de la diaphragmatique inférieure. Dans son trajet, le long des parois thoraciques, l'artère mammaire interne donne deux rameaux vis-à-vis chaque espace intercostal, dont un supérieur près du bord inférieur du cartilage costal, et un inférieur qui se porte le long du bord supérieur de la côte qui est au dessous. Ces rameaux donnent quelques ramifications aux muscles intercostaux internes, au triangulaire du sternum, au périoste de cet os, au thymus, au tissu cellulaire du médiastin, au péricarde, s'anastomosent avec les intercostales, et se distribuent ensuite aux muscles intercostaux externes, aux pectoraux, au périchondre et au périoste des côtes, à la mamelle et à la peau; ils s'anastomosent enfin avec les artères thoraciques.

Au niveau de la septième côte, l'artère mammaire interne fournit un petit rameau transversal qui s'anastomose avec un semblable du côté opposé, en formant ainsi une arcade dont la convexité tournée en bas donne souvent un petit rameau impair qui descend derrière la ligne blanche dans l'épaisseur du ligament suspenseur du foie où il s'anastomose avec l'hépatique. Au-dessous de ce point, le tronc de la mammaire interne se divise en deux branches, dont l'une externe se porte en dehors le long des cartilages des côtes, au-dessus des espaces intercostaux, et traversant les attaches du diaphragme, elle se répand dans les muscles larges de l'abdomen en s'anastomosant avec les ramifications des intercostales inférieures et des lombaires. L'autre branche qui est interne, descend derrière le muscle droit et s'anastomose avec l'épigastrique au niveau de l'ombilic.

L'artère mammaire interne naît quelquefois d'un tronc commun avec la thyroïdienne inférieure; on a vu celle du côté droit naître du tronc innominé; enfin elle tire quelquefois son origine de l'aorte même.

Mammaires internes (veines), elles suivent le même trajet que les artères, et s'ouvrent, celle du côté droit dans la veine cave supérieure, celle du côté gauche dans la veine sous clavière.

Mammaire (glande), *voyez* MAMELLE.   (MARJOLIN.)

MANDRAGORE s. f., *atropa mandragora*, L. Cette plante, de la famille naturelle des Solanées et qui appartient au même genre que la belladone, est vivace et croît naturellement dans les lieux humides, en Italie, en Espagne et en général dans les contrées qui entourent le bassin de la Méditerranée. Sa racine est très-longue, pivotante, ordinairement partagée en deux branches à peu près égales; elle est épaisse charnue, blanchâtre. Ses feuilles sont radicales, étalées à la surface du sol, ovales, allongées, très-rétrécies à leur base en une sorte de pétiole ; leur bord est entier et ondulé. Les fleurs sont blanches ou purpurines, naissant au milieu des feuilles radicales sur des pédoncules assez courts. Les fruits sont des baies charnues, contenant des graines réniformes. Tantôt ces fruits sont gros et globuleux, tantôt ils sont plus petits et ovoïdes, ce qui forme deux variétés qu'on désigne sous les noms de mandragore *mâle*, et de mandragore *femelle*.

La mandragore était autrefois une plante fort célèbre, et à laquelle l'ignorance, la crédulité et le charlatanisme ont attribué des propriétés surnaturelles. Nous croyons inutile de rapporter ici les contes absurdes qui ont été faits à l'égard de ce végétal ; ce qu'il est plus important de savoir, c'est que la mandragore, de même que la belladone, est une plante essentiellement vénéneuse, que ses mauvaises qualités existent non-seulement dans sa racine et ses feuilles, mais encore dans ses fruits, et que son mode d'action étant le même que celui de cette dernière plante, nous renvoyons au mot *belladone* pour les détails de son mode d'action ; en ajoutant que cette plante qui doit être rangée parmi les poisons narcotico-acres (*Voyez* poisons) est aujourd'hui entièrement inusitée dans la pratique médicale. *Voyez* belladone. (A. RICHARD.)

MANGANÈSE, s. m. ; métal appartenant à la troisième section de M. Thénard, que l'on trouve dans la nature à l'état d'oxyde, de carbonate, et de phosphate. Il est solide, d'un blanc jaunâtre, beaucoup plus brillant que le fer, très-dur, grenu et très-fragile ; sa pesanteur spécifique est de 6,85. Il ne fond qu'à une température très-élevée ; il absorbe l'oxygène de l'air et décompose l'eau à toutes les températures ; il peut s'unir avec les acides après avoir été oxydé. On l'obtient en décomposant par le noir de fumée et de l'huile à une température très-élevée, le peroxyde de manganèse purifié par l'acide hydrochlorique faible. Il n'a point d'usages.

MANGANÈSE (oxydes de). Il existe trois oxydes de manganèse, et suivant quelque chimistes quatre : nous croyons ne devoir nous occuper ici que du peroxyde, parce qu'il est le seul employé en médecine. *Peroxyde de manganèse* (oxyde noir de manganèse). Il est très-abondamment répandu dans la nature, où il existe sous forme d'aiguilles brillantes en Bohême, en Saxe, au Hartz, dans les départemens de la Moselle, des Vosges etc. ; mais il est rarement pur ; les substances qui l'accompagnent le plus souvent, sont les carbonates de chaux, de fer, la silice et quelquefois la baryte, l'eau et le fluate de chaux. On peut le purifier à l'aide de l'acide hydrochlorique faible, qui dissout à la température ordinaire la plupart des substances étrangères à l'oxyde de manganèse. Dans cet état, il est brun, noirâtre, sans action sur l'air et sur le gaz oxygène, insoluble dans l'eau. Lorsqu'on l'échauffe jusqu'au dessus du rouge cerise, il se décompose et fournit du gaz oxygène, et une poudre rouge regardée par M. Arfwedson comme formée de protoxyde et de deutoxyde. Le soufre enlève l'oxygène au peroxyde de manganèse à une température élevée, passe à l'état d'acide sulfureux, et il se forme du sulfure de manganèse. L'acide sulfurique concentré ou peu délayé le dissout à froid. Lorsqu'on le chauffe avec de l'acide hydrochlorique, il se dégage du chlore, et il se produit du proto-hydrochlorate de manganèse; d'où il suit qu'une partie de l'acide a été décomposée, que son hydrogène s'est combiné avec une portion d'oxygène du peroxyde, pour former de l'eau : le peroxyde ramené à l'état de protoxyde s'est dissous dans l'acide hydrochlorique non décomposé. Lorsqu'on fait chauffer une partie de cet oxyde avec 7 à 8 parties de potasse solide, le mélange fond et donne, au bout de 20 ou de 25 minutes, pourvu qu'il y ait le contact de l'air, une masse verte connue sous le nom de *caméléon minéral*, et qui, d'après les recherches de MM. Edwards et Chevillot, paraît formée de potasse et d'un corps plus oxydé que l'oxyde employé (acide manganésique) t il suffit de verser, dans la dissolution de caméléon vert, de l'acide carbonique pour le transformer en *caméléon rouge*, c'est-à-dire pour lui enlever l'excès de potasse. Nous n'insisterons pas plus long-temps sur ce genre de préparations, parce qu'elles ne sont pas usitées. On emploie le peroxyde de manganèse pour obtenir le gaz oxygène, le chlore, plusieurs sels de manganèse, pour préparer le verre, les piles sèches de Zamboni, etc. Il entre pour la moitié de son poids dans la composition d'un onguent dont on a fait un usage contre la gale, les dartres, la teigne, etc.

MANGANÈSE (sels de). Les sels de protoxyde de manganèse, solubles dans l'eau, seront reconnus aux caractères suivans : ils précipitent, par les alcalis, du protoxyde blanc qui ne tarde pas à jaunir, et à brunir, s'il a le contact de l'air dont il absorbe l'oxygène; l'ammoniaque redissout le précipité. Les hydrosulfates en précipitent de l'hydrosulfate de manganèse blanc : l'acide hydrosulfurique ne les trouble point : les sous-carbonates de potasse et de soude y font naître un précipité blanc de sous-carbonate de manganèse, qui ne change point de couleur à l'air : l'hydrocyanate ferruré de potasse, les phosphates et les borates solubles, les précipitent aussi en blanc. On n'emploie aucun de ces sels en médecine.   (ORFILA.)

MANIE, s. f., *mania*, de μανία, fureur. *Voyez* FOLIE.

MANIOC, s. m. Nom vulgaire d'une espèce du genre médicinier. *Voyez* ce mot.   (A. R.)

MANNE, s. f.; suc concret et sucré, qui découle de différentes espèces de frênes, et qu'on recueille particulièrement en Calabre et en Sicile. Les espèces qui produisent la manne sont le frêne commun (*fraxinus excelsior*), le frêne à fleurs (*fraxinus ornus*), et surtout le frêne à feuilles rondes (*fraxinus rotundifolia* Lamk). Une particularité fort digne d'être remarquée, c'est que les deux premières espèces, qui sont fort communes dans nos contrées, n'y produisent jamais de manne, et qu'il faut descendre jusque dans le milieu de l'Italie pour leur voir fournir cette matière sucrée. Cependant nous observerons que c'est presque uniquement du *fraxinus rotundifolia* Lamk que dans les Calabres on obtient la plus grande partie de la manne du commerce, celle qu'il fournit étant à la fois plus abondante et plus pure que celle des autres espèces. La manne s'écoule naturellement par les pores de l'épiderme, mais en petite quantité. Pour l'obtenir plus abondamment, on pratique sur l'un des côtés du tronc et en procédant de bas en haut, des incisions profondes, par lesquelles s'échappent les sucs propres ou la sève élaborée qui, en se desséchant à l'air, forme la manne. Quelquefois on introduit dans l'intérieur des fentes, de petits brins de paille, pour faciliter l'écoulement et le desséchement de la matière sucrée. L'année suivante on pratique des incisions d'un autre côté du tronc, et ainsi successivement.

On distingue trois sortes de manne, que l'on désigne sous les noms de *manne en larmes*, *manne en sorte* et *manne grasse*.

1° *Manne en larmes.* C'est la plus pure et la plus estimée. On la recueille pendant les grandes chaleurs de l'été, c'est-à-dire depuis le mois de juillet jusqu'en septembre. Dans cette saison la matière sucrée, à peine écoulée, se concrète en plaques ou larmes presque blanches, solides, d'une saveur sucrée très-prononcée. Ces morceaux sont quelquefois très-volumineux. Quelquefois on trouve dans leur intérieur ou à leur surface les petites pailles sur lesquelles elles se sont formées.

2° *Manne en sorte*. Cette seconde espèce s'écoule pendant le mois de septembre et d'octobre, alors que la saison encore chaude est quelquefois accompagnée de pluie. La matière sucrée ne se concrète pas complétement, et lorsqu'on la recueille elle se compose de morceaux blanchâtres et solides, réunis en masse par une matière sirupeuse brunâtre. La saveur de la manne en sorte est sucrée, mais un peu nauséeuse.

3° Enfin la *manne grasse* est la plus impure. On la recueille pendant l'automne; et, comme elle se condense très-lentement, on pratique au pied de chaque arbre une petite fossette dans laquelle elle s'écoule et se ramasse. La manne grasse se compose de petits grains blanchâtres réunis en masse par une matière poisseuse très-abondante; son odeur est nauséeuse, sa saveur est sucrée et désagréable.

On préfère généralement la manne en larmes, parce qu'elle est la plus pure et la moins désagréable; néanmoins il est important de remarquer qu'elle est moins purgative que la manne en sorte, et surtout que la manne grasse, qui est la plus purgative des trois. On doit à M. Thénard l'analyse de la manne et la connaissance des principes constituans de cette substance. Cet habile chimiste l'a trouvée composée, 1° d'un principe sucré cristallisable, soluble dans l'eau et dans l'alcohol, mais ne pouvant passer à la fermentation alcoholique, et auquel il a donné le nom de *mannite*; 2° d'une certaine quantité de sucre véritable, formant de l'alcohol par le moyen de la fermentation; 3° d'un principe extractif, incristallisable et nauséabond, qui paraît être certainement le principe actif de la manne. En effet, il est plus abondant dans la manne en sorte et dans la manne grasse, dans lesquelles le sucre et la mannite diminuent en proportion. D'ailleurs des essais tentés directement avec la mannite ont prouvé que cette substance n'était nullement purgative.

La manne, lorsqu'elle est bien pure et bien récente, doit être placée parmi les substances alimentaires. En effet, les habitans de la Sicile et des Calabres l'emploient en guise de sucre, sans qu'elle exerce aucune action purgative. Mais lorsqu'elle est moins pure, la proportion du principe nauséeux augmente, et alors elle n'est plus digérée par l'estomac, et parvient jusque dans l'intestin sans être décomposée; elle agit alors comme une substance laxative. Cependant lorsqu'on fait usage de la manne en larmes, il faut l'administrer à des doses un peu fortes (deux, trois, ou quatre onces) pour produire quelque effet sur le tube digestif. Car, à plus faible dose, on rencontre beaucoup de personnes qui digèrent parfaitement la manne; si, au contraire, on se sert de la manne en sorte et surtout de la manne grasse, les effets laxatifs sont beaucoup plus certains. La manne en larmes est généralement considérée comme un laxatif très-faible et en quelque sorte adoucissant; aussi peut-on la prescrire dans des cas où l'emploi d'un grand nombre d'autres substances du même genre pourrait causer des accidens. Elle passe de l'estomac à l'intestin sans provoquer aucuns symptômes généraux, et le plus souvent sans coliques. Les deux autres sortes de manne, au contraire, donnent lieu à quelques coliques accompagnées de de borborygmes et suivies d'évacuations généralement plus abondantes. Leur mode d'action n'est donc pas absolument le même. D'après ce qui précède on voit que cette matière sucrée convient généralement dans les cas d'irritation, tandis qu'elle serait plus nuisible qu'utile chez les individus faibles, lymphatiques dont le canal alimentaire est dans un état de faiblesse et d'inertie. Assez souvent on administre la manne en larmes dans la dysenterie, et l'on conçoit comment cette substance peut être avantageuse dans cette maladie inflammatoire.

On se sert aussi de la manne dans les rhumes ou catarrhes bronchiques; on l'administre alors à petite dose, et elle agit en débarrassant l'estomac des mucosités qui s'y amassent, surtout chez les jeunes enfans, qui rejettent difficilement au dehors le produit de l'expectoration.

La manne s'administre d'une manière très-simple, soit seule, soit mélangée à d'autres substances purgatives. On donne quelquefois la manne solide, surtout quand elle est bien récente et qu'on doit en prendre peu à la fois, comme dans les catarrhes bronchiques, par exemple. Mais le plus souvent on l'administre en solution, surtout à froid, car on a remarqué que la chaleur développe ou augmente en elle la saveur nauséeuse et désagréable. Ainsi on pourra dissoudre dans un ou deux verres d'émulsion aromatisée, ou mieux dans une infusion légèrement aromatique, deux onces de manne bien pure, que l'on divisera en deux doses. Ce médicament n'agit que lentement, et souvent il s'écoule cinq à six heures avant qu'il ne produise son effet. Fréquemment on unit la manne aux substances cathartiques, telles que la rhubarbe, le séné, les sels neutres, etc. Mais dans ce cas on emploie de préférence la manne grasse, à cause de son action plus énergique.

Plusieurs autres substances sucrées, qui se forment sur d'autres végétaux, ont également reçu le nom de *manne*. Ainsi on appelle *manne de Briançon* une matière sucrée, formée de très-petits grains blancs de la grosseur d'un pois, qui exsudent des jeunes branches du mélèze. C'est un phénomène fort remarquable dans la famille des Conifères, dont tous les autres produits sont essentiellement balsamiques et résineux.

La manne alhagi se recueille sur l'*hedysarum alhaghi*, espèce de sainfoin, qui croît en Égypte, en Nubie, et dans d'autres parties de l'Afrique septentrionale.

Enfin il existe encore plusieurs autres substances du même genre désignées sous le nom de *manne*, mais qui, n'ayant point encore été employées en médecine, ne méritent pas de nous occuper ici spécialement. (A. RICHARD.)

MANNEQUIN, s. m.; figure imitant l'homme ou seulement la portion inférieure de l'abdomen et le bassin de la femme, et dont on se sert pour exercer les élèves à l'application des bandages ou à la manœuvre des accouchemens.

MANNITE, s. f. La mannite est une substance qui ressemblerait au sucre de raisin si elle avait la propriété de fermenter et de produire de l'alcohol. Ce principe existe dans la manne; celle dite en larmes en est presque entièrement formée. La manne en sorte en contient environ $\frac{75}{100}$, le reste est formé de sucre véritable et d'une matière extractiforme nauséeuse qui est ou qui recèle le principe purgatif de la manne. La mannite cristallise en houppes soyeuses formées d'aiguilles prismatiques déliées. Elle est soluble dans l'eau et dans l'alcohol, plus à chaud qu'à froid. Traitée par l'acide nitrique elle fournit de l'acide oxalique, mais point d'acide mucique. Elle n'est point précipitée de ses solutions par les sels de plomb.

Elle est formée de carbone 58,53, hydrogène 7,87, oxygène 53,60.

On l'obtient en dissolvant la manne en larmes à chaud dans de l'alcohol et filtrant la solution bouillante : elle cristallise par refroidissement, on la purifie par une seconde cristallisation.

La mannite n'est pas sensiblement purgative. M. le docteur Bouillon-Lagrange l'emploie en pastilles, pilules, etc., comme anti-catarrhale, etc., etc. (J. PELLETIER.)

MANOEUVRE, s. f. On désigne sous ce nom l'ensemble des opérations que les chirurgiens exécutent sur le cadavre ou sur le mannequin pour s'exercer à la pratique des opérations ou des accouchemens.

MANUFACTURE. Malgré l'usage qui attribue de préférence l'un des noms de manufacture, d'atelier, de fabrique, d'usine, etc., pour désigner les divers endroits consacrés à des travaux d'arts et de métiers, nous avons choisi la première de ces dénominations pour y rassembler les considérations d'hygiène publique dont ces travaux peuvent être l'objet. L'intérêt du commerce a fait souvent tolérer, au milieu des villes et proche les habitations particulières, des ateliers, des usines d'où s'élèvent des émanations contraires à la santé, à la végétation, etc.; d'un autre côté, la prévention leur faisait aussi quelquefois attribuer des inconvéniens qu'ils n'avaient pas. Il était urgent en conséquence de déterminer les incommodités attachées au voisinage de ces établissemens, et de concilier la protection que réclament les arts industriels avec la salubrité publique, qui doit être la première de toutes les considérations. A diverses époques, les tribunaux furent saisis de causes qui avaient pour objet l'insalubrité de fabriques, de manufactures, etc. Les contestations auxquelles ces établissemens donnèrent lieu engagèrent l'autorité à publier, en 1810, un réglement sur ce sujet. Nous allons transcrire les principales dispositions de ce décret, qu'il est important de connaître comme point de départ des recherches et des décisions réclamées par l'administration de la part des médecins et chimistes experts :

« Les manufactures et ateliers qui répandent une odeur insalubre ou incommode ne pourront être formés sans une permission de l'autorité administrative. Ces établissemens seront divisés en trois classes : la première classe comprendra ceux qui doivent être éloignés des habitations particulières; la seconde, les manufactures et ateliers dont l'éloignement des habitations n'est pas rigoureusement nécessaire, mais dont il importe néanmoins de ne permettre la formation qu'après avoir acquis la certitude que les opérations qu'on y pratique sont exécutées de manière à ne pas incommoder les propriétaires du voisinage, ni à leur causer des dommages ; dans la troisième classe seront placés les établissemens qui peuvent rester sans inconvénient auprès des habitations, mais qui doivent rester soumis à la surveillance de la police.

« La permission pour les manufactures et fabriques de première classe ne sera accordée qu'après les formalités suivantes : La demande en autorisation sera présentée au préfet, et affichée, par son ordre, à cinq kilomètres de rayons. Dans ce délai, tout particulier sera admis à présenter ses moyens d'opposition ; les maires des communes auront la même faculté. S'il y a des oppositions, le conseil de préfecture donnera son avis, sauf la décision au conseil d'état. S'il n'y a pas d'opposition, la permission sera accordée, s'il y a lieu, par un décret rendu au conseil d'état, sur l'avis du préfet et le rapport du ministre de l'intérieur. »

« L'autorisation de former des manufactures et ateliers compris dans la seconde classe ne sera accordée qu'après que les formalités suivantes auront été remplies : L'entrepreneur adressera d'abord sa demande au sous-préfet de son arrondissement, qui la transmettra au maire de la commune dans laquelle on projette de former l'établissement, en le chargeant de procéder à des informations *de commodo et incommodo*. Ces informations terminées, le sous-préfet prendra sur le tout un arrêté qu'il transmettra au préfet ; celui-ci statuera, sauf le recours au conseil d'état par toutes parties intéressées. S'il y a opposition, il sera statué par le conseil de préfecture, sauf le recours au conseil d'état.

« Les manufactures et ateliers, ou établissemens portés dans la troisième classe ne pourront se former que sur la permission du préfet de police à Paris, et sur celle du maire dans les autres villes. S'il s'élève des réclamations contre la décision prise par le préfet de police ou le maire, sur la demande en formation de manufacture ou d'atelier compris dans la troisième classe, elles seront jugées en conseil de préfecture.

« Les dispositions du présent décret n'auront point d'effet rétroactif : en conséquence, tous les établissemens qui sont aujourd'hui en activité continueront d'être exploités librement, sauf les dommages dont pourront être passibles les entrepreneurs de ceux qui préjudicieront aux propriétés de leurs voisins. Les dommages seront arbitrés par les tribunaux.

« Toutefois, en cas de graves inconvéniens pour la salubrité publique, la culture ou l'intérêt·général, les fabriques et ateliers de première classe qui les causent pourront être supprimés, en vertu d'un décret rendu en conseil d'état, après avoir entendu la police locale, pris l'avis du préfet, reçu la défense des manufacturiers ou fabricans. »

Ateliers de première classe qui ne pourront plus être formés dans le voisinage des habitations particulières, etc. Amidonniers, artificiers, bleu de Prusse, boyaudiers, charbon de terre épuré, charbon de bois épuré, chiffonniers, colle-forte, cordes à instrumens, cretonnier, équarissage, eau forte, acide sulfurique, suif brun, ménagerie, minium, fours à plâtre, fours à chaux, parchemins, poudrette, rouissage du chanvre, sel ammoniac, soude artificielle, taffetas et toile vernis, tueries, tourbe carbonisée, friperies, échaudoirs, cuirs vernis, cartonniers, fabrique de vernis, fabrique d'huile de pied ou de corne de bœuf. »

Ateliers de seconde classe dont l'éloignement des habitations n'est pas rigoureusement nécessaire, etc. Blanc de céruse, chandelier, corroyeur, couverturier, dépôts de cuir vert, distillation d'eau-de-vie, fonderie de métaux, affinage de métaux au fourneau à manche, suif en branches, noir d'ivoire, noir de fumée, plomberies, plomb de chasse, salles de dissection, fabriques de tabac, taffetas cirés, vacheries, teinturiers, hongroyeurs, mégissiers, pompes à feu, blanchissement des toiles par l'acide muriatique oxygéné, filatures de soie.

Ateliers de troisième classe, etc. Alun, boutons, brasseries, ciriers, colle de parchemin et d'amidon, cornes transparentes, caractères d'imprimerie, doreurs sur métaux, papiers peints, savonneries, etc., vitriol.

Il est plusieurs établissemens qui ne sont point indiqués dans ces trois classes. Mais il est facile de les y rapporter.

On voit, d'après ces dispositions, que le médecin peut être fréquemment consulté soit par les parties intéressées, soit par l'autorité administrative appelée à prononcer sur leurs réclamations. Cette matière n'est pas une des moins délicates de la médecine légale, pour ne pas s'exposer à léser l'un ou l'autre intérêt opposé. En effet, l'on n'a souvent, pour baser une décision relative à l'insalubrité de certains ateliers, que des raisonnemens théoriques plus ou moins spécieux et des faits dont la cause ne peut pas toujours être rigoureusement démontrée. Du reste, c'est par la connaissance approfondie des procédés suivis dans tous les arts, c'est en étudiant la nature des émanations résultant des travaux qui s'exécutent dans les divers ateliers, en appréciant l'étendue d'atmosphère que ces émanations peuvent altérer, la direction qu'elles doivent habituellement prendre à cause du vent dominant du lieu, enfin en sachant les effets délétères qu'elles sont susceptibles de produire, et en examinant attentivement ceux dont on les accuse, qu'on parviendra à répondre aux questions proposées ?

« Le médecin ou le fonctionnaire, dit M. Marc, chargé de juger, par un rapport *de commodo et incommodo*, le degré d'insalubrité d'un établissement à former ou déjà formé, doit en général examiner avec beaucoup de soin et de discernement les plaintes ou réclamations auxquelles l'établissement peut donner lieu. Si d'une part, il est de son devoir de les écouter, il doit aussi les apprécier à leur juste valeur; et ne pas oublier que souvent elles sont mal fondées, exagérées ou même dictées par des motifs dont la source n'est pas toujours pure; enfin que l'industrie doit être favorisée toutes les fois que ses opérations ne peuvent porter de préjudice à la santé des habitans voisins. »

Nous n'aurions pu, sans dépasser les limites qui nous sont prescrites, et même sans nous occuper de matières qui ne tiennent pas directement à la médecine, entrer dans toutes les applications que comporte ce sujet. Nous n'avons aussi parlé de l'insalubrité des ateliers et manufactures que sous le rapport de l'hygiène publique; quant à ce qui concerne la santé des personnes employées dans ces différens établissemens, ce qui rentre dans le domaine de l'hygiène privée, *voyez* professions.

(raige delorme.)

MANULUVE, s. m., *manuluvium*; bain partiel pour la main ou pour une portion seulement de l'avant-bras. On administre ces bains à l'aide de vases de forme allongée, dans lesquels on peut plonger ou une seule main ou toutes les deux à la fois; ces bains sont employés en thérapeutique ou comme moyens révulsifs, ou comme simples topiques.

Lorsque le médecin a pour but de produire un effet révulsif à l'aide des manuluves, il peut se servir de liquides chauds ou froids ou tièdes, quoiqu'ils n'agissent pas de la même manière à ces différens degrés de température. En effet les liquides très-chauds ou très froids, quelles que soient d'ailleurs leurs différentes propriétés, étant appliqués sur un point éloigné de celui qui est irrité, développent sur les parties avec lesquelles ils sont en contact une excitation vive, un excès de sensibilité et un accroissement de vie qui rompt l'équilibre des forces et les détourne de l'endroit où elles étaient d'abord en excès. Mais si on prolonge l'impression de l'eau très-chaude, elle réagit bientôt sur toute l'économie, et détermine une excitation générale, tandis que l'eau très-froide, employée surtout sur des sujets déjà affaiblis, provoque un frisson plus ou moins durable, et amène consécutivement une espèce de collapsus. Pour que les liquides très-chauds ou froids agissent comme révulsifs, il faut donc qu'ils soient appliqués instantanément : leur action prolongée produirait des effets tout opposés. L'immersion des mains longtemps prolongée peut être faite avec succès dans les liquides tièdes, pourvu qu'on ait la précaution d'augmenter par degrés la température, en ajoutant, de cinq minutes en cinq minutes, un filet d'eau bouillante au manuluve. On peut ainsi continuer l'emploi de ce moyen pendant une demi-heure au moins. Lorsqu'on emploie les liquides chauds ou froids instantanément, la révulsion n'a lieu que relativement à la sensibilité. Lorsqu'on agit, au contraire, avec de l'eau tiède, c'est principalement sur le système vasculaire qu'on détermine la révulsion : la première de ces méthodes est toute vitale, l'autre est fondée principalement sur un effet physique hydrostatique.

Ces deux sortes de révulsions, produisant des effets un peu différens, ne doivent pas être employées dans les mêmes circonstances : ainsi, quand une irritation vive est portée sur le système nerveux cérébral ou pulmonaire, et détermine de violentes convulsions, ou des spasmes vers les organes de la respiration, l'immersion des mains dans des liquides très-chauds ou très-froids peut être également mise en usage, parce qu'elle déplace promptement l'irritation en changeant tout à coup le mode de sensibilité ; mais, par la même raison, ce mode de révulsion, très-recommandable dans ces deux cas, deviendrait nuisible et même dangereux dans une simple congestion du cerveau ou des poumons ; il faut, dans cette circonstance, agir plus particulièrement sur les liquides que sur les solides, et en changer la direction ; c'est alors que les manuluves, par immersion prolongée, sont spécialement utiles, parce qu'ils dilatent successivement et par degré les vaisseaux capillaires des extrémités, et forcent par cette cause les liquides de s'y précipiter. On ajoute à l'effet des manuluves chauds ou froids ou tièdes, en y faisant dissoudre des liquides excitans, alcoholiques, alcalins ou acides, ou de la moutarde liquide.

Les affections locales des mains réclament souvent l'usage des manuluves, et alors on les rend médicamenteux en y associant des substances émollientes, excitantes et narcotiques, suivant l'indication qu'on se propose de remplir.

Les manuluves émollients, préparés avec les décoctions de plantes mucilagineuses, gélatineuses, et huileuses, conviennent surtout dans les panaris et les ulcères scrofuleux, qui sont quelquefois accompagnés d'inflammation et de douleur. Quant aux manuluves excitans qu'on prépare avec des solutions alcalines ou hydrosulfureuses, ou des sels d'iode, ou la teinture d'iode, ils sont spécialement recommandables dans les engelures, les ulcères atoniques et les scrofules des mains. Les ulcérations très-douloureuses de ces parties réclament au contraire des manuluves rendus calmans, à l'aide des décoctions de morelle, de pavot, avec ou sans addition de teintures opiacées. (GUERSENT.)

MARAIS, s. m., *palus*, du grec παλός, limon. On donne le nom de *marais* à des terrains recouverts d'eaux stagnantes au milieu desquelles végètent et vivent une foule de plantes et d'a-nimaux aquatiques, dont les débris macèrent et se putréfient dans ces eaux, qui, à certaines époques, laissent à découvert une portion des surfaces qu'elles inondent dans d'autres.

Nous regardons comme inutile d'insister ici sur la formation des marais, sur les divers points de géologie et d'histoire natu-relle qui s'y rattachent, malgré leur importance sous beaucoup d'autres rapports, et nous croyons, qu'ayant principalement pour but de faire connaître les effets des marais, il suffit d'in-diquer les conditions susceptibles d'influer sur la nature des miasmes auxquels ils sont dus. Une des premières à faire remar-quer, est la qualité des eaux. Tantôt elles sont douces, fournies par la pluie, les sources ou les rivières; tantôt elles sont sau-mâtres, et viennent de la mer; d'autres fois elles proviennent du mélange de l'eau douce avec l'eau salée. Chacune de ces cir-constances, ainsi que l'ont constaté les observateurs de tous les temps, apporte des modifications importantes aux divers phé-nomènes de la putréfaction qui produit les miasmes. L'espèce

des substances végétales et animales, les proportions variées
suivant lesquelles elles se trouvent mélangées, produisent des
résultats analogues ; enfin les différentes températures n'exercent pas une action moins puissante. De là la distinction des
marais en ceux des *pays chauds*, des *pays tempérés*, et des *pays
froids*, que nous croyons devoir rappeler au lecteur à cause de
son importance sous le rapport de la pathologie, sans pourtant
nous croire obligé de diviser notre article en autant de parties
correspondantes.

Les effets nuisibles des marais ont été signalés dès la plus
haute antiquité. Il faut leur attribuer les idées des Égyptiens
sur le géant Typhon, et celles des peuples qui regardaient certains marais comme étant la bouche des Enfers. Hippocrate en
a tracé un tableau aussi exact qu'animé, en décrivant les affections auxquelles les habitans du Phase étaient en proie. Ses observations ont été confirmées par tous ceux qui, depuis lors,
ont cherché à les vérifier ; tels qu'Avicene, Nicolas Massa, Lancisi, Gattoni, Hallé, Guterie; MM. Baumes, Alibert, Fodéré, Ramel,
Rigaud de l'Isle, Monfalcon, etc. Il est ainsi bien démontré que,
si le culte adressé par les anciens aux déesses *Cloacina* et *Mephitis*
était insensé dans son objet, il avait pour motif des faits très-réels.
Cependant il s'est trouvé de tout temps, et il se trouve même
encore de nos jours, des hommes disposés à les révoquer en
doute. Nous croyons superflu de combattre sérieusement leur
opinion, et, admettant comme une vérité irrécusable le dégagement des miasmes marécageux et leur séjour dans l'air ambiant,
nous allons essayer d'apprécier leur influence sur la santé de
l'homme, ce qui forme assurément la partie la plus importante
de l'histoire des marais. J'ajouterai avant, que les mares, quelquefois les étangs, toujours les rizières et les eaux où l'on fait
rouir le chanvre, doivent être considérés comme des marais
d'une existence passagère, et donnant à peu près lieu aux mêmes
accidens. Il suffit de cette remarque pour épuiser le sujet : j'en
reviens aux marais.

Presque tout ce qui a été dit à l'article *infection* sur les sources,
les propriétés physiques et l'action des particules infectantes,
pouvant s'appliquer aux émanations marécageuses, je n'ajouterai sur la nature de ces dernières que les détails indispensables
pour bien faire juger de leurs effets. A cet égard, je rappellerai
d'abord les observations de M. Rigaud de l'Isle, qui prétend

avoir constaté que les miasmes sont aussi efficacement arrêtés au passage par une tente formée de deux ou trois tissus ou canevas clairs, que la flamme dans les lampes de sûreté, par un procédé analogue. Je dirai ensuite que les propriétés intimes des émanations miasmatiques diffèrent suivant l'espèce des matériaux qui composent la masse putréfiable d'où elles se dégagent, et suivant une foule d'autres circonstances déjà indiquées.

On voit par là que je suis loin de penser, avec M. Deveze, dont M. Monfalcon partage à peu près entièrement l'opinion, que tous les miasmes, marécageux ou autres, sont d'une nature identique. En effet, lorsque dans les opérations chimiques que nous pouvons complétement suivre, nous voyons les composés qui se forment varier d'après la nature et les proportions des matériaux soumis à l'action de leur affinité réciproque, d'après la température, le degré d'humidité de l'air, l'état électrique, etc., pouvons-nous raisonnablement supposer que les émanations marécageuses développées sous des conditions toutes plus ou moins capables de faire varier leur composition, restent néanmoins toujours semblables? Envisagée en elle-même, et on pourrait dire *à priori*, une pareille manière de voir paraît déjà bien peu fondée. Elle n'est plus soutenable dès l'instant où nous employons le seul moyen que nous ayons d'apprécier l'identité ou la non identité de la composition des miasmes, savoir l'étude de leurs effets sur l'économie, car l'expérience nous découvre de grandes différences entre ces effets qui sont de deux sortes : les uns s'observent d'une manière continue, les autres n'ont lieu que par intervalles.

M. Monfalcon a désigné sous le nom d'*action physiologique* les effets continus que les émanations marécageuses produisent sur les sujets soumis à leur influence. Ce serait, à mon avis, singulièrement abuser des termes que d'appeler *physiologique* une action qui a sur la santé les funestes effets dont voici le tableau abrégé.

Les individus forcés de vivre au milieu des miasmes des marais, sont ordinairement d'une petite taille. Ils ont constamment le teint livide, blafard, la voix rauque; le ventre gros, les jambes engorgées et les extrémités supérieures grêles ; la figure ridée de bonne heure, présentant dès les premiers ans l'aspect de la vieillesse et l'empreinte de la tristesse et de la souffrance. Si leurs forces musculaires sont beaucoup réduites, leur énergie

morale l'est encore plus. Un état habituel d'insouciance, d'apa-
thie et de froid égoïsme, des idées fausses et bornées, l'absence
de tout sentiment affectueux, la propension aux crimes que
dicte la vengeance, jointe à la lâcheté, forment leur caractère.
La vie est courte dans les pays marécageux : la population s'y
entretient à peine, ou diminue. Tels sont les effets continus des
miasmes. Voyons maintenant ceux qui ont lieu par intervalles.

L'habitant des marais n'en est pas quitte pour passer sa vie
dans un état continuel de souffrance maladive. Il éprouve en
outre, à certaines époques, des affections aiguës plus ou moins
graves. En général ce sont des fièvres intermittentes ; mais l'é-
puisement des sujets qu'elles atteignent les fait de temps à autre
passer au type continu. Alors elles développent, ou compliquent,
quand ils existaient déjà, des accidens fâcheux, parmi lesquels
se présente la diarrhée ou la dysenterie, qui ordinairement ont
des suites funestes. Lors même que la fièvre conserve son caractère intermittent, elle augmente toujours la détérioration physique qui l'avait précédée, et elle prépare ainsi les résultats funestes qu'aura une seconde ou une troisième invasion. C'est sous
le retour de ces fièvres qu'on voit se développer les lésions
profondes des viscères du bas-ventre, dont tous ceux qui ont
écrit sur les maladies des marais nous ont présenté l'affligeant
tableau.

Les divers phénomènes qui viennent d'être énumérés éprouvent de grandes modifications suivant les climats. Dans les pays
très-froids, les marais restent sans action sur les habitans pendant une grande partie de l'année, et n'en ont ensuite qu'une
très-faible et de peu de durée, pendant le temps des chaleurs.
Dans les pays tempérés, leur action se fait sentir toute l'année
d'une manière plus ou moins marquée, mais augmente beaucoup
avec les chaleurs. Enfin, dans les pays chauds, elle dure avec
une intensité presque toujours égale. Il s'ensuit que les marais
des régions froides peuvent être habités presque sans inconvéniens, que le danger augmente pour ceux des régions tempérées, enfin que certains marais des pays chauds sont absolument
inhabitables, ce qui a déjà lieu pour quelques portions des marais Pontins. D'après cela on concevra sans peine que dans les
pays froids ou tempérés, comme en Brenne, les moyens hygiéniques suffisent pour garantir à peu près entièrement ceux
qui les emploient, contre l'action des émanations marécageuses.

D'aussi grandes différences dans les effets, réunies à celles qui ont été déjà exposées (*infection*, tome XII, p. 210) prouvent incontestablement qu'il en existe de non moins grandes dans la nature des miasmes qui les produisent. La conséquence est irrécusable. Vainement on a cru pouvoir s'y soustraire en attribuant à la différente susceptibilité des individus la différence des accidens qu'ils éprouvent. Cette condition, qui n'est pas à négliger, ne fait pas tout, il s'en faut de beaucoup. Ainsi qu'un homme habitué dès son enfance à respirer l'air des marais, et devenu moins sensible à son impression, conserve un état de santé assez tolérable, où n'éprouve que des fièvres intermittentes légères, dans le même lieu où un étranger brusquement transporté est pris de fièvre pernicieuse *commitata* ou continue; que dans les Antilles, qui doivent à leurs immenses palétuviers d'être le séjour habituel des fièvres intermittentes (Pouppé Desportes, Valentin, Leblond, Dalmas, Rochoux, etc.), la population blanche soit plus ou moins fatiguée par des fièvres d'accès, tandis que les nègres continuent à jouir d'une très-bonne santé, ou n'éprouvent que des fièvres continues ordinairement éphémères, on voit là les effets évidents de l'idiosyncrasie. Mais si le même individu se transporte des marais de la Pologne au milieu de ceux de la campagne de Rome, et quitte ces derniers pour ceux des côtes du Sénégal, il éprouvera dans chacun de ces lieux des accidens différens, qui ne pourront plus alors être attribués qu'à la nature différente des agents morbides.

Maintenant il me suffira de rappeler ce qui a été dit (*infection*, p. 209) sur l'action des particules infectantes, une fois introduites dans l'économie, et sur la manière dont elles y pénètrent, pour me croire autorisé à ranger les maladies des marais parmi les empoisonnemens miasmatiques, et à les regarder sous ce point de vue, comme analogues au typhus. Mais, l'analogie entre ces deux ordres de maladies, n'est pas bornée à leur cause productrice; elles en présentent encore une très-grande par rapport à leurs symptômes. Il suffit en effet de lire un certain nombre de relations d'épidémies de typhus, pour s'assurer qu'elles présentent souvent dans le cours de leur durée, et toujours à leur déclin, des cas plus ou moins nombreux de fièvres intermittentes, de sorte que les derniers sujets atteints du typhus voient au bout de quelques jours leur maladie prendre le type intermittent. D'un autre côté, dans les épidémies graves de fièvres intermittentes, un grand nombre de celles qui prennent le caractère pernicieux, le font en passant au type continu. Ce dernier fait, parfaitement établi dans l'excellent ouvrage de Lancisi, montre qu'il existe entre le typhus et les fièvres intermittentes des rapports d'analogie nombreux, et souvent une ressemblance telle, que la même maladie participe aux caractères des deux.

Le développement d'affections fébriles de type continu sous l'influence des émanations des marais nous conduit à émettre dès à présent notre opinion sur une question diversement jugée par ceux qui s'en sont occupés, savoir si les miasmes marécageux peuvent faire naître la fièvre jaune. Bien que la plupart des observateurs se soient prononcés pour l'affirmative, la vérité n'en est pas moins dans l'opinion opposée. Je ne balance donc pas à assurer que la fièvre jaune règne sans interruption entre les tropiques, dans des lieux absolument à l'abri des émanations marécageuses, pouvu qu'il s'y trouve des sujets inacclimatés, les seuls qu'elle atteigne jamais. Mais il n'en est pas de même de deux maladies presque toujours jusqu'à présent confondues avec elle, je veux parler des fièvres dites remittentes bilieuses et du typhus-amaril, qui dans tous les cas sont évidemment le produit des émanations miasmatiques. C'est pour faciliter la distinction d'affections regardées à tort comme identiques, en les comparant soigneusement entre elles, que le mot *fièvre jaune* sera renvoyé à l'article *typhus*, et traité en même temps.

Jusqu'ici nous n'avons guère envisagé les émanations des marais que dans leurs effets généraux, c'est-à-dire par rapport au caractère des maladies qu'elles produisent. Maintenant il convient d'indiquer quelques-unes des particularités les plus remarquables dues à leur action. L'expérience a appris que les émanations miasmatiques suivent dans leur dilatation et leur condensation les variations diurnes de la chaleur atmosphérique. Il en résulte que leur action, peu marquée dans le milieu du jour, devient fort à craindre le soir, dans la nuit et jusque dans la matinée. L'état agité de l'atmosphère en dispersant les miasmes, ou en les portant dans un lieu déterminé; son calme qui leur permet, en quelque sorte, de s'accumuler sur les mêmes points, modifient encore singulièrement cette même action. Mais la condition qui la tient en quelque sorte sous sa dépendance est la chaleur, sans laquelle il n'y aurait pas de fermentation putride dans les eaux marécageuses. Aussi est-ce principalement pendant les saisons chaudes, comme il a déjà été dit, que les marais exercent leur funeste influence. Pour la France et la plupart des régions tempérées situées au nord de l'équateur, ils la manifestent ordinairement d'août en octobre, un mois plutôt ou plus tard, suivant les années. Du reste il est certain que l'époque de l'année, considérée comme durée de temps, et indépendamment de la chaleur atmosphérique, est pour peu de chose dans le développement des accidens occasionés par les émanations marécageuses; la preuve en est qu'on ne les observe pas d'une manière appréciable dans les années froides. Ainsi M. Villermé a constaté qu'en 1816, année très-pluvieuse et froide, la mortalité n'a pas été plus grande dans les cantons marécageux de la France, pendant les mois d'août, septembre et octobre, que pendant les autres mois, et cependant elle est ordinairement dans ce trimestre de 589, tandis que dans les autres elle est seulement de 498. Il convient aussi de rappeler un fait important établi par les recherches du même auteur, c'est que dans les pays marécageux, les enfans au-dessous de quatre ans sont plus exposés à périr que les adultes, qui eux-mêmes souffrent plus que les vieillards. Durant le trimestre d'automne la mortalité parmi ces enfans s'élève au double de celle des autres trimestres, ce qui n'a pas lieu à beaucoup près pour les sujets plus avancés en âge.

Ce fait, en opposition directe avec ce que l'on observe ordinairement dans les épidémies de typhus, qui, comme on sait, respectent particulièrement les enfans, est d'accord avec un autre fait très remarquable constaté par M. Guersent, qui s'est assuré que les jeunes enfans éprouvent d'une manière toute spéciale l'influence morbifère de l'air vicié des hôpitaux. Peut-être pourrait-on aisément rendre raison de la différence des résultats, dans ces diverses circonstances, en faisant observer que durant les grandes épidémies de typhus, les enfans à peu près étrangers aux affections morales dévorantes qui font tant de mal aux adultes, n'éprouvent que l'action des émanations miasmatiques, tandis que, dans l'état calme qui accompagne en temps ordinaire le séjour des lieux marécageux ou des hôpitaux, l'action du miasme étant la seule à se faire sentir, les enfans, toutes choses égales, plus faibles que les adultes, doivent en souffrir de préférence. Quant à l'immunité dont jouissent constamment les vieillards, elle tient à la lenteur de leur circulation, d'où résulte une activité d'absorbtion beaucoup moindre. Quoi qu'il en soit, au reste, de la valeur de ces explications, je crois ne pouvoir mieux terminer l'historique des particularités relatives aux effets des miasmes marécageux qu'en disant quelques mots des marais Pontins.

Les lieux qu'ils occupent ont été autrefois très-fertiles, cultivés et habités par un peuple sain et nombreux, les anciens Volsques. Dans les guerres cruelles qu'ils eurent à soutenir contre les Romains, ils furent contraints de négliger les travaux de l'agriculture, et ceux par lesquels ils se rendaient maîtres des eaux stagnantes. Elles commencèrent à reparaître, et avec elles les nombreuses maladies qu'elles ne manquent jamais de produire. Lancisi attribue à cette circonstance les fréquentes épidémies mentionnées par Tite-Live. Il y a sans doute de l'exagération dans sa manière de voir, car un bon nombre des maladies dont parle l'historien romain appartiennent évidemment au typhus des camps. Mais que les troupes romaines, forcées de camper près ou dans l'emplacement des marais, aient souvent été atteintes d'affections dues à leurs émanations, c'est, il me semble, une chose incontestable. Au reste, la population Volsque, épuisée et détruite par les calamités de la guerre et par les maladies, se trouva bientôt impuissante contre l'envahissement des eaux stagnantes, et les marais Pontins redevinrent ce qu'ils sont plus ou moins depuis ce temps, des lieux presque entièrement inhabitables.

Les empereurs romains, les papes après eux, ont essayé sans succès de les déssécher. Les plus grands travaux qui aient été entrepris dans cette intention furent exécutés par Pie vi. Malheureusement ils n'ont pas été aussi bien dirigés qu'ils auraient pu l'être, comme nous l'apprend M. de Prony. L'histoire des marais pontins nous offre donc ce que l'on voit partout en cas semblable, c'est-à-dire la disparition des accidens morbides par l'éloignement des eaux stagnantes, et leur retour inévitable quand il s'en amasse de nouvelles. Il s'ensuit que le seul moyen vraiment efficace contre les miasmes marécageux, consiste à déssécher les marais d'où ils s'élèvent, ou au moins en diriger les eaux de manière à prévenir leur stagnation. Par là, on conserve non-seulement la santé des hommes, mais on rend encore à l'agriculture des terres du plus grand prix. Aussi les Grecs disaient-ils de ceux à qui ils voyaient faire une fortune brillante et rapide : Ils défrichent des marais.

Des résultats aussi favorables ne laissent pas de doute sur les avantages attachés à l'assainissement des marais. L'obligation d'y recourir est d'ailleurs d'autant plus fondée, que la manière dont les miasmes se répandent dans l'atmosphère montre qu'il est bien difficile, pour ne pas dire impossible, de se soustraire à leur action, à moins que le procédé indiqué par M. Rigaud de l'Isle ne possède tous les avantages qu'il lui attribue. Dans la supposition contraire, on a encore une autre ressource dans l'emploi des moyens susceptibles de rendre le corps moins sensible à une action qu'il.ne peut éviter, si vraiment il en existe de tels. Beaucoup de médecins n'hésitent pas de l'affirmer. Ils citent, comme appuyant leur manière de voir, l'usage d'une nourriture substantielle, modérément abondante; celui des toniques et des spiritueux; une habitation aérée; l'exercice pris avec modération et durant les heures où les émanations sont le plus raréfiées; la précaution de se tenir renfermé dans les circonstances opposées; l'observation rigoureuse de la propreté, et autres secours hygiéniques, bien capables assurément de rendre des services notables quand la cause morbifère à laquelle on les oppose n'est pas fort active. Ainsi je dois répéter que dans les pays froids, et dans quelques régions tempérées, l'observation bien entendue des règles de l'hygiène atténue, souvent même détruit en entier l'action des émanations marécageuses. Mais elle devient impuissante quand il s'agit des marais délétères des pays chauds. L'usage même habituel des fébrifuges, du quinquina qui guérit avec tant de certitude les fièvres d'accès, est insuffisant pour les prévenir. C'est ce que j'ai constamment vu dans les quartiers marécageux de la Guadeloupe dont les habitans n'ont jamais pu se préserver des fièvres intermittentes, bien qu'aux autres secours hygiéniques précédemment mentionnés, ils aient souvent essayé de joindre l'usage des infusions aqueuses ou alcoholiques, de quinquina, de gentiane, de serpentaire de Virginie, de la teinture d'Huxam, de l'élixir de Stougthon, etc.

Les moyens par lesquels l'expérience nous apprend à prévenir les effets des marais naturels, sont aussi ceux qu'il convient d'employer contre certains marais factices que la nécessité oblige d'avoir dans les grandes villes : je veux parler des cloaques et des égouts. L'incurie à leur égard produisit, lors de l'invasion des Barbares, les épidémies terribles qui ravagèrent plusieurs grandes villes, notamment Rome. De nos jours, leur entretien a attiré l'attention des gouvernemens éclairés, et Paris doit à cette heureuse circonstance, d'être débarrassé de la plupart des accidens attachés à son séjour. Cependant cette partie de l'hygiène publique, dont les travaux éminemment utiles de M. Parent Duchâtelet ont dévoilé toute l'importance, réclame encore de grandes améliorations.   (ROCHOUX.)

MARASME, s. m., *marasmus*, de μαραίνω, dessécher. On désigne ainsi le dernier degré de maigreur qui survient dans plusieurs maladies chroniques. *Voy.* AMAIGRISSEMENT, PHTHISIE.

MARCHE, s. f.; l'un des modes de progression de l'homme et des animaux, celui qui leur est le plus *ordinaire* et le moins pénible. A raison de l'avantage qu'il y a pour la *clarté* et la brièveté à traiter au même lieu de tous les modes de progression, *marche, course, saut, etc.*, nous renvoyons à l'article *progression* l'histoire de la marche, comme nous l'avons déjà fait de celle de la course.   (ADELON.)

MARCHE DES MALADIES. Elle consiste dans le mode suivant lequel naissent et se succèdent les lésions qui les constituent, et les symptômes qui les signalent. Les lésions organiques n'étant, le plus souvent, appréciables qu'après la mort, ce n'est, dans le plus grand nombre des cas, que par les changemens survenus dans les symptômes que le médecin peut étudier la marche des maladies, qui comprend leur type, leur forme aiguë ou chronique, la distinction de leurs périodes, et l'examen des circonstances nombreuses qui exercent quelque influence sur elles. Le type des maladies, leurs formes aiguës et chroniques, leurs périodes, ayant été ou devant être l'objet d'articles particuliers (*voyez* TYPE, AIGU, PÉRIODES), je me bornerai à présenter ici quelques considérations générales sur la marche des maladies et sur les principales circonstances qui exercent sur elles quelque influence.

Chaque maladie a une marche qui lui est propre, comme elle a des symptômes qui lui sont particuliers. Les symptômes propres à chaque maladie sont généralement exposés avec exactitude dans la plupart des ouvrages classiques; la marche des maladies, au contraire, est presque partout mal dessinée. La cause de cette différence est facile à trouver : une observation de quelques minutes suffit pour connaître les symptômes d'une maladie; une observation longue et répétée est nécessaire pour en découvrir le développement et la succession. Cette partie si négligée de l'histoire des maladies est cependant une des plus importantes sous le double rapport du diagnostic, qu'elle éclaire au moins autant que les symptômes eux-mêmes, et de la thérapeutique, dont elle est un des points d'appui nécessaires.

La marche des maladies reçoit, on n'en peut douter, des circonstances extérieures, et particulièrement des agens thérapeutiques, des modifications remarquables; mais on doit reconnaître aussi que les principaux changemens que la plupart d'entre elles offrent dans leurs périodes successives, tiennent plus à la nature même de ces maladies et à la disposition intérieure des sujets qui en sont atteints, qu'aux influences extérieures auxquelles ils sont soumis. Cette vérité est une de celles qu'on a le plus méconnues de nos jours, et c'est une de celles qu'il importe le plus de rétablir; car elle se lie immédiatement à la thérapeutique. En effet, pour apprécier avec justesse l'influence des agens extérieurs, et par conséquent des remèdes sur le cours des maladies, la première condition est d'avoir étudié et de bien connaître la marche de ces maladies abandonnées à elles-mêmes. Or, combien y a-t-il de médecins qui reconnaissent ce précepte, et surtout qui le mettent en pratique? Parcourez les mémoires publiés chaque jour sur l'action de divers médicamens, et vous serez bientôt convaincus, qu'à quelques exceptions près, les changemens qui surviennent naturellement dans le cours des maladies y sont présentés comme les effets des moyens thérapeutiques mis en usage. Il serait vivement à désirer, pour donner à l'instruction des jeunes médecins des bases solides, qu'ils suivissent long-temps une clinique sagement expectante, avant d'être admis dans les cliniques agissantes, et surtout dans les cliniques expérimentales.

Parmi les maladies, il en est quelques-unes dont la marche est assez régulière pour que le médecin puisse, dès le début, annoncer la succession de phénomènes qu'elles présenteront dans leurs diverses périodes, le mode et jusqu'à l'époque de leurs terminaisons : la variole, la scarlatine, la rougeole, sont généralement dans ce cas, lorsqu'elles sont exemptes de complication et qu'elles n'ont pas une intensité extrême. Plusieurs inflammations spontanées, telles que la pleurésie et l'érysipèle, offrent encore assez

de régularité dans leur marche pour qu'on puisse connaître d'a-
vance les principaux phénomènes qu'elles présenteront. D'autres
affections dont la durée est indéterminée, comme l'arthritis aiguë,
ou la terminaison incertaine, comme les fièvres graves; ont une
marche si variable, qu'il est presque toujours impossible de prévoir les changemens que le jour suivant amènera : aussi la plus
grande incertitude règne-t elle encore, parmi les médecins instruits, sur l'efficacité des moyens qu'on leur oppose. Dans les
maladies organiques elles-mêmes, qui offrent dans leur cours
un accroissement progressif des symptômes, on observe souvent
des rémissions temporaires qui donnent au malade, et quelquefois
même au médecin, l'espoir trompeur d'une terminaison heureuse.
D'autres maladies enfin offrent dans leur marche une si grande
irrégularité, qu'on les a désignées tantôt, quand elles compromettent prochainement l'existence du malade, par l'épithète
de malignes ou d'ataxiques, tantôt par celle de prothéiformes,
lorsqu'elles sont seulement remarquables par la variété qu'elles
offrent dans leur aspect et dans leur siège. Ce peu d'exemples
doit suffire pour donner une idée des principales variétés que
les maladies peuvent présenter dans leur marche, et pour
convaincre de l'indispensable nécessité d'en faire une étude
spéciale.

. Les circonstances propres à modifier la marche des maladies
sont très-nombreuses. Les principales sont l'âge, le tempérament
et la constitution des individus, les révolutions diurnes, les
changemens passagers de l'atmosphère, les saisons, l'habitation,
le climat, les impressions physiques et morales, les erreurs
de régime de tout genre, et enfin la grossesse.

La jeunesse et l'âge adulte, le tempérament sanguin ou bilieux, une constitution forte, impriment en général aux maladies
une marche plus prompte, et provoquent une réaction plus vive :
dans les conditions opposées, on observe un effet contraire.

Les révolutions diurnes paraissent aussi avoir sur la marche
des maladies une influence sensible. Le *matin*, avant le lever du
soleil, on observe fréquemment des sueurs, soit dans les maladies
aiguës, soit dans les affections chroniques : à cette époque, l'absorption semble un peu augmentée; l'œdème disparaît lorsqu'il
est peu considérable; il diminue lorsqu'il l'est davantage. Au
moment où le soleil se lève les signes de pléthore sont communément plus marqués qu'à toute autre heure; c'est à ce moment

que le corps est plus lourd, la tête plus pesante ; chez quelques sujets, les doigts sont tellement distendus, qu'ils peuvent à peine être fléchis ; la chaleur est souvent incommode ; c'est aussi à ce moment que les symptômes des inflammations extérieures sont souvent plus intenses. — Le *milieu du jour* amène, dans quelques affections chroniques, un léger paroxysme ; et certaines douleurs périodiques reparaissent constamment à cette heure. — C'est ordinairement le *soir* que commencent les redoublemens ou paroxysmes dans la plupart des maladies aiguës ou chroniques ; ils persistent et deviennent plus intenses pendant la nuit, qui a généralement une influence fâcheuse sur les affections graves. Les malades à cette époque, fatigués par les impressions qu'ils ont reçues pendant le jour, ressentent plus de malaise ; leurs douleurs, s'ils en éprouvent, deviennent plus vives ; ils fixent mal leur attention, et leur mémoire est moins sûre que le matin. — C'est presque toujours pendant la *nuit* que le désordre des fonctions intellectuelles commence à se manifester ; chez quelques malades il reparaît chaque soir, et cesse complétement pendant la journée ; chez d'autres, le délire, qui est tranquille pendant le jour, devient furieux pendant la nuit. C'est pendant la nuit que la figure est plus animée, la soif plus vive, la langue moins humide ou plus sèche, la respiration plus accélérée, le pouls plus fréquent, la chaleur plus élevée et l'urine plus foncée en couleur. Bien que la nuit ait une influence fâcheuse sur la plupart des maladies, il en est plusieurs dans lesquelles cette influence est plus marquée encore que dans les autres : telles sont celles du cœur et des poumons, les hydropisies, et l'hydrothorax en particulier, les douleurs rhumatimales, etc. Il est même quelques affections dont les symptômes disparaissent entièrement pendant le jour, et ne se montrent que pendant la nuit : telles sont les douleurs syphilitiques et plusieurs maladies éruptives, comme l'*épinyctis* en particulier ; on voit aussi quelquefois l'urticaire et certaines éruptions morbilliformes reparaître toutes les nuits. C'est encore généralement pendant la nuit que les affections mobiles, comme l'arthritis, envahissent des parties qu'elles n'occupaient pas.

Quelques médecins ont fait des efforts pour remonter aux causes qui produisent dans la marche des maladies ces variations régulières qui correspondent aux révolutions diurnes. Selon M. Bally, la présence ou l'absence de la lumière, l'élévation différente de la température, et l'inégale quantité d'eau répandue dans l'air, seraient les principales circonstances qui détermineraient les changemens que le jour et la nuit apportent dans la marche des maladies : celles qui se manifestent par une exaltation des forces vitales s'aggraveraient pendant le jour, et celles qui se déclarent et s'annoncent par une prostration de ces mêmes forces, s'exaspéreraient le soir et pendant la nuit. Ce médecin ajoute, à l'appui de son opinoin, que sur huit fièvres avec faiblesse, il y en a sept dans lesquelles la mort arrive pendant l'absence du soleil. Si l'opinion de M. Bally est bien fondée, relativement aux affections adynamiques, nous ne pensons pas qu'il en soit de même à l'égard des maladies opposées ; l'expérience journalière ne permet pas d'admettre que les paroxysmes des fièvres inflammatoires et des phlegmasies aient ordinairement lieu pendant le jour ; c'est presque constamment la nuit qu'on les observe. Avant de terminer ce qui a rapport à l'influence de cette dernière sur la marche des maladies, il convient de faire remarquer qu'elle n'est pas toujours nuisible, et que c'est fréquemment pendant son cours qu'ont lieu les changemens favorables.

Les variations passagères qui surviennent dans la température et l'humidité de l'air n'ont qu'une influence fort incertaine sur la marche des maladies chroniques, et paraissent n'en avoir aucune sur celle des maladies aiguës ; néanmoins un changement brusque qui survient dans la température et particulièrement un froid subit et rigoureux, hâte la fin des maladies chroniques parvenues à leur dernière période. Dans les grands hôpitaux et particulièrement dans les hospices consacrés à la vieillesse, lorsque le thermomètre descend tout à coup à quelques degrés au-dessous de 0°, on voit souvent succomber, dans l'espace de vingt-quatre à trente-six heures, la plupart des malades qui luttaient depuis plusieurs jours contre la mort : l'époque de la chute des feuilles, si formidable aux phthisiques dans l'opinion populaire, ne leur est pas plus funeste que les autres temps de l'année où la température s'abaisse brusquement.

Si les changemens passagers qui surviennent dans l'atmosphère n'ont que peu d'influence sur la marche des maladies, il n'en est pas de même des grands changemens produits par la succession des saisons : leur influence ne peut être révoquée en doute. Ainsi pendant l'hiver, les catarrhes chroniques ont plus d'intensité; la phthisie pulmonaire fait des progrès plus grands; le rhumatisme chronique est plus douloureux; l'hydropisie augmente plus rapidement.

Quant aux astres, qui ont si long-temps effrayé et les malades et les médecins, leur influence est ou nulle ou si incertaine que la plupart des modernes n'en ont, avec raison, tenu aucun compte.

La salubrité de l'habitation exerce une influence très-remarquable sur la marche des maladies. Toutes choses égales d'ailleurs, les maladies sont moins intenses et moins longues chez les sujets isolés et placés dans une chambre vaste et bien aérée; elles sont plus graves et durent plus long-temps chez ceux qui sont réunis en grand nombre dans les hospices, ou qui habitent des chambres étroites, inaccessibles au soleil, et dans lesquelles l'air ne se renouvelle pas. Le site et le climat exercent aussi une influence remarquable sur la marche des maladies et particulièrement des maladies chroniques : beaucoup d'affections, telles que les fièvres intermittentes, l'hydropisie du tissu cellulaire, se prolongent indéfiniment dans les lieux bas et humides, et cessent promptement dans un lieu sec et élevé. La marche de quelques maladies organiques et particulièrement de la phthisie, est généralement ralentie chez les malades qui se transportent dans un climat chaud.

L'impression du froid et du chaud sur le corps des malades, l'usage intempestif des alimens et des boissons de toute espèce, le mouvement et le repos, les sensations vives, la contention d'esprit, les passions, et enfin les agens thérapeutiques, ont sur la marche de la plupart des maladies une action très-remarquable, mais trop variée dans les divers cas pour pouvoir donner lieu à des considérations générales. Mais il est une autre condition qui exerce sur le cours des maladies une influence assez intéressante pour mériter une mention toute spéciale ; je veux parler de la grossesse. Non-seulement on a vu des affections nerveuses et rhumatismales, des inflammations chroniques, des éruptions rebelles aux remèdes, être suspendues pendant sa durée; mais souvent encore, les maladies organiques les plus graves, et en particulier la phthisie pulmonaire, ont été pour ainsi dire arrêtées, ou du moins singulièrement ralenties dans leur cours jusqu'au terme de l'accouchement, après lequel en général elles ont marché avec une effrayante rapidité vers une terminaison funeste.

(CHOMEL.)

MARGARINE, s. f., nom donné d'abord à l'acide margarique par M. Chevreul.

MARGARIQUE (acide), mot dérivé de *margarita* perle, parce qu'il est d'un blanc nacré. Cet acide, découvert par M. Chevreul, n'existe point dans la nature; il est formé de 100 parties d'acide sec et de 3,52 d'eau : l'acide sec est composé de 8,337 d'oxygène, de 79,053 de carbone et de 12,010 d'hydrogène. Il est solide, d'un blanc nacré, insipide, inodore, plus léger que l'eau; il ne rougit l'infusum de tournesol que lorsqu'on l'a fait chauffer. Il entre en fusion à 60°, et il cristallise par refroidissement en aiguilles entrelacées, moins brillantes que celles de l'acide stéarique. Il est insoluble dans l'eau; l'alcool et l'éther le dissolvent quand il a été liquéfié par la chaleur. Il décompose les sous-carbonates de potasse et de soude à la température de 100°, et en dégage le gaz acide carbonique. Il forme avec la potasse un margarate blanc, qui n'offre point les belles écailles nacrées du stéarate de la même base. Le bimargarate (margarate acide) de potasse, n'a jamais l'éclat argentin du bistéarate. On peut obtenir l'acide margarique en saponifiant la graisse de porc, de bœuf, de mouton, d'homme, etc.; mais on préfère le préparer avec cette dernière, parce qu'elle fournit une masse savonneuse dans laquelle il n'y a point d'acide stéarique, et qui, étant traitée par l'eau, donne une matière nacrée, composée de bimargarate, et de suroléate de potasse; le suroléate étant plus soluble dans l'alcool que le bimargarate, on sépare ces deux sels à l'aide de cet agent, et on décompose le bimargarate par l'acide hydrochlorique pour obtenir l'acide margarique. (*Voyez* GRAISSE, ÉLAÏNE, STÉARINE.) MM. Bussy et Lecame, dans un travail récent sur la distillation des corps gras, établissent qu'il se forme pendant cette opération, entre autres produits, de l'acide oléique et de l'acide *margarique*; le suif et l'axonge en fournissent plus de la moitié de leur poids. M. Dupuy réclame la priorité de cette découverte. L'acide margarique sert à la préparation des bougies qui remplacent la cire et qui sont beaucoup moins dispendieuses. Il est probable qu'on ne tardera pas à en faire usage dans la saponification pour décomposer les sous-carbonates de potasse et de soude, ce qui évitera aux fabricans de savon l'opération pénible de décarbonater les alcalis pour les rendre caustiques.   (ORFILA.)

MARIAGE (hygiène publique et médecine légale.) Dans l'intérêt de l'ordre social et de la propagation même de l'espèce, les lois civiles et religieuses ont consacré, en cherchant à le diriger convenablement, l'instinct impérieux qui pousse l'homme à se reproduire. Le mariage, ou l'union légale de l'homme et de la femme qui s'associent pour perpétuer leur espèce et pour s'aider mutuellement à supporter le fardeau de leur destinée, appartient sans doute principalement aux sciences politiques et morales. Mais cette institution, comme toutes celles qui concernent l'homme, a des rapports en quelque sorte purement physiques, sur lesquels se fondent presque tous ses rapports politiques et moraux : des principes puisés dans la science de l'organisme ont dû être invoqués pour établir plusieurs points de la législation, ou pour faire, dans certains cas, l'application des lois établies. Cette législation a varié dans les divers temps et chez les différens peuples, et n'est, du reste, nulle part l'expression complète des conditions physiques les plus favorables à l'état de mariage. Il me semble, par conséquent, convenable d'exposer d'abord les considérations médicales qui, indépendamment de toute application politique, naissent des rapports individuels des époux. On en pourra facilement déduire alors la justesse ou le vice des lois adoptées sur cette matière.

§ I. Il est presque inutile de signaler les avantages et la nécessité d'une institution dans laquelle l'espèce humaine trouve les moyens de satisfaire aux besoins naturels et sociaux les plus énergiques. Je m'abstiendrai donc d'agiter, à l'exemple de plusieurs médecins, la question de savoir si l'état de mariage a une influence avantageuse sur la santé et sur la durée de la vie, parce que, médicalement, cette question ne peut qu'être résolue d'une manière affirmative. Si l'on voulait entrer dans toutes les considérations qui la compliquent au milieu de notre état social, on sortirait entièrement du domaine de la médecine pour se jeter dans celui d'autres sciences. Je passe immédiatement aux principes fournis directement par la médecine concernant le mariage.

Les conditions physiques qu'il est nécessaire d'exiger des époux ont trait : 1° à l'accomplissement des fonctions dont le mariage réclame l'exercice ; 2° à la conservation de la santé des époux au milieu des rapports qu'ils ont entre eux ; 3° à la constitution des enfans qui doivent provenir de leur union. Plusieurs conditions se rattachent à la fois, comme il est aisé de le concevoir, à ces trois chefs, qui forment les principaux points de vue sous lesquels le mariage doit être envisagé médicalement.

1° D'après le but naturel du mariage, les facultés relatives à l'accomplissement des fonctions génératrices doivent être mises en première ligne. Sous ce rapport, nous avons à considérer, parmi les circonstances qui influent le plus immédiatement sur ces facultés, l'âge auquel le mariage peut être contracté, la constitution générale et la disposition anatomique des organes génitaux favorables aux divers actes dont se compose la génération dans l'un et l'autre sexe. Il est quelques points qu'il me suffira d'indiquer, parce qu'ils ont été traités amplement dans d'autres articles.

Ce n'est ordinairement que dans les années qui suivent la puberté que le corps acquiert le développement et la force qui permettent à l'homme et à la femme de se livrer d'une manière en quelque sorte continue aux plaisirs de l'hymen, même avec la mesure que comporte un penchant modéré vers ces plaisirs. Ce n'est surtout qu'assez long-temps après cette époque que les femmes ont acquis cette constitution qui fait qu'elles ressentent moins les inconvéniens de la grossesse, et qu'elles résistent avec plus d'avantage au travail de l'accouchement et aux fatigues de l'allaitement. La puberté, qui a lieu plus ou moins promptement suivant les climats, se déclare ordinairement, dans nos contrées tempérées, vers l'âge de treize à quatorze ans pour les femmes, et de quatorze à quinze ans pour les hommes; mais le développement complet de tous les organes qui président aux phénomènes physiques et moraux n'est terminé qu'à vingt-un ans environ chez les premières, et à vingt-cinq ans chez les seconds. Quelques auteurs ont à tort considéré la puberté ou ces changemens presque subits qui s'opèrent à un certain âge chez les jeunes gens de l'un et de l'autre sexe, comme le signe de leur aptitude à la génération. Ces phénomènes sont seulement l'indice d'une disposition organique qui commence à se former; elle n'arrive pas tout à coup au degré qu'il lui est nécessaire d'atteindre pour manifester tous ses effets. Il suffit de considérer la plupart des jeunes gens et des jeunes filles, même les mieux constitués, qui ont à peine dépassé cette époque, pour se convaincre de la justesse de cette assertion. En général, ce ne serait pas sans de graves inconvéniens qu'on leur permettrait alors une cohabitation continue. Les actions organiquès que provoqueraient les divers actes de. la génération nuiraient aux actions d'accroissement dont toutes les parties de l'économie doivent encore être le siége. Un effet non moins fâcheux de ces unions précoces serait, comme nous le verrons plus bas, la procréation d'enfans débiles. Toutefois, il est à remarquer que, dans notre état social actuel, il .est souvent avantageux pour les femmes de ne pas attendre l'âge que je viens d'indiquer comme le plus favorable. Outre que quelques-unes atteignent plus promptement le degré de développement et de force qui convient aux fonctions du mariage, un très-grand nombre, surtout parmi celles qui habitent les grandes villes, ressentent prématurément les besoins physiques et moraux qu'excitent toutes les circonstances au milieu desquelles elles vivent ; et si ces besoins ne sont point satisfaits, leur constitution en éprouve des effets plus ou moins funestes. Ainsi, l'on voit souvent des jeunes filles, celles mêmes qui ont reçu les principes d'une éducation convenable, perdre, à dix-huit ou dix-neuf ans, tout l'éclat et la fraîcheur dont elles n'ont brillé qu'un moment. Leur embonpoint, leurs forces musculaires diminuent, et l'on voit survenir cette foule de phénomènes nerveux qui précèdent et accompagnent l'hystérie, sans qu'on observe toujours les accès convulsifs qui caractérisent cette maladie bien prononcée. Leur constitution, au lieu de s'affermir, tend donc à se détériorer, si on ne les soustrait aux causes morales dont elles éprouvent l'influence. Tous ces inconvéniens ne sont point à redouter pour les hommes ; la liberté de mœurs qu'ils se sont arrogée les rend généralement assez indifférens aux délais que leur imposent souvent les circonstances.

La conformation régulière des organes génitaux doit être l'objet de considérations d'autant plus importantes, qu'elle a plus de rapport au but immédiat du mariage. J'ai déjà indiqué, à l'article *Impuissance*, les dispositions anormales de ces organes qui s'opposent à la copulation et à la conception ; je n'y reviendrai pas. Sous le même rapport, la faiblesse de la constitution, les maladies dont les sens sont désagréablement affectés, et qui sont susceptibles d'éteindre les désirs, doivent être considérées comme des causes d'opposition au mariage. Je ne m'étendrai pas davantage sur cet objet, qu'il serait difficile de traiter dans tous ses détails. On pensera peut-être que, dans l'impossibilité morale où se trouvent les familles de constater réciproquement, avant le mariage, les facultés génératrices des individus prêts à s'unir, les considérations que je viens de rappeler sont inutiles; mais on en jugera autrement si l'on réfléchit que chacun d'eux est intéressé à s'examiner lui-même, puisqu'il lui importe d'apporter dans la communauté qu'il va former tous les élémens de bonheur qu'il en attend.

Un examen analogue est surtout nécessaire lorsqu'il existe des doutes sur la conformation régulière du bassin chez la femme : il est important de s'assurer si l'accouchement pourra avoir lieu sans avoir recours à des opérations qui compromettraient sa vie et celle des enfans qu'elle porterait dans son sein. Ce défaut des conditions nécessaires à l'accouchement doit surtout être soupçonné chez les femmes qui ont été atteintes de rachitis, et dont la colonne vertébrale et les os des îles ont éprouvé une forte déviation. Toutefois, il n'en est pas toujours ainsi. Chez les femmes régulièrement conformées, le bassin a une figure et des dimensions déterminées. Plus il s'éloignera de ce type, plus l'accouchement sera laborieux. A un certain point de rétrécissement, la sortie de l'enfant deviendra impossible. Les différens genres et degrés de difformités du bassin, et la manière de les reconnaître, sont l'objet de deux articles dans cet ouvrage (*voyez* BASSIN et PELVIMÉTRIE); je dois donc y renvoyer pour tous les détails. Je dirai seulement, relativement au sujet qui m'occupe, que lorsque le diamètre antéro-postérieur du détroit abdominal, dont le rétrécissement constitue le vice de conformation le plus fréquent du bassin, et apporte le plus d'obstacle à l'accouchement; lorsque ce diamètre a moins de trois pouces de longueur, la prudence exige d'interdire le mariage. On cite, à la vérité, des exemples de femmes qui ont accouché naturellement, quoique leur bassin eût une dimension beaucoup moindre; qu'il n'eût, par exemple, que deux pouces et demi de la symphyse des pubis à l'articulation sacro-vertébrale. Mais ces cas sont rares; l'accouchement ne s'est opéré naturellement que par une de ces circonstances sur lesquelles on ne doit pas compter, telles que la petitesse de l'enfant, la souplesse extrême des os de sa tête, un relâchement extraordinaire des symphyses du bassin, etc., etc.; mais, dans le plus grand nombre de cas, une telle conformation exigerait qu'on eût recours à l'opération césarienne ou à la symphyséotomie, ou bien à l'extraction de l'enfant par des instrumens dilacérans. M. Fodéré a été trop sévère en interdisant le mariage à toute femme dont le bassin n'aurait pas quatre pouces au diamètre sacro-vertébral du détroit supérieur. Quoique au-dessous de cette dimension l'accouchement soit communément laborieux, la sortie de l'enfant peut cependant avoir lieu, le plus souvent encore, par les voies naturelles.

Une autre circonstance qui rend la grossesse et l'accouchement dangereux, chez les femmes même bien conformées, c'est l'âge avancé auquel elles se marient. Tous les praticiens s'accordent à dire que les femmes qui conçoivent pour la première fois près du terme où leur fécondité doit naturellement cesser, sont plus exposées à l'avortement et aux conséquences fâcheuses d'un accouchement laborieux.

2° Les diverses maladies dont l'un des époux est attaqué ont plusieurs genres d'inconvéniens que nous avons indiqués précédemment. Ecartant momentanément toute autre considération, envisageons-les seulement sous le rapport des dangers auxquels ces maladies peuvent exposer celui qui en est atteint en raison de l'accroissement que leur impriment les fonctions du mariage; examinons-les aussi sous le rapport du préjudice que quelques-unes d'entre elles sont susceptibles de causer à celui qui n'en est pas affecté. En général, toutes les phlegmasies chroniques, toutes les dégénérescences de tissu qui amènent une fièvre hectique, sont exaspérées par le coït. La phthisie pulmonaire, qui donne dans quelques cas une ardeur excessive pour les plaisirs vénériens, et dont la marche se suspend quelquefois pendant la grossesse, le cancer de l'utérus, qui ne s'oppose pas toujours à la conception et au développement du fœtus, sont hâtés dans leurs progrès par suite de l'exercice des fonctions du mariage. Le spasme et l'excitation générale produite par le coït, les efforts de l'accouchement peuvent devenir promptement funestes à des personnes chez lesquelles il existe une hernie irréductible, un anévrysme du cœur ou des gros vaisseaux, ou quelque maladie du cerveau qui dispose à un épanchement ou à un ramollissement mortel. Ainsi, l'on a vu quelquefois des femmes affectées d'altération organique du cerveau, périr subitement au milieu du travail de l'accouchement. Il est encore quelques maladies pour lesquelles on conseille quelquefois le mariage, et qui sont, au contraire, aggravées souvent par ce moyen ; telles sont l'hystérie, l'épilepsie, l'aliénation mentale.

Les relations de toutes sortes que l'état de mariage suppose entre les époux, les exposeront nécessairement à contracter les maladies susceptibles de se communiquer par contagion, et quelquefois même certaines affections nerveuses qui se propagent par imitation. Il est inutile de dire que je n'entends parler ici que des maladies chroniques et de celles qui laissent une certaine liberté dans l'exercice de la plupart des fonctions. Il en est plusieurs dont la contagion n'est pas douteuse, telles sont la syphilis, et diverses affections cutanées. Mais d'autres sont quelquefois réputées à tort contagieuses. De ce nombre sont les affections scrofuleuses, la phthisie pulmonaire surtout, maladie dont la fréquence dans certaines contrées semble ne pouvoir être expliquée aux yeux du vulgaire que par une propriété contagieuse, et qui par conséquent, doit sévir souvent sur des personnes qui ont de fréquentes relations entr'elles. On a aussi attribué le même danger de communication aux affections cancéreuses. Mais cette propriété n'est pas plus réelle que dans les maladies précédentes. Une apparence de danger n'existe même pas dans le cas où le contact le plus intime a lieu avec les parties affectées. Ainsi le cancer du pénis est loin d'être aussi commun que devrait le faire supposer la fréquence du cancer de l'utérus. Du reste, lors même que les maladies ne sont pas contagieuses, la cohabitation intime et continue d'une personne saine avec une autre qui ne l'est pas, ne peut pas être sans inconvéniens ; mais on les a beaucoup exagérés. Quant aux maladies qu'il serait possible de contracter par imitation, ou du moins qui pourraient susciter des affections nerveuses analogues, ce sont l'hystérie, l'épilepsie, la catalepsie, la folie. Mais, il faut l'avouer, ce danger n'existe que lorsqu'il y a une grande disposition nerveuse ; et la crainte de contracter ces maladies ou toute autre analogue, n'est le plus souvent que la moindre considération qui les fait regarder comme une cause d'opposition au mariage.

3.° La procréation d'enfans sains et bien constitués n'importe pas moins au bonheur des familles qu'à la prospérité de l'État L'examen des circonstances qui peuvent faire parvenir à ce résultat présente donc un double intérêt. Il est un fait qui paraît bien démontré et qui peut être établi en principe, quoiqu'une foule d'influences accidentelles y apportent de nombreuses exceptions, c'est que le plus souvent l'état physique dans lequel se trouvent les père et mère au moment de la conception, pendant la grossesse et l'allaitement, influe sur la constitution de leurs enfans, et qu'ils leur communiquent généralement les dispositions organiques dont ils sont doués, quelquefois même les vices de conformation et les maladies dont ils sont atteints actuellement.

Il serait aussi inutile que difficile de chercher à déterminer quelles sont les constitutions les plus favorables au mariage; quelles sont celles de chaque sexe qu'on doit rapprocher pour obtenir une population belle et vigoureuse. Tout ce qu'on a dit à ce sujet ne repose que sur des raisonnemens plus ou moins spécieux. D'ailleurs, les intérêts, les goûts, les caprices, dérangeraient bientôt ces combinaisons spéculatives. Si l'on est persuadé, comme on doit l'être, que non-seulement les traits extérieurs, mais que toutes les dispositions organiques intérieures, et par conséquent les facultés intellectuelles et affectives elles-mêmes, qui tiennent à des conditions organiques, sont susceptibles de se transmettre des père et mère à leurs enfans, entièrement ou avec des modifications plus ou moins heureuses, on pourra pressentir l'importance qui doit être attachée aux qualités physiques et morales des époux. Nous devons nous borner à indiquer les circonstances essentielles, majeures, qui, existant chez les parens, sont en général directement nuisibles à la constitution des enfans. Nous avons vu quelle attention méritait sous tout autre rapport la détermination de l'âge propre au mariage. Il en est encore de même sous le rapport qui nous occupe maintenant. Un âge trop tendre, où la constitution des époux n'est pas encore formée, un âge avancé où elle est détériorée, sont des conditions également défavorables. Les enfans qui en naissent ont communément en partage une constitution débile et tous les genres d'inconvéniens qu'on rattache à ce mot. Toutefois, cet effet ne s'observe pas constamment, parce que les enfans peuvent tenir de celui de leurs parens qui réunit les qualités favorables au mariage. Ce n'est du reste que lorsqu'elle est extrême que la disproportion des âges des époux a, pour la constitution des enfans, des inconvéniens réels.

Les vices de conformation, les maladies, les dispositions à des maladies sont, comme nous l'avons dit, susceptibles dans beaucoup de cas d'être transmis par génération. Mais il n'est qu'un certain nombre de ces maladies ou de ces dispositions morbides qui peuvent être réellement considérées comme des motifs puissans d'opposition au mariage, en raison de la gravité et des chances nombreuses de transmission héréditaire qu'elles présentent.

Ainsi des dispositions évidentes à certaines phlegmasies, aux affections rhumatismales, goutteuses, calculeuses, à l'apoplexie, à l'hypocondrie, à l'hystérie, etc., sont dans les personnes qui les portent des conditions défavorables pour leurs enfans auxquels ces dispositions peuvent se communiquer. Mais cette communication n'est point assez sûre, et l'on possède contre la plupart de ces maladies des moyens préservatifs et curatifs assez puissans pour que la crainte de les propager n'impose pas le devoir de s'abstenir du mariage. Les vices de conformation accidentels ne se transmettent que très-rarement des pères et mères aux enfans. On cite cependant des exemples qui montrent que des difformités indépendantes de ce qu'on appelle un vice général, ont attaqué successivement plusieurs générations. Il n'en est pas de même des maladies que je vais énumérer : les conséquences auxquelles elles donnent lieu sont si graves, la proprieté qu'elles ont de se transmettre des parens aux enfans est si bien constatée et si fréquente, qu'on ne saurait trop signaler cette funeste propriété. Ces maladies sont la folie, le crétinisme, le rachitis, l'épilepsie et les scrofules qui se présentent sous tant d'aspects, et dont la phthisie pulmonaire est une des formes les plus fréquentes et les plus terribles. On a rangé dans cette catégorie la syphilis qui se transmet certainement aux enfans, quel que soit le mode de transmission. Cette maladie, en effet, quoique susceptible de guérison, est pour eux la source d'une infinité de maux. Mais le premier tort qu'elle cause concerne celui des époux qu'elle expose à la contagion ; et c'est sous ce rapport que nous l'avons considérée. Toutefois, il y aurait une question importante à résoudre, savoir si l'affection syphilitique, quoique ne se manifestant par aucun symptôme et étant guérie suivant toutes les apparences, prédispose aux scrofules ou à d'autres maladies les enfans des personnes qui en ont été atteintes. Plusieurs médecins ont répondu par l'affirmative. Mais les preuves apportées en faveur de leur opinion ne me semblent pas bien convaincantes. Elle n'est fondée que sur la fréquence simultanée et de la syphilis et des scrofules. Je ne veux cependant pas nier que des affections syphilitiques qui avant d'être guéries ont détérioré profondément la constitution, ne puissent avoir cette fâcheuse influence.

Une dernière condition nous reste à examiner, quoique le soin de la remplir ou de la favoriser regarde plutôt les gouvernemens que les individus, c'est le mélange ou le croisement des races. Un grand nombre d'auteurs, entr'autres Buffon, ont prétendu qu'il en était des hommes comme des animaux, que l'espèce se détériorerait après un certain nombre de générations, si les alliances ne se formaient qu'entre les membres d'une même famille. Ce célèbre écrivain, d'après cette coutume de la plupart des peuples, même les plus barbares, qui permettent rarement le mariage entre le frère et la sœur, en conclut que la loi qui l'interdit est une loi naturelle plutôt que politique, basée sur le besoin de la conservation de l'espèce. On a également avancé que des mariages bornés dans un cercle de personnes peu nombreuses devait avoir un résultat analogue. On connaît les caractères physiques et moraux qui distinguent certains peuples et les habitans de lieux circonscrits Si beaucoup de causes, telles que les institutions, les habitudes sociales, contribuent en grande partie à produire et à maintenir cet effet, il serait difficile de nier que de telles modifications, après être nées sous ces influences, ne puissent se transmettre par voie de génération. On ne peut nier également que des dispositions organiques vicieuses ne se transmettent de la même manière par le rapprochement fréquent d'individus atteints des mêmes défauts. Toutefois cet inconvénient, s'il était bien réel, devrait se montrer au plus haut degré dans les classes les plus élevées des peuples, où le cercle des alliances est généralement très-limité, comme on le sait; mais, s'il est de grandes familles chez lesquelles une conformation physique peu avantageuse, ou des facultés intellectuelles peu étendues soient héréditaires, un assez grand nombre d'autres familles se distinguent par les qualités tout opposées. Il y a du reste, pour cette classe comme pour toutes les autres, à faire la part de ce qu'on doit attribuer à l'éducation physique et morale. Il faut donc l'avouer, nous n'avons pas de données assez précises pour résoudre la question de la nécessité d'un croisement étendu de race chez les hommes, et je serais porté à croire que le désavantage d'alliances limitées dans un cercle étroit provient uniquement de ce qu'en raison du peu de choix permis dans ces cas, les mariages ont lieu souvent entre des personnes qui n'ont point les conditions réputées favorables. Je doute que des alliances formées entre des individus qui réuniraient toutes ces conditions donnât lieu à une dégénération physique ou morale de l'espèce, par la seule raison qu'ils appartiendraient à la même famille.

Telles sont les principales considérations médicales dont le mariage peut être l'objet. Il en est plusieurs qui ne nous ont fourni que des résultats peu précis, soit à cause du défaut d'observations et d'expériences nécessaires, soit par l'impossibilité de parvenir à quelque chose de plus positif sur ce sujet. Néanmoins ce que nous avons dit suffit pour diriger la conduite des familles dans l'acte le plus important de la vie, soit qu'on l'envisage sous le rapport du bonheur des époux eux-mêmes, soit qu'on ait égard à l'intérêt des enfans destinés à naître de leur union. Sans doute, l'intérêt, les préjugés, les goûts particuliers et toutes les passions qui dominent notre état social, feront souvent dédaigner les considérations que nous avons exposées. Mais, s'il eût été chimérique et absurde de vouloir que tous les individus qui ne réunissent pas les conditions que nous avons jugées favorables au mariage fussent condamnés au célibat, il était utile de présenter les chances désavantageuses auxquelles exposent la négligence des préceptes que nous avons tracés; il était utile de montrer ce qui serait le mieux pour inviter à s'en éloigner le moins possible.

§ II. Malgré l'importance attachée par les législateurs de tous les siècles à l'institution du mariage, il est rare que des motifs politiques particuliers ne les aient pas empêché d'avoir égard aux considérations médicales dont nous avons parlé. Ainsi on les voit, suivant les temps et les lieux, étendre ou restreindre quelques-unes des conditions physiques exigées pour le mariage, ainsi que la faculté de l'annuler ou de le dissoudre. La vigueur, les vertus guerrières des citoyens formaient-elles la principale considération politique, comme chez les Spartiates?

Les hommes ne pouvaient se marier que fort tard, après trente-sept ans, au rapport de plusieurs historiens. Chez d'autres peuples, tels que les Athéniens, les Romains, où le besoin d'une population nombreuse se faisait sentir, ou lorsque diverses circonstances eurent amené le relâchement des mœurs, comme dans les derniers temps de la république romaine, le mariage était permis, était même favorisé par des avantages particuliers, dès les premières années de la puberté. En même temps, pour que les unions ne fussent pas inutiles, il fut à de certaines époques défendu aux hommes et aux femmes de se marier à des âges fixés, où l'on supposait éteinte la faculté génératrice. Chez la plupart des peuples antérieurs à l'établissement du christianisme, chez beaucoup de ceux qui ne sont pas soumis à cette religion, le mariage est envisagé uniquement sous ses rapports civils, et le divorce, la répudiation, sont des droits reconnus aux époux, surtout aux hommes qui firent trop souvent les lois à leur avantage. L'impuissance acquise après le mariage, la stérilité, leur donnèrent de fréquens prétextes d'user de ces droits. Sous l'influence de la religion chrétienne, ces lois et ces mœurs furent modifiées. Le mariage fut regardé comme indissoluble et sacré. Le divorce fut aboli. Mais par cette disposition qui faisait du mariage un lien éternel, les lois civiles et religieuses devaient considérer comme nul celui qui avait été contracté sans les conditions nécessaires pour en remplir le but principal. De là toutes les causes d'impuissance dont les tribunaux retentirent, et ces épreuves scandaleuses du congrès reprouvées à la fois par la morale et la raison.

Dans l'état actuel de notre société où la liberté individuelle est la première considération, le législateur français n'a pas exigé des individus dont la loi va consacrer l'union, d'autres conditions physiques que celles d'avoir atteint l'âge où la puberté est généralement assurée, dix-huit ans pour les hommes, quinze pour les femmes; de n'être point affecté de démence, qui exclut toute liberté morale, tout libre consentement; enfin de ne pas avoir certains degrés de parenté qu'il est inutile d'indiquer ici. Encore cette dernière condition se lie-t-elle principalement, sinon entièrement, à des conditions purement morales; toutefois on peut aussi avoir eu égard aux inconvéniens physiques produits par les alliances dans une même famille.

Malgré l'opinion contraire de beaucoup de médecins-légistes

qui voudraient que certains états morbides ou un âge avancé
fussent des motifs d'opposition légale au mariage, il me semble
que le législateur, dont il ne m'appartient pas, du reste, de
justifier la décision sous des rapports étrangers à la médecine,
ne pouvait exiger d'autres conditions que celles qu'il a impo-
sées. Autrement il aurait méconnu l'un des buts les plus importans du mariage. Comment d'ailleurs aurait-il pu soustraire à
l'arbitraire tous les cas où il aurait fallu faire l'application de
ces lois de prohibition. Comment, sans blesser la pudeur, s'assurer de l'état normal des organes génitaux, etc.? Le législateur
a donc laissé aux familles le soin qu'il ne pouvait prendre; et
c'est surtout dans cette intention qu'il leur a donné le droit
d'opposition formelle jusqu'à la majorité des enfans.

Relativement aux cas d'opposition légale au mariage ou
de demande en nullité de cet acte, le ministère du médecin ne
serait donc invoqué que dans le cas où l'opposition ou la demande en nullité seraient fondées sur l'état de démence. Je dois
renvoyer à ce sujet aux articles FOLIE et LIBERTÉ MORALE.

La loi n'a fait aucune mention de l'impuissance comme motif
de nullité. Cependant des jurisconsultes et des tribunaux, in-
terprétant certains articles du Code, ont admis cette infirmité
comme devant nécessairement annuler le mariage, dont le but
principal ne serait pas rempli. L'on cite un arrêt de la cour
de Trèves, dépendant alors de l'empire français, qui a accueilli une demande en nullité appuyée sur une allégation
d'impuissance. D'un autre côté, des jurisconsultes non moins
célèbres ont prétendu qu'admettre un semblable motif c'était
renverser le système adopté par le législateur, et se montrer
contraire au texte et à l'esprit de la loi. Cette opinion a pour
elle également un arrêt d'une cour supérieure. La cour d'appel
séant à Gênes repoussa une accusation d'impuissance comme
cause de nullité de mariage (7 mars 1811). Il n'appartient pas
au médecin de discuter ce point de jurisprudence; mais il doit
repousser les erreurs médicales commises par les partisans de
l'une ou l'autre doctrine. Ainsi des jurisconsultes ont avancé
que, lors même qu'il n'y aurait pas d'autres raisons, l'impuissance devrait être rejetée des motifs de nullité du mariage, à
cause de l'incertitude de ses signes, à cause de l'impossibilité
d'avoir des preuves irrécusables de son existence. Il est évident
que ces jurisconsultes n'ont compris sous le nom d'*impuissance*

que celle que l'on appelle *nerveuse* et qui consiste dans le défaut d'érectilité du pénis. Mais, outre cette cause d'impuissance exclusive à l'homme, il en est d'autres, qui s'observent chez ce dernier et chez la femme, sur lesquels la médecine peut fournir des documens positifs. C'est ce qui a été établi à l'article *impuissance*.

Quoi qu'il en soit, jusqu'à ce que la jurisprudence soit définitivement fixée à l'égard de l'impuissance comme cause de nullité du mariage, le médecin peut être appelé à constater cet état. C'est ainsi, comme il a été dit précédemment, que la cour d'appel de Trèves a ordonné la vérification d'une femme que son mari accusait d'impuissance. J'ai traité à l'article relatif à ce sujet les divers points de pathologie qui s'y rapportent, et je dois y renvoyer pour les applications à faire dans une cause de nullité. Je ferai seulement une remarque qui trouve ici naturellement sa place. Dans un cas de cette espèce, il ne faut pas oublier que la faculté de procréer n'est pas la seule considération à laquelle on doive avoir égard. La nature a donné aux individus des deux sexes un besoin de sensations voluptueuses qu'ils s'attendent à satisfaire par le mariage. Il serait donc, ce me semble, une distinction à établir entre les divers cas d'impuissance sur lesquels le médecin peut être consulté. Tel individu serait justement repoussé de l'état de mariage, parce qu'il est affecté de quelque vice de conformation ou de quelque maladie des organes génitaux qui l'empêche de remplir d'une manière régulière les fonctions de la génération, quoique ce même individu ne dût pas être regardé comme atteint d'impuissance absolue dans le cas où il s'agirait de statuer sur une possibilité de fécondation, dans un déni de paternité ou de maternité, par exemple. Ainsi l'homme chez lequel il n'existe, au lieu de pénis, qu'un mamelon susceptible de s'ériger et de verser au dehors la liqueur séminale, la femme dont le vagin s'ouvrirait dans le rectum, devraient être considérés comme impuissans relativement au mariage; et cependant quelques faits prouvent que la fécondation a pu être opérée par des individus qui présentent cette conformation vicieuse. Du reste, le médecin consulté sur un cas d'impuissance, après avoir décrit la disposition anatomique des organes qu'il a pu examiner, déterminerait à quel genre d'impuissance elle donne lieu : si cette maladie est relative ou absolue, curable ou incurable, enfin quelles chances elle laisse à la possibilité de la fécondation. *Voyez* du reste pour ces divers détails l'article IMPUISSANCE.   (RAIGE DELORME.)

MARIN, s. m., *nauta*, ναύτης, de ναῦς, navire; dérivé pour le français, de *mare*, mer. On nomme *marins*, des hommes appelés par profession à passer une partie de leur vie à bord des navires construits pour le commerce, les voyages ou les guerres maritimes.

Les rapports commerciaux, les relations sociales de tout genre que les progrès de la civilisation ont établis entre les peuples les plus éloignés, leur extension toujours croissante, les avantages immenses qui en résultent, appellent chaque jour dans la marine un nombre d'individus de plus en plus grand. L'intérêt attaché à leur conservation augmente comme l'importance du rôle qu'ils remplissent dans la société. Activement employés, ils contractent promptement et chérissent bientôt avec une sorte de tendresse les goûts et les habitudes de leur profession. Leur position au milieu d'événemens notablement autres que ceux auxquels les autres hommes sont en général soumis, fait qu'ils prennent des traits et un caractère distinctifs qu'on a signalés de tout temps. C'est ainsi qu'incessamment exposé à de grands dangers et aux vicissitudes de fortune les plus brusques et les plus capables d'émouvoir, tombant quelquefois tout à coup de l'opulence dans la misère la plus profonde, de la liberté dans les fers, le marin sent plus que tout autre la fragilité des choses humaines. Un retour involontaire sur lui-même le rend bon et compatissant; car, il faut bien l'avouer, rien ne porte plus à l'indifférence et à l'égoïsme que l'assurance où l'on est sur son propre sort. Voué à des occupations monotones et peu nombreuses, vivant avec des hommes également soumis aux mêmes habitudes, son esprit ne s'élève guère au delà de quelques réflexions justes à la vérité, mais simples et triviales qu'il ressasse incessamment. Rien dans une pareille position ne l'obligeant à mettre de la réserve dans ses paroles, il devient grossier, d'abord par penchant sans doute, ensuite par répétition. En revanche il passe pour être franc. Heureux si par un peu de rudesse, il parvient à se défendre de la lâcheté attachée à la dissimulation. Enfin, la contrainte où le retient la discipline sévère du bord, le porte ordinairement à profiter des premiers momens de liberté dont il jouit en arrivant à terre, pour se livrer sans frein à l'ivresse et aux autres excès qu'elle entraîne chez des hommes peu habitués à se maîtriser.

Tels sont les matelots de la France, et en grande partie ceux des autres pays. Mais ce portrait, applicable aux simples marins, est loin de convenir aux officiers qui diffèrent autant des hommes qu'ils commandent, que les officiers russes, de leurs cosaques. Rien en cela ne doit surprendre celui qui fait attention que l'art de la navigation, effort audacieux et sublime de l'esprit humain, s'appuie sur les connaissances les plus élevées. On s'attend dès lors à voir dans les officiers de la marine française des hommes instruits, polis, recherchés dans leur toilette, cherchant à plaire, se piquant peut-être un peu trop de posséder le ton de la bonne société, et, sous tous les rapports, l'opposé des matelots, excepté pour la bravoure et la bonté du cœur qu'ils partagent avec eux et dont ils leur donnent l'exemple. Mais s'ils sont à terre doux, prévenans et d'un commerce facile, ils deviennent tout à coup impérieux et despotes en mettant le pied sur le pont : tant il est difficile à l'homme de ne point abuser de son pouvoir !

Le genre de vie que l'on mène à la mer ne se borne pas à modifier le moral, il a aussi sur le physique une influence très-remarquable. Les fatigues auxquelles il expose inévitablement font succomber les faibles, aggravent les maladies bien plus souvent qu'elles ne les guérissent, en même temps qu'elles augmentent la vigueur des hommes assez forts pour les supporter sans inconvéniens. Aussi l'observation a-t-elle confirmé la remarque de Pringle, en montrant qu'en général les marins jouissent d'une santé robuste, et sont pour la plupart exempts des maladies chroniques dont les autres hommes sont si fréquemment atteints, la nostalgie et l'hypochondrie exceptées, que la vie monotone de bord est bien propre à faire naître, tant qu'elle n'a pas acquis l'attrait de l'habitude.

S'il est vrai qu'une santé vigoureuse soit le partage des marins, lorsque toutefois on parvient à les soustraire aux causes morbifères très-nombreuses qui les menacent sans cesse, ils courent les plus grands dangers si elles viennent à agir sur eux, ce qu'un concours de circonstances défavorables, quelquefois impossibles à éviter, détermine par malheur trop souvent. Faire connaître ces causes morbifiques, indiquer les maladies qu'elles développent, montrer les moyens de les prévenir, forment ce que l'on pourrait appeler à juste titre la pathologie et l'hygiène des marins. On sent qu'il n'est pas possible de traiter avec détail, dans un article de quelques pages, des sujets aussi vastes. Nous nous bornerons donc à en parcourir les points sommaires les plus importans. Mais avant, il nous paraît à propos de dire quelques mots d'une maladie occasionée par la navigation, bien que ce ne soit pas la maladie des marins, je veux parler du MAL DE MER que beaucoup d'auteurs, notamment M. Keraudren, ont regardé comme assez important pour en faire l'objet d'écrits *ex professo*.

Ce mal, qui n'épargne qu'un fort petit nombre d'individus, qui en tourmente d'autres pendant toute leur traversée et pourrait même les faire succomber si elle durait trop long-temps, se borne, dans la plupart des cas, à fatiguer plus ou moins pendant huit ou dix jours. Passé ce temps il cesse ordinairement; à son égard on est amariné, et l'on ressemble aux marins consommés qui se rient du mal de mer. Cependant on en voit encore quelques-uns parmi eux qui, après avoir passé une grande partie de leur vie à naviguer, souffrent malgré cela de la mer, quand le temps est très-gros. Que ne doit-il pas alors arriver à ceux qui s'embarquent pour la première fois ? On s'en fera aisément une idée juste, si l'on veut se rappeler que Cicéron aima mieux, en se faisant descendre à terre, courir la chance d'être assassiné que de souffrir plus long-temps les angoisses du mal de mer sur le navire où il s'était réfugié. Elles sont en effet excessives et difficiles à décrire, dans ce qu'elles ont d'anéantissant. On voit les malheureux qu'elles tourmentent, rester couchés, immobiles, quel que soit le lieu du bâtiment où ils se trouvent ; vomir avec des efforts déchirans ; souvent rendre involontairement leurs urines et les matières fécales, et se laisser aller comme des masses insensibles à tout ce que l'on veut faire d'eux, sans pouvoir opposer la moindre résistance ou même en avoir la volonté.

On a cherché, pour expliquer ce phénomène, une foule de causes, la plupart très-bizarres, qu'il est inutile de discuter. Nous parlerons uniquement ici de celles dont l'action peut aisément être constatée par tout le monde ; ce sont le mouvement du bâtiment, le tournoiement de tête qui en résulte quand, se tenant debout sur le pont, on jette les yeux sur l'immensité des flots ; enfin la mauvaise odeur de la cale dont on est quelquefois comme suffoqué en descendant dans la chambre. Le mouvement, joint à l'étourdissement qu'il produit, a une influence telle, que fort souvent il suffit de se tenir quelques instans sur l'extrémité du gaillard d'arrière, à regarder la mer, pour être immédiatement pris de vomissemens. L'odeur de la cale agit presque aussi fortement, et beaucoup de personnes se sentent soulever le cœur, dès qu'elles en sont frappées. Or, comme il est impossible de se soustraire complétement à l'action de toutes ces causes, le mal de mer, répéterons-nous, atteint à peu près tout le monde, les enfans comme les adultes, bien qu'en général les premiers le supportent mieux. Il ne fait pas même grâce aux animaux domestiques embarqués pour la provision, qui en souffrent la plupart du temps, assez légèrement il est vrai.

L'impossibilité d'éviter les causes du mal de mer, tant que l'on reste à bord, réduit à bien peu de chose l'efficaité des remèdes au moyen desquels on a cru pouvoir le combattre, à commencer par le petit sachet de safran porté sur l'épigastre, dont Bacon assure qu'un de ses amis se trouvait très-bien, et à finir par l'application comme amulette, sur la même partie, d'une feuille de papier blanc que quelques personnes osent encore conseiller. Une seule chose guérit ce mal, comme beaucoup d'autres, l'habitude, qui suivant les sujets s'acquiert plus ou moins rapidement. Je ne prétends pas dire pour cela qu'il faille absolument l'abandonner aux seuls efforts de la nature, puisque l'expérience a fait connaître quelques moyens d'une certaine efficacité à lui opposer. Ainsi la compression abdominale soulage notablement comme le dit M. Keraudren. Le coucher horizontal dans un endroit bas du navire, a ordinairement pour effet de suspendre les vomissemens, qui à la vérité se renouvellent presque aussitôt que l'on vient à marcher. Dans ce cas, le mieux est de boire et de manger en s'efforçant, bien que l'on doive vomir l'instant d'après, on le fait alors avec des efforts beaucoup moins pénibles; de monter sur le pont, de prendre l'air, de se traîner comme on peut. Cependant lorsque le mal est très-violent, force est bien de rester couché. Quant aux avantages à attendre des vomissemens répétés, Mercurialis et le vulgaire avec lui, les regarde comme salutaires: il faut le laisser croire à ceux qui voient toujours la bile et la saburre conjurées contre la santé des pauvres humains.

Maintenant je reviens aux sujets dont je me suis momentanément écarté savoir: 1° les causes morbifères auxquelles les marins sont particulièrement exposés, 2° les maladies qu'elles

occasionent, 3° les moyens de les prévenir que l'hygiène navale met à notre disposition.

- 1° *Causes des maladies des marins.* — Les marins ne sont
pas soumis à des causes morbifères dont les autres hommes ne
puissent pas aussi éprouver plus ou moins l'influence ; seulement ils sont particulièrement exposés à l'action de quelques
unes d'entre elles. Il en résulte que leurs maladies présentent
des différences notables qui seront facilement expliquées, quand
nous aurons fait connaître les agens auxquelles elles sont principalement dues.

En général c'est aux *applicata* et surtout aux *circumfusa*
qu'il faut attribuer les maladies des gens de mer, non pas que
les abus dans les quatre autres des six choses dites non natu-
rellés, ne puissent leur être nuisibles ; mais parce que les deux
premières exercent sur eux une action toute puissante. Ce sont
aussi les seules dont nous croyons devoir parler avec quelques
détails.

Circumfusa. — Sous ce titre je ne m'occuperai guère que de
l'air atmosphérique. Il a sur les marins une double action, mé-
téorologique et chimique. A la première se rapporte l'influence
qu'exerce l'atmosphère dans les mers des pays froids et dans
celles des pays chauds.

Pour les hommes des latitudes élevées, la navigation vers les
pôles ne produit pas en général de maladies graves, elle est
plus fatiguante que mal saine. Ils souffrent au contraire plus
ou moins quand ils naviguent entre les tropiques, bien que
la douceur de la température, la régularité des vents et la
beauté de la mer ne les obligent presque à aucune fatigue. Au
nombre des maladies auxquelles ils sont exposés, il faut surtout compter la calenture, (*voyez* ce mot) affection assez fréquente parmi les marins du nord de l'Amérique, lorsqu'ils arrivent entrent les tropiques.

Quant à l'action chimique de l'atmosphère maritime, elle
n'entraîne aucun inconvénient ou plutôt est salutaire. Aussi la
navigation en pleine mer est-elle en général favorable à la
santé. En effet, la chaleur du soleil se bornant à volatiliser les
parties aqueuses de l'eau de la mer, comme le savait très-bien
Hippocrate, l'air, suivant les observations de Bacon et de M. Mo-
rogue, peut seulement être humide, et voilà tout. Il ne se charge
pas des parties salines auxquelles Mead attribuait le dévelop-

pement du scorbut ; il n'est pas non plus balsamique comme le
pensait Gilchrist, ni délétère suivant l'opinion de Walter ; il est
pur et vif, et souvent moins humide que beaucoup d'airs terr-
restres. Ce n'est donc pas l'air atmosphérique, toujours incapa
ble de nuire en pleine mer, qui peut rendre les marins malades ;
mais bien l'air corrompu des bâtimens, celui des attérages et des
ports qui possèdent, dans beaucoup de cas, les qualités les plus
pernicieuses.

Plusieurs ports, de vastes côtes, sont baignés par des eaux
chargées d'amas énormes de matières végéto-animales à l'état
de fermentation putride, qui répandent dans l'air leurs émanations morbifiques. De là les épidémies plus ou moins meur-
trières qui dans certains pays atteignent, aussitôt après avoir
jeté l'ancre, des équipages qui jusque-là avaient joui d'une
santé parfaite. On se rendra aisément compte de ces funestes
résultats, si l'on fait attention que par la manière dont sont
construits les bâtimens, surtout ceux du commerce, l'air entre
par les panneaux beaucoup plus que par les sabords, et tend à
laisser tomber dans l'entrepont et dans la cale les miasmes qu'il
contient. Ils s'y accumulent et peuvent ensuite y acquérir d'autant
plus aisément un surcroît d'activité délétère, qu'ils y trouvent
une température constamment d'un degré ou deux (Réaumur)
supérieure à celle des autres parties bien aérées du bâtiment qui
suivent à peu près la température de l'air ambiant (Rouppe, De-
livet, etc.), et que la ventilation est ordinairement peu considérable au mouillage, où l'on cesse presque toujours d'employer les
manches à vent.

Il est inutile d'insister sur les funestes effets que doit nécessairement produire l'air arrivant tout vicié à bord. J'ajouterai
qu'on n'a pas moins à craindre ceux de l'air altéré par les
causes d'infection appartenant aux navires eux-mêmes ; elles
sont, comme on va voir, nombreuses et fort actives.

Le seul bois employé à la construction des bâtimens peut,
dans certains cas, fournir des émanations susceptibles de produire des accidens très-fâcheux ; ainsi on a vu un des plus beaux
vaisseaux de l'escadre d'Anvers, construit avec du bois encore
vert, devenir pour l'équipage la cause de fièvres intermittentes
très-graves. Le leste, quand il se compose de pierres prises au
bord de la mer et employées sans avoir été préalablement bien
lavées, n'a pas de moins grands inconvéniens. L'eau de la cale,

qui délaye toutes les immondices dont ce lieu est le réceptacle, devient, lorsqu'elle a été saturée de substances putrescibles, un foyer d'où s'élèvent des miasmes plus ou moins délétères, surtout quand les navires font peu d'eau, comme, en général les bâtimens neufs, et à peu près indistinctement tous ceux qui sont au mouillage, le mouvement d'impulsion qui pendant la route forçait l'eau à passer à travers les bordages, n'ayant plus lieu. On voit aisément, d'après cela, à quoi tiennent l'insalubrité depuis long-temps reconnue des navires qui font peu d'eau et la salubrité de ceux qui, étant dans une condition opposée, obligent à évacuer souvent avec les pompes le liquide dont leur cale se remplit incessamment. Certaines cargaisons fournissent aussi des émanations très-malsaines. Des bois que le Messager avait été prendre dans les palétuviers de Saint-Martin, développèrent à son bord une maladie qui enleva en peu de jours le capitaine et la plupart des officiers et matelots. Les autres parvinrent avec beaucoup de peine à gagner la Basse-Terre où ils débarquèrent malades et presque mourans. Les peaux vertes sont fréquemment la cause de maladies graves. Il en est de même des épices et surtout du poivre en grains dont on remplit la cale : souvent d'y descendre suffit pour asphyxier. Au rapport de M. Parent, de la poudrette avariée a fait périr une partie de l'équipage de l'Arthur. Il serait inutile et surtout beaucoup trop long de mentionner une à une toutes les causes susceptibles d'altérer l'air des navires, les exemples cités suffisent, il me semble, emplement, pour faire apprécier l'importance attachée à la connaissance de ces causes. Je ne laisserai pourtant pas cet intéressant sujet sans rappeler qu'aucune circonstance n'est plus capable de rendre l'air des navires létifère, que la réunion d'un grand nombre d'hommes dans un espace extrêmement resserré, comme cela a lieu sur tous les vaisseaux de guerre, et bien plus encore à bord des négriers.

Applicata. Ce n'est pas seulement comme défendant plus ou moins bien le corps contre les impressions de l'atmosphère, que les vêtemens des marins méritent d'attirer l'attention des médecins. Cependant ils ont sous ce rapport une grande influence sur la santé. Ainsi l'expérience démontre chaque jour que les matelots se trouvent bien de l'usage de casaques de laine, chaudes et épaisses, portées immédiatement sur la peau. Ils deviennent par-là beaucoup moins exposés aux suppressions de transpirations si susceptibles d'atteindre des hommes qui passent tout-à coup du travail très-actif d'une manœuvre pénible à une inaction complète. Mais leurs vêtemens méritent peut-être encore plus de fixer l'attention sous le rapport des miasmes dont ils peuvent s'imprégner.

Tous ceux qui se sont occupés de la santé des marins savent combien il est important d'entretenir une grande propreté dans leur habillement. Malgré cela, il faut le dire, on est loin d'avoir atteint ce but désirable d'une manière satisfaisante. En effet, l'usage, au lieu de chemises, des casaques de couleur, fait qu'elles peuvent être portées très-long-temps sans paraître sales, et par conséquent sans être lavées. En outre, lorsqu'elles sont bleues, elles déteignent et souillent horriblement la peau, ce qui peut avoir d'assez graves inconvéniens. Les hamacs, dans lesquels couchent les matelots, qui n'en ont jamais de rechange, sont, au bout de quelque temps passé en mer, salis par la transpiration, et dans cet état placés en tas, pendant le quart, par centaines dans les bastingages, où il ne manque pas de s'établir une sorte de fermentation que signale à l'odorat une odeur des plus repoussante. C'est encore bien pis quand il y a beaucoup de malades ou de blessés à bord. On voit donc que les vêtemens des marins et les autres parties de leur mobilier appartiennent indirectement aux *circumfusa*, comme étant susceptibles de répandre dans l'air des émanations nuisibles, et de contribuer par-là au développement des maladies qui vont maintenant nous occuper.

2° *Maladies des marins.*—Des hommes soumis comme les marins à des conditions favorables ou fâcheuses absolument les mêmes pour tous, doivent ou se bien porter tous ensemble, ou être malades en masse. Ce n'est pas à dire pour cela qu'ils soient entièrement à l'abri des affections sporadiques; mais elles n'offrent chez eux rien de bien remarquable. Nous les passerons à cause de cela sous silence, et leurs maladies épidémiques appelleront seules notre attention.

Malgré leur fréquence bien propre à démontrer la diversité de leur caractère, celles qui sont légères ont été fort négligemment étudiées, et la science, à cet égard, offre de grandes lacunes à remplir. Je me bornerai, pour toute preuve de mon assertion, à citer l'ictère épidémique qui a régné à Cayenne à bord d'un bâtiment du roi. Il ne s'accompagnait pas de fièvre, pouvait tout au plus être regardé comme une indisposition, et cédait au bout de huit ou dix jours. Presque personne à bord n'en fût exempt, au rapport du chirurgien dont je tiens ce fait. Il existe assurément un très-grand nombre de cas plus ou moins analogues à celui-ci, qui, à peu près aussitôt oubliés qu'observés, ne font vraiment pas partie de la science. Je n'irai pas à leur recherche, et je m'en tiendrai à dire quelques mots des quatre maladies principales qui ont le plus attiré l'attention des médecins, ce sont le typhus naval, le typhus amaril, la fièvre jaune et le scorbut.

·Le typhus naval paraît être de même nature que la maladie appelée tantôt typhus nosocomial, tantôt typhus des prisons ou des camps, suivant les lieux où on l'observe; seulement il semble puiser, dans les causes morbifères dont nous avons signalé l'existence à bord des navires, une activité des plus redoutables. C'est ainsi que quelques individus affectés du typhus suffirent pour répandre une épidémie meurtrière sur l'escadre de M. de La Motte-Piquet, en 1757 et 1758. Les fastes de la science fourmillent de faits analogues, tandis qu'on n'a peut-être pas assez tenu de compte des cas suivis d'un résultat opposé; je veux parler des flottes qui, appareillant avec beaucoup de malades, les ont vus, sous l'influence de l'air pur de la mer, recouvrer promptement leur santé sans nuire à celle des autres, comme cela eut lieu au rapport de Caldera de Heredia, en 1600, 1601 et 1694, sur les flottes de Séville. Peut-être aussi que les exemples de ce genre appartiennent à des affections différentes du typhus naval. A l'appui de cette opinion je citerai ce qui arrive suivant que l'une ou l'autre des deux maladies, régardées à tort comme identiques, le typhus amaril ou la fièvre jaune, règne à bord d'un bâtiment.

Quand c'est le typhus amaril, ses progrès sont des plus rapides; et si les navires atteints avaient une longue traversée à faire, ils ne se rendraient sans doute jamais à leur destination, faute d'équipage pour la manœuvre. La vérité de cette assertion est principalement démontrée par ce qui arriva en 1821 aux bâtimens expédiés de Barcelone pour Mahon, qui pendant une courte traversée, ou immédiatement après être arrivés dans un endroit presque en vue du lieu de leur départ, perdirent un très-grand nombre d'hommes. Lorsqu'au contraire c'est la fièvre jaune qui règne à bord, comme cela a souvent lieu sur les bâtimens expédiés des Antilles, régions où comme on sait elle dure d'un bout de l'année à l'autre, elle disparaît aussitôt que les bâtimens ont atteint une latitude un peu élevée, ainsi que l'a très-bien vu Savaresy. J'ai par exemple connu un vieux capitaine de la marine marchande, M. de La Morinière, qui avait fait dix-huit voyages aux Antilles, et dans ses retours était parti un grand nombre de fois avec des malades, sans jamais avoir vu leur nombre augmenter après cinq ou six jours de mer. Ceci nous prouve que les causes de la fièvre jaune appartiennent au climat, et que celle du typhus amaril se trouvent dans les navires, qui les transportent avec eux. *Hæret lateri lethalis arundo.*

Le scorbut est dans le même cas. L'air vicié des portions du navire destinées au logement de l'équipage contribue bien plus à le produire que la mauvaise qualité des alimens. Les médecins n'ont pas toujours tenu assez de compte de cette cause du scorbut de mer, qui, suivant plusieurs d'entre eux, diffère du scorbut de terre. On sait du reste que, dans quelques circonstances fâcheuses, il exerce sur les marins des ravages bien propres à lui faire attribuer un caractère particulier; question que nous ne devons pas chercher ici à résoudre. On cite en effet des malades tellement accablés qu'ils ne pouvaient plus se remuer, et mouraient aussitôt qu'ils étaient tirés de leur poste et portés au grand air, à l'instant du débarquement. De pareils exemples, s'ils ne sont pas tout-à-fait inconnus, sont assurément très-rares à terre, chez les sujets atteints du scorbut.

3° *Quelques règles d'hygiène navale.* — Le seul moyen vraiment efficace à opposer aux maladies plus ou moins graves que nous n'avons fait qu'indiquer, est d'éloigner les causes capables de leur donner naissance ; avantage bien préférable au traitement le mieux entendu du mal une fois développé. Cela étant, on peut, ce me semble, réduire aux préceptes suivans la conduite à tenir pour conserver la santé des marins. 1° Il faudra n'employer à la construction des bâtimens que des bois coupés depuis quelque temps, incapables par conséquent de fournir des émanations nuisibles, et ne se servir que de leste bien propre. 2° On devra nettoyer la câle avec le plus grand soin, aussi souvent que la nécessité s'en fera sentir. Pour cela, on y tiendra des robinets destinés à introduire l'eau de la mer, qu'é vacueront ensuite les pompes. De plus, on grattera, on balaiera, on essuiera fréquemment toutes les parties intérieures du navire où la main peut atteindre, ce qui est de beaucoup préférable au lavage après lequel il reste toujours de l'humidité, dont le résultat nécessaire est le développement de moisissures très-capables d'altérer la pureté de l'air. Le pont supérieur peut seul être lavé avec avantage, l'air libre l'ayant bientôt séché. Cependant il se pourrait que le lavage intérieur fût sans inconvénient et même rendît de vrais services, si l'on employait le chlorure de soude pour l'effectuer. 3° Puisque les besoins du commerce exigent que l'on charge souvent des denrées plus ou moins malsaines, on devra employer tous les moyens disponibles pour concentrer leurs émanations dans les lieux où elles ont été placées, et en garantir les autres parties du bâtiment. 4° Le nombre des hommes devra être en proportion de l'étendue du logement qui pourra leur être accordé. 5° Leurs vêtemens devront être tenus très-propres. A ce sujet je ne puis dire sans peine que les matelots n'ayant ni hamacs, ni couvertures de rechange, il devient très-difficile de laver aussi souvent qu'elles devraient l'être ces parties importantes de leur mobilier. Il en est presque de même de leurs casaques ou vêtemens de dessous; non qu'ils n'aient la facilité d'en changer pour les nettoyer, mais parce que l'eau de la mer graisse au lieu de laver et de blanchir, et dissout fort mal les matières dont les hardes sont imprégnées. 6° Enfin, on entretiendra une ventilation continue par les moyens les plus propres à remplir cette indication, au nombre desquels le ventilateur à ballon se trouve placé au premier rang. En effet, lorsque l'air s'est altéré, comme cela est inévitable à bord, il ne reste plus d'autre chose à faire que de le remplacer par un air pur.

Telles sont les règles principales dont l'observation nous semble le plus propre à entretenir la santé des marins. Il importe surtout de s'y conformer rigoureusement quand on navigue dans les mers des pays chauds, car l'élévation de la température développe une foule de fermentations qui n'ont pas lieu dans les mers froides, où l'on peut impunément négliger des soins de propreté qu'il serait fort imprudent de ne pas prendre dans des circonstances opposées.

Nous omettons à dessein les préceptes relatifs à l'usage des autres matériaux de l'hygiène, les *ingesta* y compris, non que les abus à leur égard soient sans influence sur la santé, mais parce que sur tous ces points, les marins doivent se conduire à peu près comme les autres hommes. D'ailleurs dans ces derniers temps, l'alimentation des gens de mer est devenue l'objet d'une attention très-suivie, et a reçu assez récemment de grandes améliorations. Il me suffit de citer les procédés, malheureusement trop peu répandus encore, de M. Appert, pour la conservation des vivres, et l'adoption sur les bâtimens du roi, des tonneaux en fer battu, au moyen desquels on parvient à conserver très-bien l'eau, qui acquérait un goût et une odeur détestables dans les tonneaux de bois. Tout n'est cependant pas fait en hygiène navale, et beaucoup de perfectionnemens, auxquels il est possible d'arriver, pourront encore être long-temps attendus. Mais on a déja obtenu des résultats de la plus haute importance. Je citerai en preuve l'éloignement des maladies épidémiques auxquelles les escadres étaient autrefois si fréquemment exposées, et qui ne manquaient presque jamais d'apparaître dans les traversées de long cours, ou dans les longs voyages de découvertes. (*Histoire de saint Louis,* par sir de Joinville ; *Voyages* de l'amiral Anson, de Vasco, de Gama, etc.) Aujourd'hui les précautions que l'on prend pour ce dernier genre d'expéditions, et que l'on pourrait aussi bien appliquer aux autres, font qu'un voyage autour du monde est en quelque sorte devenu une promenade de santé.   (ROCHOUX.)

MARISQUE, s. f., *marisca ;* mot par lequel les Latins désignaient une figue sauvage. Les auteurs français ont donné le nom de *fic* (*voyez* ce mot) aux tumeurs désignées par le terme latin *marisca.* Mais quelques-uns, entre autres Montegre, ont appliqué spécialement cette dernière dénomination aux tumeurs hémorrhoïdales.

MARMELADE, s. f.; nom donné à une préparation dans laquelle une substance végétale est confite par le sucre et réduite à la consistance de bouillie. — Par analogie de consistance, on a donné le nom de *marmelade* à quelques préparations pharmaceutiques, dont la plus connue est celle qu'on appelle *mar-*

melade de Tronchin ou *de Fernel*, et qui est composée ainsi qu'il suit : huile d'amandes douces, sirop de violettes, manne en larmes, pulpe de cassè très-récente, de chaque deux onces ; gomme adragant seize grains ; eau distillée de fleurs d'oranger, deux gros. Ce mélange est une sorte de looch très-épais, d'une saveur agréable, et qu'on emploie à titre de laxatif et d'adoucissant, particulièrement dans les phlegmasies des organes de la respiration. On l'administre le matin par cuillerées d'heure en heure. L'effet laxatif s'obtient ordinairement après trois ou quatre cuillerées.

MARRONIER-D'INDE, s. m., *æsculus hippocastanum*, L., Rich., *Bot. méd.*, tome ii, page 682. Le marronier d'Inde est certainement le plus bel arbre exotique que la nature soit parvenue à naturaliser en Europe. Clusius fut le premier botaniste qui le cultiva en 1591 dans le jardin botanique de Vienne en Autriche, et on ne le posséda au Jardin du Roi à Paris que vers l'année 1656. Cet arbre peut s'élever à une hauteur considérable et produit l'effet le plus majestueux par son épais feuillage, au milieu duquel s'élèvent des thyrses de fleurs blanches tachées de rose. Ses feuilles sont opposées, composées de sept grandes folioles obovales, acuminées, dentées, réunies au sommet d'un long pétiole commun. Les fleurs ont un calice tubuleux à cinq lobes, une corolle formée de quatre pétales onguiculés et inégaux, sept étamines plus longues que la corolle, et pour fruit une capsule globuleuse, coriace, hérissée de piquans, s'ouvrant en trois valves irrégulières et contenant d'une à quatre graines brunes, lisses et luisantes, et diversement configurées. Cet arbre, d'abord placé dans la famille des érables et dans l'Heptandrie monogynie de Linné, est devenu le type d'un ordre naturel nouveau qu'on nomme Hippocastanées.

Pendant fort long-temps on n'a vu dans le marronier d'Inde qu'un arbre fort beau, propre à faire l'ornement de nos parcs et de nos jardins, mais qui ne pouvait être d'aucune utilité dans les arts ou l'économie domestique. Cependant quelques observateurs cherchèrent à tirer parti d'un végétal devenu en quelque sorte indigène par son étonnante et facile multiplication. Ainsi Zanichelli proposa l'écorce des jeunes branches comme propre à remplacer le quinquina. Cette écorce est brune et rugueuse à l'extérieur, à cassure granuleuse et comme rosée, elle est sans odeur marquée, mais d'une saveur amère et astringente. Les essais qui ont été tentés avec cette écorce n'ont pas justifié les éloges qu'on lui avait donnés dans le traitement des fièvres intermittentes. Néanmoins ce médicament n'est pas sans quelques propriétés toniques. On peut l'administrer en poudre ou en décoction, aux mêmes doses que le quinquina.

Les marrons d'Inde ou graines de cet arbre sont depuis fort long-temps employés dans la médecine hippiatrique ; de là le nom d'*Hippocastane*, généralement donné à l'arbre qui les produit. Ces graines ont une saveur amère et désagréable, et néanmoins elles sont recherchées avec avidité par les chevaux, les bœufs, les vaches, les moutons et les porcs. Elles se composent d'une très-grande quantité de fécule amilacée, qui les rend très-nutritives. Dans ces derniers temps, M. Canzoneri, de Palerme, y a découvert une substance particulière et nouvelle qu'il a nommée *Esculine*. Cette matière est extractiforme, brune, d'une saveur douceâtre. Elle est encore très-peu connue. Le principe amer des marrons d'Inde est à la fois soluble dans l'eau et dans l'alcohol, et on peut les en débarrasser entièrement en faisant macérer leur poudre dans une eau légèrement alcaline. On a cherché à utiliser les graines du marronier d'Inde ; ainsi Parmentier dit qu'on peut en faire d'excellente colle, qui, à cause de son amertume, présente l'avantage de repousser les insectes. Cette fécule est très-propre au blanchîment du lin et du chanvre et des étoffes faites avec ces deux espèces de fibres végétales. Enfin l'incinération des marrons d'Inde fournit une très-grande quantité de potasse.   (A. RICHARD.)

MARRUBE, s. m. On distingue deux sortes de marrube, le blanc et le noir. L'un et l'autre sont deux plantes de la famille des Labiées et de la didynamie gymnospermie.

1" Le MARRUBE BLANC, *marrubium vulgare*, L., Rich., *Bot. méd.*, tome I, page 261, est une plante vivace, excessivement commune dans les lieux incultes, le long des murs et sur le bord des grandes routes. Elle est blanche et cotonneuse dans toutes ses parties ; ses feuilles opposées sont pétiolées, ovales, aiguës, crénelées et crépues. Ses fleurs sont petites, blanches, réunies en grand nombre à l'aisselle des feuilles, où elles forment des verticilles ou anneaux. Le marrube blanc fleurit pendant la plus grande partie de la belle saison. Cette plante a une odeur forte, aromatique, peu agréable. Sa saveur est amère, puis un peu âcre. Elle ne manque pas d'une certaine énergie, et, de même que la plupart des autres plantes de la famille des Labiées, elle est tonique et excitante. Mais on a beaucoup trop exalté ses propriétés médicales; et quand on lit ce que quelques auteurs ont écrit sur ce sujet, on croirait posséder dans le marrube blanc un remède à tous maux, une sorte de panacée universelle, tant est grand le nombre des maladies contre lesquelles on dit l'avoir employé avec succès. Mais ce que l'on peut dire de plus rationnel à cet égard, c'est que l'usage du marrube blanc peut être avantageux dans les maladies qui réclament l'emploi des médicamens stimulans; ainsi dans les diverses espèces de catarrhes chroniques, dans certains cas d'aménorrhée, on conçoit que ce médicament peut être utile. On l'administre ordinairement en infusion théiforme. Quelquefois on extrait le suc de la plante fraîche, que l'on donne à la dose de deux à quatre onces. Cette plante est un des nombreux ingrédiens de la thériaque.

2° Le MARRUBE NOIR est la *ballota nigra*; L., Rich., *l. c.*, page 262. De même que le marrube blanc, cette espèce est excessivement commune dans les lieux incultes, les décombres, la long des chemins où elle croît mélangée avec la précédente. Elle n'est pas blanche ni cotonneuse comme cette dernière, et ses fleurs sont purpurines, un peu grandes, mais également disposées par anneaux superposés à l'aisselle des feuilles. L'odeur de la ballote est moins forte et plus désagréable que celle du marrube blanc; il en est de même de sa saveur. Néanmoins ces deux plantes sont à peu près administrées l'une pour l'autre dans les mêmes circonstances. (A. RICHARD.)

MARS, s. m.; nom que les anciens chimistes donnaient au fer. C'est de là que vient le nom de *préparations martiales* donné aux préparations dans la composition desquelles il entre du fer ou quelques-unes de ses combinaisons.

MARTEAU, s. m., *malleus.* On appelle ainsi un des osselets de l'ouïe. *Voyez* OREILLE.

MARTIAL, adj., *chalybeatus. Voyez* FER et FERRUGINEUX.

MARUM, s. m. *teucrium marum*, L., Rich., *Bot. méd.*, tome 1, page 248; espèce du genre Germandrée (*voyez* ce mot), que l'on désigne encore sous le nom de *germandrée maritime.* C'est un petit arbuste d'un pied à un pied et demi d'élévation, qui

croît dans les lieux stériles et rocailleux voisins de la mer, dans
les provinces méridionales de l'Europe. En France on ne l'a encore trouvé qu'aux îles d'Hières. Sa tige et ses rameaux sont blanchâtres et comme pulvérulens. Ses feuilles sont petites, entières;
ses fleurs purpurines, pédonculées, solitaires à l'aisselle des
feuilles supérieures. Le marum exhale une odeur très-agréable
de mélisse et de citronnelle. Sa saveur est chaude et aromatique.
Il est du très-grand nombre des labiées excitantes. Néanmoins
on en fait très-rarement usage. (A. RICHARD.)

FIN DU TREIZIÈME VOLUME.

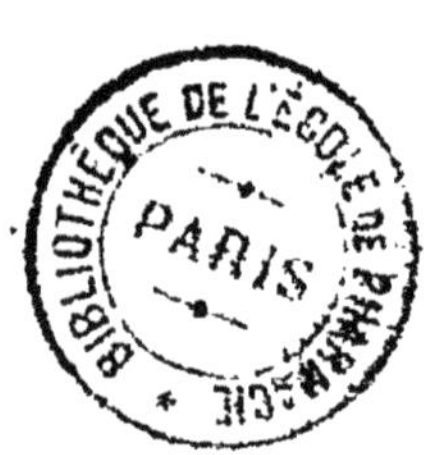

TABLE

DES PRINCIPAUX ARTICLES

CONTENUS DANS LE TREIZIÈME VOLUME.

DISTRIBUTION DES MATIÈRES.

MM.

Anatomie.	MARJOLIN, professeur de la faculté de méd., H. CLOQUET.
Physiologie.	ADELON, COUTANCEAU, RULLIER, docteurs en méd.
Anatomie pathologique	BRESCHET, chef des travaux anatomiques de la fac. de méd.
Pathologies générale et interne.	CHOMEL, COUTANCEAU, LANDRÉ-BEAUVAIS, RAYER, ROCHOUX, docteurs en méd.
Pathologie externe et opérations chirurgicales	J. CLOQUET, chir. de l'hôpital Saint-Louis; MARJOLIN, ROUX, prof. de la fac. de méd., et MURAT, chirurgien en chef de la maison royale de Bicêtre.
Accouchemens, Maladies des femmes et des nouveau-nés	DESORMEAUX, professeur de la fac. de méd.
Maladies des enfans.	GUERSENT, médecin de l'hôpital des Enfans.
Maladies des vieillards	FERRUS et ROSTAN, méd. de l'hospice de la Salpêtrière.
Maladies mentales.	GEORGET, docteur en méd.
Maladies cutanées.	BIETT, méd. de l'hôpital Saint-Louis, et RAYER, doct. en méd.
Maladies syphilitiques.	LAGNEAU, docteur en médecine
Maladies des pays chauds.	ROCHOUX, doct. en méd.
Thérapeutique générale	GUERSENT, médecin de l'hôpital des Enfans.
Histoire naturelle médicale.	H. CLOQUET, docteur en méd., ORFILA, prof. de la fac. de méd., et A. RICHARD, démonstrateur de botan. de la faculté de méd.
Chimie médicale et pharmacie.	ORFILA, et PELLETIER, professeur de l'École de pharmacie.
Physique médicale et hygiène.	ROSTAN.
Médecine légale et police médicale.	MARC, doct. méd., ORFILA, et RAIGE-DELORME, docteur en médecine, qui est aussi chargé des articles de vocabulaire.